国家出版基金项目
NATIONAL PUBLICATION FOUNDATION

"十三五"國家重點出版物出版規劃項目

本草綱目研究集成

總主编 張志斌 鄭金生

本草綱目影校對照 三

水火土金石部

張志斌 鄭金生 校點

科学出版社
龍門書局
北京

圖書在版編目（CIP）數據

本草綱目影校對照. 三，水火土金石部/張志斌，鄭金生校點. —北京：龍門書局，2017

（本草綱目研究集成）

"十三五"國家重點出版物出版規劃項目　國家出版基金項目

ISBN 978-7-5088-5216-4

Ⅰ.①本…　Ⅱ.①張…　②鄭…　Ⅲ.①《本草綱目》　Ⅳ.①R281.3

中國版本圖書館CIP數據核字（2017）第121400號

責任編輯：鮑　燕　曹麗英／責任校對：鄒慧卿　張小霞　桂偉利

責任印制：肖　興／封面設計：黃華斌

科學出版社
龍門書局　出版

北京東黄城根北街 16 號

郵政編碼：100717

http://www.sciencep.com

北京利豐雅高長城印刷有限公司 印刷

科學出版社發行 各地新華書店經銷

*

2017年10月第　一　版　開本：787×1092　1/16

2017年10月第一次印刷　印張：53 1/4

字數：1260 000

定價：498.00圓

（如有印裝質量問題，我社負責調換）

本草綱目研究集成

學術指導委員會

本草綱目研究集成

編輯委員會

總序

進入二十一世紀，面向高概念時代，科學、人文互補互動，整體論、還原論朝向融通共進。中醫學人更應重視傳承，并在傳承基礎上創新。對享譽全球的重大古醫籍做認真系統的梳理、完善、發掘、升華，而正本清源，以提高學術影響力。晚近，雖有運用多基因網絡開展證候、方劑組學研究，其成果用現代科技語言表述，對醫療保健具有一定意義。然而積學以啟真，述學以爲道，系統化、規範化，多方位、高層次的文獻研究，當是一切中醫藥研究項目的本底，確是基礎的基礎，必須有清醒的認識，至關重要。

中醫千年古籍，貴爲今用。然古籍之所以能爲今用，端賴世代傳承，多方詮釋，始能溝通古今，勵行繼承創新。深思中醫學的發展史，實乃歷代醫家與時俱進，結合實踐，對前輩賢哲大家之醫籍、理論、概念、學説進行詮釋的歷史。而詮釋的任務在於傳達、翻譯、解釋、闡明與創新。詮釋就是要在客體（即被詮釋的文本）框架上，賦予時代的精神，增添時代的價值。無疑，詮釋也是創新。

明代李時珍好學敏思，勤于實踐，治學沉潛敦厚。博求百家而不倦，確系聞名古今之偉大醫藥科學家，備受中外各界人士景仰。明代著名學者王世貞稱其爲「真北斗以南一人」，莫斯科大學將其敬列爲世界史上最偉大的六十名科學家之一（其中僅有兩位中國科學家）。其巨著本草綱目博而不繁，詳而知要，求性理之精微，乃格物之通典。英國著名生物學家達爾文稱之爲「中國古代百科全書」。二〇一一年本草綱目被聯合國教科文組織列入「世界記憶名録」（同時被列入僅兩部中醫藥古籍），實爲中國傳統文化之優秀代表。欲使這樣一部不朽的寶典惠澤醫林，流傳後世，廣播世界，更當努力詮釋，整理發揚。此乃本草綱目研究集成叢書之所由作也。

中國中醫科學院成立六十年以來，前輩學者名醫于坎坷中篳路藍縷，負重前行，啟迪後學，篤志薪火傳承。志斌張教授、金生鄭教授，出自前輩經緯李教授、繼興馬教授之門下，致力醫史文獻研究數十年，勤勉精進，研究成果累累。二〇〇八年歲末，志斌、金生二位學長，联袂應邀赴德國洪堡大學，参與本草綱目研究國際合作課題。歷時三年餘，所獲甚豐。二〇一二年兩位教授歸國後，向我提出開展本草綱目系列研究的建議，令我敬佩。這是具有現實意義的大事，旋即與二位共議籌謀，欲編纂成就一部大型叢書，命其名曰本草綱目研究集成。課題開始之初，得到中醫臨床基礎醫學研究所領導的支持，立項開展前期準備工作。二〇一五年本草綱目研究集成項目獲得國家出版基金資助。此爲課題順利開展的良好機遇與條件。

中醫藥學是將科學技術與人文精神融合得最好的學科，而本草綱目則是最能體現科學百科精神的古代本草學著作，除了豐富的醫藥學知識之外，也飽含語言文字學、儒釋道學、地理學、歷史學等社會科學内容與生物學、礦物學、博物學等自然科學内容，真可謂是「博大精深」。要做好、做深、做精本草綱目的詮釋研究，實非易事。在志斌、金生二教授具體組織下，聯合國内中醫、中藥、植物、歷史地理、語言文字、出版規範等方面專家，組成研究團隊。該團隊成員曾完成中華大典下屬之藥學分典、衛生學分典、醫學分典、婦科總部，以及海外中醫珍善本古籍叢刊、温病大成、中醫養生大成等多項大型課題與巨著編纂。如此多學科整合之團隊，不惟多領域知識兼備，且組織及編纂經驗豐富，已然積累衆多海内外珍稀古醫籍資料。是爲本草綱目研究集成編纂之堅實基礎。

李時珍生於明正德十三年（一五一八）。他窮畢生之智慧財力，殫精竭慮，嘔心瀝血，經三次大修，終於明萬曆六年（一五七八）編成本草綱目。至公元二〇一八年，乃時珍誕辰五百周年，亦恰逢本草綱目成書四百四十周年。志斌、金生二教授及其團隊各位學者能團結一心，與科學出版社精誠合作，潛心數年，將我國古代名著本草綱目研究推向一個高峰！此志當勉，此誠可嘉，此舉堪贊！我國中醫事業有這樣一批不受浮躁世風之影響，矢志不渝於「自由之思想，獨立之精神」的學者，令我備受鼓舞。冀望書成之時培育一輩新知，壯大團隊。感慨之餘，聊撰數語，樂觀厥成。

中央文史研究館館員
中國工程院院士

王永炎

丙申年元月初六

總前言

本草綱目研究集成是本着重視傳承，并在傳承基礎上創新之目的，圍繞明代李時珍本草綱目（此下簡稱綱目）進行系統化、規範化，多方位、高層次整理研究而撰著的一套學術叢書。

綱目不僅是中華民族傳統文化的寶典，也是進入「世界記憶名録」，符合世界意義的文獻遺産。欲使這樣一部寶典惠澤當代，流芳後世，廣播世界，更當努力詮注闡釋，整理發揚。本叢書針對綱目之形制與内涵，以「存真、便用、完善、提高、發揚」爲宗旨，多方位進行系統深入研究，撰成多種專著，總稱爲本草綱目研究集成。

我國偉大的醫藥學家李時珍，深明天地品物生滅無窮，古今用藥隱顯有異；亦熟諳本草不可輕言，名不核則誤取，性不核則誤施，動關人命。故其奮編摩之志，窮畢生精力，編成綱目巨著。至公元二〇一八年，乃李時珍誕辰五百周年，亦恰逢綱目成書四百四十周年。當此之際，我們選擇綱目系列研究作爲一項重點研究課題，希望能通過這樣一項純學術性的研究，來紀念偉大的醫藥學家李時珍。

爲集思廣益，本課題成員曾反復討論應從何處着手進行具有創新意義的研究。綱目問世四百餘年間，以其爲資料淵藪，經節編、類纂、增删、續補、闡釋之後續本草多至數百。中、外基於綱目而形成的研究專著、簡體標點、注釋語譯、外文譯注等書，亦不下數百。至於相關研究文章則數以千計。儘管如此，至今綱目研究仍存在巨大的空間。諸如綱目文本之失真，嚴格意義現代標點本之缺如，系統追溯綱目所引原始文獻之空白，綱目藥物及藥圖全面研究之未備，書中涉及各種術語源流含義研究之貧乏，乃至綱目未收及後出本草資料尚未得到拾遺彙編等等，都有待完善與彌補。

在明確了綱目研究尚存在的差距與空間之後，我們決定以「存真、便用、完善、提高、發揚」爲宗旨，編撰下列九種學術研究著作。

一、本草綱目導讀：此爲整個叢書之「序曲」。該書重點任務是引導讀者進入綱目這座宏偉的「金谷園」。

二、本草綱目影校对照：將珍貴的綱目金陵本原刻影印，并結合校點文字及校記脚注，采用單雙頁對照形式，以繁體字豎排的版式配以現代標點，并首次標注書名綫、專名綫。這樣的影印與校點相結合方式，在綱目研究中尚屬首創。此舉旨在最大程度地保存綱目原刻及文本之真，且又便於現代讀者閱讀。

三、本草綱目詳注：全面注釋書中疑難詞彙術語，尤注重藥、病、書、人、地等名稱。此書名爲「詳注」，力求選詞全面，切忌避難就易。注釋簡明有據，體現中外現代相關研究成果與中醫特色，以求便於現代運用，兼補綱目某些語焉不詳之憾。

四、本草綱目引文溯源：綱目「引文溯源」方式亦爲該叢書首創。綱目引文宏富，且經李時珍删繁汰蕪，萃取精華，故文多精簡，更切實用。然明人好改前人書，李時珍亦未能免俗，其删改之引文利弊兼存。此外，綱目雖能標注引文出處，却多有引而不確、注而不明之弊。本書追溯時珍引文之原文，旨在既顯現李時珍錘煉引文之功力，又保存綱目引文之真、落實文獻出處，提高該書的可信度，以便讀者更爲準確地理解綱目文義。

五、本草綱目圖考：此書研究角度乃前所未有。該書將金陵本、錢（蔚起）本、張（紹棠）本三大系統藥圖（各千餘幅）逐一進行比較，考釋綱目藥圖異同之原委，及其與前後本草藥圖之承繼關係，有助於考證藥物品種之本真，彌補綱目原藥圖簡陋之不足。

六、本草綱目藥物古今圖鑒：以綱目所載藥物爲單元，彙聚古代傳統本草遺存之二萬餘幅藥圖（含刻本墨綫圖及手繪彩圖），配以現代藥物基原精良攝影，并結合現代研究成果，逐一考察諸圖所示藥物基原。該書藥物雖基於綱目，然所鑒之圖涉及古今，其便用、提高之益，又非局促於綱目一書。

七、本草綱目辭典：此書之名雖非首創，然編纂三原則却係獨有：不避難藏拙、不抄襲敷衍、立足時珍本意。堅持此三原則，旨在體現專書辭典特色，以別於此前之同名書。所收詞目涉及藥、病、書、人、地、方劑、炮製術語等，以及冷僻字詞典故。每一詞條將遵循史源學原則，追溯詞源，展示詞證，保證釋義之原創性。此書不惟有益於閱讀綱目，亦可有裨於閱讀其他中醫古籍。

八、本草綱目續編：該書雖非詮釋綱目，却屬繼承時珍遺志，發揚綱目傳統之新書。該書從時珍未見之本草古籍及時珍身後涌現之傳統醫藥書（截止於一九一一年）中遴選資料，擷粹删重，釋疑辨誤，仿綱目體例，編纂成書。該書是繼綱目之後，對傳統本草知識又一次彙編總結。

九、本草綱目研究札記：這是一部體裁靈活，文風多樣，内容廣泛的著作。目的在於展示上述諸書在校勘、注釋、溯源、考釋圖文等研究中之思路與依據。綱目被譽爲「中國古代的百科全書」，凡屬上述諸書尚未能窮盡之綱目相關研究，例如綱目相關的文化思考與文字研究等，都可以「研究札記」形式進入本書。因此，該書既可爲本叢書上述子書研究之總「後臺」，亦可爲綱目其他研究之新「舞臺」，庶幾可免遺珠之憾。

本叢書學術指導委員會主任王永炎院士對詮釋學有一個引人入勝的理解，他認爲，詮釋學的任務在於傳達、解釋、闡明和創新，需要獨立之精神，自由之思想。本書的設計，正是基於這樣的一種精神。我們希望通過這樣可以單獨存在的各種子書，相互緊密關聯形成一個有機的整體，以期更好地存綱目之真，使詮釋更爲合理，闡明更爲清晰，寓創新於其中。通過這樣的研究，使綱目這一不朽之作在我們這一代的手中，注入時代的血肉，體現學術的靈魂，插上創新的翅膀。

當然，我們也深知，綱目研究的諸多空白與短板，并非本叢書能一次全部解決。在綱目整理研究方面，我們不敢説能做到完美，但希望我們的努力，能使綱目研究朝着更爲完美的方向邁進一大步。

張志斌　鄭金生

二〇一六年二月十二日

前言

本草綱目影校對照是本草綱目研究集成叢書之一種，主要任務爲「存真」與「便用」。「存真」即存本草綱目（下簡稱綱目）古籍原貌之真、顯李時珍原意之真。「便用」即方便現代讀者閲讀理解及使用。

現代綱目研究在「存真」、「便用」方面已取得了若干進展。例如綱目金陵本已多次影印，簡體校點本亦有多種。校點本中影響最大的是人民衛生出版社首次校點本（劉衡如校）、華夏出版社新校注本（劉衡如、劉山永校注）。此外，前輩學者尚志鈞、錢超塵所校綱目亦都具有很高的學術水準。

本書充分汲取上述工作已取得的成果，又經反復討論，廣泛咨詢，希冀在以下五個方面予以拓展：影校對照、繁體豎排、全式標點（新式標點，加上書名綫與專名綫）、保留原版式用意，以及同版多底本核校。

一　影校對照

中外單一的綱目影印已有多次，但迄今爲止尚未見綱目全本影校對照。近幾十年來校點綱目多采用金陵本，此因金陵本最接近李時珍綱目之真。然指望單一文字校勘以存綱目之真又談何容易！古人云：「校書如掃塵，旋掃旋生。」一個經過現代録入、校排的本子即便達到了最嚴格的出版要求（萬分之一差錯率），則綱目一百九十萬字仍有可能存在一百九十個訛誤！因此，采用影印與校點相對照的方式（簡稱「影校對照」）則可彌補單一校點、單一影印之不足。本書之「影校對照」，即在雙頁展示彩色金陵本書影，單頁給出相應的校點文字并出示校記。在同視野中展現影印、校點頁面，可取相得益彰之效。

本草綱目研究集成叢書中，還設計了本草綱目引文溯源、本草綱目詳注、本草綱目辭典等子書。此數書承擔了綱目引書原文追溯、綱目名詞術語及相關難點解釋等功能。因此本書之「校」，則專注於校正綱目編印過程中之文詞謬誤（兼及部分重要文獻出處錯誤），但注意保存李時珍原意之真。李時珍引文或糅合諸家之文，或以己意改易原文。此等引文只要文理通順，一般不改不注，不爲追求使綱目引文與原文保持一致而喪失綱目原文之真。凡屬李時珍原意，即便後人考其失誤（如全書皆誤出周憲王、李延飛等名稱），仍保留原文，僅加注指出此誤。至於時珍所引之書原文溯源、詞語釋義、義理辨析、藥物品種考訂之類的问題，將留待前述其他專門子書去解決。

二　繁體豎排

國内迄今已出版的綱目校點本無一例外都是簡體字本，且絶大多數是横排本。某些繁體字轉化成簡體字，會導致古籍原始信息丢失。例如：本草書中的「鬱金」與「郁李」、「射干」與「乾薑」、「生薑」與「姜公魚」三組中藥名，其中不同的「鬱」與「郁」、「干」與「乾」、「薑」與「姜」，在簡體字本中就成了相同的「郁」、「干」、「姜」。這類轉换很難尋回原字的形狀與意義，最終或導致永久丢失原字所含信息。

現代簡體字的制定着眼於方便一般民衆的閲讀理解，尚未充分顧及某些專業術語的特殊性。例如，中醫書中的「南面」與「南麪」，前者是指朝南的方位，後者則指南方的麪食。如果采用簡體字表達，兩個風牛馬不相及的概念就混爲一談了。因此，在重要中醫古籍整理中，采用繁體字可以提升存真的程度，避免原始信息丢失。有了繁體字本的基礎，再進行簡體字的整理工作，就可避免簡體字本難以還原的弊病。鑒於綱目至今缺乏繁體校點本，我們選用繁體字來校點綱目全書的意義就不言而喻了。

采用繁體字整理綱目，雖然避免了簡體字易丢失信息之弊，但其難度并没有因此而減輕。因爲古籍中繁體字存在着複雜的異體字取捨问题。二〇一三年版的通用規範漢字表適用於現代簡體字規範，却不盡適用於專業古籍的繁體字整理。因此，必須事先進行深入的相關文字研究。關於本書處理綱目繁體用字的各種問題，本書校後記將詳細羅列。至於本書采用豎排，主要是方便與影印頁的版式對照，并便於體現綱目金陵本原版式特殊含義（詳見下文）。

三　全式標點

全式標點除了使用新式標點諸種符號外，還特別使用了書名綫（波紋綫）與專名綫（直綫）。其中用書名綫代替書名號，用於標注書名及篇名。

關於書名綫

從劉衡如先生開始，現代各種綱目校點本都不加説明地略去了書名號。按説這不符合現代校點的規範要求，但後續校點者都心照不宣地避開這一難題。李時珍對引文出處的標示确實不規範，要逐一認定其所引全部書名并非易事。如食療本草，或簡稱「食療」、「食療方」，或稱「孟詵本草」，或以作者姓或名（「孟詵」、「孟氏」、「詵」及「張鼎」、「鼎」）來代替出處。更有甚者，如綱目「獼猴」之别名「王孫」注出「柳文」。「柳文」究竟是書名？人名？文章名？或某人之書簡稱？不加考察確實難以分辨。劉衡如先生以個人之力首次校點綱目，暫時避開這一難題情有可原。在綱目校點本出現三十多年後，我們再次校點綱目還不解決這一問題，如何向讀者交代？

標示綱目引用書名的確不易。例如「本經」，一般人會以爲是神農本草經的簡稱，實際上并非全都如此。綱目玄石云：「【弘景曰】本經慈石，一名玄石」，此「本經」確指神農本草經。但綱目大黄云：「【震亨曰】大黄苦寒善泄，仲景用之瀉心湯者，正因少陰經不足，本經之陽亢甚無輔……」，此「本經」指的是少陰經脈。而綱目芍藥云：「【别録曰】芍藥生中嶽川谷及丘陵……【承曰】本經芍藥生丘陵。」據上下文，此「本經」實指别録。最後這一類的「本經」是指作者「所本之經」，即其所依據的前人著作。因此遇到此類「本經」，必須將其引文逐條與神農本草經核對，才能判定是本經，還是「所本之經」，方能決定是否標示書名綫。因此準確標示書名綫，關係到考鏡本草學術之源流，絶非小事。

關於專名綫

現代青年讀者可能對專名綫接觸甚少，不明其用。專名綫用于標示專有名詞，包括地名、人名、朝代名、年號名等等。

以地名爲例：綱目紫石英有云：「烏程縣北壟山所出。」此「北壟山」是縣北的「壟山」？抑或山名「北壟山」？只有由專門的歷史地理學者在考證該地名的歷史沿革基礎上，才能確定如何標示專名綫。此句加上正確的專名綫則爲：「烏程縣北壟山」。即位於烏程縣北的壟山。可見沒有專業知識，要想標好專名綫是很困難的。

人名、朝代、年號也常出現疑似易混的問題。熟諳歷史的人知道「梁貞白先生」並非姓梁名貞白，而是梁代的貞白先生（即陶弘景）。但對一般的讀者，則必須將此名詞標示專名綫「梁貞白先生」，才能一目了然。又如「唐永徽故事」，不是關於「唐永徽」此人的故事，而是唐代永徽年間的舊事。

更冷僻一些的名詞，則需要深入考察。例如「宋齊丘化書」，據四庫全書提要考證，該書乃南唐譚峭所撰化書，被宋齊丘剽竊更名。李時珍或直引其名「宋齊丘」。然此「宋齊丘」非指宋代的齊丘，而是五代南唐人，姓宋名嵩，號齊丘子，人稱宋齊丘。所以，其專名號應該標作：「宋齊丘化書」。

當地名與人名并稱時，也會增加專名號標示的難度。如綱目中提到「菑川王美人」，此指菑川（地名）的王姓美人？抑或指菑川王的嬪妃？經深入考證原文所指之後，才知道正確的專名綫當爲「菑川王美人」，亦即「菑川王的嬪妃」之義。

專名綫標注涉及名詞多，難度更有甚於書名綫。因爲書名古今變化不大，又有書志或現存書籍可考。但地名與人名的查找更困難，這些名詞混雜起來就更是難上加難。所以，我們選擇全式標點，實際上是自出難題，向自己發起挑戰。要解決這一難題，就必須采用史源學方法，全面考察綱目所出人名、書名、地名，并對綱目引文進行溯源，才有可能最大限度地解決書名綫、專名綫的標示問題。經過數年的努力，我們已經基本完成了綱目中專名、書名的考察，并在本草綱目研究集成叢書中設立本草綱目引文溯源子書，以保證綱目全式標點有扎實穩固的研究基礎。

四　保留原版式用意

綱目金陵版爲豎排版式，但該版某些横向排列内容也有深意。例如金陵本引據古今經史百家書目中，某些同類書名末字相同的書籍排在同一横列。如圖一的第一、第三横列大多是「譜」，第二横列則大多是「志」。遺憾的是，僅十年之隔的江西本就忽略了金陵本排列原意，將原本的三列改爲兩列（見圖二）。此後現代横排校點本更難看到金陵本原版式用意。因此，保持繁體字豎排，就有可能保留金陵本原版式用意，達到更大的存真效果（見圖三）。

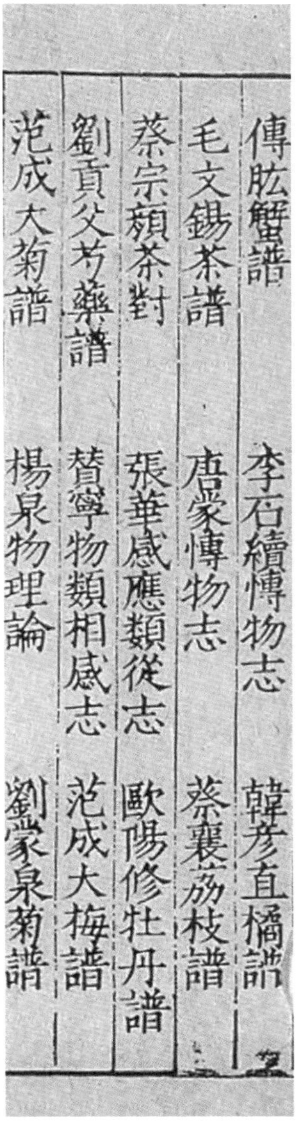
傳肱蟹譜　李石續博物志　韓彥直橘譜
毛文錫茶譜　唐蒙博物志　蔡襄荔枝譜
蔡宗顏茶對　張華感應類從志　歐陽修牡丹譜
劉貢父芍藥譜　贊寧物類相感志　范成大梅譜
范成大菊譜　楊泉物理論　劉蒙泉菊譜

圖一　金陵本百家書目葉書影

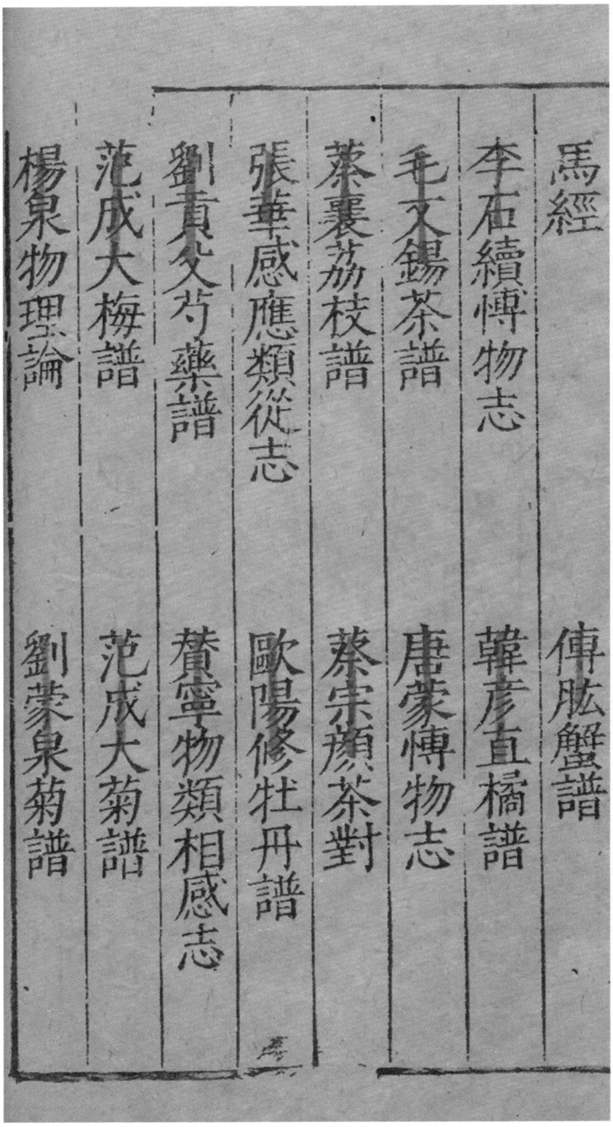
馬經　傅肱蟹譜
李石續博物志　韓彥直橘譜
毛文錫茶譜　唐蒙博物志
蔡襄荔枝譜　蔡宗顔茶對
張華感應類從志　歐陽修牡丹譜
劉貢父芍藥譜　贊寧物類相感志
范成大梅譜　范成大菊譜
楊泉物理論　劉蒙泉菊譜

圖二　江西本百家書目葉書影

傅肱蟹譜　李石續博物志　韓彥直橘録
毛文錫茶譜　唐蒙博物志　蔡襄荔枝譜
蔡宗顔茶對　張華感應類從志　歐陽修牡丹譜
劉貢父芍藥譜　贊寧物類相感志　范成大梅譜
范成大菊譜　楊泉物理論　劉蒙菊譜

圖三　本草綱目影校對照同葉模拟書影

金陵本版式最能反映李時珍的原意，即將具有某一特征的書名平行排列。除上述書名末字相同的書籍之外，有時還將同一作者的書置於同一横列，例如「張仲景金匱玉函方」、「張仲景傷寒論」在同一横列中并排，還有「孫真人千金備急方」「孫真人千金翼」、「孫真人千金髓方」等，都是横向排在一起。若變更版式，就不能一目了然看到其中的聯繫。此外，在綱目金陵版卷二還有多處使用了特殊版式，對理解原文含義均有裨益，兹不贅述。

五 同版多底本核校

綱目各種現代點校本都注意到找一個最爲可靠的底本，故金陵本是大家廣爲運用的底本。但今存各種金陵本在流傳過程中，會有不同的收藏者。這些藏書人的收藏目的可能各不相同。出於實用目的，某些藏書人可能對書中闕、損、訛、脱等問題進行一些修改。而爲了保持書籍的美觀，這種修改可能采用高精度描改方式，使之不易被察覺。對此現象，錢超塵先生早在二〇〇三年就已在北京中醫大學學報上撰文予以批評。若使用經過補訂修改過的某一底本，就很難盡可能准確地反映金陵本的原貌。當今綱目金陵本全世界僅存八部全帙（據日本學者真柳誠先生的最新研究，現存部數可能更多），分藏三個國家的圖書館。其中我國存有兩部，且均是各館的鎮館之寶，輕易不以示人。因此即便學風嚴謹的學者，也很難做到同時采用多種金陵本参校。下面舉兩個因單一底本致誤之例。

其一，卷十七「藺茹」條「根」之「氣味」：「【普曰】神農：辛。岐伯：酸、鹹，有毒。李當之：大寒。【之才曰】甘草爲之使，惡麥門冬。」其中「有毒」與「惡麥」四個字，因此葉原書版刻缺損左下角而字殘闕。核對日本國會本、内閣本、美國國會本、中研院（中國中醫科學院）本均如此（見圖四至图七），惟上圖本經描補（見圖八）。其描補的「有毒」「惡」三字，可謂是天衣無縫，惟有最後一個「麥」低於正常行格，可被看出。因此，此前的校點本可能用的都是上圖本作爲底本，均只校出了一個「麥」字，其校語反映的并非金陵本原貌。

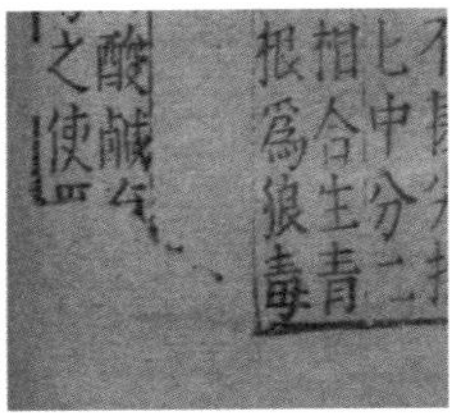
圖四　美國國會本藺茹

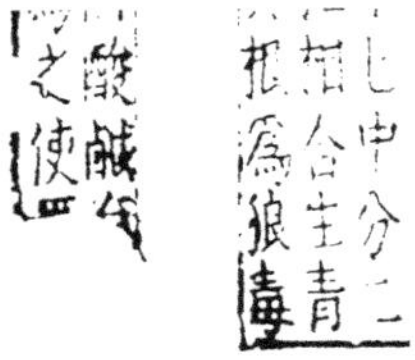
圖五　内閣本藺茹

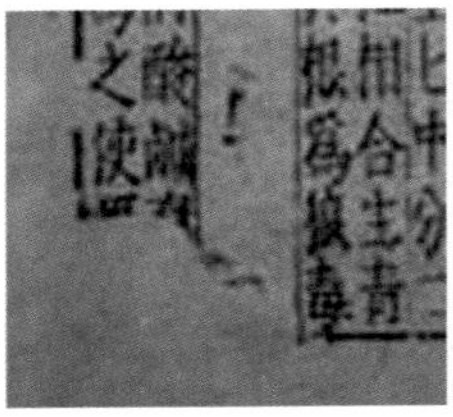
圖六　中研院本藺茹

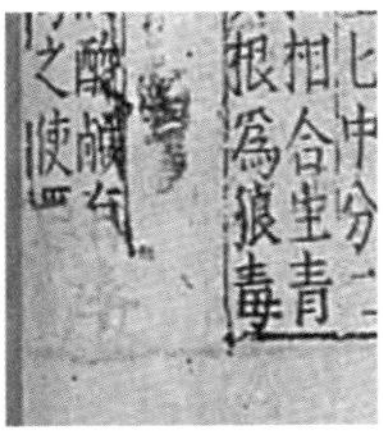
圖七　日本國會本藺茹

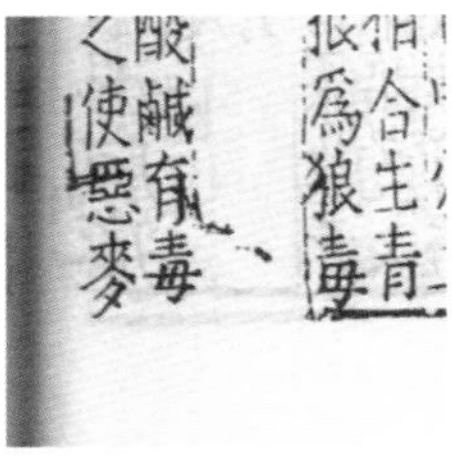
圖八　上圖本藺茹

其二，卷十八旋花條「釋名」：「【炳曰】旋葍當作葍旋音福鏇，用根入藥。别有旋覆音璿伏，用花入藥。今云旋葍，誤矣。【頌曰】别録言其根主續筋，故南人呼爲續筋根。一名㹠腸草，象形也。【宗奭曰】世俗謂之鼓子花，言其花形肖也。【時珍曰】其花不作瓣狀，如軍中所吹鼓子，故有旋花、鼓子之名。」這一葉中，第十二行的第十二字「用、呼、言、有」（凡四字），均缺損。還是一樣的問題，上圖本與中研院本經相對精細的描補（見圖九、十），不易分辨。其他，除内閣本尚保留原貌外（見圖十一），日本國會本與美國國會本也經過某些描補，但描補的方式比較粗略，甚至用的是紅筆（圖十二、圖十三）。通過五本對照，描補的問題則昭然顯示。同理，單一使用上圖本作爲底本的學者，就注意不到此處金陵本的原貌。

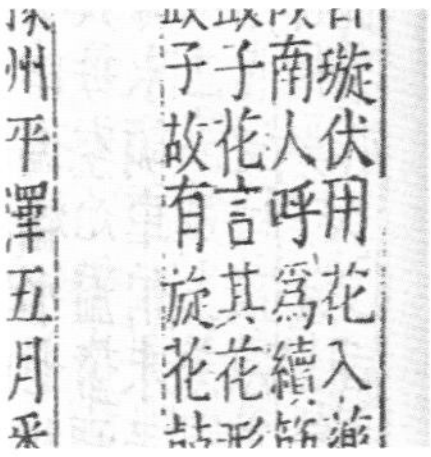
圖九　上圖本旋花

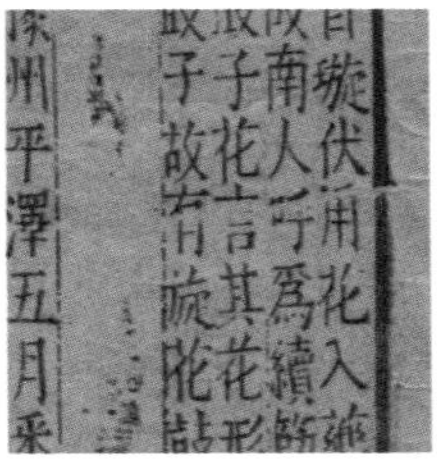
圖十　中研院本旋花

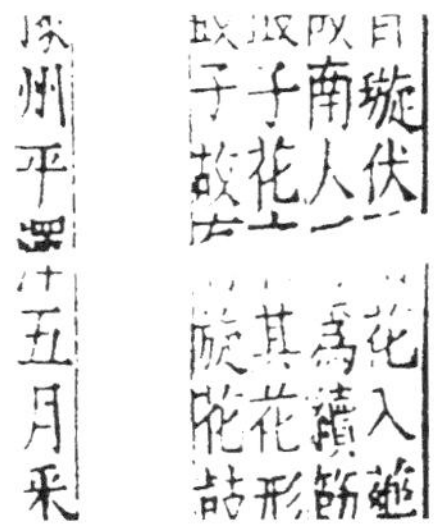
圖十一　内閣本旋花

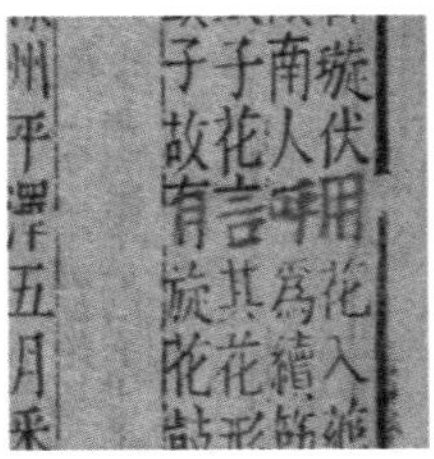
圖十二　日本國會本旋花

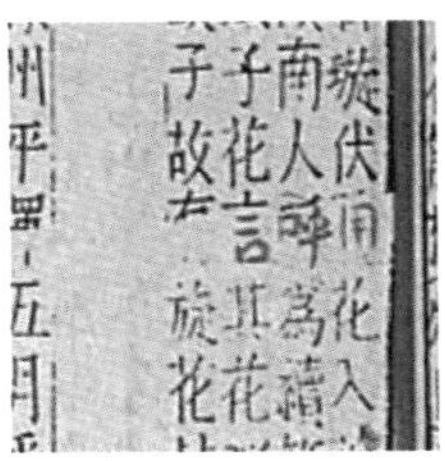
圖十三　美國國會本旋花

針對綱目這樣一部前人已經做過多次校點的偉大著作，如果想要在前人的基礎上有所超越，再次整理必須采取同版多底本進行核校。我們課題在前期工作中，爲了應對現存本草綱目若干金陵本被收藏者描補修改的問題。收集了現存八個全帙本中的五個。即：上海圖書館、中國中醫科學院圖書館、日本國立公文書館内閣文庫、日本國會圖書館、美國國會圖書館的藏本，以求得覽綱目金陵本最真實的原本面貌。

我們課題組希望在影校對照、繁體字豎排、加注書名綫與專名綫、保留原版式用意、同版多底本核校，這五個方面填缺補漏，精益求精，以期傳達更能存真，解釋更爲合理，闡述更爲清晰。但上述工作存在諸多困難，我們不敢説已經做得很好，但希望儘可能地朝着完美方向前進一步。歡迎中醫藥界同仁、各界朋友、各位讀者對本書校點所做的工作及存在的問題提出批評指正。

張志斌　鄭金生

二〇一七年二月八日

校點凡例

一、本書采用影印與校點結合、分單雙頁對照形式整理本草綱目（以下簡稱綱目）。校點部分使用繁體字、豎排，并儘量保持綱目金陵本原版式，以利存真、便讀。

二、本書影校以日本國會圖書館所藏金陵本爲底本（簡稱日本國會本），必要時核校另外四部金陵本：美國國會圖書館（美國國會本）、日本國立公文書館内閣文庫（内閣本）、中國中醫科學院圖書館（中研院本）、上海市圖書館（上圖本）藏本。

三、綱目版本除金陵本爲祖本外，明清時存在三個版本系統：江西本、錢蔚起本（錢本）、張紹棠本（張本）。今取江西本爲主校本，必要時參校錢本與張本，并充分汲取現代校勘研究成果，如人民衛生出版社劉衡如校點本（人衛本）、華夏出版社劉衡如、劉山永校注本（華夏本）、上海科學技術出版社錢超塵等校點本（上科本）、安徽科學技術出版社尚志鈞、任何校點本（安科本）等。參校本中還有李時珍曾大量引用的證類本草、普濟方等多種書籍。上述校勘用書及其版本等相關信息詳見本書末所附校後記。

四、本書專注於校正綱目編印過程所致文詞（或重要出處）謬誤，但注意保存李時珍原意之真。綱目引文或有化裁、增減，只要不悖原意、文理通順者，一般不改不注。若可能屬李時珍原意之誤，則出注指誤，不改原文。鑒於綱目祖本爲明後期坊刻本，明清翻刻本又罕有碩學通儒爲之校勘，故本書校勘綱目時，首重追溯引文相關原始文獻，不追求與金陵本以後諸翻刻本相合。若時珍所引原書已佚，或時珍自撰之文，無法溯源求本，則先據主校本，次爲參校本，擇善而從。疑難字詞、術語含義及學術爭議等，一般不加評注，可參本草綱目研究集成所含本草綱目引文溯源、本草綱目詳注、本草綱目辭典等子書。

五、本書校點文字版式多遵原書，惟將原雙行小字改作單行。另原書卷首之分卷目録及卷前標題或簡或繁，很不統一。現從中選擇相對規範的方式予以統一，如「本草綱目石部目録第十一卷」及「本草綱目石部第十一卷」。正文之前言「某類若干種」，時或大字，時或小字，現統一用大字表示，如「草之一　山草類三十一種」。凡卷末「某卷終」、「某部某卷終」等字樣，原書或有或無，并無定規，今均予删除。

六、原目録一仍其舊，統計數字一般按時珍所出。目録與正文不符時，出注説明。全書及每部書之前，另按正文實際内容新編目録。綱目附圖兩卷，圖頁所出藥名亦另編目録。目録中大字爲原藥圖上方横排藥名，小字爲圖内所注文字。

七、本書采用現代標點，并標注專名綫、書名綫。其中「某某方」，經溯源核實確有其書，或代指其書者，則標以書名號。否則視作方劑出處「某人之方」，僅將姓氏標注專名號。又「某氏方」，若作者之名不確，或雖有名而非特指某書者，一般不標書名號，僅標「某氏方」。如「胡氏方」（可能指胡氏婦人方、胡濙衛生易簡方）、「崔氏方」（可能指崔玄亮方、崔知悌方、崔行功方）、「張仲景方」（源於今本傷寒論、金匱要略）等。

八、校勘文字采用「改誤加注」與「指誤加注」結合。偶有同一誤字在同一藥條或同頁中反復出現，僅在首注中指明「下同此誤徑改」。

九、本書屬古籍整理，力求保存古籍原貌。書中内容、藥物劑量及所用藥物，若有與現代不相適應者，不做任何删改。李時珍对原方劑量有意改動者，除過於出格者外，均不予修改、注釋。

十、本書原本用字情況比較複雜，涉及通假字、古今字、異體字、俗體字、訛誤等多種用字情況。經逐字研究并參考其他古籍整理經驗，確立如下處理原則：

①通假字、古今字、避諱字等，一般不改不注。

②異體字，凡無歧義者采用正字。字有多義，以各從底本爲基本原則，參照通用規範漢字字典等語詞工具書，以及中華書局新字形及異體字統改字表與中華大典異體字規範字表兩個相对權威的古籍整理内部文件斟酌處理。

③俗訛字，一般按俗訛從正的原則改正。

④本草綱目專用、行業專用字，李時珍個人用字觀點，特別是藥名、地名、書名、中醫術語等專業術語的用字，本着名從主人、釋從主人原則，凡不悖字理者，均不加改動。

⑤凡藥名用字，在不違背保留藥物別名原則的基礎上，以誤名、異體從正（按以上俗訛字改

正之例）、别名從本、譯名從音、習用從俗爲原則處理。

⑥若屬古籍常用字時，或處於兩可之間，或難以用以上各條歸類處理者，本着尊重底本的原則，各從底本。

⑦根據上述各類形義有某種關聯的用字取捨原則，制定本書「形義相關用字取捨表」，附載於本書第十部以備考。

⑧若屬古刻本常見混用字，如「已、己、巳」、「七、匕」、「水、氷」等等，按文義徑改不注，并在本書第十部給出全部常見形誤徑改字表。

十一、凡校記涉及内証，即依據綱目本書者，省略「本書」二字，直接給出卷次及藥條。

十二、凡校记涉及其他古籍，凡通用名著（如爾雅、説文等），按古籍整理慣例標示出處；其他書籍一般按書名、卷次、篇名（或方名）三級標示出處。

本草綱目影校對照總目録

三　水火土金石部目録

玉類

三

水火土金石部

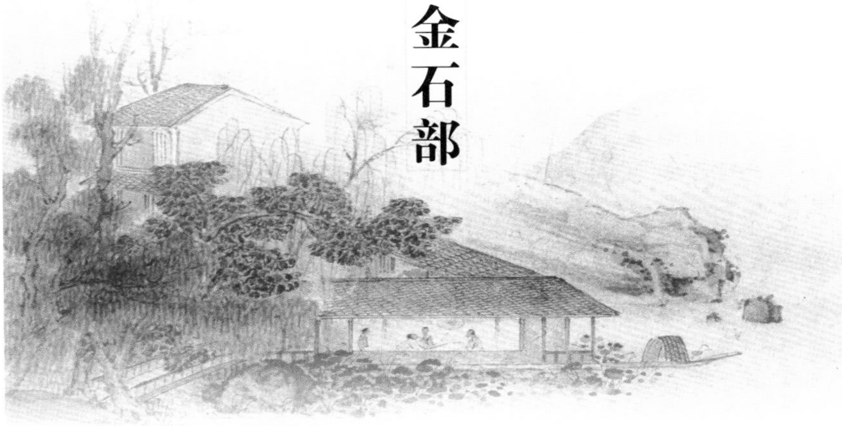

本草綱目水部目録第五卷

李時珍曰水者坎之象也其文横則爲☰縱則爲川其體純陰其用純陽上則爲雨露霜雪下則爲海河泉井流止寒溫氣之所鍾既異甘淡鹹苦味之所入不同是以昔人分别九州水土以辨人之美惡壽夭盖水爲万化之源土爲万物之母飲資于水食資于土飲食者人之命脈也而營衛頼之故曰水去則營竭穀去則衛亡然則水之性味尤慎疾衛生者之所當潛心也

今集水之關于藥食者凡四十三種分爲二類曰天曰地舊本水類共三十二種散見玉石部

名醫别録一種梁陶弘景註　本草拾遺二十六種唐陳藏器

嘉祐本草四種宋掌禹錫　本草綱目一十一種明李時珍

附註　魏李當之藥録　吳普本草　宋雷斆炮炙

齊徐之才藥對　唐蘇恭本草　孫思邈千金

本草綱目水部目録第五卷

李時珍曰：水者，坎之象也。其文横則爲☵〔一〕，縱則爲☵。其體純陰，其用純陽。上則爲雨露霜雪，下則爲海河泉井。流止寒温，氣之所鍾既異；甘淡鹹苦，味之所入不同。是以昔人分别九州水土，以辨人之美惡壽夭。蓋水爲萬化之源，土爲萬物之母。飲資于水，食資于土。飲食者，人之命脉也，而營衛賴之。故曰：水去則營竭，穀去則衛亡。然則水之性味，尤慎疾衛生者之所當潛心也。今集水之關于藥食者，凡四十三種，分爲二類：曰天，曰地。舊本水類共三十二種，散見玉石部。

名醫别録一種梁陶弘景註　本草拾遺二十六種唐陳藏器

嘉祐本草四種宋掌禹錫　本草綱目一十一種明李時珍

【附註】：魏李當之藥録　吴普本草　宋雷斅〔二〕炮炙

齊徐之才藥對　唐蘇恭本草　孫思邈千金

〔一〕☵：底本描寫爲「三」。其餘金陵諸本作「☵」。

〔二〕斅：原作「效」。今據郡齋讀書志後志及本書卷一歷代諸家本草改。

唐李珣海藥　甄權藥性　楊損之刪繁
唐孟詵食療　陳士良食性　蜀韓保昇重註
宋馬志開寶　蘇頌圖經　唐慎微證類
寇宗奭衍義　大明日華　金張元素珍珠囊
元李杲法象　王好古湯液　朱震亨補遺
明汪穎食物　汪機會編　王綸集要

水之一　天水類一十三種

雨水拾遺　潦水綱目　露水拾遺　甘露拾遺
甘露蜜拾遺　明水拾遺　冬霜拾遺　臘雪嘉祐
雹拾遺　夏冰拾遺　神水綱目　半天河別錄
屋漏水拾遺

右附方舊一新三

水之二　地水類三十種

流水拾遺　井泉水嘉祐　節氣水綱目　醴泉拾遺
玉井水拾遺　乳穴水拾遺　溫湯拾遺　碧海水拾遺

唐李珣海藥　甄權藥性　楊損之删繁
唐孟詵食療　陳士良食性　蜀韓保昇重註
宋馬志開寶　蘇頌圖經　唐慎微證類
寇宗奭衍義　大明日華　金張元素珍珠囊
元李杲法象　王好古湯液　朱震亨補遺
明汪穎食物　汪機會編　王綸集要

水之一　天水類一十三種

雨水拾遺　潦水綱目　露水拾遺　甘露拾遺
甘露蜜拾遺　明水拾遺　冬霜拾遺　臘雪嘉祐
雹拾遺　夏冰拾遺　神水綱目　半天河別録
屋漏水拾遺

右附方舊一，新三。

水之二　地水類三十種

流水拾遺　井泉水嘉祐　節氣水綱目　醴泉拾遺
玉井水拾遺　乳穴水拾遺　温湯拾遺　碧海水拾遺

鹽膽水拾遺　阿井水綱目　山岩泉水拾遺　古冢中水拾遺

粮罌中水拾遺　赤龍浴水拾遺　車轍〔一〕水綱目　地漿別録

熱湯嘉祐　生熟湯拾遺　虀水綱目　漿水嘉祐

甑氣水拾遺　銅壺滴漏水綱目　三家洗盌水拾遺

磨刀水綱目　浸藍水綱目　豬槽中水拾遺

市門溺坑水拾遺　洗手足水綱目　洗兒湯綱目　諸水有毒拾遺

右附方舊一十八，新四十七。

【互攷】鐵漿　淬鐵水　玉泉　石腦油

菊潭水　石中黄水　漚麻湯　米泔水

酒　醋　餳餹　沙餹

茶　蜜　蚯蚓水　蝸牛水

繅絲湯　螺螄水　蜆子水　蟹化漆水

燖雞湯　燖豬湯　洗褌水　胞衣水

〔一〕轍：正文本藥正名此字下有「中」字。

大觀立春作正月

按下條有節氣水中有立春雨水

嘉靖本作呈

痕

水部

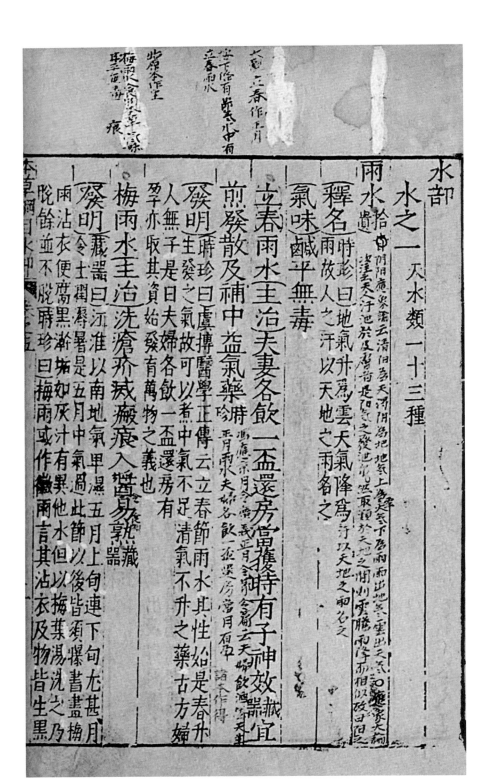

水之一 天水類一十三種

雨水（拾遺）

陰陽應象大論云清陽為天濁陰為地地氣上為雲天氣下為雨雨出地氣雲出天氣

〔釋名〕時珍曰地氣升為雲天氣降為雨故人之汗以天地之雨名之

〔氣味〕鹹平無毒

立春雨水〔主治〕夫妻各飲一盃還房當獲時有子神效（藏器）宜煎發散及補中益氣藥（時珍）

〔發明〕時珍曰虞摶醫學正傳云立春節雨水其性始是春升生發之氣故可以煮中氣不足清氣不升之藥古方婦人無子是日夫婦各飲一盃還房有孕亦取其資始發育萬物之義也

梅雨水〔主治〕洗瘡疥滅瘢痕入醬易熟（藏器）

〔發明〕藏器曰江淮以南地氣卑濕五月上旬連下旬尤甚月令土潤溽暑是五月中氣過此節以後皆須曝書畫梅雨沾衣便腐黑澣垢如灰汁有異他水但以梅葉湯洗之乃脫餘並不脫 時珍曰梅雨或作黴雨言其沾衣及物皆生黑

本草綱目水部 卷五

本草綱目水部第五卷

水之一　天水類一十三種

雨水拾遺

【釋名】【時珍曰】地氣升爲雲，天氣降爲雨。故人之汗，以天地之雨名之。

【氣味】鹹，平，無毒。

立春雨水。【主治】夫妻各飲一盃，還房，當獲時有子，神效。藏器。宜煎發散及補中益氣藥。時珍。

【發明】【時珍曰】虞摶醫學正傳云：立春節雨水，其性始是春升發之氣，故可以煮中氣不足、清氣不升之藥。古方婦人無子，是日夫婦各飲一盃，還房有孕，亦取其資始發育萬物之義也。

梅雨水。【主治】洗瘡疥，滅瘢痕，入醬易熟。藏器。

【發明】【藏器曰】江淮以南，地氣卑濕，五月上旬連下旬尤甚。月令土潤溽暑，是五月中氣。過此節以後，皆須曝書畫。梅雨沾衣便腐黑。澣垢如灰汁，有異他水。但以梅葉湯洗之乃脫，餘並不脫。【時珍曰】梅雨或作黴雨，言其沾衣及物皆生黑

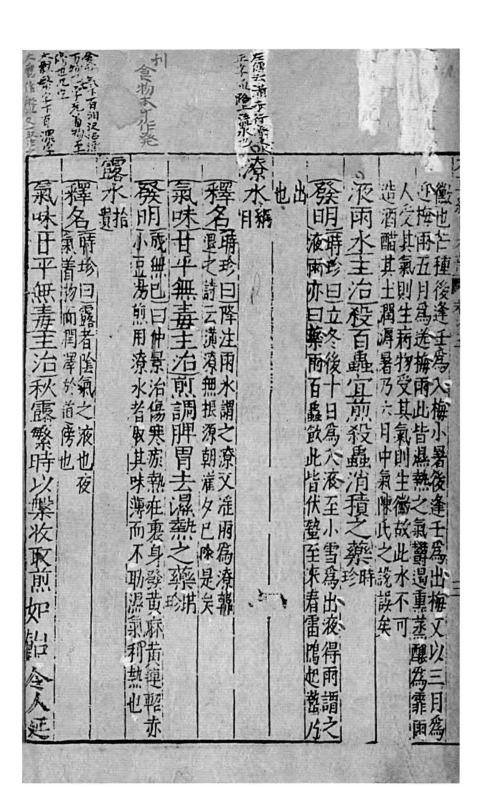

黴也芒種後逢壬爲入梅小暑後逢壬爲出梅又以三月爲迎梅雨五月爲送梅雨此皆濕熱之氣鬱遏熏蒸釀爲霏雨人受其氣則生病物受其氣則生黴故此水不可造酒醋其土潤溽暑乃六月中氣陳氏之說誤矣

液雨水主治殺百蟲宜煎殺蟲消積之藥時珍

發明時珍曰立冬後十日爲入液至小雪爲出液得雨謂之液雨亦曰藥雨百蟲飲此皆伏蟄至來春雷鳴起蟄乃出也

潦水綱目

釋名時珍曰降注雨水謂之潦又淫雨爲潦韓退之詩云潢潦無根源朝灌夕已除是矣

氣味甘平無毒主治煎調脾胃去濕熱之藥時珍

發明成無己曰仲景治傷寒瘀熱在裏身發黃麻黃連軺赤小豆湯煎用潦水者取其味薄而不助濕氣利熱也

露水拾遺

釋名時珍曰露者陰氣之液也夜氣着物而潤澤於道傍也

氣味甘平無毒主治秋露繁時以槃收取煎如飴令人延

黴也。芒種後逢壬爲入梅，小暑後逢壬爲出梅。又以三月爲迎梅雨，五月爲送梅雨。此皆濕熱之氣，鬱遏熏蒸，釀爲霏雨。人受其氣則生病，物受其氣則生黴，故此水不可造酒醋。其土潤溽暑，乃六月中氣，陳氏之説誤矣。

液雨水。【主治】殺百蟲，宜煎殺蟲消積之藥。時珍。

【發明】【時珍曰】立冬後十日爲入液，至小雪爲出液，得雨謂之液雨，亦曰藥雨。百蟲飲此皆伏蟄，至來春雷鳴起蟄乃出也。

潦水 綱目

【釋名】【時珍曰】降注雨水謂之潦，又淫雨爲潦。韓退之詩云「潢潦無根源，朝灌夕已除」是矣。

【氣味】甘，平，無毒。【主治】煎調脾胃、去濕熱之藥。時珍。

【發明】【成無己曰】仲景治傷寒瘀熱在裏，身發黃，麻黃連軺赤小豆湯，煎用潦水者，取其味薄而不助濕氣，利熱也。

露水 拾遺

【釋名】【時珍曰】露者，陰氣之液也，夜氣着物而潤澤於道傍也。

【氣味】甘，平，無毒。【主治】秋露繁時，以槃收取，煎如飴，令人延

秋露造酒最清冽

原本散作削

年不饑藏器　稟肅殺之氣宜煎潤肺殺祟之藥及調疥癬蟲癩

諸散虞摶　虞摶云秉收斂肅殺之氣故可取以烹煮殺祟之藥及調付殺癩蟲疥癬諸虫之劑也

百草頭上秋露未晞時收取愈百疾止消渴令人身輕不饑悅澤別有化雲母作粉服法藏器八月朔日收取摩墨點太陽穴止頭痛點膏肓穴治勞瘵謂之天灸時珍

百花上露令人好顏色藏器

柏葉上露主明目藏器○菖蒲上露並能明目旦旦洗之時珍

韭葉上露去白癜風旦旦塗之時珍

凌霄花上露入目損目

【發明】藏器曰續齊諧記云弘農鄧紹八月朝入華山見一童子以五采囊盛取柏葉下露珠滿囊紹問之答云赤松先生取以明目也今人八月朔作露華囊象此也文郭憲洞冥記云漢武帝時有吉雲國出吉雲草食之不死日照之露皆五色東方朔得玄青黃三露各盛五合以獻於帝賜群臣服之病皆愈朔曰日初出處露皆如飴今人煎露如

年不饑。藏器。稟肅殺之氣，宜煎潤肺殺祟之藥及調疥癬蟲癩諸散。虞摶。

百草頭上秋露。未晞時收取，愈百疾，止消渴，令人身輕不饑，悅澤。別有化雲母作粉服法。藏器。八月朔日收取，摩墨點太陽穴，止頭痛。點膏肓穴，治勞瘵，謂之天灸。時珍。

百花上露。令人好顏色。藏器。

柏葉上露、○菖蒲上露。並能明目，旦旦洗之。時珍。

韭葉上露。去白癜風，旦旦塗之。時珍。

凌霄花上露。入目損目。

【發明】【藏器曰】薛用弱續齊諧記云：司農鄧紹，八月朝入華山，見一童子，以五采囊盛取柏葉下露珠滿囊。紹問之。答云：赤松先生取以明目也。今人八月朝作露華囊，象此也。又郭憲洞冥記云：漢武帝時，有吉雲國，出吉雲草，食之不死。日照之，露皆五色。東方朔得玄、青、黃三露，各盛五合，以獻於帝。賜群臣服之，病皆愈。朔曰：日初出處，露皆如飴。今人煎露如飴，又服不饑。呂氏春秋云：水之美者，有三危之露。爲水即重於水也。時珍曰：秋露造酒最清冽。姑射神人吸風飲露。漢武帝作金盤承露，和玉屑服食。楊貴妃每晨吸花上露，以止渴解酲。番國有薔薇露，甚芬香，云是花上露水，未知是否。〇藏器曰：凡秋露春雨着草，人素有瘡及破傷者，觸犯之，瘡頓不痒痛，乃中風及毒水，身必反張似角弓之狀，急以鹽豉和麪作盌子，於瘡上灸一百壯，出惡水數升，乃知痛痒而瘥也。

甘露《拾遺》

【釋名】膏露《綱目》、瑞露《綱目》、天酒《綱目》、神漿。【時珍曰】按瑞應圖云：甘露，美露也。神靈之精，仁瑞之澤，其凝如脂，其甘如飴，故有甘、膏、酒、漿之名。晉中興書云：王者敬養耆老，則降於松柏；尊賢容衆，則降於竹葦。列星圖云：天乳一星明潤，則甘露降。已上諸說，皆瑞氣所感者也。呂氏春秋云：水之美者，三危之露。和之美者，揭雩之露，其色紫。拾遺記云：崑崙之山有甘露，望之如丹，着草木則皎瑩如雪。山海經云：諸沃之野，搖山之民，甘露是飲，不壽者八百歲。括地志云：雍州蒙山常有甘露。已上諸說，皆方域常產者也。杜鎬言甘露非瑞也，乃草木將枯，精華頓發於外，謂之雀餳，於理甚通。

【氣味】甘，大寒，無毒。【主治】食之潤五臟，長年不饑，神仙。藏器飴，久服不饑。呂氏春秋云：水之美者，有三危之露，爲水即重於水也。【時珍曰】秋露造酒最清洌。姑射神人吸風飲露。漢武帝作金盤承露，和玉屑服食。楊貴妃每晨吸花上露，以止渴解酲。番國有薔薇露，甚芬香，云是花上露水，未知是否。○【藏器曰】凡秋露春雨着草，人素有瘡及破傷者觸犯之，瘡頓不痒痛。乃中風及毒水，身必反張似角弓之狀。急以鹽豉和麪作盌子，於瘡上灸一百壯，出惡水數升，乃知痛痒而瘥也。

甘露 拾遺

【釋名】膏露綱目、瑞露綱目、天酒綱目、神漿。【時珍曰】按瑞應圖云：甘露，美露也。神靈之精，仁瑞之澤，其凝如脂，其甘如飴，故有甘膏、酒漿之名。晉中興書云：王者敬養耆老，則降於松柏；尊賢容衆，則降於竹葦。列星圖云：天乳一星明潤，則甘露降。已上諸説，皆瑞氣所感者也。呂氏春秋云：水之美者，三危之露。和之美者，揭雩[一]之露，其色紫。拾遺記云：崑崙之山有甘露，望之如丹，着草木則皎瑩[二]如雪。山海經云：諸沃之野，摇山之民，甘露是飲，不壽者八百歲。一統志云：雅州蒙山常有甘露。已上諸説，皆方域常産者也。杜鎬言：甘露非瑞也，乃草木將枯，精華頓發於外，謂之雀餳，於理甚通。

【氣味】甘，大寒，無毒。【主治】食之潤五臟，長年不饑，神仙。藏器。

〔一〕揭雩：呂氏春秋卷十四孝行覽作「宰揭」。高誘注：宰揭，山名。

〔二〕瑩：原作「塋」。今從錢本改。

[illegible]

氣熱摩令熱罨字
水字有合字下

恭當作共 火
原本旱下有以字

甘露蜜（遺拾）

【集解】藏器曰：生巴西絕域中，狀如餳也。時珍曰：按方國志云：大食國秋時收露，朝陽曝之，即成糖霜，盖此物也。又一統志云：撒馬兒罕地在西番，有小草叢生，葉細如藍，秋露凝其上，味如蜜（石蜜俗ニテワリサトリ），可熬為餳，彼人呼為達即古賓，盖甘露也。此與刺蜜相近，又見果部。

【氣味】甘，平，無毒。【主治】胸膈諸熱，明目止渴。藏器

明水（遺拾）

【釋名】方諸水。藏器曰：方諸，大蚌也。熟摩令熱，向月取之，得水三二合，亦如朝露。陽燧向日，方諸向月，皆能致水火也。周禮明諸承水於月，陳饌為玄酒是也。時珍曰：明水者，取其清明純潔，敬之至也。周禮司烜氏以夫燧取明火於日，鑑取明水於月，以恭祭祀。魏伯陽參同契云：陽燧以取火，非日不生光；方諸非星月，安能得水漿。淮南子云：方諸見月，則津而為水。注者或以方諸為石，或以為大蚌，或以為五石鍊成，皆非也。按考工記云：銅錫相半，謂之鑑燧之劑。是火為燧，水為鑑也。高堂隆云：陽燧一名陽符，取火於日；陰燧一名陰符，取水於月，並以銅作之，謂之水火之鏡。此說是矣。干寶搜神記云：金錫之性一也，五月丙午日午時鑄為陽燧，十一月壬子日子時鑄為陰燧。

甘露蜜拾遺

【集解】【藏器曰】生巴西絶域中，狀如餳也。【時珍曰】按方國志云：大食國秋時收露，朝陽曝之，即成糖霜，蓋此物也。又一統志云：撒馬兒罕地在西番，有小草叢生，葉細如藍，秋露凝其上，味如蜜，可熬爲餳，夷人呼爲達即古賓，蓋甘露也。此與刺蜜相近，又見果部。

【氣味】甘，平，無毒。【主治】胸膈諸熱，明目止渴。藏器。

明水拾遺

【釋名】方諸水。【藏器曰】方諸，大蚌也。熟摩令熱，向月取之，得水三二合，亦如朝露。陽燧向日，方諸向月，皆能致水火也。周禮「明諸承水於月，陳饌爲玄酒」是也。【時珍曰】明水者，取其清明純潔，敬之至也。周禮司烜氏：以夫燧取明火於日，鑑取明水於月，以恭祭祀。魏伯陽參同契云：陽燧以取火，非日不生光；方諸非星月，安能得水漿。淮南子云：方諸見月，則津而爲水。注者或以方諸爲石，或以爲大蚌，或以爲五石鍊成，皆非也。按考工記云：銅錫相半，謂之鑑燧之劑，是火爲燧、水爲鑑也。高堂隆云：陽燧一名陽符，取火於日。陰燧一名陰符，取水於月。並以銅作之，謂之水火之鏡。此説是矣。干寶搜神記云：金錫之性，一也。五月丙午日午時鑄，爲陽燧；十一月壬子日子時鑄，爲陰燧。

大戴禮曰陽氣勝則散為雨露陰氣勝則凝為霜雪

霣都見切音居說文寒也或曰早霜

大觀引陳承別說云霜治暑月汗漬腋下赤腫及痱瘡以和蚌粉傅之立差

【氣味】甘，寒，無毒。【主治】明目定心，去小兒煩熱，止渴。藏器

冬霜 拾遺

【釋名】時珍曰：陰盛則露凝為霜，霜能殺物而露能滋物，性隨時異也。乾象占云：天氣下降而為露，清風薄之而成霜。霜所以殺萬物，消禍沴。當降而不降，當殺物而不殺物，皆政弛而緩也；不當降而降，不當殺物而殺物，皆政急而殘也。許慎說文云：早霜曰靇，白霜曰霜。龍文有玄霜。承曰（遂玉字疑乃玄文之誤。說文：霜之白者也。）凡收霜以雞羽掃之，瓶中密封陰處，久亦不壞。

【氣味】甘，寒，無毒。【主治】食之解酒熱，傷寒鼻塞，酒後諸熱面赤者。藏器　和蚌粉傅暑月痱瘡及腋下赤腫，立瘥。陳承

【附方】新一。寒熱瘧疾：秋後霜一錢半，熱酒服之。集玄方

臘雪 宋嘉祐

【釋名】時珍曰：按劉熙釋名云：雪，洗也，洗除瘴癘蟲蝗也。凡花五出，雪花六出，陰之成數也。冬至後第三戊為臘。臘前三雪，大宜菜麥，又殺蟲蝗。臘雪密封陰處，數十年亦不壞。用水浸五穀種，則耐旱不生蟲。灑几席間，則蠅自去。淹藏一切果食，不蛀蠹。豈非除蟲蝗之驗乎？藏器曰：春雪有蟲，水亦易敗，所以不收。

【氣味】甘，寒，無毒。【主治】明目定心，去小兒煩熱，止渴。藏器。

冬霜拾遺

【釋名】【時珍曰】陰盛則露凝爲霜，霜能殺物而露能滋物，性隨時異也。乾象占云：天氣下降而爲露，清風薄之而成霜。霜所以殺萬物，消祲沴。當降而不降，當殺物而不殺物，皆政弛而慢也。不當降而降，不當殺物而殺物，皆政急而殘也。許慎說文云：早霜曰霰，白霜曰皚。又有玄霜。【承曰】凡收霜，以鷄羽掃之，瓶中密封陰處，久亦不壞。

【氣味】甘，寒，無毒。【主治】食之解酒熱，傷寒鼻塞，酒後諸熱面赤者。藏器。和蚌粉，傅暑月疿瘡及腋下赤腫，立瘥。陳承。

【附方】新一。寒熱瘧疾。秋後霜一錢半，熱酒服之。集玄方。

臘雪宋嘉祐

【釋名】【時珍曰】按劉熙釋名云：雪，洗也。洗除瘴癘蟲蝗也。凡花五出，雪花六出，陰之成數也。冬至後第三戊爲臘，臘前三雪，大宜菜麥，又殺蟲蝗。臘雪密封陰處，數十年亦不壞。用水浸五穀種則耐旱不生蟲。洒几席間則蠅自去。淹藏一切果食，不蛀蠹。豈非除蟲蝗之驗乎。【藏器曰】春雪有蟲，水亦易敗，所以不收。

包系作收字

果本不作足字

氣味甘冷無毒主治解一切毒治天行時氣溫疫小兒熱癎狂啼大人丹石發動酒後暴熱黃疸仍小温服之藏器洗目退赤張從正煎茶煮粥解熱止渴吳瑞宜煎傷寒火暍之藥抹痱亦良時珍

發明宗奭曰臘雪水大寒之水也故治已上諸病

雹音駁拾遺○

釋名時珍曰程子云雹者陰陽相搏之氣蓋沴氣也或云雹者砲也中物如砲也曾子云陽之專氣爲雹陰之專氣爲霰陸農師云陰包陽爲雹陽包陰爲霰雪六出而成花雹三出而成實陰陽之辨也五雷經云雹乃陰陽不順之氣結成亦有懶龍鱗甲之内寒凍生水爲雷所發飛走墮落大生者如斗升小者如彈丸又蜥蜴含水亦能作雹未審果否

氣味鹹冷有毒時珍曰按五雷經云人食雹患瘟疫大風顛邪之證藏器曰醬味不正者當時取一二升納入甕中即還本味也

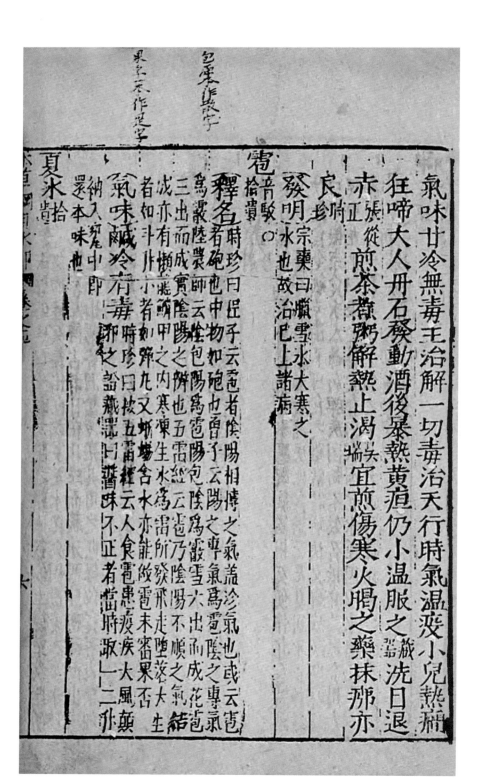

夏冰拾遺

【氣味】甘，冷，無毒。【主治】解一切毒，治天行時氣温疫，小兒熱癇狂啼，大人丹石發動，酒後暴熱，黄疸，仍小温服之。藏器。洗目退赤。張從正。煎茶煮粥，解熱止渴。吴瑞。宜煎傷寒火暍之藥，抹痱亦良。時珍。

【發明】【宗奭曰】臘雪水，大寒之水也，故治已上諸病。

雹 音駁○拾遺

【釋名】【時珍曰】程子云：雹者，陰陽相摶之氣，蓋沴氣也。或云：雹者，砲也，中物如砲也。曾子云：陽之專氣爲雹，陰之專氣爲霰。陸農師云：陰包陽爲雹，陽包陰爲霰。雪六出而成花，雹三出而成實。陰陽之辨也。五雷經云：雹乃陰陽不順之氣結成。亦有懶龍鱗甲之内，寒凍生冰，爲雷所發，飛走墮落，大生者如斗升，小者如彈丸。又蜥蜴含水，亦能作雹，未審果否。

【氣味】鹹，冷，有毒。【時珍曰】按五雷經云：人食雹，患疫疾大風顛邪之證。【藏器曰】醬味不正者，當時取一二升納甕中，即還本味也。

夏冰 拾遺

作一本作非

【釋名】凌（去聲）。（時珍曰）冰者太陰之精，水極似土，變柔爲剛，所謂物極反兼化也。故字從水從仌。周禮凌人掌冰以供祭祀賓客。左傳古者日在北陸而藏冰，西陸朝覿而出之。其藏之也，深山窮谷，涸陰沍寒；其用之也，祿位賓客喪祭。即顏曰：藏冰以時，則雷出不震；棄冰不用，則雷不發而震。今人冬月藏冰於善，登之以鹽，是也。淮南萬畢術有凝水石作冰法，非真也。窨

【氣味】甘，冷，無毒。【主治】去熱煩，熱人乳石發熱腫（藏器）。解煩渴，消暑毒（吳瑞）。傷寒陽毒，熱盛昏迷者，以冰一塊置於膻中，良。亦解燒酒毒（時珍）。

【發明】藏器曰：夏暑盛熱，食冰應與氣候相反，便作宜人，誠恐入腹冷熱相激，却致諸疾也。食譜云：凡夏用冰，止可隱快飲食，令氣凉爾，不可食之。雖當時暫快，久皆成疾也。時珍曰：宋徽宗食冰太過，病脾疾，國醫不效，召楊介診之。介用大理中丸。上曰：服之屢矣。介曰：疾因食冰，臣因以冰煎此藥，是治受病之原也。服之果愈。若此，可謂活機之士矣。

【附方】新一。

滅瘢痕：以凍凌頻熨之，良。千金方

神水（綱目）

【釋名】凌去聲。【時珍曰】冰者，太陰之精，水極似土，變柔爲剛，所謂物極反兼化也。故字從水，從仌[一]。周禮：凌人掌冰，以供祭祀賓客。左傳：古[二]者日在北陸而藏冰，西陸朝覿而出之。其藏之也，深山窮谷，涸陰沍寒。其用之也，禄位賓客喪祭。郎顗曰：藏冰以時，則雷出不震；棄冰不用，則雷不發而震。今人冬月藏冰於窖，登之以鹽，是也。淮南萬畢術有凝水石作冰法，非真也。

【氣味】甘，冷，無毒。【主治】去熱煩，熨人乳石發熱腫。藏器。解煩渴，消暑毒。吴瑞。傷寒陽毒，熱盛昏迷者，以冰一塊置於膻中，良。亦解燒酒毒。時珍。

【發明】【藏器曰】夏暑盛熱食冰，應與氣候相反，便非[三]宜人。誠恐入腹冷熱相激，却致諸疾也。食譜云：凡夏用冰，止可隱映飲食，令氣涼爾，不可食之。雖當時暫快，久皆成疾也。【時珍曰】宋徽宗食冰太過，病脾疾，國醫不效，召楊介診之。介用大理中丸。上曰：服之屢矣。介曰：疾因食冰，臣因以冰煎此藥，是治受病之原也。服之果愈。若此，可謂活機之士矣。

【附方】新一。滅瘢痕。以凍凌頻熨之，良。千金方。

神水 綱目

[一] 仌：原作「亾」。今從江西本改。
[二] 古：原作「占」。今據左傳昭公四年改。
[三] 非：原作「作」。今據證類卷五夏冰改。

毒字下有日華二字 大觀

食物本草有肉字

【集解】時珍曰：金門記云：五月五日午時有雨，急伐竹竿，中必有神水，瀝取為藥。

【氣味】甘，寒，無毒。【主治】心腹積聚及蟲病，和獺肝為丸服。又飲之，清熱化痰，定驚安神。時珍

半天河 別錄下品

【釋名】上池水 弘景曰：此竹籬頭水及空樹穴中水也。時珍曰：戰國策云：長桑君飲扁鵲以上池之水，能洞見臟腑。注云：上池水，半天河也。然別有法。

【氣味】甘，微寒，無毒。【主治】鬼疰，狂，邪氣，惡毒。別錄 洗諸瘡。弘景 主蠱毒，殺鬼精，恍惚妄語，與飲之，勿令知之。藏器 槐樹間者，主諸風及惡瘡風瘙疥癢。藏器

【發明】宗奭曰：半天河水在上，天澤之水也，故治心病、鬼疰、狂、邪、惡毒。

【附方】舊一，新一。辟禳時疫：半天河水飲之。醫林集要 身體白駁：取樹木孔中水洗之，搗桂末唾和傅之，日再上。張文仲備急方

【集解】【時珍曰】金門記云：五月五日午時有雨，急伐竹竿，中必有神水，瀝取爲藥。

【氣味】甘，寒，無毒。【主治】心腹積聚及蟲病，和獺肝爲丸服。又飲之，清熱化痰，定驚安神。時珍。

半天河 別録下品

【釋名】上池水。【弘景曰】此竹籬頭水及空樹穴中水也。【時珍曰】戰國策云：長桑君飲扁鵲以上池之水，能洞見臟腑。注云：上池水，半天河也。然別有法。

【氣味】甘，微寒，無毒。【主治】鬼疰，狂邪氣，惡毒。別録。洗諸瘡。弘景。主蠱毒，殺鬼精，恍惚妄語，與飲之，勿令知之。甄權。槐樹間者，主諸風及惡瘡風瘙疥痒。藏器。

【發明】【宗奭曰】半天河水，在上天澤之水也，故治心病鬼疰，狂邪惡毒。

【附方】舊一，新一。辟禳時疫。半天河水，飲之。醫林集要。身體白駁。取樹木孔中水洗之，擣桂末，唾和傅之，日再上。張文仲備急方。

屋漏水拾遺

氣味辛苦有毒李廷飛曰水滴脯肉食之成癥瘕生惡瘡又簷下雨滴菜亦有毒不可食之

主治洗犬咬瘡更以水澆屋簷取滴下土傅之效藏器塗疣目傅丹毒時珍

屋漏水拾遺

【氣味】辛、苦，有毒。【李廷〔一〕飛曰】水滴脯肉，食之，成〔二〕癥瘕，生惡瘡。又簷下雨滴菜，亦有毒，不可食之。

【主治】洗犬咬瘡，更以水澆屋簷，取滴下土傅之，效。藏器。塗肬目，傅丹毒。時珍。

〔一〕廷：據元史卷一百九十七李鵬飛傳當作「鵬」。
〔二〕成：原作「或」。今據延壽書卷三飲食改。

水部

水之二　地水類三十種

流水　拾遺

【集解】時珍曰：流水者，大而江河，小而溪澗，皆流水也。其外動而性靜，其質柔而氣剛，與湖澤陂塘之止水不同。然江河之水濁，而溪澗之水清，復有不同焉。觀濁水流水之魚，與清水止水之魚，性色迥別；淬劍染帛，色各不同；煮粥烹茶，味亦有異。則其入藥，豈可無辨乎。

千里水　東流水　甘爛水　一名勞水

【氣味】甘，平，無毒。【主治】病後虛弱，揚之萬遍，煮藥禁神最驗。藏器　主五勞七傷，腎虛脾弱，陽盛陰虛，目不能瞑，及霍亂吐利，傷寒後欲作奔豚。時珍

逆流水主治中風卒厥，頭風瘧疾，咽喉諸病，宣吐痰飲。時珍

【發明】藏器曰：千里水、東流水二水，皆堪蕩滌邪穢，煎煮湯藥，禁咒神鬼。潢汙行潦，尚可薦之王公，况其靈長者哉。本經云：東流水爲雲母石所畏。鍊雲母用之，與諸水不同，即其效也。思邈曰：江水流泉，遠涉順勢，歸海不逆，上流用以治頭

本草綱目水部第五卷

水之二　地水類三十種

流水拾遺

【集解】【時珍曰】流水者，大而江河，小而溪澗，皆流水也。其外動而性静，其質柔而氣剛，與湖澤陂塘之止水不同。然江河之水濁，而溪澗之水清，復有不同焉。觀濁水流水之魚，與清水止水之魚，性色迥别。淬劍染帛，色各不同。煮粥烹茶，味亦有異。則其入藥，豈可無辨乎。

千里水〇東流水〇甘爛水一名勞水。【氣味】甘，平，無毒。【主治】病後虚弱，揚之萬遍，煮藥禁神最驗。藏器。主五勞七傷，腎虚脾弱，陽盛陰虚，目不能瞑，及霍亂吐利，傷寒後欲作奔豚。時珍。

逆流水。【主治】中風卒厥，頭風，瘧疾，咽喉諸病，宣吐痰飲。時珍。

【發明】【藏器曰】千里水、東流水，二水皆堪蕩滌邪穢，煎煮湯藥，禁咒神鬼。潢汙行潦，尚可薦之王公，况其靈長者哉。本經云：东流水为雲母石所畏。鍊雲母用之，與諸水不同，即其效也。【思邈曰】江水，流泉遠涉，順勢歸海，不逆上流，用以治頭，必歸於下故治五勞七傷羸弱之病煎藥宜以陳蘆勞水取其水不强火不盛也無江水則以千里東流水代之如涇渭之類　時珍曰勞水即揚泛水張仲景謂之甘爛水用流水二斗置大盆中以杓高揚之千萬遍有沸珠相逐乃取煎藥蓋水性本鹹而体重勞之則甘而輕取其不助腎氣而益脾胃也虞摶醫學正傳云甘爛水甘温而性柔故烹傷寒陰證等藥用之順流水性順而下流故治下焦腰膝之證及通利大小便之藥用之急流水湍上峻急之水其性急速而下達故通二便風痺之藥用之逆流水洄瀾之水其性逆而倒上故發吐痰飲之藥用之也宗奭曰東流水取其性順疾速通膈下關也倒流水取其回旋流止上而不下也張從正曰昔有患小便閟者衆工不能治令取長川急流之水煎前藥一飲立溲則水可不擇乎

附方　新三

目不得瞑　乃陽氣盛不得入於陰陰氣虛故目不得眠治法飲以半夏湯用流水千里外者八升揚之萬遍取其清五升煮之炊葦薪火置秫米一升半夏五合徐炊令竭為一升半去滓飲汁一小盃日三飲以知為度詳半夏下　靈樞經

汗後奔豚　茯苓桂枝湯治發汗後臍下悸欲作奔豚者茯苓一兩炙甘草二錢半桂枝三錢大棗二枚以甘爛水二升煮茯苓減半服之日再　張仲景金匱要畧

服藥過劑　煩悶東流水飲一二升　肘後方

必歸於下，故治五勞七傷羸弱之病。煎藥宜以陳蘆、勞水，取其水不强、火不盛也。無江水，則以千里東流水代之，如涇渭之類。【時珍曰】勞水即揚泛水，張仲景謂之甘爛水。用流水二斗，置大盆中，以杓高揚之千萬遍，有沸珠相逐，乃取煎藥。蓋水性本鹹而體重，勞之則甘而輕，取其不助腎氣而益脾胃也。虞摶醫學正傳云：甘爛水，甘温而性柔，故烹傷寒陰證等藥用之。順流水，性順而下流，故治下焦腰膝之證及通利大小便之藥用之。急流水，湍上峻急之水，其性急速而下達，故通二便風痺之藥用之。逆流水，洄瀾之水，其性逆而倒上，故發吐痰飲之藥用之也。【宗奭曰】東流水取其性順疾速，通膈下關也。倒流水取其回旋流止，上而不下也。【張從正曰】昔有患小便閟者，衆工不能治。令取長川急流之水煎前藥，一飲立溲，則水可不擇乎？

【附方】新三。目不得瞑。乃陽氣盛，不得入於陰。陰氣虚，故目不得眠。治法飲以半夏湯，用流水千里外者八升，揚之萬遍，取其清五升煮之，炊葦薪火，置秫米一升，半夏五合，徐炊令竭爲一升，去滓，飲汁一小盃，日三飲，以知爲度。詳半夏下。靈樞經。汗後奔豚。茯苓桂枝湯。治發汗後，臍下悸，欲作奔豚者。茯苓一兩，炙甘草二錢半，桂枝三錢，大棗二枚，以甘爛水二升，煮茯苓，減半，服之，日再。張仲景金匱要略。服藥過劑，煩悶。東流水飲一二升。肘後方。

井泉水（嘉祐）

【釋名】時珍曰井字象井形泉字象水流穴中之形

【集解】穎曰井水新汲療病利人平旦第一汲為井華水其功極廣又與諸水不同凡井水有遠從地脈來者為上有從近處江湖滲來者次之其城市近溝渠污水雜入者成鹼用須煎滾停一時候鹼澄乃用之否則氣味俱惡不堪入藥食茶酒也雨後水渾須擂入桃杏仁澄之時珍曰凡井以黑鉛為底能清水散結人飲之無疾入丹砂鎮之令人多壽按麻知幾水解云九疇昔訪靈臺太史見銅壺之漏水焉太史召司水者曰此水已三周環水滑則漏迅漏迅則刻差當易新水予因悟曰天下之水用之滅火則同濡槁則同至於性從地變質與物遷未嘗同也故蜀江濯錦則鮮濟源烹楮則晶南陽之潭漸於菊其人多壽遼東之澗通於葠其人多髮晉之山產礬泉可愈疸戎之麓伏硫黃湯可浴癘揚子宜荈淮菜宜醪滄鹵能鹽阿井能膠澡垢以污茂田以苦癭消於藻帶之波痰破於半夏之洳冰水嚥而霍亂息流水飲而癃閟通雪水洗目而赤退鹹水濯肌而瘡乾菜之為虀鐵之為漿麴之為酒蘖之為醋千派萬種言不可盡至於井之水一也尚數名焉況其他者乎反酌而傾曰倒流出甃未放曰無根無時初出曰新汲將旦首汲曰井華夫一井之水而功用不同豈可烹煮之間將行藥勢獨不擇夫水哉昔有患小溲閟者眾不能瘥張子和易之以長川之急流煎前藥一飲

井泉水宋嘉祐

【釋名】【時珍曰】井字象井形，泉字象水流穴中之形。

【集解】【頴曰】井水新汲，療病利人。平旦第一汲爲井華水，其功極廣，又與諸水不同。凡井水有遠從地脉來者爲上，有從近處江湖滲來者次之。其城市近溝渠污水雜入者成鹼，用須煎滚，停一時，候鹼澄乃用之。否則氣味俱惡，不堪〔一〕入藥食茶酒也。雨後水渾，須擂入桃、杏仁澄之。【時〔二〕珍曰】凡井，以黑鉛爲底，能清水散結，人飲之無疾。入丹砂鎮之，令人多壽。按麻知幾水解云：「九疇昔訪靈臺太史，見銅壺之漏水焉。太史召司水者曰：此水已三周環，水滑則漏迅，漏迅則刻差，當易新水。予因悟曰：天下之水，用之滅火則同，濡槁則同，至於性從地變，質與物遷，未嘗同也。故蜀江濯錦則鮮，濟源烹楮則晶。南陽之潭漸於菊，其人多壽；遼東之澗通於葠，其人多髮。晉之山産礬石，泉可愈疽；戎之麓伏硫黄，湯可浴癘。揚子宜荈，淮菜〔三〕宜醪；滄鹵能鹽，阿井能膠。澡垢以污，茂田以苦。癭消於藻帶之波，痰破於半夏之洳。冰水嚥而霍亂息，流水飲而癃閟通。雪水洗目而赤退，鹹水濯而瘡乾。菜之爲虀，鐵之爲漿，麴之爲酒，蘖之爲醋，千派萬種，言不可盡。至於井之水一也，尚數名焉，况其他者乎？反酌而傾曰倒流，出甃〔四〕未放曰無根，無時初出曰新汲，將旦首汲曰井華。夫一井之水而功用不同，豈可烹煮之間，將行藥勢，獨不擇夫水哉？昔有患小溲閟者，衆不能瘥，張子和易之以長川之急流煎前藥，一飲

〔一〕堪：原作「甚」。今據食物本草卷一井華水改。

〔二〕時：原作「持」。今從江西本改。

〔三〕菜：儒門事親卷三水解作「萊」。疑爲「蔡」之形誤。「淮蔡」爲淮河與蔡河合稱。

〔四〕甃：原作「⿱秋毛」，字書未見此字。今據儒門事親卷三水解改。

喙　煉

並浸此正與靈樞經治不瞑半夏湯用千里流水同意味後之用水者當以子和之法爲制予於是作水解

井華水氣味甘平無毒主治酒後熱痢洗目中膚翳治人大驚九竅四肢指岐皆出血以水噀面和朱砂服令人好顏色鎮心安神治口臭堪鍊諸藥石投酒醋令不腐嘉祐宜煎補陰之藥虞摶宜煎一切痰火氣血藥時珍

新汲水主治消渴反胃熱痢熱淋小便赤澀却邪調中下熱氣並宜飲之射癰腫令散洗漆瘡治墜損腸出冷噴其身面則腸自入也又解閉口椒毒下魚骨哽嘉祐解馬刀毒杉之解砒石烏喙燒酒煤炭毒治熱悶昏瞀煩渴時珍

發明虞摶曰凡飲水療疾皆取新汲清泉不用停汚濁煖非徒無效亦且損人虞摶曰新汲井華水取天一真氣浮於水面用以煎補陰之劑及鍊用煮茗性味同於雪水也雖珍曰井泉地脉也人之經血象之須取其土厚水深源遠而質潔者食用可也易曰井泥不食井列寒泉食是矣人乃地產資禀與山川之氣相爲流通而美惡壽夭亦相關[illegible]石

地

立溲。此正與靈樞經治不瞑半夏湯，用千里流水同意味。後之用水者，當以子和之法爲制。予於是作水解。」

井華水。【氣味】甘，平，無毒。【主治】酒後熱痢，洗目中膚翳，治人大驚，九竅四肢指岐皆出血，以水噀面。和朱砂服，令人好顔色，鎮心安神。治口臭，堪鍊諸藥石。投酒醋，令不腐。嘉祐。宜煎補陰之藥。虞摶。宜煎一切痰火氣血藥。時珍。

新汲水。【主治】消渴反胃，熱痢熱淋，小便赤澀，却邪調中，下熱氣，並宜飲之。射癰腫令散，洗漆瘡。治墜損腸出，冷噴其身面則腸自入也。又解閉口椒毒，下魚骨哽。嘉祐。解馬刀毒。之才。解砒石、烏喙〔一〕、燒酒、煤炭毒，治熱悶昏瞀煩渴。時珍。

【發明】【禹錫曰】凡飲水療疾，皆取新汲清泉，不用停污濁暖，非直無效，亦且損人。【虞摶曰】新汲井華水，取天一真氣浮於水面，用以煎補陰之劑及鍊丹煮茗，性味同於雪水也。【時珍曰】井泉，地脉也，人之經血象之，須取其土厚水深源遠而質潔者食用可也。易曰「井泥不食，井冽〔二〕寒泉食」是矣。人乃地産，資禀與山川之氣相爲流通，而美惡壽夭亦相關涉。金石

〔一〕烏喙：原作「烏啄」。今據卷十七烏頭所載「烏喙」別名及毒性改。
〔二〕冽：原作「列」。今據周易井卦改。

草木尚隨水土之性而况萬物之靈者乎貪淫有泉仙壽有井載在往牒必不我欺淮南子云土地各以類生人是故山氣多男澤氣多女水氣多瘖風氣多聾林氣多癃木氣多傴下氣多尰石氣多力險氣多癭暑氣多夭寒氣多壽谷氣多痹丘氣多狂廣氣多仁陵氣多貪堅土人剛弱土人脆壚土人大沙土人細息土人美耗土人醜輕土多利重土多遲清水音小濁水音大湍水人輕遲水人重皆應其類也又河圖括地象云九州殊題水泉剛柔各異青州角徵會其氣慓輕人聲急其泉酸以苦梁州商徵接其氣剛勇人聲塞其泉苦以辛兗豫宮徵會其氣平静人聲端其泉甘以苦雍冀商羽合其氣駛烈人聲捷其泉鹹以辛觀此二說則人賴水土以養生可不慎所擇乎○時珍曰按後漢書云有婦人病經年世謂寒熱注病十一月華佗令坐石槽中平旦用冷水灌云當至百始灌七十令顫欲死灌若懼欲止佗不許灌至八十熱氣乃蒸出囂囂然高二三尺滿百灌乃使然火温牀厚覆而卧良久冷汗出以粉撲之而愈又南史云將軍房伯玉服五石散十許劑更患冷疾夏月常複衣徐嗣伯診之曰乃伏熱也須以水發之非冬月不可十一月氷雪大盛時令伯玉解衣坐石上取新汲冷水從頭澆之盡二十斛口噤氣絶家人啼哭請止嗣伯執撾諫者又盡水百斛伯玉始能動背上彭彭有氣俄而起坐云熱不可忍乞冷飲嗣伯以水一升飲之疾遂愈自爾常發熱冬月猶單衫體更肥壯時珍竊謂二人所病皆伏火之證素問所謂諸禁鼓慄皆屬於火也治法火鬱則發之而二子乃於冬月平旦澆以冷水者冬至後陽

草木，尚隨水土之性，而况萬物之靈者乎。貪淫有泉，仙壽有井，載在往牒，必不我欺。淮南子云：土地各以類生人。是故山氣多男，澤氣多女，水氣多瘖，風氣多聾，林氣多癃，木氣多傴，下氣多尰，石氣多力，險氣多癭，暑氣多夭，寒氣多壽，谷氣多痺，丘氣多狂，廣氣多仁，陵氣多貪。堅土人剛，弱土人脆，壚土人大，沙土人細，息土人美，耗土人醜，輕土多利，重土多遲。清水音小，濁水音大，湍水人輕，遲水人重。皆應其類也。又河圖括地象云：九州殊題，水泉剛柔各異。青州角徵會，其氣慓輕，人聲急，其泉酸以苦。梁州商徵接，其氣剛勇，人聲塞，其泉苦以辛。兖豫宫徵會，其氣平静，人聲端，其泉甘以苦。雍冀商羽合，其氣駃烈，人聲捷，其泉鹹以辛。觀此二説，則人賴水土以養生，可不慎所擇乎。○【時珍曰】按後漢書云：有婦人病經年，世謂寒熱注病。十一月，華佗令坐石槽中，平旦用冷水灌，云當至百。始灌七十，冷顫欲死，灌者懼，欲止，佗不許。灌至八十，熱氣乃蒸出，囂囂然高二三尺。滿百灌，乃使然火温牀，厚覆而卧。良久，冷汗出，以粉撲之而愈。又南史云：將軍房伯玉，服五石散十許劑，更患冷疾，夏月常復衣。徐嗣伯診之曰：乃伏熱也。須以水發之，非冬月不可。十一月冰雪大盛時，令伯玉解衣坐石上，取新汲冷水，從頭澆之。盡二十斛，口噤氣絶，家人啼哭請止，嗣伯執撾諫者。又盡水百斛，伯玉始能動，背上彭彭有氣。俄而起坐，云熱不可忍，乞冷飲。嗣伯以水一升飲之，疾遂愈。自爾常發熱，冬月猶單衫，體更肥壯。時珍竊謂二人所病，皆伏火之證，素問所謂「諸禁鼓慄，皆屬於火」也。治法火鬱則發之，而二子乃於冬月平旦澆以冷水者，冬至後陽

千金方七十二卷
搨作擣與拓同

氣在內也平旦亦陽氣方盛特也折之以寒使熱氣鬱遏至極激發而汗解乃物不極不反是亦發之之意素問所謂正者正治反者反治逆而從之從而逆之疏通道路令氣調和者也春月則陽氣已泄夏秋則陰氣在內故必於十一月至後乃可行之二子之醫可謂神矣

附方舊八新二十一

九竅出血方見主治下

血不止葉氏用新汲水隨左右洗足即止累用有效○一方用冷水噀面○一方冷水浸帋貼顖上以熨斗熨之立止○一方用冷水一瓶淋射頂上及啞門上或以濕帋貼之

金瘡血出不止冷水浸之即止延壽方

犬咬血出以水洗至血止綿裹之千金方

蠍蠆螫傷以水浸故布搨之暖即易千金方

馬汗入瘡或馬毛入瘡腫入腹殺人以冷水浸之頻易水仍飲好酒立瘥千金方

魚骨哽咽取水一盃合口向水張口取水氣哽當自下肘後方

中砒石毒多飲新汲井水得吐利佳集簡方

中烏喙毒方同上

中蒙汗毒飲冷水即安濟急方

中煤炭毒一時運倒不救殺人急以清水灌之唐瑤經驗方

服藥過劑卒嘔不已飲新汲水一升肘後方

○燒酒醉死急以新汲水浸其髮外以故帛浸濕貼其胸膈仍細細灌之至甦乃已瀕湖集簡方

飲酒齒痛井水頻含漱之直指方

破傷風病用火命婦人取無根水一盞入百草霜調[illegible]

氣在内也，平旦亦陽氣方盛時也，折之以寒，使熱氣鬱遏至極，激發而汗解，乃物不極不反，是亦發之之意。素問所謂逆〔一〕者正治，從〔二〕者反治，逆而從之，從而逆之。疏通道路，令氣調和者也。春月則陽氣已洩，夏秋則陰氣在内，故必於十一月至後乃可行之。二子之醫，可謂神矣。

【附方】舊八，新二十一。**九竅出血。**方見主治下。**衄血不止。**葉氏用新汲水，隨左右洗足即止，累用有效。○一方：用冷水噀面。○一方：冷水浸紙貼顖上，以熨〔三〕斗熨之，立止。○一方：用冷水一瓶，淋射頂上及啞門上。或以濕紙貼之。**金瘡血出不止。**冷水浸之即止。延壽方。**犬咬血出。**以水洗至血止，綿裹之。千金方。**蠍蠆螫傷。**以水浸故布搨之，暖即易。千金方。**馬汗入瘡，**或馬毛入瘡，腫入腹，殺人。以冷水浸之，頻易水，仍飲好酒，立瘥。千金方。**魚骨哽咽。**取水一盃，合口向水，張口取水氣，哽當自下。肘後方。**中砒石毒。**多飲新汲井水，得吐利佳。集簡方。**中烏喙毒。**方同上。**中蒙汗毒。**飲冷水即安。濟急方。**中煤炭毒。**一時運倒，不救殺人，急以清水灌之。唐瑶經驗方。**服藥過劑。**卒嘔不已，飲新汲水一升。○肘後方。**燒酒醉死。**急以新汲水浸其髮，外以故帛浸濕，貼其胸膈，仍細細灌之，至甦乃已。瀕湖集簡方。**飲酒齒痛。**井水頻含漱之。直指方。**破傷風病。**用火命婦人取無根水一盞，入百草霜調，捏作

〔一〕逆：原作「正」。今據素問至真要大論改。
〔二〕從：原作「反」。今據改同上。
〔三〕熨：原作「慰」。今從江西本改。

十七 中

筋放悲處三五換如神此蕃並香方也談野翁試驗方**墮損腸出**方見土治下**眼睛突出**一二寸者以新汲水潑漬睛中數易之自入梅師方**時行火眼**患人每日於井上視井旋匝三遍能洩火氣集玄方**心悶汗出**不識人新汲水和蜜飲之甚效千金方**嘔吐陽厥**卒死者飲新汲水三升佳千金方**霍亂吐瀉**一勿食熱物飲冷水一盞仍以水一盆浸兩足立止救急良方**厭禳瘟疫**臘日除夜以小豆川椒各七七粒投井中勿令人知能却瘟疫○又法元旦以大麻子三七粒投井中**口氣臭惡**正旦含井華水吐棄廁下數度即瘥也肘後方**心腹冷痛**男子病令女人取水一盃飲之女人病令男子取水一盃飲之肘後方**寒熱注病**方見發明下**火病惡寒**方見發明下**丁毒疽瘡**凡手指及諸處有瘡起發痒身熱惡寒或麻木此極毒之瘡也急用針刺破擠去惡血候血盡口噙涼水吮之水溫再換吮至痛痒皆止即愈此妙法也保壽堂方**婦人將產**井華水服半升不作逆千金方**初生不啼**取冷水灌之外以葱白莖細鞭之即啼全幼心鑑

節氣水 綱目

集解 時珍曰一年二十四節氣一節主半月水之氣味隨之變遷此乃天地之氣候相感又非疆域之限也月令通

餅，放患處，三五换，如神，此蔣亞香方也。談野翁試驗方。**墜損腸出**。方見「主治」下。**眼睛突出**一二寸者。以新汲水灌漬睛中，數易之，自入。梅師方。**時行火眼**。患人每日於井上，視井旋匝三遍，能洩火氣。集玄方。**心悶汗出**，不識人。新汲水和蜜飲之，甚效。千金方。**嘔吐陽厥**卒死者。飲新汲水三升，佳。千金方。**霍亂吐瀉**。勿食熱物，飲冷水一盌，仍以水一盆浸兩足，立止。救急良方。**厭禳瘟疫**。臘日除夜，以小豆、川椒各七七粒，投井中，勿令人知，能却瘟疫。○又法：元旦以大麻子三七粒，投井中。**口氣臭惡**。正旦含井華水，吐棄厠下，數度即瘥也。肘後方。**心腹冷痛**。男子病，令女人取水一盃飲之；女人病，令男子取水一盃飲之。肘後方。**寒熱注病**。方見「發明」下。**火病惡寒**。方見「發明」下。**丁毒疽瘡**。凡手指及諸處有瘡起，發痒，身熱惡寒，或麻木，此極毒之瘡也。急用針刺破，擠去惡血，候血盡，口噙凉水吮之，水温再换，吮至痛痒皆住即愈，此妙法也。保壽堂方。**婦人將産**。井華水服半升，不作運。千金方。**初生不啼**。取冷水灌之，外以葱白莖細鞭之，即啼。全幼心鑑。

節氣水綱目

【集解】【時珍曰】一年二十四節氣，一節主半月。水之氣味，隨之變遷，此乃天地之氣候相感，又非疆域之限也。月令通

纂云正月初一至十二日止一日主一月每旦以瓶秤水視其輕重重則雨多輕則雨少觀此雖一日之内尚且不同況一月乎

立春清明二節貯水謂之神水【主治】宜浸造諸風脾胃虛損諸丹丸散及藥酒久留不壞

寒露冬至小寒大寒四節及臘日水【主治】宜浸造滋補五臟及痰火積聚蟲毒諸丹丸并煮釀藥酒與雪水同功

立秋日五更井華水【主治】長幼各飲一盃能却瘧痢百病

重午日午時水【主治】宜造瘧痢瘡瘍金瘡百蟲蠱毒諸丹丸

小滿芒種白露三節内水【主治】並有毒造藥釀酒醋一應食物皆易敗壞人飲之亦生脾胃疾並時珍

醴泉拾遺

【釋名】甘泉時珍曰醴薄酒也泉味如之故名出無常處王者德至淵泉時代昇平則醴泉出可以養老瑞應圖

醴薄酒亦耳也

纂云：正月初一至十二日止，一日主一月。每旦以瓦瓶秤水，視其輕重，重則雨多，輕則雨少。觀此，雖一日之內，尚且不同，凡一月乎。

立春、清明二節貯水，謂之神水。【主治】宜浸造諸風、脾胃虛損諸丹丸散及藥酒，久留不壞。

寒露、冬至、小寒、大寒四節及臘日水。【主治】宜浸造滋補五臟及痰火積聚、蟲毒諸丹丸，并煮釀藥酒，與雪水同功。

立秋日五更井華水。【主治】長幼各飲一盃，能却瘧痢百病。

重午日午時水。【主治】宜造瘧痢、瘡瘍、金瘡、百蟲蠱毒諸丹丸。

小滿、芒種、白露三節內水。【主治】並有毒。造藥，釀酒醋一應食物，皆易敗壞。人飲之，亦生脾胃疾。並時珍。

醴泉拾遺

【釋名】甘泉。【時珍曰】醴，薄酒也，泉味如之，故名。出無常處，王者德至淵泉，時代昇平，則醴泉出，可以養老。瑞應圖

云醴泉水之精也味甘如醴流之所及草木皆茂飲之令人壽考東觀記云光武中元元年醴泉出京師人飲之者痼疾皆除

氣味甘平無毒主治心腹痛疰忤鬼氣邪穢之屬並就泉空腹飲之又止熱消渴及反胃霍亂爲上亦以新汲者爲佳藏器

玉井水拾遺

集解藏器曰諸有玉處山谷水泉皆是也山有玉而草木潤身有玉而毛髮黑玉既重寶水又靈長故有延生之望今人近山多壽者豈非玉石津液之功乎太華山有玉水溜下土人得服之多長生

氣味甘平無毒主治久服神仙令人體潤毛髮不白藏器

乳穴水拾遺

集解藏器曰近乳穴處流出之泉也人多取水作飲釀酒大有益其水濃者秤之重於他水煎之上有鹽花此真乳液也

氣味甘溫無毒主治久服肥健人能食體潤不老與鍾乳同

云：醴泉，水之精也，味甘如醴，流之所及，草木皆茂，飲之令人多壽。東觀記云：光武中元元年，醴泉出京師，人飲之者，痼疾皆除。

【氣味】甘，平，無毒。【主治】心腹痛，疰忤鬼氣邪穢之屬，並就泉空腹飲之。又止熱消渴及反胃霍亂爲上，亦以新汲者爲佳。藏器。

玉井水拾遺

【集解】【藏器曰】諸有玉處山谷水泉皆是也。山有玉而草木潤，身有玉而毛髮黑。玉既重寶，水又靈長，故有延生之望。今人近山多壽者，豈非玉石津液之功乎？太華山有玉水溜下，土人得服之，多長生。

【氣味】甘，平，無毒。【主治】久服神仙，令人體潤，毛髮不白。藏器。

乳穴水拾遺

【集解】【藏器曰】近乳穴處流出之泉也。人多取水作飲釀酒，大有益。其水濃者，秤之重於他水，煎之上有鹽花，此真乳液也。

【氣味】甘，温，無毒。【主治】久服肥健人，能食，體潤不老，與鍾乳同

功藏器

溫湯拾遺

【釋名】溫泉綱目 沸泉藏器曰下有流黃即令水熱猶有流黃臭流黃主諸瘡故水亦宜然當其熱處可燖豬羊熟雞子也時珍曰溫泉有處甚多按胡仔漁隱叢話云湯泉多作流黃氣浴之則襲人肌膚惟新安黃山是朱砂泉春時水即微紅色可煮茗長安驪山是礬石泉不甚作氣也朱砂泉雖紅而不熱當是雄黃爾有砒石處亦有湯泉浴之有毒

【氣味】辛熱微毒【主治】諸風筋骨攣縮及肌皮頑痺手足不遂無眉髮疥癬諸疾在皮膚骨節者入浴浴訖當大虛憊可隨病與藥及飲食補養非有病人不宜輕入藏器

【發明】頴曰廬山有溫泉方士往往教患疥癬風癩楊梅瘡者飽食入池久浴得汗出乃止旬日自愈也

碧海水拾遺

【集解】藏器曰東方朔十洲記云夜行海中撥之有火星者鹹水也色既碧故曰碧海時珍曰海乃百川之會天地四

功。藏器。

温湯拾遺

【釋名】温泉綱目、沸泉。【藏器曰】下有流黄，即令水熱，猶有流黄臭。流黄主諸瘡，故水亦宜然。當其熱處，可燖豬羊、熟鷄子也。【時珍曰】温泉有處甚多。按胡仔漁隱叢話云：湯泉多作流黄氣，浴之則襲人肌膚。惟新安黄山是朱砂泉，春時水即微紅色，可煮茗。長安驪山是礜[一]石泉，不甚作氣也。朱砂泉雖紅而不熱，當是雄黄爾。有砒石處亦有湯泉，浴之有毒。

【氣味】辛，熱，微毒。【主治】諸風筋骨攣縮及肌皮頑痺，手足不遂，無眉髮，疥癬諸疾在皮膚骨節者，入浴。浴訖，當大虚憊，可隨病與藥，及飲食補養。非有病人，不宜輕入。藏器。

【發明】【潁曰】廬山有温泉，方士往往教患疥癬、風癩、楊梅瘡者，飽食入池久浴，得汗出乃止，旬日自愈也。

碧海水拾遺

【集解】【藏器曰】東方朔十洲記云：夜行海中，撥之有火星者，鹹水也。色既碧，故曰碧海。【時珍曰】海乃百川之會。天地四

〔一〕礜：原作「硻」，字書未見。今據漁隱叢話後集卷二十六東坡改。

臚，皮也。又腹前曰臚。

方皆海水相通，而地在其中。其味鹹，其色黑，水行之正也。

氣味 鹹，小溫，有小毒。主治 煮浴，去風瘙疥癬。飲一合，吐下宿食臚脹。藏器

鹽膽水 拾遺

釋名 鹵水 藏器曰：此乃鹽初熟，槽中瀝下黑汁也。時珍曰：鹽下瀝水，則味苦不堪食。今人用此水收豆腐。獨孤滔云：鹽膽煮四黃，銲物。

氣味 鹹苦，有大毒。主治 蝕䘌疥癬，瘻疾蟲咬，及馬牛為蟲蝕，毒蟲入肉生子。六畜飲一合，當時死，人亦然。凡瘡有血者，不可塗之。藏器 痰厥不省，灌之取吐，良。時珍

阿井泉 綱目

氣味 甘鹹，平，無毒。主治 下膈，疏痰止吐。時珍

發明 時珍曰：阿井在今兗州陽穀縣，即古東阿縣也。沈括筆談云：古說濟水伏流地中，今歷下凡發地下皆是流水

方，皆海水相通，而地在其中。其味鹹，其色黑，水行之正也。

【氣味】鹹，小温，有小毒。【主治】煮浴，去風瘙疥癬。飲一合，吐下宿食臚脹。藏器。

鹽膽水 拾遺

【釋名】鹵水。【藏器曰】此乃鹽初熟，槽中瀝下黑汁也。【時珍曰】鹽下〔一〕瀝水，則味苦不堪食。今人用此水，收豆腐。獨孤滔〔二〕云：鹽膽煮四黄，銲物。

【氣味】鹹，苦，有大毒。【主治】蝕䘌疥癬，瘻疾蟲咬，及馬牛爲蟲蝕，毒蟲入肉生子。六畜飲一合，當時死，人亦然。凡瘡有血者，不可塗之。藏器。痰厥不省，灌之取吐，良。時珍。

阿井水〔三〕 綱目

【氣味】甘、鹹，平，無毒。【主治】下膈，疏痰，止吐。時珍。

【發明】【時珍曰】阿井在今兖州陽穀縣，即古東阿縣也。沈括筆談云：古説濟水伏流地中，今歷下凡發地下皆是流水。

〔一〕下：原作「不」。今從江西本改。
〔二〕滔：原作「治」。今從改同上。
〔三〕水：原作「泉」。今據本卷目録改。

氿

東阿亦濟水所經，取井水煮膠，謂之阿膠。其性趣下，清而且重，用攪濁水則清，故以治淤濁及逆上之痰也。又青州范公泉，亦濟水所注，其水用造白丸子，利膈化痰。管子云：齊之水，其泉青白，其人堅勁，寡有疥瘙，終無痟酲。水性之不同如此。陸羽烹茶，辨天下之水性美惡；烹藥者反不知辨此，豈不戾哉！

山岩泉水拾遺

【釋名】時珍曰：此山岩土石間所出泉，流爲溪澗者也。爾雅云：水正出曰濫泉，懸出曰沃泉，仄出曰氿泉。其泉源遠清冷，或山有玉石美草木者爲良；其山有黑土毒石惡草者不可用。陸羽云：凡瀑涌漱湍之水，飲之令人有頸疾。頴曰：昔在潯陽，忽一日城中馬死數百，詢之，云數日前雨，洗出山谷中蛇蟲之毒，馬飲其水然也。

【氣味】甘，平，無毒。【主治】霍亂煩悶，嘔吐腹空，轉筋恐入腹，宜多服之，名曰洗腸，勿令腹空，空則更服。人皆懼此，然嘗試有效。但身冷力弱者，妨致臟寒，當以意消息之。藏器

古塚中水拾遺

【主治】有毒殺人。洗諸瘡，皆瘥。藏器

東阿亦濟水所經，取井水煮膠謂之阿膠。其性趣下，清而且重，用攪濁水則清，故以治淤濁及逆上之痰也。又青州范公泉，亦濟水所注，其水用造白丸子，利膈化痰。管子云：齊之水，其泉青白，其人堅勁，寡有疥瘙，終無痟酲。水性之不同如此。陸羽烹茶，辨天下之水性美惡，烹藥者反不知辨此，豈不戾哉。

山岩泉水 拾遺

【釋名】【時珍曰】此山岩土石間所出泉，流爲溪澗者也。爾雅云：水正出曰檻〔一〕泉，懸出曰沃泉，反〔二〕出曰汍〔三〕泉。其泉源遠清泠，或山有玉石美草木者爲良。其山有黑土毒石惡草者不可用。陸羽云：凡瀑涌漱湍之水，飲之令人有頸疾。【頴曰】昔在潯陽，忽一日城中馬死數百。詢之，云數日前雨，洗出山谷中蛇蟲之毒，馬飲其水然也。

【氣味】甘，平，無毒。【主治】霍亂，煩悶嘔吐，腹空轉筋，恐入腹，宜多服之，名曰洗腸。勿令腹空，空則更服。人皆懼此，然嘗試有效。但身冷力弱者，防〔四〕致臟寒，當以意消息之。藏器。

古塚中水 拾遺

【主治】有毒，殺人。洗諸瘡皆瘥。藏器。

〔一〕檻：爾雅釋水作「濫」。
〔二〕反：同上作「仄」。
〔三〕汍：同上作「氿」。
〔四〕防：原作「妨」。今從江西本改。

文選謝惠連祭古冢文云蔗傳餘節瓜表遺犀

糧甖中水（拾遺）

集解 藏器曰：乃古冢中食甖中水也。取清澄久遠者佳。古文曰：蔗留餘節，瓜壽犢內，言二物不爛，餘皆成水也。

氣味 辛，平，有小毒。主治 鬼氣中惡疰忤，心腹痛，惡夢鬼神。殺蚘蟲，進一合。不可多飲，令人心悶。又云：洗眼見鬼，未試。藏器

附方 新一。

噎疾 古冢內罐器中水，但得飲之，即愈。極有神效。壽域方

赤龍浴水（拾遺）

集解 藏器曰：此澤間小泉，有赤蛇在中者。人或遇之，經雨取水服。

主治 有小毒。主瘕結氣，諸瘕惡蟲入腹，及咬人生瘡者。藏器

車轍中水（綱目）

釋名 時珍曰：轍乃車行跡也。

主治 癧瘍風。五月五日取洗之，甚良。牛蹄中水亦可。時珍

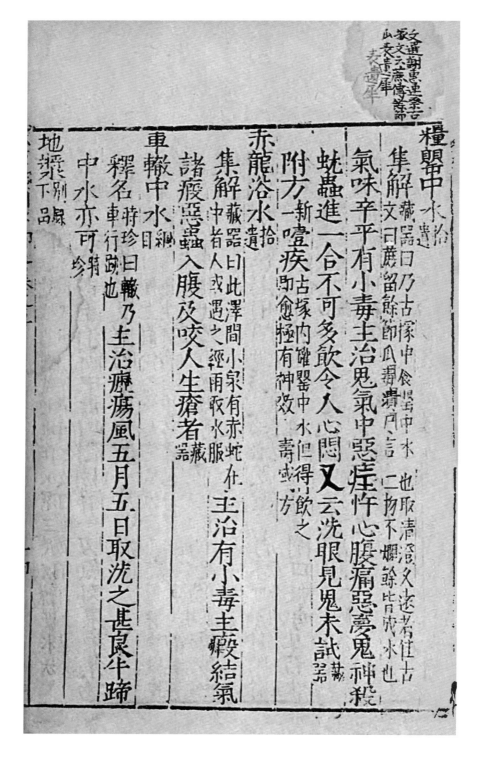

地漿（別錄下品）

糧罌中水拾遺

【集解】【藏器曰】乃古塚中食罌中水也，取清澄久遠者佳。古文[一]曰：蔗留餘節，瓜毒潰尸。言二物不爛，餘皆成水也。

【氣味】辛，平，有小毒。【主治】鬼氣中惡疰忤，心腹痛，惡夢鬼神，殺蚘蟲。進一合，不可多飲，令人心悶。又云：洗眼見鬼，未試。藏器。

【附方】新一。噎疾。古塚内罐罌中水，但得飲之即愈，極有神效。壽域方。

赤龍浴水拾遺

【集解】【藏器曰】此澤間小泉有赤蛇在中者，人或遇之，經雨，取水服。【主治】有小毒。主瘕結氣，諸瘕惡蟲入腹及咬人生瘡者。藏器。

車轍中水綱目

【釋名】【時珍曰】轍，乃車行跡也。【主治】癧瘍風，五月五日取洗之，甚良。牛蹄中水[二]亦可。時珍。

地漿別録下品

[一] 古文：藝文類聚卷四十禮部引宋謝惠連祭古冢文内有「蔗傳餘節，瓜表遺犀」之句。故「古文」或「祭古冢文」之誤。

[二] 牛蹄中水：外臺卷十五癧瘍風方同此。本書卷四癧瘍癜風作「牛蹄涔中水」，義長。

一本作樹

釋名土漿 弘景曰此掘黃土地作坎深三尺以新汲水沃入攪濁少頃取清用之故曰地漿亦曰土漿

氣味甘寒無毒 主治解中毒煩悶別錄 解一切魚肉果菜藥物諸菌毒療霍亂及中暍卒死者飲一升妙時珍

發明 弘景曰楓上菌食之令人笑不休飲此即解 時珍曰按羅天益衛生寶鑑云中暑霍亂乃暑熱內傷七神迷亂所致陰氣靜則神藏躁則消亡非至陰之氣不愈坤為地地屬陰土曰靜順地漿作於牆陰坎中為陰中之陰能瀉陽中之陽也

附方 舊一新六 熱渴煩悶 地漿一盞飲之 聖惠方 乾霍亂病 不吐不利脹痛欲死地漿三五盞服即愈大忌米湯 千金方 服藥過劑 悶亂者地漿飲 肘後方 閉口椒毒 吐白沫身冷欲死者地漿飲之 張仲景金匱方 ○中野芋毒 土漿飲之 集簡方 黃鱨魚毒 食此魚犯荊芥能害人服地漿解之 集簡方 中砒霜毒 地漿調鉛粉服之立解 集玄方

熱湯 宋嘉祐

釋名百沸湯綱目 麻沸湯仲景 太和湯

【釋名】土漿。【弘景曰】此掘黄土地作坎，深三尺，以新汲水沃入攪濁，少頃取清用之，故曰地漿，亦曰土漿。

【氣味】甘，寒，無毒。【主治】解中毒煩悶。別録。解一切魚肉果菜、藥物諸菌毒，療霍亂及中暍卒死者，飲一升妙。時珍。

【發明】【弘景曰】楓上菌食之令人笑不休，飲此即解。【時珍曰】按羅天益衛生寶鑑云：中暑霍亂，乃暑熱内傷，七神迷亂所致。陰氣静則神藏，躁則消亡，非至陰之氣不愈。坤爲地，地屬陰，土曰静順。地漿作於墻陰坎中，爲陰中之陰，能瀉陽中之陽也。

【附方】舊一，新六。熱渴煩悶。地漿一盞，飲之。聖惠方。乾霍亂病，不吐不利，脹痛欲死。地漿三五盞，服即愈。大忌米湯。千金方。服藥過劑悶亂者。地漿飲之。肘後方。閉口椒毒，吐白沫，身冷欲死者。地漿飲之。○張仲〔一〕景金匱方。中野芋毒。土漿飲之。集簡方。黄鱨魚毒。食此魚，犯荆芥，能害人。服地漿解之。集簡方。中砒霜毒。地漿調鉛粉服之，立解。集玄方。

熱湯 宋嘉祐

【釋名】百沸湯綱目、麻沸湯仲景、太和湯。

〔一〕仲：原作「中」。今據金匱改。

淋 一本作浸
疼 食物本草作癖
食本草作揉
丹溪法脚氣門有五枝湯桃柳楮桑槐 食物本草曰五枝桃柳桑柘槐是也

〔氣味〕甘，平，無毒。時珍曰：按汪穎云：熱湯須百沸者佳，若半沸者，飲之反傷元氣，作脹。或云：熱湯漱口損齒。
病目人勿以熱湯沐浴。凍僵人勿以熱湯灌之，能脫指甲。銅瓶煎湯服，損人之聲。〔主治〕助陽氣，行經
絡。宗奭。熨霍亂轉筋入腹及客忤死。嘉祐。
〔發明〕宗奭曰：熱湯能通經絡。患風冷氣痹人，以湯淋腳至膝上，厚覆取汗周身。然別有藥，亦假陽氣而行爾。四時暴
泄痢，四肢冷，臍腹疼，深湯中坐，浸至腹上，頻頻作之，生陽諸藥無速於此。虛寒人始坐湯中必顫，仍常令人伺守之。張從
正曰：凡傷寒、傷風、傷食、傷酒，初起無藥，便飲太和湯盌許，或酸虀汁亦可，以手揉肚，覺恍惚，再飲再揉，至無所容，探吐，汗
出則已。時珍曰：張仲景治心下痞，按之濡，關上脈浮，大黃黃連瀉心湯，用麻沸湯煎之，取其氣薄而泄虛熱也。朱真人靈
驗篇云：有人患風疾數年，掘坑令坐坑內，解衣以熱湯淋之，良久以簟蓋之，汗出而愈。此亦通經絡之法也。時珍常推此
意，治寒濕加艾煎湯，治風虛加五枝或五加煎湯淋洗，覺效更速也。
〔附方〕舊一，新七。傷寒初起：取熱湯飲之，候吐則止。陳藏器本草。初感風寒，頭痛憎寒者：用
水七盌，燒鍋令赤，投水於內，取起再燒再投，如此七次，名沸湯。乘熱飲一盌，以衣被覆頭取汗，神效。傷寒蘊要。忤
惡卒死：銅器或瓦器盛熱湯，隔衣熨其腹上，冷即易，立愈。陳藏器本草。霍亂轉筋：以器盛湯熨之

佉作

本草綱目水部卷五　十五

【氣味】甘，平，無毒。【時珍曰】按：汪穎云：熱湯須百沸者佳。若半沸者，飲之反傷元氣，作脹。或云熱湯漱口損齒。病目人勿以熱湯洗浴。凍僵人勿以熱湯濯之，能脱指甲。銅瓶煎湯服，損人之聲。

【主治】助陽氣，行經絡。宗奭。**熨霍亂轉筋入腹及客忤死。**嘉祐。

【發明】【宗奭曰】熱湯能通經絡，患風冷氣痺人，以湯淋脚至膝上，厚覆取汗周身。然别有藥，亦假陽氣而行爾。四時暴泄痢，四肢冷，臍腹疼，深湯中坐，浸至腹上，頻頻作之。生陽諸藥，無速於此。虚寒人始坐湯中必顫，仍常令人伺守之。【張從正曰】凡傷寒、傷風、傷食、傷酒，初起無藥，便飲太和湯盌許，或酸虀汁亦可，以手揉肚，覺恍惚，再飲再揉，至無所容，探吐，汗出則已。【時珍曰】張仲景治心下痞，按之濡，關上脉浮，大黄黄連瀉心湯，用麻沸湯煎之，取其氣薄而洩虚熱也。朱真人靈驗篇云：有人患風疾數年，掘坑令坐坑内，解衣，以熱湯淋之，良久，以簟蓋之，汗出而愈。此亦通經絡之法也。時珍常推此意，治寒濕加艾煎湯，治風虚加五枝或五加煎湯淋洗，覺效更速也。

【附方】舊四，新九。**傷寒初起。**取熱湯飲之，候吐則止。陳藏器本草。**初感風寒，**頭痛憎寒者。用水七盌，燒鍋令赤，投水於内，取起再燒再投，如此七次，名七〔一〕沸湯，乘熱飲一盌，以衣被覆頭取汗，神效。傷寒藴要。**忤惡卒死。**銅器或瓦器盛熱湯，隔衣熨其腹上，冷即易，立愈。陳藏器本草。**霍亂轉筋。**以器盛湯熨之，

〔一〕七：原脱，今據傷寒藴要卷四傷寒簡易秘方補。

仍令蹋器使足底熱徹冷則易嘉祐本草暑月暍死以熱湯徐徐灌之小舉其頭令湯入腹即甦千金方火眼赤爛緊閉目以熱湯沃之湯冷即止頻沃取安妙在閉目或加薄荷防風荆芥煎湯沃之亦妙趙原陽濟急方金瘡血出不止以故布蘸熱湯盦之延壽書代指腫痛麻沸湯漬之即安千金方癰腫初起以熱湯頻沃之即散也集簡方凍瘡不瘥熱湯洗之陳藏器馬汗入瘡腫痛欲死沸湯溫洗即瘥千金方蠍蠆螫傷溫湯漬之數易至旦愈華佗治彭城夫人方蛇繞不解熱湯淋之即脫千金方

生熟湯拾遺

【釋名】陰陽水【時珍曰】以新汲水百沸湯合一盞和勻故曰生熟今人謂之陰陽水

【氣味】甘鹹無毒【主治】調中消食凡痰瘧及宿食毒惡之物臚脹欲作霍亂者即以鹽投中進一二升令吐盡痰食便愈藏器凡霍亂及嘔吐不能納食及藥危甚者先飲數口即定時珍

【發明】時珍曰上焦主納中焦腐化下焦主出三焦通利陰陽調和升降周流則臟腑暢達一失其道二氣淆亂濁陰

仍令蹋器，使足底熱徹，冷則易。嘉祐本草。暑月暍死。以熱湯徐徐灌之，小舉其頭，令湯入腹，即甦。千金方。火眼赤爛。緊閉目，以熱湯沃之，湯冷即止，頻沃取安，妙在閉目。或加薄荷、防風、荆芥，煎湯沃之，亦妙。趙原陽濟急方。金瘡血出不止。以故布蘸熱湯罨之。延壽書。代指〔一〕腫痛。麻沸湯漬之，即安。千金方。癰腫初起。以熱湯頻沃之，即散也。集簡方。凍瘡不瘥。熱湯洗之。陳藏器。馬汗入瘡，腫痛欲死。沸湯温洗即瘥。千金方。蠍蠆螫傷。温湯漬之，數易，至旦愈。華陀治彭城夫人方。蛇繞不解。熱湯淋之，即脱。千金方。

生熟湯 拾遺

【釋名】陰陽水。【時珍曰】以新汲水、百沸湯合一盞和勻，故曰生熟，今人謂之陰陽水。

【氣味】甘，鹹，無毒。【主治】調中消食。凡痰瘧及宿食毒惡之物，臚脹欲作霍亂者，即以鹽投中，進一二升，令吐盡痰食，便愈。藏器。凡霍亂及嘔吐，不能納食及藥，危甚者，先飲數口即定。時珍。

【發明】【時珍曰】上焦主納，中焦腐化，下焦主出。三焦通利，陰陽調和，升降周流，則臟腑暢達。一失其道，二氣淆亂，濁陰

〔一〕指：原作「脂」。今據千金方卷二十二瘭疽改。

若浸以下文蒙筌無之

蒙筌云水漿冬成冰者

不降清陽不升故發爲霍亂嘔吐之病飲此湯輒定若分其陰陽使得其平也藏器曰凡人大醉及食瓜果過度者以生熟湯浸身則湯皆爲酒及瓜味博物志云浸至腰食瓜可五十枚至頸則無限也未試

齏水 綱目

【集解】時珍曰此乃作黄齏菜水也

一本 鹹

【氣味】酸鹹無毒【主治】吐諸痰飲宿食酸苦涌泄爲陰也 時珍

漿水 宋嘉祐

【釋名】酸漿 嘉謨曰漿酢也炊粟米熱投冷水中浸五六日味酢生白花色類漿故名若浸至敗者害人

【氣味】甘酸微温無毒 宗奭曰不可同李食令人霍亂吐利妊婦勿食令兒骨瘦水漿尤不可飲令絶産醉後飲之失音【主治】調中引氣宣和強力通關開胃止渴霍亂洩利消宿食宜作粥薄暮啜之解煩去睡調理腑臟煎令酸止嘔噦白人膚體如繒帛 藏器 利小便 時珍

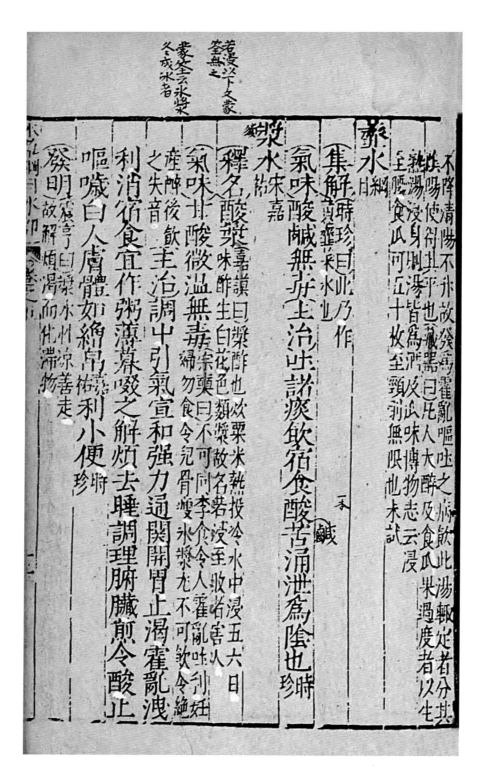

【發明】震亨曰漿水性涼善走故解煩渴而化滯物

不降，清陽不升，故發爲霍亂嘔吐之病。飲此湯輒定者，分其陰陽，使得其平也。【藏器曰】凡人大醉及食瓜果過度者，以生熟湯浸身，則湯皆爲酒及瓜味。博物志云：浸至腰，食瓜可五十枚，至頸則無限也。未試。

虀水 綱目

【集解】【時珍曰】此乃作黄虀菜水也。

【氣味】酸，鹹，無毒。【主治】吐諸痰飲宿食，酸苦涌泄爲陰也。時珍。

漿水 宋嘉祐

【釋名】酸漿。【嘉謨曰】漿，酢也。炊粟米，熱投冷水中，浸五六日，味酢，生白花，色類漿，故名。若浸至敗者，害人。

【氣味】甘、酸，微温，無毒。【宗奭曰】不可同李食，令人霍亂吐利。妊婦勿食，令兒骨瘦。冰漿尤不可飲，令絶産。醉後飲之，失音。【主治】調中引氣，宣和强力，通關開胃止渴，霍亂洩利，消宿食。宜作粥，薄暮啜之，解煩去睡，調理腑臟。煎令酸，止嘔噦。白人膚，體如繒帛。嘉祐。利小便。時珍。

【發明】【震亨曰】漿水性凉善走，故解煩渴而化滯物。

〔附方〕舊五新一　霍亂吐下，酸漿水煎乾薑屑，呷之。兵部手集　過食脯腊，筋痛悶絕，漿水煮粥，入少鷹屎，和食。孫真人方　滑胎易產，酸漿水和水少許，頓服。產寶　手指腫痛，漿水入少鹽，熱漬之，冷即易之。孫真人方　面上黑子，每夜以煖漿水洗面，以布揩赤，用白檀香磨汁塗之。外臺秘要　骨哽在咽，磁石火煅醋淬，陳橘紅焙，多年漿水脚炒，等分，為末，別以漿水脚和丸芡子大。每含嚥一丸。聖濟錄

甑氣水 拾遺

〔主治〕以器承取，沐頭，長毛髮，令黑潤。朝朝用梳摩小兒頭，久覺有益也。藏器

〔附方〕新一　小兒諸疳，遍身或面上生瘡，爛成孔臼，如大人楊梅瘡。用蒸糯米時甑蓬四邊滴下氣水，以盤承取，掃瘡上，不數日即效。百藥不效者用之，神妙。集簡方

銅壺滴漏水 綱目

〔主治〕性滑，上可至顛，下可至泉，宜煎四末之藥。虞摶

【附方】舊五，新一。霍亂吐下。酸漿水煎乾薑屑，呷之。兵部手集。過食脯腊，筋痛悶絶。漿水煮粥，入少鷹屎，和食。孫真人方。滑胎易産。酸漿水和水少許，頓服。産寶。手指腫痛。漿水入少鹽，熱漬之，冷即易之。孫真人方。面上黑子。每夜以煖漿水洗面，以布揩赤，用白檀香磨汁塗之。外臺秘要。骨哽在咽。磁石火煅醋淬，陳橘紅焙，多年漿水脚炒〔一〕，等分爲末，別以漿水脚和丸芡子大，每含嚥一丸。聖濟録。

甑氣水拾遺

【主治】以器承取，沐頭，長毛髮，令黑潤。朝朝用梳摩小兒頭，久覺有益也。藏器。

【附方】新一。小兒諸疳。遍身或面上生瘡，爛成孔臼，如大人楊梅瘡。用蒸糯米時甑蓬四邊滴下氣水，以盤承取，掃瘡上，不數日即效。百藥不效者，用之神妙。集簡方。

銅壺滴漏水綱目

【主治】性滑，上可至顛，下可至泉，宜煎四末之藥。虞摶。

〔一〕炒：聖濟總録卷一百二十四骨鯁此下有「白礬灰惡實炒」。

三家洗盌水（拾遺）

主治惡瘡久不瘥，煎沸入塩洗之，不過三五度。（藏器）

磨刀水（綱目）

氣味鹹寒無毒（時珍曰：洗手則生癬）主治利小便，消熱腫。（時珍）

附方（新五）小便不通（磨刀交股水一盞服之効。集簡方）肛門腫痛（欲作痔瘡，急取屠刀磨水服甚効。集簡方）盤腸生產（腸乾不上者，以磨刀水少潤腸，煎好磁石一盃溫服，自然收上，乃扁鵲方也）蛇咬毒攻（入腹，以兩刀於水中相摩，飲其汁。救急方）耳中卒痛（磨刀鐵漿滴入即愈。活人心統）

浸藍水（綱目）

氣味辛苦寒無毒，主治除熱解毒，殺蟲，治誤吞水蛭成積，脹痛黃瘦，飲之取下則愈。（時珍）○染布水，療咽喉病及噎疾，溫服一鍾良。（時珍）

三家洗盌水拾遺

【主治】惡瘡久不瘥，煎沸入鹽洗之，不過三五度。藏器。

磨刀水綱目

【氣味】鹹，寒，無毒。【時珍曰】洗手則生癬。【主治】利小便，消熱腫。時珍。

【附方】新五。小便不通。磨刀交股水一盞，服之效。集簡方。肛門腫痛，欲作痔瘡。急取屠刀磨水服，甚效。集簡方。盤腸生産，腸乾不上者。以磨刀水少潤腸。煎好磁石一盃，温服，自然收上。乃扁鵲方也。蛇咬毒攻入腹。以兩刀於水中相摩，飲其汁。救急方。耳中卒痛。磨刀鐵漿，滴入即愈。活人心統。

浸藍水綱目

【氣味】辛、苦，寒，無毒。【主治】除熱，解毒，殺蟲。治誤吞水蛭成積，脹痛黄瘦，飲之取下則愈。時珍。○染布水，療咽喉病及噎疾，温服一鍾良。時珍。

槽

發明 時珍曰藍水染布水皆取藍及石灰能殺蟲解毒之義

不效因宿店中渴甚誤飲此水大瀉數

行平明視之水蛭無數其病頓愈也

昔有人因醉飲田中水誤吞水蛭胸腹脹痛面黃遍醫

豬槽中水拾遺

主治蟲毒服一盞又療蛇咬瘡浸之效藏器

市門溺坑水拾遺

主治無毒止消渴重者服一小盞勿令知之三度瘥藏器

洗手足水綱目

主治病後勞復或因梳頭或食物復發取一合飲之效聖惠

洗兒湯綱目

主治胎衣不下服一盞勿令知之延年秘録

諸水有毒拾遺

水府龍宮不可觸犯藏器曰水之怪魍魎溫嶠然犀照水為神所怒是也水中有赤[illegible]

脉

【發明】【時珍曰】藍水、染布水，皆取藍及石灰能殺蟲解毒之義。昔有人因醉飲田中水，誤吞水蛭，胸腹脹痛，面黄，遍醫不效。因宿店中渴甚，誤飲此水，大瀉數行，平明視之，水蛭無數，其病頓愈也。

豬槽中水拾遺

【主治】蠱毒，服一盞。又療蛇咬瘡，浸之效。藏器。

市門溺坑水拾遺

【主治】無毒。止消渴，重者服一小盞，勿令知之，三度瘥。藏器。

洗手足水綱目

【主治】病後勞復，或因梳頭，或食物復發，取一合飲之，效。聖惠。

洗兒湯綱目

【主治】胎衣不下，服一盞，勿令知之。延年秘録。

諸水有毒拾遺

水府龍宫，不可觸犯。【藏器曰】水之怪魍魎，温嶠然犀照水，爲神所怒是也。水中有赤脉，

熱湯上之圖疑衍

不可斷之○井中沸溢不可飲時珍曰但於三十步內取青石一塊投之即止○古井眢井不可入有毒殺人時珍曰夏月陰氣在下尤忌之但以雞毛投之盤旋而舞不下者必有毒也以熱醋數斗投之則可入矣古冢亦然○古井不可塞令人盲聾○陰地流泉有毒二八月行人飲之成瘴瘧損脚力○澤中停水五六月有魚鼈精人飲之成瘕病○沙河中水飲之令人瘖○兩山夾水其人多癭○流水有聲其人多癭○花瓶水飲之殺人臘梅尤甚○炊湯洗面令人無顏色洗體令人成癬洗脚令人疼痛生瘡○銅器上汗入食中令人生疽發惡瘡○冷水沐頭○熱泔沐頭並成頭風女人尤忌之○水經宿面上有五色者有毒不可洗手○時病後浴冷水損心胞○盛暑浴冷水成傷寒○汗後入冷水成骨痺時珍曰顧閔遠行汗後渡水遂成背痺痿蹷數年而死也○產後洗浴成痙風多死○酒中飲冷水成手顫○

不可斷之。〇井水沸溢，不可飲。【時珍曰】但於三十步内，取青石一塊投之，即止。〇古井智井不可入，有毒殺人。【時珍曰】夏月陰氣在下，尤忌之。但以鷄毛投之，盤旋而舞不下者，必有毒也。以熱醋數斗投之，則可入矣。古塚亦然。〇古井不可塞，令人盲聾。〇陰地流泉，有毒，二八月行人飲之成瘴瘧，損脚力。〇澤中停水，五六月有魚鼈精，人飲之成瘕病。〇沙河中水，飲之令人瘖。〇兩山夾水，其人多癭。〇流水有聲，其人多癭。〇花瓶水，飲之殺人，臘梅尤甚。〇炊湯洗面，令人無顔色；洗體，令人成癬；洗脚，令人疼痛生瘡。〇銅器上汗入食中，令人生疽〔一〕，發惡瘡。〇冷水沐頭、〇熱泔沐頭，並成頭風，女人尤忌之。〇水經宿面上有五色者，有毒，不可洗手。〇時病後浴冷水，損心胞。〇盛暑浴冷水，成傷寒。〇汗後入冷水，成骨痺。【時珍曰】顧閔遠行，汗後渡水，遂成骨痺痿躄，數年而死也。〇産後洗浴成痓風，多死。〇酒中飲冷水，成手顫。〇

〔一〕疽：原作「疸」。今據證類卷五銅器蓋食器上汗改。

酒後飲茶水成酒癖○飲水便睡成水癖○小兒就瓢及瓶飲水令語訥○夏月遠行勿以冷水濯足○冬月遠行勿以熱湯濯足

酒後飲茶水，成酒癖。○飲水便睡，成水癖。○小兒就瓢及瓶飲水，令語訥。○夏月遠行，勿以冷水濯足。○冬月遠行，勿以熱湯濯足。

一字衍宜削

本草綱目火部目錄第六卷

李時珍曰水火所以養民而民賴以生者也本草醫方皆知辨水而不知辨火誠缺文哉火者南方之行其文橫則爲☲卦直則爲火字炎上之象也其氣行于天藏于地而用于人太古燧人氏上觀下察鑽木取火教民熟食使无腹疾周官司爟氏以燧取明火于日鑑取明水于月以供祭祀司爟氏掌火之政令四時變國火以救時疾曲禮云聖王用水火金木飲食必時則古先聖王之于火政天人之間用心亦切矣而後世慢之何哉今撰火之切于日用灸焫者凡一十一種爲火部云

本草拾遺一種唐陳藏器　本草綱目一十一種明李時珍

附註元朱震亨

火之一　凡一十一種

本草綱目火部目録第六卷

李時珍曰：水火所以養民，而民賴以生者也。本草醫方，皆知辨水而不知辨火，誠缺文哉。火者南方之行，其文横則爲☲卦，直則爲火字，炎上之象也。其氣行于天，藏于地，而用于人。太古燧人氏上觀下察，鑽木取火，教民熟食，使無腹疾。周官司烜氏以燧取明火于日，鑑取明水于月，以供祭祀。司爟氏掌火之政令，四時變國火以救時疾。曲禮云：聖王用水火金木，飲食必時。則古先聖王之于火政天人之間，用心亦切矣，而後世慢之，何哉？今撰火之切于日用灸焫者凡一十一種，爲火部云。

本草拾遺一種唐陳藏器　本草綱目一十[一]種明李時珍

附註元朱震亨

火之一　凡一十一種

[一] 一十：下原衍「一」字，今據下文「火之一」所載藥數删。

陽火陰火綱目　燧火綱目　桑柴火綱目　炭火綱目

蘆火竹火綱目　艾火綱目○陽燧火珠附　神鍼火綱目　火鍼綱目

燈火綱目　燈花拾遺　燭燼綱目

右附方新一十三

陽火陰火綱目　燧火綱目　桑柴火綱目　炭火綱目
蘆火竹火綱目　艾火綱目○陽燧、火珠附　神鍼火綱目　火鍼綱目
燈火綱目　燈花拾遺　燭燼綱目

右附方新一十三。

火部

火之一 凡一十一種

陽火陰火 綱目

（集解）李時珍曰：火者五行之一，有氣而無質，造化兩間，生殺萬物，顯仁藏用，神妙無窮，火之用其至矣哉。愚嘗繹而思之，五行皆一，惟火有二。二者，陰火、陽火也。其綱凡三，其目凡十有二。所謂三者，天火也，地火也，人火也。所謂十有二者，天之火四，地之火五，人之火三也。試申言之：天之陽火二，太陽真火也，星精飛火也（赤物皦皦，降則有灾，俗呼火殃）；天之陰火二，龍火也，雷火也（龍口有火光，霹靂之火，神火也）；地之陽火三，鑽木之火也，擊石之火也，戛金之火也；地之陰火二，石油之火也（見石部石腦油），水中之火也（江湖河海，夜動有火，或云水神夜出則有火光）；人之陽火一，丙丁君火也（心、小腸，離火也）；人之

本草綱目火部第六卷

火之一　凡一十一種

陽火陰火綱目

【集解】【李時珍曰】火者，五行之一，有氣而無質，造化兩間，生殺萬物，顯仁藏用，神妙無窮，火之用其至矣哉。愚嘗繹而思之，五行皆一，惟火有二。二者，陰火、陽火也。其綱凡三，其目凡十有二。所謂三者，天火也，地火也，人火也。所謂十有二者，天之火四，地之火五，人之火三也。試申言之，天之陽火二：太陽，真火也；星精，飛火也。赤物暾暾，降則有災，俗呼火殃。天之陰火二：龍火也，雷火也。龍口有火光，霹靂之火，神火也。地之陽火三：鑽木之火也，擊石之火也，戞金之火也。地之陰火二：石油之火也，見石部石腦油。水中之火也。江湖河海，夜動有火。或云：水神夜出，則有火光。人之陽火一，丙丁君火也。心、小腸，離火也。人之陰火二命門相火也（起於北海坎火也遊行三焦寄位肝膽）三昧之火也（純陽乾火也）合而言之陽火六陰火亦六共十二焉諸陽火遇草而焫得木而燔可以濕伏可以水滅諸陰火不焚草木而流金石得濕愈焰遇水益熾以水折之則光焰詣天物窮方止以火逐之以灰撲之則灼性自消光焰自滅故人之善反於身者上體於天而下驗於物則君火相火正治從治之理思過半矣此外又有蕭丘之寒火（蕭丘在南海中上有自然之火春生秋滅生一種木但小焦黑出抱朴子外篇文陸游云火山軍其地鋤耘深入則有烈焰不妨種植亦寒火也）澤中之陽焰（狀如火焰起於水而出素問王冰註）野外之鬼燐（其火色青其狀如炬或聚或散俗呼鬼火或云諸血之燐光也）金銀之精氣（凡金銀玉寶皆夜有火光）此皆似火而不能焚物者也至於樟腦猾髓皆能水中發火（樟腦見木部猾髓見獸部）濃酒積油得熱氣則火自生（燒酒醇酒得火氣則自焚油滿百石則火自生油帛油衣油鐵得熱蒸激皆自生火也）南荒有厭火

陰火二：命門相火也，起於北海，坎火也，遊行三焦，寄位肝膽。三昧之火也。純陽，乾火也。合而言之，陽火六，陰火亦六，共十二焉。諸陽火遇草而焫，得木而燔，可以濕伏，可以水滅。諸陰火不焚草木而流金石，得濕愈焰，遇水益熾。以水折之，則光焰詣天，物窮方止；以火逐之，以灰撲之，則灼性自消，光焰自滅。故人之善反於身者，上體於天而下驗於物，則君火相火、正治從治之理，思過半矣。此外又有蕭丘之寒火，蕭丘在南海中，上有自然之火，春生秋滅。生一種木，但小焦黑。出抱朴子外篇。又陸游云：火山軍，其地鋤耘深入，則有烈焰，不妨種植。亦寒火也。澤中之陽焰，狀如火焰，起於水面。出素問王冰註。野外之鬼燐，其火色青，其狀如炬，或聚或散，俗呼鬼火。或云：諸血之燐光也。金銀之精氣，凡金銀玉寶，皆夜有火光。此皆似火而不能焚物者也。至於樟腦、猾髓，皆能水中發火；樟腦見木部，猾髓見獸部。濃酒、積油，得熱氣則火自生。燒酒、醇酒，得火氣則自焚。油滿百石，則火自生。油紙、油衣、油鐵，得熱蒸激，皆自生火也。南荒有厭火

之民（閩近黑崑崙人能食火炭）食火之獸（原化記云禍斗獸狀如犬而食火糞復爲火能燒人屋）西
戎有食火之鳥（駝鳥見禽部）火鴉蝙蝠能食焰煙火龜火鼠生於
火地（火龜見介部龜下火鼠見獸部鼠下）此皆五行物理之常而乍聞者目爲
怪異蓋未深詣乎此理故爾復有至人入水不溺入火不焚
入金石無礙步日月無影斯人也與道合真不知其名謂之
至人蔡九峰止言木火石火雷火水火蟲火燐火似未盡該
也震亨曰太極動而生陽靜而生陰陽動而變陰靜而合而
生水火木金土各一其性惟火有二曰君火人火也曰相火
天火也火內陰而外陽主乎動者也故凡動皆屬火以名而
言形氣相生配於五行故謂之君以位而言生於虛無守位
稟命因其動而可見故謂之相天主生物故恒於動人有此
生亦恒於動動者皆相火之爲也見於天者出於龍雷則木

之民、國近黑崑崙，人能食火炭。食火之獸。原化記云：禍斗獸，狀如犬而食火，糞復爲火，能燒人屋。西戎有食火之鳥。駝鳥，見禽部。火鴉蝙蝠，能食焰煙；火龜火鼠，生於火地。火龜見介部龜下，火鼠見獸部鼠下。此皆五行物理之常，而乍聞者目爲怪異，蓋未深詣乎此理故爾。復有至人，入水不溺，入火不焚，入金石無礙，步日月無影。斯人也，與道合真，不知其名，謂之至人。蔡九峰止言木火、石火、雷火、水火、蟲火、燐火，似未盡該也。【震亨曰】太極動而生陽，靜而生陰，陽動而變，陰靜而合，而生水火木金土，各一其性。惟火有二：曰君火，人火也；曰相火，天火也。火内陰而外陽，主乎動者也，故凡動皆屬火。以名而言，形氣相生，配於五行，故謂之君。以位而言，生於虛無，守位稟命，因其動而可見，故謂之相。天主生物，故恒於動。人有此生，亦恒於動。動者，皆相火之爲也。見於天者，出於龍雷則木之氣出於海則水之氣也具於人者寄於肝腎二部肝木而腎水也膽者肝之腑膀胱者腎之腑心包絡者腎之配三焦以焦言而下焦司肝腎之分皆陰而下者也天非此火不能生物人非此火不能自生天之火雖出於木而皆本乎地故雷非伏龍非蟄海非附於地則不能鳴不能飛不能波也鳴也飛也波也動而爲火者也肝腎之陰悉具相火人而同乎天也然而東垣以火爲元氣之賊與元氣不兩立一勝則一負者何哉周子曰神發知矣五性感物而萬事出有知之後五者之性爲物所感而動卽内經五火也五性厥陽之火與相火相扇則妄動矣火起於妄變化莫測煎熬眞陰陰虚則病陰絶則死君火之氣經以暑與濕言之相火之氣經以火言之蓋表其暴悍酷烈甚於君火也故曰相火元氣之賊周

之氣，出於海則水之氣也。具於人者，寄於肝腎二部，肝木而腎水也。膽者肝之腑，膀胱者腎之腑，心包絡者腎之配，三焦以焦言，而下焦司肝腎之分，皆陰而下者也。天非此火不能生物，人非此火不能自生。天之火雖出於木，而皆本乎地。故雷非伏，龍非蟄，海非附於地，則不能鳴，不能飛，不能波也。鳴也，飛也，波也，動而爲火者也。肝腎之陰，悉具相火，人而同乎天也。然而東垣以火爲元氣之賊，與元氣不兩立，一勝則一負者，何哉？周子曰：神發知矣。五性感物而萬事出。有知之後，五者之性，爲物所感而動，即内經五火也。五性厥陽之火，與相火相扇，則妄動矣。火起於妄，變化莫測，煎熬真陰，陰虚則病，陰絶則死。君火之氣，經以暑與濕言之。相火之氣，經以火言之。蓋表其暴悍酷烈甚於君火也。故曰相火元氣之賊。周

一本作撤

子又曰聖人定之以中正仁義而主靜朱子曰必使道心常爲一身之主而人心每聽命焉夫人心聽命而又主之以靜則彼五火之動皆中節相火惟有裨補造化以爲生生不息之運用爾何賊之有或曰內經止于六氣言火未言及臟腑也曰岐伯歷舉病機一十九條而屬火者五諸熱瞀瘛皆屬於火諸逆衝上皆屬於火諸躁狂越皆屬於火諸禁鼓慄如喪神守皆屬於火諸病胕腫疼酸驚駭皆屬於火是也劉河間云諸風掉眩屬於肝風火也諸氣膹鬱屬於肺燥火也諸濕腫滿屬於脾濕火也諸痛痒瘡屬於心鬱火也是皆火之爲病出於臟腑者然也以陳無擇之通敏猶以暖溫爲君火日用之火爲相火無怪乎後人之聾瞽也

燧火 綱目

子又曰：聖人定之以中正仁義而主静。朱子曰：必使道心常爲一身之主，而人心每聽命焉。夫人心聽命而又主之以静，則彼五火之動皆中節，相火惟有裨補造化，以爲生生不息之運用爾，何賊之有？或曰：内經止于六氣言火，未言及臟腑也。曰：岐伯歷舉病機一十九條，而屬火者五。諸熱瞀瘛，皆屬於火；諸逆衝上，皆屬於火；諸躁狂越，皆屬於火；諸禁鼓慄，如喪神守，皆屬於火；諸病胕腫，疼酸驚駭，皆屬於火，是也。劉河間云：諸風掉眩屬於肝，風火也；諸氣膹鬱屬於肺，燥火也；諸濕腫滿屬於脾，濕火也；諸痛痒瘡屬於心，鬱火也。是皆火之爲病，出於臟腑者然也。以陳無擇之通敏，猶以暖温爲君火，日用之火爲相火，無怪乎後人之聾瞽也。

燧火綱目

【集解】時珍曰：周官司爟氏四時變國火以救時疾。季春出火，季秋納火，民咸從之。蓋人之資于火食者，疾病壽夭生焉。四時鑽燧，取新火以爲飲食之用，依歲氣而使无亢不及，所以救民之時疾也。榆柳先百木而青，故春取之，其火色青。杏棗之木心赤，故夏取之，其火色赤。柞楢之木理白，故秋取之，其火色白。槐檀之木心黑，故冬取之，其火色黑。桑柘之木肌黃，故季夏取之，其火色黃。天文大火之次，于星爲心。季春龍見于辰而出火，于時爲暑。季秋龍伏下戌而納火，于時爲寒。順天道而百工之作息皆因之，以免水旱灾祥之流行也。後世寒食禁火，乃季春改火遺意，而俗作介推事，謬矣。道書云：竈下灰火謂之伏龍屎，不可爇香事神。

桑柴火 綱目

【主治】癰疽發背不起，瘀肉不腐，及陰瘡瘰癧流注，臁瘡頑瘡，然火吹滅，日灸二次，未潰拔毒止痛，已潰補接陽氣，去腐生肌。凡一切補藥諸膏，宜此火煎之。但不可點艾，傷肌。時珍

【發明】震亨曰：火以暢達，拔引鬱毒，此從治之法也。時珍曰：桑木能利關節，養津液。得火則拔引毒氣，而祛逐風寒，所以能去腐生新。抱朴子云：一切仙藥，不得桑煎不服。桑乃箕星之精，能助藥力，除風寒痺諸痛，久服終身不患風疾故也。

【集解】【時珍曰】周官司爟氏四時變國火以救時疾，季春出火，季秋納火，民咸從之。蓋人之資于火食者，疾病壽夭生焉。四時鑽燧，取新火以爲飲食之用，依歲氣而使無亢不及，所以救民之時疾也。榆柳先百木而青，故春取之，其火色青。杏棗之木心赤，故夏取之，其火色赤。柞楢之木理白，故秋取之，其火色白。槐檀之木心黑，故冬取之，其火色黑。桑柘之木肌黄，故季夏取之，其火色黄。天文大火之次，于星爲心。季春龍見于辰而出火，于時爲暑。季秋龍伏于戌而納火，于時爲寒。順天道而百工之作息皆因之，以免水旱灾祥之流行也。後世寒食禁火，乃季春改火遺意，而俗作介推事，謬矣。道書云：竈下灰火謂之伏龍屎，不可爇香事神。

桑柴火綱目

【主治】癰疽發背不起，瘀肉不腐，及陰瘡瘰癧流注，臁瘡頑瘡。然火吹滅，日炙二次，未潰拔毒止痛，已潰補接陽氣，去腐生肌。凡一切補藥諸膏，宜此火煎之。但不可點艾，傷肌。時珍。

【發明】【震亨曰】火以暢達，拔引鬱毒，此從治之法也。【時珍曰】桑木能利關節，養津液。得火則拔引毒氣，而祛逐風寒，所以能去腐生新。抱朴子云：一切仙藥，不得桑煎不服。桑乃箕星之精，能助藥力，除風寒痺諸痛，久服終身不患風疾故也。

爇器曰桑柴火

灸蛇則足見

炭火（綱目）

【集解】時珍曰燒木為炭木久則腐而炭入土不腐者木有生性炭無生性也葬家用炭能使虫蟻不入竹木之根自回亦緣其無生性耳古者冬至夏至前二日垂土炭于衡兩端輕重令勻陰氣至則土重陽氣至則炭重也

【主治】櫟炭火宜煅煉一切金石藥烰炭火宜烹煎焙炙百藥丸散 時珍

白炭【主治】誤吞金銀銅鐵在腹燒紅急為末煎湯呷之甚者刮末三錢井水調服未效再服又解水銀輕粉毒帶火炭納水底能取水銀出也上立炭帶之辟邪惡鬼氣除夜立之戶內亦辟邪惡 時珍

【附方】新六

卒然咽噎炭末蜜丸含嚥 千金方

白虎風痛日夜走注百節如齧炭灰五升蚯蚓屎一升紅花七捻和熬以醋拌之用故布包二包更互熨痛處

【藏器曰】桑柴火炙蛇，則足見。

炭火 綱目

【集解】【時珍曰】燒木爲炭。木久則腐，而炭入土不腐者，木有生性，炭無生性也。葬家用炭，能使蟲蟻不入，竹木之根自回，亦緣其無生性耳。古者冬至、夏至前二日，垂土炭于衡兩端，輕重令勻，陰氣至則土重，陽氣至則炭重也。

【主治】櫟炭火，宜煅鍊一切金石藥。烰炭火，宜烹煎焙炙百藥丸散。時珍。

白炭。【主治】誤吞金銀銅鐵在腹，燒紅，急爲末，煎湯呷之。甚者，刮末三錢，井水調服，未效再服。又解水銀、輕粉毒。帶火炭納水底，能取水銀出也。上立炭帶之，辟邪惡鬼氣。除夜立之户内，亦辟邪惡。時珍。

【附方】新六。卒然咽噎。炭末蜜丸，含嚥。千金方。

白虎風痛，日夜走注，百節如齧。炭灰五升，蚯蚓屎一升，紅花七捻，和熬，以醋拌之，用故布包二包，更互熨痛處，

證治準繩瘍科
四麩炭杉木炭

一本作緩

服効

聖惠方

久近腸風下血用緊炭三錢枳殻燒存性五錢為末每服三錢五更米飲下一服天明再服當日見効忌油膩毒物

普濟方

湯火灼瘡炭末香油調塗濟急方

白癩頭瘡白炭燒紅投沸湯中溫洗之取效百一方

陰囊濕痒麩炭紫蘇葉末撲之經驗方

蘆火竹火綱目

主治宜煎一切滋補藥時珍

發明時珍曰凡服湯藥雖品物專精修治如法而煎藥者鹵莽造次水火不良火候失度則藥亦無功觀夫茶味之美惡飯味之甘餲皆係于水火烹飪之得失即可推矣是以煎藥須用小心老成人以深罐密封新水活火先武後文如法服之未有不效者火用陳蘆枯竹取其不強不損藥力也桑柴火取其能助藥力烰炭取其力慢櫟炭取其力緊溫養用糠及馬屎牛屎者取其緩而能使藥力勻遍也

取效。聖惠方。

久近腸風下血。用緊炭三錢，枳殼燒存性五錢，爲末。每服三錢，五更米飲下一服，天明再服，當日見效。忌油膩毒物。普濟方。

湯火灼瘡。炭末，香油調塗。濟急方。

白癩頭瘡。白炭燒紅，投沸湯中，温洗之，取效。百一方。

陰囊濕痒。麩炭、紫蘇葉，末，撲之。經驗方。

蘆火竹火綱目

【主治】宜煎一切滋補藥。時珍。

【發明】【時珍曰】凡服湯藥，雖品物專精，修治如法，而煎藥者鹵莽造次，水火不良，火候失度，則藥亦無功。觀夫茶味之美惡，飯味之甘餲，皆係于水火烹飪之得失，即可推矣。是以煎藥須用小心老成人，以深罐密封，新水活火，先武後文。如法服之，未有不效者。火用陳蘆、枯竹，取其不强，不損藥力也。桑柴火取其能助藥力，烰炭取其力慢，櫟炭取其力緊。温養用糠及馬屎、牛屎者，取其暖而能使藥力匀徧也。

湯之字陽之字之誤乎

八

艾火 綱目

主治 灸百病若灸諸風冷疾入硫黃末少許尤良 時珍

發明 時珍曰凡灸艾火者宜用湯燧火珠承日取太陽眞火其次則鑽槐取火爲良若急卒難備卽用眞麻油燈或蠟燭火以艾莖燒點於炷滋潤灸瘡至愈不痛也其戛金擊石鑽燧八木之火皆不可用邵子云火無體因物以爲體金石之火烈於草木之火是矣八木者松火難瘥柏火傷神多汗桑火傷肌肉柘火傷氣脉棗火傷內吐血橘火傷營衛經絡榆火傷骨失志竹火傷筋損目也南齊書載武帝時有沙門從北齊賫赤火來其火赤於常火而小云以療疾貴賤爭取之灸至七炷多得其驗吳興楊道慶虛疾二十年灸之卽瘥咸稱爲聖火詔禁之不止不知此火何物之火也

附録 陽燧 時珍曰火鏡也以銅鑄成其面凹摩熱向日以艾承之則得火周禮司烜氏以火燧取明火于日是矣

火珠 見石部水精下

神鍼火 綱目

主治 心腹冷痛風寒濕痺附骨陰疽凡在筋骨隱痛者鍼之火氣直達病所甚效 時珍

艾火 綱目

【主治】灸百病。若灸諸風冷疾，入硫黄末少許尤良。時珍。

【發明】【時珍曰】凡灸艾火者，宜用陽〔一〕燧火珠承日，取太陽真火。其次則鑽槐取火爲良。若急卒難備，即用真麻油燈，或蠟燭火，以艾莖燒點於炷，滋潤灸瘡，至愈不痛也。其戛金擊石、鑽燧八木之火，皆不可用。邵子云：火無體，因物以爲體。金石之火，烈於草木之火是矣。八木者，松火難瘥，柏火傷神多汗，桑火傷肌肉，柘火傷氣脉，棗火傷内吐血，橘火傷營衛經絡，榆火傷骨失志，竹火傷筋損目也。南齊書載：武帝時，有沙門從北齊賫赤火來，其火赤於常火而小，云以療疾，貴賤争取之，灸至七炷，多得其驗。吴興楊道慶虚疾二十年，灸之即瘥。咸稱爲聖火，詔禁之不止。不知此火何物之火也。

【附録】陽燧。【時珍曰】火鏡也。以銅鑄成，其面凹，摩熱向日，以艾承之，則得火。周禮「司烜氏以火燧取明火于日」是矣。

火珠。見石部水精下。

神鍼火 綱目

【主治】心腹冷痛，風寒濕痺，附骨陰疽，凡在筋骨隱痛者，鍼之，火氣直達病所，甚效。時珍。

〔一〕陽：原作「湯」。今據本條附録「陽燧」改。

〔發明〕時珍曰：神鍼火者，五月五日取東引桃枝，削爲木鍼，如雞子大，長五六寸，乾之。用時以綿紙三五層襯於患處，將鍼蘸麻油點着，吹滅，乘熱鍼之。又有雷火神鍼法，用熟蘄艾末一兩，乳香、没藥、穿山甲、硫黄、雄黄、草烏頭、川烏頭、桃樹皮末各一錢，麝香五分，爲末，拌艾，以厚紙裁成條，鋪藥艾於内，緊卷如指大，長三四寸，收貯瓶内，埋地中七七日，取出。用時，于燈上點着，吹滅，隔紙十層，乘熱鍼于患處，熱氣直入病處，其效更速。並忌冷水。

火鍼 綱目

〔釋名〕燔鍼素問　焠鍼素問　燒鍼傷寒論　煨鍼　時珍曰：火鍼者，素問所謂燔鍼、焠鍼也，張仲景謂之燒鍼，川蜀人謂之煨鍼。其法：麻油滿盞，以燈草二七莖點燈，將鍼頻塗麻油，燈上燒令通赤用之。不赤或冷，則反損人，且不能去病也。其鍼須用火筯鐵造之爲佳。點穴墨記要明白，差則無功。

〔主治〕風寒筋急攣引痺痛，或癱緩不仁者，鍼下疾出，急按孔穴則疼止，不按則疼甚。癥塊結積冷病者，鍼下慢出，仍轉動，以發出污濁。癰疽發背有膿無頭者，鍼令膿潰，勿按孔穴。凡用火鍼，太深則傷經絡，太淺則不能去病，要在消息得中。鍼

【發明】【時珍曰】神鍼火者，五月五日取東引桃枝削爲木針，如鷄子大，長五六寸，乾之。用時以綿紙三五層襯于患處，將鍼蘸麻油點着，吹滅，乘熱針之。又有雷火神針法，用熟蘄艾末一兩，乳香、没藥、穿山甲、硫黄、雄黄、草烏頭、川烏頭、桃樹皮末各一錢，麝香五分，爲末，拌艾，以厚紙裁成條，鋪藥艾於内，緊卷如指大，長三四寸，收貯瓶内，埋地中七七日，取出。用時，于燈上點着，吹滅，隔紙十層，乘熱鍼于患處，熱氣直入病處，其效更速。並忌〔一〕冷水。

火鍼 綱目

【釋名】燔鍼素問、焠鍼素問、燒鍼傷寒論、煨鍼。【時珍曰】火鍼者，素問所謂燔鍼、焠鍼也，張仲景謂之燒鍼，川蜀人謂之煨鍼。其法：麻油滿盞，以燈草二七莖點燈，將鍼頻塗麻油，燈上燒令通赤用之。不赤或冷，則反損人，且不能去病也。其鍼須用火筋鐵造之爲佳。點穴墨記要明白，差則無功。

【主治】風寒筋急攣引痺痛，或癱緩不仁者，鍼下疾出，急按孔穴則疼止，不按則疼甚。癥塊結積冷病者，鍼下慢出，仍轉動，以發出污濁。癰疽發背有膿無頭者，鍼令膿潰，勿按孔穴。凡用火鍼，太深則傷經絡，太淺則不能去病，要在消息得中。鍼

〔一〕忌：原作「記」。今從江西本改。

刺

後發熱惡寒此爲中病凡面上及夏月濕熱在兩脚時皆不可用此時珍

【發明】時珍曰素問云病在筋調之筋燔鍼刼刺其下及筋急者病在骨調之骨焠鍼藥熨之又靈樞經敘十二經筋所發諸痹痛皆云治在燔鍼刼刺以知爲度以痛爲輸又云經筋之病寒則反折筋急熱則縱弛不收陰痿不用焠刺者焠寒急也熱則筋縱不收者無用燔鍼觀此則燔鍼乃爲筋寒而急者設以熱治寒正治之法也而後世以燔鍼積塊亦假火氣以散寒濁而發出汚濁也或又以治癰疽者則是以從治之法遺泄其毒氣也而昧者以治傷寒熱病則非矣張仲景云太陽傷寒加温鍼必發驚營氣微者加燒鍼則血流不行更發熱而煩躁太陽病下之心下痞表裏俱虛陰陽俱竭復加燒鍼胸煩面色青黄膚瞤者難治此皆用鍼者不知往哲設鍼之理而謬用以致害人也又凡肝虛目昬多淚或風赤及生瞖膜頑厚或病後生白膜失明或五藏虛勞風熱上衝于目生瞖並宜熨烙之法蓋氣血得温則宣流得寒則凝澀故也其法用平頭鍼如瞖大小燒赤輕輕當瞖中烙之烙後瞖破即用除瞖藥傅點

燈火 綱目

【主治】小兒驚風昬迷搐搦竄視諸病又治頭風脹痛視頭額

後發熱惡寒，此爲中病。凡面上及夏月濕熱在兩脚時，皆不可用此。時珍。

【發明】【時珍曰】素問云：病在筋，調之筋，燔鍼劫刺其下及筋急者。病在骨，調之骨，焠鍼藥熨之。又靈樞經叙十二經筋所發諸痺痛，皆云治在燔鍼劫刺，以知爲度，以痛爲輸。又云：經筋之病，寒則反折筋急，熱則縱弛不收，陰痿不用。焠刺者，焠寒急也。縱緩不收者，無用燔鍼。觀此，則燔鍼乃爲筋寒而急者設，以熱治寒，正治之法也。而後世以鍼積塊，亦假火氣以散寒涸而發出污濁也。或又以治癧疽者，則是以從治之法，潰〔一〕泄其毒氣也。而昧者以治傷寒熱病則非矣。張仲景云：太陽傷寒，加温鍼必發驚。營氣微者，加燒鍼則血流不行，更發熱而煩躁。太陽病，下之，心下痞。表裏俱虚，陰陽俱竭，復加燒鍼，胸煩，面色青黄，膚瞤者，難治。此皆用鍼者不知往哲設鍼之理而謬用以致害人也。又凡肝虚目昏多淚，或風赤及生翳膜頑厚，成〔二〕病後生白膜失明，或五藏虚勞，風熱上衝于目生翳，並宜熨烙之法。蓋氣血得温則宣流，得寒則凝澀故也。其法用平頭鍼如翳大小，燒赤，輕輕當翳中烙之。烙後翳破，即用除翳藥傅點。

燈火綱目

【主治】小兒驚風昏迷，搐搦竄視諸病。又治頭風脹痛，視頭額

〔一〕潰：底本描寫爲「遺」，其他金陵本作「貴」。今從江西本改。
〔二〕成：據上下句式，疑爲「或」之形誤。

太陽絡脉盛處以燈心蘸麻油點燈焠之良外痔腫痛者亦焠之油能去風解毒火能通經也小兒初生因冒寒氣欲絶者勿斷臍急烘絮包之將胎衣烘熱用燈炷於臍下往來燎之煖氣入腹内氣回自甦又燒銅匙柄熨烙眼弦内去風退赤甚妙時珍

【發明】時珍曰凡燈惟胡麻油蘇子油然者能明目治病其諸魚油諸禽獸油諸菜子油綿花子油桐油豆油石腦油諸燈煙皆能損目亦不治病也

【附方】新七

攪腸沙痛陰陽腹痛手足冷但身上有紅點以燈草蘸油點火焠於點上濟急方

小兒諸驚仰向後者燈火焠其顖門兩眉際之上下眼翻不下者焠其臍之上下不省人事者焠其手足心心之上下手拳不開目往上者焠其頂心兩手心撮口出白沫者焠其口上下手足心小兒驚風秘訣

百蟲咬傷以燈火熏之出水妙濟急方

楊梅毒瘡方廣心法附餘用鈆汞結砂銀硃各二錢白花蛇一錢為末作紙撚七條初日用三條自後日用一條香油點燈于烘爐中放被内蓋卧勿透風須食飽口含椒茶熱則吐去再含○神燈熏法用

太陽絡脉盛處，以燈心蘸麻油點燈焠之，良。外痔腫痛者，亦焠之。油能去風解毒，火能通經也。小兒初生，因冒寒氣欲絶者，勿斷臍，急烘絮包之，將胎衣烘熱，用燈炷於臍下往來燎之，煖氣入腹内，氣回自甦。又燒銅匙柄，熨烙眼弦内，去風退赤，甚妙。時珍。

【發明】【時珍曰】凡燈，惟胡麻油、蘇子油然者，能明目治病。其諸魚油、諸禽獸油、諸菜子油、綿花子油、桐油、豆油、石腦油諸燈煙，皆能損目，亦不治病也。

【附方】新七。攪腸沙痛。陰陽腹痛，手足冷，但身上有紅點，以燈草蘸油點火，焠於點上。濟急方。小兒諸驚。仰向後者，燈火焠其顖門、兩眉齊之上下；眼翻不下者，焠其臍之上下；不省人事者，焠其手足心、心之上下；手拳不開，口往上者，焠其頂心、兩手心；撮口出白沫者，焠其口上下、手足心。小兒驚風秘訣。百蟲咬傷。以燈火熏之，出水妙。濟急方。楊梅毒瘡。方廣心法附餘用鈆汞結砂、銀硃各二錢，白花蛇一錢，爲末，作紙撚七條。初日用三條，自後日用一條，香油點燈于烘爐中，放被内蓋卧，勿透風。須食飽，口含椒茶，熱則吐去再含。○神燈熏法：用銀朱二錢孩兒茶龍腦香皂角子各一錢為末以紙卷作燈心大長三寸每用一條安燈盞內香油浸點置水桶中以被圍坐用鼻吸煙咽之口含冷茶熱則再換三日後口中破皮以陳醬水漱之○神燈熏法治楊梅瘡年久破爛坑陷者用銀朱水粉線香各三錢乳香沒藥各五分片腦二分為末以紙卷作撚浸油點燈照瘡日三次七日見效須先服通聖散數帖臨時口含椒茶以防毒氣入齒也

年深疥癬遍身延蔓者硫黃艾葉研勻作撚浸油點燈于被中熏之以油塗口鼻耳目露之集玄方

燈花拾遺

【氣味】缺

【主治】傅金瘡止血生肉藏器小兒邪熱在心夜啼不止以二三顆燈心湯調抹乳吮之時珍

【發明】時珍曰昔陸賈言燈花爆而百事喜漢書藝文志有占燈花術則燈花固靈物也錢乙用治夜啼其亦取此義乎

明宗室富順王一孫嗜燈花但聞其氣即哭索不已時珍診之曰此癖也以殺蟲治癖之藥丸服一料而愈

燭燼綱目

銀朱二錢，孩兒茶、龍掛香、皂角子各一錢，爲末，以紙卷作燈心大，長三寸，每用一條，安燈盞内，香油浸點，置水桶中，以被圍坐，用鼻吸煙嚥之。口含冷茶，熱則吐去。日熏二次。三日後口中破皮，以陳醬水漱之。○神燈照法：治楊梅瘡年久破爛坑陷者。用銀朱、水粉、線香各三錢，乳香、没藥各五分，片腦二分，爲末，以紙卷作撚，浸油點燈照瘡，日三次，七日見效。須先服通聖散數帖，臨時口含椒茶，以防毒氣入齒也。年深疥癬，遍身延蔓者，硫黄、艾葉研勻作撚，浸油點燈，于被中熏之。以油塗口鼻耳目，露之。集玄方。

燈花 拾遺

【氣味】缺。【主治】傅金瘡，止血生肉。藏器。小兒邪熱在心，夜啼不止，以二三顆，燈心湯調，抹乳吮之。時珍。

【發明】【時珍曰】昔陸賈言燈花爆而百事喜，漢書藝文志有占燈花術，則燈花固靈物也。錢乙用治夜啼，其亦取此義乎。我明宗室富順王一孫，嗜燈花，但聞其氣，即哭索不已。時珍胗之，曰：此癖也。以殺蟲治癖之藥丸服，一料而愈。

燭燼 綱目

[集解]時珍曰：烛有蜜蠟烛、蟲蠟烛、桕油烛、牛脂烛。惟蜜蠟、桕油者，燼可入藥。

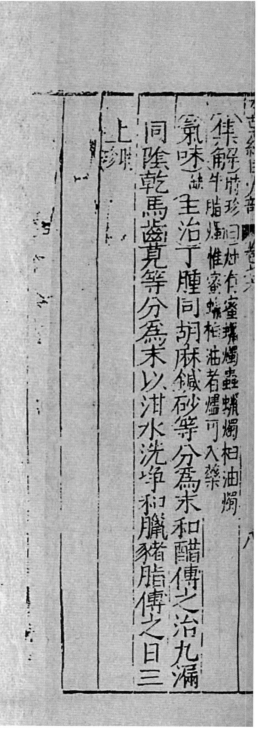

[氣味]缺。[主治]丁腫，同胡麻、鍼砂等分爲末，和醋傅之。治九漏，同陰乾馬齒莧等分爲末，以泔水洗淨，和臘豬脂傅之，日三上。時珍。

【集解】【時珍曰】燭有蜜蠟燭、蟲蠟燭、柏油燭、牛脂燭，惟蜜蠟、柏油者燼可入藥。

【氣味】缺。【主治】丁腫，同胡麻、鍼砂等分，爲末，和醋傅之。治九漏，同陰乾馬齒莧等分，爲末，以泔水洗净，和臘豬脂傅之，日三上。時珍。

本草綱目土部目錄第七卷

李時珍曰土者五行之主坤之體也具五色而以黄爲正色具五味而以甘爲正味是以禹貢辨九州之土色周官辨十有二壤之土性蓋其爲德至柔而剛至靜有常兼五行生万物而不與其能坤之德其至矣哉在人則脾胃應之故諸土入藥皆取其裨助戊己之功今集土屬六十一種爲土部舊本三十九種散見玉石部

神農本經二種梁陶弘景注　名醫別錄三種梁陶弘景

唐本草三種唐蘇恭　本草拾遺二十八種唐陳藏器

四聲本草一種唐蕭炳　開寶本草一種宋馬志

證類本草一種宋唐慎微　衍義補遺一種元朱震亨

本草綱目二十一種明李時珍

附註魏李當之藥録　吳普本草　宋雷斅炮炙
齊徐之才藥對　唐甄權藥性　孫思邈千金

本草綱目土部目録第七卷

李時珍曰：土者五行之主，坤之體也。具五色而以黄爲正色，具五味而以甘爲正味。是以禹貢辨九州之土色，周官辨十有二壤之土性。蓋其爲德，至柔而剛，至静有常，兼五行生萬物而不與其能，坤之德其至矣哉。在人則脾胃應之，故諸土入藥，皆取其裨助戊己之功。今集土屬六十一種爲土部。舊本三十九種，散見玉石部。

神農本經二種梁陶弘景註　名醫别録三種梁陶弘景

唐本草三種唐蘇恭　本草拾遺二十八種唐陳藏器

四聲本草一種唐蕭炳　開寶本草一種宋馬志

證類本草一種宋唐慎微　衍義補遺一種元朱震亨

本草綱目二十一種明李時珍

【附註】魏李當之藥録　吳普本草　宋雷斅[一]炮炙

齊徐之才藥對　唐甄權藥性　孫思邈千金

〔一〕斅：原作「敩」。今據卷一歷代諸家本草改。

唐湯液之删繁　一李珣海藥　蜀韓保昇重註
宋掌禹錫補註　蘇頌圖經　大明日華
宋寇宗奭衍義　金張元素珍珠囊　元李杲法象
元王好古湯液　明汪機會編　陳嘉謨蒙筌

土之一　凡六十一種

白堊本經　甘土拾遺　赤土拾遺　黃土拾遺
東壁土別錄　太陽土綱目○大冢上土六癸上土十上土壬日上土清明戌上土神后土附
天子耤田三推犁下土拾遺○社稷壇土春牛上土富家土亭部中土附
道中熱土拾遺　車輦土拾遺　市門土拾遺　戶限下土拾遺
千步峯綱目　鞋底下土拾遺　柱下土拾遺　牀腳下土拾遺
燒尸場上土綱目　冢上土拾遺　桑根下土拾遺
胡燕窠土拾遺　百舌窠中土拾遺　土蜂窠拾遺
蜣螂轉丸拾遺　鬼屎拾遺　鼠壤土拾遺　鼢鼠壤土拾遺
屋內墉下蟲塵土拾遺　蟻垤土拾遺　白蟻泥綱目

唐楊損之删繁　李珣海藥　蜀韓保昇重註
宋掌禹錫補註　蘇頌圖經　大明日華
宋寇宗奭衍義　金張元素珍珠囊　元李杲法象
元王好古湯液　明汪機會編　陳嘉謨蒙筌

土之一　凡六十一種

白堊本經　甘土拾遺　赤土拾遺〔一〕　黄土拾遺

東壁土別録　太陽土綱目○天〔二〕星土、六〔三〕癸上土、上〔四〕壬日土、清明戌〔五〕上土、神后土附

天子耤田三推犂下土拾遺○社稷壇土、春牛土、富家土、亭部中土附

道中熱土拾遺　車輦土拾遺　市門土拾遺　户限下土拾遺

千步峰綱目　鞋底下土拾遺　柱下土拾遺　牀脚下土拾遺

燒尸場上土綱目　塚上土拾遺　桑根下土拾遺

胡燕窠土拾遺　百舌窠中土拾遺　土蜂窠拾遺

蜣螂轉丸拾遺　鬼屎拾遺　鼠壤土拾遺　鼢鼠壤土拾遺

屋内墻下蟲塵土拾遺　蟻垤土拾遺　白蟻泥綱目

〔一〕拾遺：本卷赤土作「綱目」。

〔二〕天：原作「大」。今據本卷太陽土改。正文此上有「執日」二字。

〔三〕六：同上正文此上有「執日」二字。

〔四〕上：同上正文此上有「二月」二字。

〔五〕戌：原字缺損。今據補同上。正文此上有「日」字。

坵蚓泥綱目　螺螄泥綱目　白鱓泥綱目　豬槽上垢上拾遺
犬尿泥綱目　驢尿泥拾遺　尿坑泥綱目　糞坑底泥綱目
簷溜下泥綱目　田中泥綱目　井底泥證類　烏爹泥綱目
彈丸土拾遺　自然灰拾遺　伏龍肝別錄　土墼綱目
甘鍋綱目　砂鍋綱目　白瓷器唐本　烏古瓦唐本
古磚拾遺　煙膠綱目　墨開寶　釜臍墨四聲
百草霜綱目　梁上塵唐本　門臼塵綱目　寡婦牀頭塵土拾遺
瓷甌中白灰拾遺　香爐灰綱目　鍛竈灰別錄
冬灰本經　石鹼補遺

右附方舊五十六新一百七十五

右附方舊五十六，新一百七十五。

土部

土之一 凡六十種

白堊（音惡○本經下品）

【釋名】白善（上別錄）白土粉（衍義）畫粉（時珍曰土以黄爲正色則白者爲惡色故名堊後人諱之呼爲白善）

【集解】別錄曰白堊生邯鄲山谷采無時弘景曰即今畫家用者甚多而賤俗方稀用頌曰胡居士云始興小桂縣晉陽鄉有白善而今處處皆有之人家往往用以浣衣西山經云大次之山其陽多堊中山經云蔥聾之山其中有大谷多白黑青黄堊有五色入藥惟白者耳宗奭曰白善土京師謂之白土粉切成方塊賣于人浣衣時珍曰白土處處有之用燒白瓷器坯者

【修治】斅曰凡使勿用色青并底白者搗篩末以鹽湯飛過晒乾用則免結澁人腸也每堊二兩用鹽一分大明曰入藥燒用不入湯飲

【氣味】苦溫無毒（別錄曰辛無毒不可久服傷五臟令人羸瘦權曰甘溫煖）【主治】女子寒熱

本草綱目土部第七卷

土之一　凡六十一〔一〕種

白堊音惡。○本經下品

【釋名】白善土別録、白土粉衍義、畫粉。【時珍曰】土以黄爲正色，則白者爲惡色，故名堊。後人諱之，呼爲白善。

【集解】【別録曰】白堊生邯鄲山谷，采無時。【弘景曰】即今畫家用者，甚多而賤，俗方稀用。【頌曰】胡居士云：始興小桂縣晉陽鄉有白善。而今處處皆有之，人家往往用以浣衣。西山經云：大次之山，其陽多堊。中山經云：葱聾之山，其中有大谷，多白黑青黄堊。有五色，入藥惟白者耳。【宗奭曰】白善土，京師謂之白土粉，切成方塊，賣于人浣衣。【時珍曰】白土處處有之，用燒白瓷器坯者。

【修治】【斅曰】凡使，勿用色青并底白者。擣篩末，以鹽湯飛過，晾乾用，則免結澀人腸也。每堊二兩，用鹽一分。【大明曰】入藥燒用，不入湯飲。

【氣味】苦，温，無毒。【別録曰】辛，無毒。不可久服，傷五臟，令人羸瘦。【權曰】甘，温煖。【主治】女子寒熱

〔一〕一：原脱。今據本卷目録及實際藥數補。

癥瘕月閉積聚本經陰腫痛漏下無子洩痢別錄療女子血結澀腸止痢甄權治鼻洪吐血痔瘻洩精男子水臟冷女子子宮冷大明合王瓜等分爲末湯點二錢服治頭痛宗奭

發明 時珍曰諸土皆能勝濕補脾而白堊土則兼入氣分也

附方 新九

衄血不止 白堊土末五錢井華水調服二服除根瑞竹堂方

水泄不化 日夜不止 白堊煆乾薑炮各一兩楮葉生研二兩爲末糊丸綠豆大每米飲下二十丸普濟方

翻胃吐食 男婦皆治 白善土煆赤以米醋一升淬之再煆再淬醋乾爲度取一兩研乾薑二錢半炮爲末每服一錢調下服至一斤以上爲妙千金翼

卒暴欬嗽 白善土粉白礬一兩爲末薑汁糊丸梧子大臨卧薑湯服二十丸普濟方

風赤爛眼 倒睫拳毛華佗方用白土一兩銅青一錢爲末每以半錢泡湯洗○乾坤生意加焰消半兩爲末湯泡杏仁杵和丸皂子大每用涼水浸一丸洗眼乾坤秘韞

小兒熱丹 白土一分寒水石半兩爲末新水調塗錢乙方

小兒瘑子瘙痒 舊屋梁上刮赤白堊末傅之普濟方

代指腫痛 猪膏和白善土傅之肘後方

臁瘡不乾 白善土煆研末生油調搽集玄方

癥瘕，月閉積聚。本經。陰腫痛，漏下無子，洩痢。別録。療女子血結，澀腸止痢。甄權。治鼻洪吐血，痔瘻洩精，男子水臟冷，女子子宮冷。大明。合王瓜等分，爲末，湯點二錢服，治頭痛。宗奭。

【發明】【時珍曰】諸土皆能勝濕補脾，而白堊土則兼入氣分也。

【附方】新九。衄血不止。白土末五錢，井華水調服，二服除根。瑞竹堂方。水泄不化，日夜不止。白堊煅、乾薑炮各一兩，楮葉生研二兩，爲末，糊丸緑豆大，每米飲下二十丸。普濟方。翻胃吐食。男婦皆治。白善土煅赤，以米醋一升淬之，再煅再淬，醋乾爲度，取一兩研，乾薑二錢半炮，爲末。每服一錢調下，服至一斤以上爲妙。千金翼。卒暴欬嗽。白墡土粉一兩〔一〕、白礬一兩，爲末，薑汁糊丸梧子大，臨卧薑湯服二十丸。普濟方。風赤爛眼，倒睫拳毛。華陀方用白土一兩，銅青一錢，爲末。每以半錢泡湯洗。○乾坤生意。加焰消半兩，爲末，湯泡杏仁杵，和丸皂子大。每用凉水浸一丸，洗眼。乾坤秘韞。小兒熱丹。白土一分，寒水石半兩，爲末，新水調塗。錢乙小兒方。痱子瘙痒。舊屋梁上刮赤白堊末，傅之。普濟方。代指腫痛。豬膏和白善土傅之。肘後方。臁瘡不乾。白善土煅，研末，生油調搽。集玄方。

〔一〕一兩：原脱。今據普濟方卷一百五十八欬嗽門「二白丸」補。

甘土拾遺

【集解】藏器曰：甘土出安西及東京龍門，土底澄取之，洗膩服如灰，水和塗衣，去油垢。【主治】草藥及諸菌毒，熱湯調末服之。藏器

○赤土綱目【氣味】甘，溫

【氣味】甘，溫，無毒。【主治】主湯火傷，研末塗之。時珍

【附方】新三。牙宣疳䘌：赤土、荆芥葉同研，揩之，日三次。普濟方 風疹瘙痒甚不能忍者：赤土研末，空心溫酒服一錢。御藥院方 身面印文：刺破，以醋調赤土薄之，乾又易，以黑滅爲度。千金方

黃土拾遺

【釋名】藏器曰：張司空言：三尺以上曰糞，三尺以下曰土。凡用當去上惡物，勿令入客水。

【氣味】甘，平，無毒。藏器曰：土氣久觸，令人面黃。掘土犯地脉，令人上氣身腫。掘土犯神殺，令人生腫毒。

【主治】洩痢冷熱赤白，腹內熱毒絞結痛，下血。取乾土，水煮三五沸，絞去滓，暖服一二升。又解諸藥毒、中肉毒、合口椒毒、野菌毒。藏器

甘土拾遺

【集解】【藏器曰】甘土出安西及東京龍門，土底澄取之。洗膩服如灰。水和塗衣，去油垢。

【主治】草藥及諸菌毒，熱湯調末服之。藏器。

赤土綱目

【氣味】甘，温，無毒。【主治】主湯火傷，研末塗之。時珍。

【附方】新三。牙宣疳䘌。赤土、荆芥葉同研，揩之，日三次。普濟方。風疹瘙痒甚不能忍者。赤土研末，空心温酒服一錢。御藥院方。身面印文。刺破，以醋調赤土薄之，乾又易，以黑滅爲度。千金方。

黄土拾遺

【釋名】【藏器曰】張司空言：三尺以上曰糞，三尺以下曰土。凡用當去上惡物，勿令入客水。

【氣味】甘，平，無毒。【藏器曰】土氣久觸，令人面黄。掘土犯地脉，令人上氣身腫。掘土犯神殺，令人生腫毒。

【主治】洩痢冷熱赤白，腹内熱毒絞結痛，下血，取乾土水煮三五沸，絞去滓，暖服一二升。又解諸藥毒，中肉毒，合口椒毒，野菌毒。藏器。

【發明】時珍曰：按劉跂錢乙傳云：元豐中，皇子儀國公病瘈瘲，國醫未能治。長公主舉乙入，進黃土湯而愈。神宗召見，問黃土愈疾之狀。乙對曰：以土勝水，水得其平，則風自退爾。上悅，擢太醫丞。又夷堅志云：吳少師得疾，數月消瘦，每日飲食入咽，如萬蟲攢攻，且癢且痛，皆以為勞瘵。迎明醫張鋭診之。鋭令明旦勿食，遣卒詣十里外取行路黃土至，以溫酒二升攪之，投藥百粒，飲之。覺痛幾不堪，及登溷，下馬蝗千餘宛轉，其半已困死。吳亦憊甚，調理三日乃安。因言夏月出師燥渴，飲澗水一盃，似有物入咽，遂得此病。鋭曰：蟲入人臟，勢必孳生，饑則聚咂精血，飽則散處臟腑。苟知殺之而不能掃取，終無益也。是以請公枵腹以誘之。蟲久不得土味，又喜酒，故乘饑畢集，一洗而空之。公大喜，厚賂謝之，以禮遣歸。

【附方】舊二，新十二。

小兒喫土用乾黃土一塊研末，濃煎黃連湯調下。救急方

烏沙驚風小兒驚風，遍身都烏者。急推向下，將黃土一碗搗末，入久醋一鍾，炒熱包定熨之，引下至足，刺破為妙。小兒秘訣

卒患心痛畫地作五字，撮取中央土，水和一升服，良。陳藏器本草

目卒無見黃土攪水中，澄清洗之。肘後方

牛馬肉毒及肝毒。取好土三升，水煮清一升服，即愈。一方入頭髮寸截和之，髮皆貫肝而出也。肘後方

肉痔痛腫朝陽黃土、黃連末、皮消各一兩，用豬膽汁同研如泥，每日旋丸棗大，納入肛內，過一夜，隨大便去之。內服烏梅黃連二味丸藥。孫氏集效方

顛撲欲死一切傷損，從高墜下，及木石所迮，落馬撲車，瘀血凝滯，氣

【發明】【時珍曰】按劉跂錢乙傳云：元豐中，皇子儀國公病瘛瘲，國醫未能治，長公主舉乙入，進黄土湯而愈。神宗召見，問黄土愈疾之狀。乙對曰：以土勝水，木〔一〕得其平，則風自退爾。上悦，擢太醫丞。又夷堅志云：吴少師得疾，數月消瘦，每日飲食入咽，如萬蟲攢攻，且痒且痛〔二〕，皆以爲勞瘵，迎明醫張鋭診之。鋭令明旦勿食，遣卒詣十里外，取行路黄土至，以温酒二升攪之，投藥百粒，飲之，覺痛，幾不堪。及登溷，下馬蝗千餘宛轉，其半已困死。吴亦憊甚，調理三日乃安。因言夏月出師，燥渴，飲澗水一盃，似有物入咽，遂得此病。鋭曰：蟲入人臟，勢必孳生，饑則聚咂精血，飽則散處臟腑。苟知殺之而不能掃取，終無益也。是以請公枵腹以誘之，蟲久不得土味，又喜酒，故乘飢畢集，一洗而空之。公大喜，厚賂謝之，以禮送歸。

【附方】舊二，新十。**小兒喫土。**用乾黄土一塊，研末，濃煎黄連湯調下。救急方。**烏沙驚風。**小兒驚風，遍身都烏者。急推向下，將黄土一盌，搗末，入久醋一鍾，炒熱包定熨之，引下至足，刺破爲妙。小兒秘訣。**卒患心痛。**畫地作五字，撮取中央土，水和一升服，良。陳藏器本草。**目卒無見。**黄土攪水中，澄清洗之。肘後方。**牛馬肉毒**及肝毒。取好土三升，水煮清一升服，即愈。一方：入頭髮寸截和之，髮皆貫肝而出也。肘後方。**内〔三〕痔痛腫。**朝陽黄土、黄連末、皮消各一兩，用猪膽汁同研如泥，每日旋丸棗大，納入肛内，過一夜，隨大便去之。内服烏梅、黄連二味丸藥。孫氏集效方。**攧撲欲死。**一切傷損，從高墜下及木石所迮，落馬撲車，淤血凝滯，氣

〔一〕木：原作「水」。今據小兒藥證直訣後附錢仲陽傳改。
〔二〕痛：原作「病」。今據醫説卷五諸蟲改。
〔三〕内：原作「肉」。今據万應方卷三瘡科改。

温欲死者亦活用净土五升蒸熱以故布重裹作二包更互熨之勿大熱恐破肉取痛止則已神效之方孫真人千金方

杖瘡未破乾黄土末童尿入雞子清調塗刷上乾即上隨以熱水洗去復刷復洗數十次以紫轉紅爲度仍刷兩腋以防血攻陰也再生方

湯火傷灼竈額黄土塗之談野翁方

蜈蚣螫傷畫地作王字内取上摻之即愈集簡方

蜂蟻叮螫反手取地上土傅之或入醋調千金方

蠼螋尿瘡畫地作蠼螋形以刀細取腹中土唾和塗之再塗即愈孫真人云予得此疾經五六日不愈或教此法遂瘳乃知萬物相感莫曉其由也千金方

鑄鍾黄土拾遺主治卒心痛疰忤惡氣温酒服一錢藏器

鑄鏵鉏孔中黄土拾遺主治丈夫陰囊濕癢及陰汗細末撲之藏器

東壁土別錄下品

氣味甘温無毒主治下部瘡脱肛別錄止洩痢霍亂煩悶藏器温瘧點目去瞖同蜆殼爲末傅豌豆瘡甄權療小兒風臍弘景摩乾

絶[一]欲死者，亦活。用净土五升蒸熱，以故布重裹作二包，更互熨之。勿大熱，恐破肉，取痛止則已，神效之方。孫真人千金方。杖瘡末破。乾黄土末，童尿入鷄子清調，塗刷上，乾即上，隨以熱水洗去，復刷復洗，數十次，以紫轉紅爲度。仍刷兩胯，以防血攻陰也。攝生方。湯火傷灼。醋調黄土，塗之。談野翁方。蜈蚣螫傷。畫地作王字，内取土摻之，即愈。集簡方。蜂蟻叮螫。反手取地上土傅之。或入醋調。千金方。蠼螋尿瘡。畫地作蠼螋形，以刀細取腹中土，唾和塗之，再塗即愈。孫真人云：予得此疾，經五六日不愈，或教此法，遂瘳。乃知萬物相感，莫曉其由也。千金方。

鑄鍾黄土拾遺。【主治】卒心痛，疰忤惡氣，温酒服一錢。藏器。

鑄鏵鉏孔中黄土拾遺。【主治】丈夫陰囊濕痒及陰汗，細末撲之。藏器。

東壁土別録下品

【氣味】甘，温，無毒。【主治】下部瘡，脱肛。別録。止泄痢，霍亂煩悶。藏器。温瘧，點目去瞖。同蜆殻爲末，傅豌豆瘡。甄權。療小兒風臍。弘景。摩乾、

[一]絶：原爲墨丁。今據千金方卷二十五備急方補。

濕二癬極效蘇恭

發明弘景曰此屋之東壁上土也常先見日故爾又可除油垢衣勝石灰滑石頌曰取其向陽久乾也宗奭曰久乾之說不然蓋東壁先得太陽真火烘炙故治瘟瘧初出少火之氣壯及當午則壯火之氣衰故不用南壁而用東壁時珍曰昔一女忽嗜河中汙泥日食數盌玉田隱者以壁間敗土調水飲之遂愈又凡脾胃濕多吐瀉霍亂者以東壁土新汲水攪化澄清服之即止蓋脾主土喜燥而惡濕故取太陽真火所照之土引真火生發之氣補土而勝濕則吐瀉自止也嶺南方治瘴瘧香椿散內用南壁土近方治反胃嘔吐用西壁土者或取太陽離火所照之氣或取西方收斂之氣然皆不過借氣補脾胃也

附方舊三新九急心痛五十年陳壁土枯礬二錢為末蜜丸艾湯服集玄方霍亂煩悶向陽壁土煮汁服聖濟錄藥毒煩悶欲死者東壁土調水三升頓飲之肘後方解烏頭毒不拘川烏草烏毒用多年陳壁土泡湯服之冬水亦可通變要法六畜肉毒東壁土末水服一錢即安集玄方目中翳膜東壁土細末日點之淚出佳肘後方肛門凸出故屋東壁上土一升研末以長皂莢炙挹末粉之仍炙皂莢更互熨之外臺秘要痱子瘙癢乾壁土末傅之隨手愈普濟方耳瘡唇

濕二癖，極效。蘇恭。

【發明】【弘景曰】此屋之東壁上土也，常先見日故爾。又可除油垢衣，勝石灰、滑石。【藏器曰】取其向陽久乾也。【宗奭曰】久乾之説不然。蓋東壁先得太陽真火烘炙，故治瘟疫。初出少火之氣壯，及當午則壯火之氣衰，故不用南壁而用東壁。【時珍曰】昔一女，忽嗜河中污泥，日食數盌。玉田隱者以壁間敗土調水飲之，遂愈。又凡脾胃濕多，吐瀉霍亂者，以東壁土，新汲水攪化，澄清服之，即止。蓋脾主土，喜燥而惡濕，故取太陽真火所照之土，引真火生發之氣，補土而勝濕，則吐瀉自止也。嶺南方治瘴瘧香椿散内用南壁土，近方治反胃嘔吐用西壁土者，或取太陽離火所照之氣，或取西方收斂之氣，然皆不過借氣補脾胃也。

【附方】舊三，新九。急心痛。五十年陳壁土、枯礬各[一]二錢，爲末，蜜丸，艾湯服。集玄方。霍亂煩悶。向陽壁土，煮汁服。聖濟録。藥毒煩悶欲死者。東壁土調水三升，頓飲之。肘後方。解烏頭毒。不拘川烏、草烏毒，用多年陳壁土泡湯服之。冷水亦可。通變要法。六畜肉毒。東壁土末，水服一錢，即安。集玄方。目中翳膜。東壁土細末，日點之，淚出佳。肘後方。肛門凸出。故屋東壁上土一升，研末，以長皂莢挹末，粉之，仍炙皂莢，更互熨之。外臺秘要。痱子瘙痒。乾壁土末傅之，隨手愈。普濟方。耳瘡唇

〔一〕各：原脱。今據張本補。

瘡東壁土和胡粉傅之。救急方

瘰癧破經年膿水不絕用百年茅屋廚中壁上土爲末入輕粉調傅半月即乾愈。永類方

諸般惡瘡拔毒散東墻上土大黃等分爲末用無根井華水調搽乾再上。瑞竹堂方

發背癰節多年烟熏壁土黃蘗等分爲末薑汁拌調攤貼之更以茅香湯調服一錢匕。經驗方

太陽土 綱目

【主治】人家動土犯禁主小兒病氣喘但按九宮看太陽在何宮取其土煎湯飲之喘即定。時珍○出正傳

【附錄】執日天星上土藏器曰取和薰草栢葉以塗門戶方一尺令盜賊不來

執日六癸上土時珍曰抱朴子云常以執日取六癸上土市南門土歲破土月建土合作人着朱鳥地上辟盜

二月上壬日土藏器曰泥屋之四角宜蠶

清明日戊上土時珍曰同狗毛作泥塗房戶內孔穴蛇鼠諸蟲永不入

神后土時珍曰逐月旦日取泥屋之四角及塞鼠穴一年鼠皆絕迹此李處士禁鼠法也神后正月起申順行十

瘡。東壁土和胡粉傅之。救急方。瘻破經年，膿水不絶。用百年茅屋厨中壁土爲末，入輕粉調傅，半月即乾，愈。永類方。諸般惡瘡。拔毒散：東墻上土、大黄等分，爲末，用無根井華水調搽，乾再上。瑞竹堂方。發背癰癤[一]。多年烟熏壁土、黄蘗等分，爲末，薑汁拌調，攤貼之，更以茅香湯調服一錢匕。經驗方。

太陽土 綱目

【主治】人家動土犯禁，主小兒病氣喘，但按九宫，看太陽在何宫，取其土煎湯飲之，喘即定。時珍。○出正傳。

【附録】執日天星上土。【藏器曰】取和薰草、柏葉，以塗門户，方一尺，令盗賊不來。

執日六癸上土。【時珍曰】抱朴子云：常以執日取六癸上土、市南門土、歲破土、月建土，合作人，着朱鳥地上，辟盗。

二月上壬日土。【藏器曰】泥屋之四角，宜蠶。

清明日戌上土。【時珍曰】同狗毛作泥，塗房户内孔穴，蛇鼠諸蟲永不入。

神后土。【時珍曰】逐月旦日取泥屋之四角及塞鼠穴，一年鼠皆絶迹，此李處士禁鼠法也。神后，正月起申順行十

〔一〕癤：原作「節」，今據證類卷五東壁土改。

二辰

天子耤田三推犁下土拾遺

【釋名】時珍曰月令天子以元日祈穀于上帝親載耒耜率三公九卿諸侯大夫躬耕天子三推三公五推卿諸侯九推反執爵于太寢命曰勞酒

【主治】水服主驚悸癲邪安神定魄强志藏之入官不懼利見大官宜婚市王者封禪五色土次之藏器

【附錄】社稷壇土 藏器曰牧宰臨官自取塗門戶令盜賊不入境也

春牛土 藏器曰收角上土置戶上令人宜田時珍曰宋時立春日進春牛御藥院取牛睛以充眼藥令人鞭春時庶民爭取牛土云宜蠶取土撒簷下云辟蚰蜒

富家土 藏器曰七月丑日取中庭土泥竈令人富勿令人知時珍曰除日取富家田中土泥竈招吉

亭部中土 時珍曰取作泥塗竈水火盜賊不經塗屋四角鼠不食蠶塗倉囷鼠不食稻塞穴百日鼠皆絶去出陰陽雜書云

道中熱土拾遺

二辰。

天子耤〔一〕田三推犁下土拾遺

【釋名】【時珍曰】月令：天子以元日祈穀于上帝，親載耒耜，率三公九卿、諸侯大夫躬耕。天子三推，三公五推，卿、諸侯九推。反，執爵于太寢，命曰勞酒。

【主治】水服，主驚悸癲邪，安神定魄强志。藏之，入宫不懼，利見大官，宜婚市。王者封禪，五色土次之。藏器。

【附録】社稷壇土。【藏器曰】牧宰臨官，自取塗門户，令盜賊不入境也。春牛土。【藏器曰】收角上土置户上，令人宜田。【時珍曰】宋時，立春日進春牛，御藥院取牛睛以充眼藥。今人鞭春時，庶民争取牛土，云宜蠶。取土撒簷下，云辟蚰蜒。富家土。【藏器曰】七月五日，取中庭土泥竈，令人富。勿令人知。【時珍曰】除日取富家田中土泥竈，招吉。亭部中土。【時珍曰】取作泥塗竈，水火盜賊不經。塗屋四角，鼠不食蠶。塗倉困，鼠不食稻。塞穴百日，鼠皆絶去。出陰陽雜書云。

道中熱土拾遺

〔一〕耤：原作「藉」。今據本卷目録改。耤，專指帝王亲自耕種田地。

主治夏月暍死以土積心口少冷卽易氣通則甦藏器亦可以熱土圍臍旁令人尿臍中仍用熱土大蒜等分搗水去滓灌之卽活時珍

十字道上土主治主頭面黃爛瘡同竈下土等分傅之時珍

車輦土拾遺

主治惡瘡出黃汁取鹽車邊脂角上土塗之藏器行人暍死取車輪土五錢水調澄清服一盞卽甦又小兒初生無膚色赤因受胎未得土氣也取車輦土碾傅之三日後生膚時珍

市門土拾遺

釋名時珍曰日中爲市之處門柵也

主治婦人易產入月帶之產時酒服一錢藏器

戶限下土拾遺

【主治】夏月暍死，以土積心口，少冷即易，氣通則甦。藏器。亦可以熱土圍臍旁，令人尿臍中。仍用熱土、大蒜等分，搗水，去滓灌之，即活。時珍。

十字道上土。【主治】主頭面黄爛瘡，同竈下土等分，傅之。時珍。

車輦土 拾遺

【主治】惡瘡出黄汁，取鹽車邊脂角上土塗之。藏器。行人暍死，取車輪土五錢，水調，澄清。服一盌即甦。又小兒初生無膚，色赤，因受胎未得土氣也。取車輦土碾傅之，三日後生膚。時珍。

市門土 拾遺

【釋名】【時珍曰】日中爲市之處門栅也。

【主治】婦人易産，入月帶之。産時，酒服一錢。藏器。

户限下土 拾遺

【釋名】時珍曰：限，即門閾也。

【主治】産後腹痛，熱酒服一錢。又治吹奶，和雄雀糞，暖酒服方寸匕。藏器

千步峰 綱目

【集解】時珍曰：此人家行步地上高起土也。乃人往來鞋履沾積而成者。技家言人宅有此，主興旺。

【主治】便毒初發，用生薑蘸醋磨泥，塗之。時珍

鞋底下土 拾遺

【主治】適他方不伏水土，刮下和水服，即止。藏器

柱下土 拾遺

【主治】腹痛暴卒，水服方寸匕。藏器　胎衣不下，取宅中柱下土研末，雞子清和服之。思邈

牀腳下土 拾遺

【釋名】【時珍曰】限，即門閾也。

【主治】産後腹痛，熱酒服一錢。又治吹奶，和雄雀糞，暖酒服方寸匕。藏器。

千步峰 綱目

【集解】【時珍曰】此人家行步地上高起土也，乃人往來鞋履沾積而成者。技家言人宅有此，主興旺。

【主治】便毒初發，用生薑蘸醋磨泥塗之。時珍。

鞋底下土 拾遺

【主治】適他方不伏水土，刮下，和水服，即止。藏器。

柱下土 拾遺

【主治】腹痛暴卒，水服方寸匕。藏器。胎衣不下，取宅中柱下土，研末，鷄子清和服之。思邈。

牀脚下土 拾遺

主治猘犬咬，和水傅之，灸七壯。藏器

燒尸場上土 綱目

主治邪瘧，取帶黒土同葱擣作丸，塞耳中，或繫膊上，即止。男左女右。時珍

附方 新四。好魘多夢：燒人灰置枕中、履中，自止。本草拾遺。尸厥卒死不知人者：燒尸場土二三錢，擂細，湯泡灌之，即活。如無，以竈心土代之。向氏方。小兒夜啼：燒尸場土置枕邊。集簡方。脚底多汗：燒人場上土鋪于鞋底內，蹉之，灰亦可。集玄方

冢上土 拾遺

主治瘟疫。五月一日取土或磚石，入瓦器中，埋著門外階下，合家不患時氣。又正旦取古冢磚呪懸大門上，一年無疫疾。藏器

附方 新一。腸癰：死人冢上土作泥塗之，良。千金方

【主治】猘犬咬，和水傅之，灸七壯。藏器。

燒尸塲上土 綱目

【主治】邪瘧，取帶黑土同葱搗作丸塞耳，或繫膊上，即止。男左女右。時珍。

【附方】新四。好魘多夢。燒人灰，置枕中、履中，自止。本草拾遺。尸厥卒死。不知人者，燒尸塲土二三錢，擂細，湯泡灌之，即活。如無，以竈心土代之。何氏方。小兒夜啼。燒尸塲土，置枕邊。集簡方。脚底多汗。燒人塲上土，鋪于鞋底内蹉之。灰亦可。集玄方。

塚上土 拾遺

【主治】瘟疫。五月一日，取土或磚石，入瓦器中，埋着門外階下，合家不患時氣。又正旦取古塚磚，咒懸大門上，一年無疫疾。藏器。

【附方】新一。腸癰。死人塚上土，作泥塗之，良。千金方。

桑根下土（拾遺）

【主治】中惡風惡水石肉腫者，水和傅上，炙二三十壯，熱氣透入即平。（藏器）

胡燕窠土（拾遺）

【主治】無毒。同屎作湯浴小兒，去驚邪。（弘景）主風瘙癮疹及惡刺瘡，浸淫瘑瘡遍身，至心者死，並水和傅之，三兩日瘥。（藏器）治口吻白禿諸瘡。（時珍）

【附方】舊三，新八。

濕瘑疥瘡：胡燕窠大者，用托子處土為末，以淡鹽湯洗拭，乾傅之，日一上。（小品方）

黃水肥瘡：燕窠土一分，麝香半分，研傅之。（善濟方）

浸淫濕瘡：發於心下者，不早治殺人。用胡燕窠中土，研末，水和傅之。（葛氏）

口角爛瘡：燕窠泥傅之，良。（救急方）

白禿頭瘡：百年屋下燕窠泥、螺螄窠，研末，剃後麻油調搽。（聖濟錄）

蠼螋尿瘡：遶身汁出，以燕窠中土和猪脂、苦酒傅之。（外臺秘要）

瘭疽惡瘡：著手足肩背，累累如赤豆，出汁。剃痂，以溫醋米泔洗淨，用胡燕窠土和百日男兒屎傅之。（千金方）

皮膚中

桑根下土拾遺

【主治】中惡風惡水而肉腫者，水和傅上，灸二三十壯，熱氣透入，即平。藏器。

胡燕窠土拾遺

【主治】無毒。同屎作湯，浴小兒，去驚邪。弘景。主風瘙癮疹及惡刺瘡，浸淫瘑瘡遍身，至心者死，並水和傅之，三兩日瘥。藏器。治口吻、白禿諸瘡。時珍。

【附方】舊三，新八。濕瘑疥瘡。胡燕窠大者，用抱〔一〕子處土，爲末，以淡鹽湯洗拭，乾傅之，日一上。小品方。黄水肥瘡。燕窠土一分，麝香半分，研傅之。普〔二〕濟方。浸淫濕瘡，發於心下者，不早治殺人。用胡燕窠中土，研末，水和傅。葛氏。口角爛瘡。燕窠泥傅之，良。救急方。白禿頭瘡。百年屋下燕窠泥、蠮螉窠，研末，剃後麻油調搽。聖濟録。蠼螋尿瘡，遶身汁出。以燕窠中土和豬脂、苦酒，傅之。外臺秘要。瘭疽惡瘡，着手足肩背，累累如赤豆，出汁。剥痂，以温醋、米泔洗净，用胡燕窠土和百日男兒屎，傅之。千金方。皮膚中

〔一〕抱：原作「托」。今據聖惠方卷六十五治瘑瘡諸方改。
〔二〕普：原作「善」。今據普濟方卷三百六十五嬰孩唇舌口齒咽喉門「口瘡等疾」改。

痛名瘡疰用醋和燕窠土傅之千金方　風瘙癮疹胡燕窠土水和傅之千金方　小兒丹毒向陽燕窠土爲末鷄子白和傅衛生易簡方　一切惡瘡燕窠内外泥糞研細油調搽之一加黄蘗末瑞竹堂方

百舌窠中土拾遺

主治蚯蚓及諸惡蟲咬瘡醋調傅之藏器

土蜂窠拾遺

釋名蠮螉窠時珍曰即細腰蜂也

氣味甘平無毒主治癰腫風頭別錄小兒霍亂吐瀉炙研乳汁服一錢聖惠醋調塗腫毒及蜘蛛咬藏器醋調塗蜂蠆毒宗奭治丁腫乳蛾婦人難產時珍

附方新六　女人難產土蜂兒窠水泡湯飲之取時逢單是男雙是女最驗婦人良方　腫毒焮痛陳藏器本草用醋和泥蜂窠塗之○直指方加川烏頭等分云未結則散已結則破也　丁瘡腫痛土蜂窠煅

痛，名癥疰。用醋和燕窠土傅之。千金方。風瘙癮疹。胡燕窠土，水和傅之〔一〕。千金方。小兒丹毒。向陽燕窠土，爲末，鷄子白和傅。衛生易簡方。一切惡瘡。燕窠内外泥糞研細，油調搽。一加黄蘗末。瑞竹堂方。

百舌窠中土 拾遺

【主治】蚯蚓及諸惡蟲咬瘡，醋調傅之。藏器。

土蜂窠 拾遺

【釋名】蠮螉窠。【時珍曰】即細腰蜂也。

【氣味】甘，平，無毒。【主治】癰腫風頭。别録。小兒霍亂吐瀉，炙研，乳汁服一錢。聖惠。醋調塗腫毒及蜘蛛咬。藏器。醋調塗蜂蠆毒。宗奭。治丁腫乳蛾，婦人難産。時珍。

【附方】新六。女人難産。土蜂兒窠，水泡湯飲之。取時逢單是男，雙是女，最驗。婦人良方。腫毒焮痛。陳藏器本草用醋和泥蜂窠塗之。○直指加川烏頭等分，云未結則散，已結則破也。丁瘡腫痛。土蜂窠煅，

〔一〕之：下原衍「傅」字。今據千金方卷二十二癰腫毒方删。

蛇皮燒等分，酒服一錢。直指方

咽喉乳蛾：土蜂窠一箇，爲末。先用楮葉擦破病人舌，令血出，以醋和末，用翎點之，令痰涎出爲效。後扁竹根擂水服數口，取利。瑞竹堂方

手足發指：毒痛不可忍。用壁間泥蜂窠爲末，入乳香少許，研勻，以醋調塗，乾即以醋潤之。奇效方

蠼螋尿瘡：螟蛉窠，水調傅之。集玄方

蜣螂轉丸拾遺

【釋名】土消。藏器曰：此蜣螂所推丸也。藏在土中，掘地得之，正圓如人捻作，彌久者佳。

【氣味】鹹，苦，大寒，無毒。

【主治】湯淋絞汁服，療傷寒時氣，黃疸煩熱，及霍亂吐瀉。燒存性，酒服，治項癭。塗一切瘻瘡。藏器

鬼屎拾遺

【集解】藏器曰：生陰濕地，如屎，亦如地錢，黃白色。

【主治】人馬反花瘡，刮取和油塗之。藏器

鼠壤土拾遺

【釋名】時珍曰：柔而無塊曰壤。

蛇皮燒，等分，酒服一錢。直指方。咽喉乳蛾。土蜂窠一箇，爲末。先用楮葉擦破病人舌，令血出，以醋和末，用翎點之，令痰涎出爲效。

後用[一]扁竹根擂水服數口，取利。瑞竹堂方。手足發指，毒痛不可忍。用壁間泥蜂窠爲末，入乳香少許，研勻，以醋調塗，乾即以醋潤之。

奇效方。蠼螋尿瘡。螟蛉窠，水調傅之。集玄方。

蜣蜋轉丸 拾遺

【釋名】土消。【藏器曰】此蜣蜋所推丸也。藏在土中，掘地得之，正圓如人捻作，彌久者佳。

【氣味】鹹，苦，大寒，無毒。【主治】湯淋絞汁服，療傷寒時氣，黃疸煩熱及霍亂吐瀉。燒存性酒服，治項癭。塗一切瘻瘡。藏器。

鬼屎 拾遺

【集解】【藏器曰】生陰濕地，如屎，亦如地錢，黃白色。

【主治】人、馬反花瘡，刮取，和油塗之。藏器。

鼠壤土 拾遺

【釋名】【時珍曰】柔而無塊曰壤。

〔一〕用：原脱。今據瑞竹堂方卷十一咽喉門補。

【主治】中風筋骨不隨，冷痺骨節疼，手足拘急，風掣痛，偏枯死肌，多收曝乾，蒸熱，袋盛，更互熨之。藏器 小兒尿和，塗丁腫。思邈

鼢鼠壤土 拾遺

【集解】藏器曰：此是田中尖觜小鼠，陰穿地中，不能見日。

【主治】鬼疰氣痛，秫米泔汁和作餅，燒熱綿裹熨之。又主腫毒，和醋傅之，極效。藏器 孕婦腹內鍾鳴，研末二錢，麝香湯下，立愈。

補　珍

屋內壖下蟲塵土 拾遺

【釋名】時珍曰：壖音軟，平聲。河邊地及垣下地皆謂之壖。

【主治】惡瘡久不乾，油調傅之。藏器

蟻垤土 拾遺

【釋名】蟻封 時珍曰：垤音迭，高起也。封，聚土也。

【主治】中風筋骨不隨，冷痺骨節疼，手足拘急，風掣痛，偏枯死肌，多收曝乾，蒸熱袋盛，更互熨之。藏器。小兒尿和，塗丁腫。思邈。

鼢鼠壤土拾遺

【集解】【藏器曰】此是田中尖嘴小鼠也。陰穿地中，不能見日。

【主治】鬼疰氣痛，秫米泔汁和作餅，燒熱綿裹熨之。又主腫毒，和醋傅之，極效。藏器。孕婦腹内鍾鳴，研末二錢，麝香湯下，立愈。時珍。

屋内壖下蟲塵土拾遺

【釋名】【時珍曰】壖音軟，平聲。河邊地及垣下地，皆謂之壖。

【主治】惡瘡久不乾，油調傅之。藏器。

蟻垤土拾遺

【釋名】蟻封。【時珍曰】垤音迭，高起也。封，聚土也。

主治狐刺瘡，取七粒和醋搽。又死胎在腹及胞衣不下，炒三升，囊盛搨心下，自出也。藏器

白蟻泥綱目

主治惡瘡腫毒，用松木上者，同黃丹各炒黑，研，和香油塗之，取愈乃止。時珍

蚯蚓泥綱目

釋名蚓螻音婁六一泥

氣味甘、酸，寒，無毒。主治赤白久熱痢，取一升炒煙盡，沃汁半升，濾淨飲之。藏器 小兒陰囊忽虛熱腫痛，以生甘草汁入輕粉末調塗之。以鹽研傅瘡，去熱毒及蛇犬傷。日華 傅狂犬傷，出犬毛，神效。蘇恭

附方舊八新十七

斷截熱瘧 邵氏青囊方用五月五日午時取蚯蚓糞，以麪和丸梧子大，朱砂爲衣，每

【主治】狐刺瘡，取七粒和醋搽。又死胎在腹及胞衣不下，炒三升，囊盛，搨心下，自出也。藏器。

白蟻泥 綱目

【主治】惡瘡腫毒，用松木上者，同黄丹各炒黑，研，和香油塗之，取愈乃止。時珍。

蚯蚓泥 綱目

【釋名】蚓螻、音婁。六一泥。

【氣味】甘、酸，寒，無毒。【主治】赤白久熱痢，取一升，炒煙盡，沃汁半升，濾净飲之。藏器。小兒陰囊忽虚熱腫痛，以生甘草汁入輕粉末調塗之。以鹽研傅瘡，去熱毒及蛇犬傷。日華。傅狂犬傷，出犬毛，神效。蘇恭。

【附方】舊五，新十七。斷截熱瘧。邵氏青囊方用五月五日午時取蚯蚓糞，以麪和丸梧子大，朱砂爲衣。每

服三丸無根水下忌生冷即止皆效或加菖蒲末獨頭蒜同丸

傷寒譫語蚯蚓屎涼水調服簡便方

小便不通蚯蚓糞朴硝等分水和傅臍下即通皆效方

小兒吐乳取田中地龍糞一兩研末空心以米湯服半錢不過二三服效聖惠方

小兒卵腫地龍糞以薄荷汁和塗之危氏得效方

婦人吹乳用韭地中蚯蚓屎研細篩過米醋調厚傅乾則換三次即愈涼水調亦可藺氏經驗方

時行腮腫柏葉汁調蚯蚓泥塗之丹溪方

一切丹毒水和蚯蚓泥傅之外臺

脚心腫痛因久行久立致者以水和蚯蚓糞厚傅一夕即愈永類鈐方

耳後月蝕燒蚯蚓糞豬脂和傅子母秘錄

聤耳出水成瘡蚯蚓糞為末傅之并吹入千金方

齒齗宣露蚯蚓泥水和成團煅赤研末臘豬脂調傅之日三千金方

咽喉骨哽五月五日午時韭畦中面東勿語收蚯蚓泥取之每用少許擦喉外其骨自消名六一泥

蜈蚣螫傷蚯蚓泥傅之效集効方

金瘡困頓蚯蚓屎末水服方寸匕日三服千金方

解射罔毒蚯蚓屎末井水服二方寸匕千金方

吐血不止石榴根下地龍糞研末新汲水服三錢聖惠方

反胃轉食地龍糞一兩木香三錢大黃七錢為末每服五錢無根水調服忌煎煿酒醋椒薑熱物一二服其效如神邵真人經驗方

燕窩生瘡韭地曲蟮屎米泔水和煅過入百草霜等分研末香油調塗之摘玄方

小兒

服三丸，無根水下，忌生冷，即止，皆效。或加菖蒲末、獨頭蒜同丸。**傷寒譫語**。蚯蚓屎凉水調服。簡便方。**小便不通**。蚯蚓糞、朴硝等分，水和傅臍下，即通。皆效方。**小兒吐乳**。取田中地龍糞一兩，研末，空心以米湯服半錢，不過二三服效。聖惠方。**小兒卵腫**。地龍糞，以薄荷汁和塗之。危氏得效方。**婦人吹乳**。用韭地中蚯蚓屎，研細篩過，米醋調，厚傅，乾則換，三次即愈。凉水調亦可。藺氏經驗方。**時行腮腫**。柏葉汁調蚯蚓泥塗之。丹溪方。**一切丹毒**。水和蚰蜒泥傅之。外臺。**脚心腫痛因久行久立致者**。以水和蚯蚓糞厚傅，一夕即愈。永類鈐方。**耳後月蝕**。燒蚯蚓糞，豬脂和傅。子母秘録。**聤耳出水**成瘡。蚯蚓糞爲末傅之，并吹入。千金方。**齒齗宣露**。蚯蚓泥水和成團，煆赤，研末，臘豬脂調傅之，日三。千金方。**咽喉骨哽**。五月五日午時韭畦中，面東勿語，取蚯蚓泥藏〔一〕之，每用少許，搽喉外，其骨自消，名六一泥。**蜈蚣螫傷**。蚯蚓泥傅之，效。集效方。**金瘡困頓**。蚯蚓屎末，水服方寸匕，日三服。千金方。**解射罔毒**。蚯蚓屎末，井水服二方寸匕。千金方。**吐血不止**。石榴根下地龍糞，研末，新汲水服三錢。聖惠。**反胃轉食**。地龍糞一兩，木香三錢，大黄七錢，爲末，每服五錢，無根水調服，忌煎煿、酒、醋、椒、薑、熱物，一二服，其效如神。邵真人經驗方。**燕窩生瘡**。韭地曲蟮屎，米泔水和，煆過，入百草霜等分，研末，香油調塗之。摘玄方。**小兒**

〔一〕藏：原作「取」。今據遵生八牋卷四四時調攝牋引呂公語改。

頭熱鼻塞不通濕地龍糞捻餅貼足臁爛瘡韭地蚯蚓泥乾
豆熱顖上日數易之聖惠方研入輕粉清油
調傅○外腎生瘡蚯蚓屎二分綠豆粉一分水研
便民圖塗之乾又上之便民圖纂

螺螄泥綱目

主治性涼主反胃吐食取螺螄一斗水浸取泥晒乾每服一
錢火酒調下時珍

白鱓泥綱目

主治火帶瘡水洗取泥炒研香油調傅時珍

豬槽上垢土拾遺

主治難產取一合和麪半升烏豆二十顆煮汁服藏器火燄丹
毒赤黑色取槽下泥傅之乾又上時珍

犬尿泥綱目

主治妊娠傷寒令子不落塗腹上乾即易時珍

頭熱，鼻塞不通。濕地龍糞捻餅，貼顖上，日數易之。聖惠方。足臁爛瘡。韭地蚯蚓泥，乾研，入輕粉，清油調傅。○便民圖纂〔一〕。外腎生瘡。蚯蚓屎二分，緑豆粉一分，水研塗之，乾又上之。便民圖纂。

螺螄泥綱目

【主治】性涼。主反胃吐食，取螺螄一斗，水浸，取泥晒乾，每服一錢，火酒調下。時珍。

白鱓泥綱目

【主治】火帶瘡，水洗取泥炒研，香油調傅。時珍。

豬槽上垢土拾遺

【主治】難産，取一合和麪半升，烏豆二十顆，煮汁服。藏器。火焰丹毒赤黑色，取槽下泥傅之，乾又上。時珍。

犬尿泥綱目

【主治】妊娠傷寒，令子不落，塗腹上，乾即易。時珍。

〔一〕纂：原脱。據卷一引據古今經史百家書目補。

驢尿泥拾遺

〔主治〕蜘蛛咬，傅之。藏器

尿坑泥綱目

〔主治〕蜂蠍諸蟲咬，取塗之。時珍

糞坑底泥綱目

〔主治〕發背諸惡瘡，陰乾爲末，新水調傅，其痛立止。時珍

〔附方〕新一。丁腫糞下土、蟬蛻、全蠍等分，搗作錢大餅，香油煎滚，温服。以滓傅瘡四圍，丁自出也。聖濟總録

簷溜下泥綱目

〔主治〕豬咬，蜂螫，蟻叮，蛇傷毒，並取塗之。又和羊脂塗腫毒，丹毒。時珍

〔附方〕新一。蠍蠆螫叮　蠍有雌雄，雄者痛在一處，以井底泥封之；乾則易。雌者痛牽諸處，以瓦溝下泥封之。若無雨，以新汲水從屋上淋下，取泥。肘後方

驢尿泥拾遺

【主治】蜘蛛咬，傅之。藏器。

尿坑泥綱目

【主治】主蜂蠍諸蟲咬，取塗之。時珍。

糞坑底泥綱目

【主治】發背諸惡瘡，陰乾爲末，新水調傅，其痛立止。時珍。

【附方】新一。丁腫。糞下土、蟬蜕、全蠍等分，搗作錢大餅，香油煎滚，温服。以滓傅瘡四圍，丁自出也。聖濟總録。

簷溜下泥綱目

【主治】豬咬、蜂螫、蟻叮、蛇傷毒，並取塗之。又和羊脂，塗腫毒、丹毒。時珍。

【附方】新一。蠍蠆螫叮。蠍有雌雄，雄者痛在一處，以井底泥封之，乾則易。雌者痛牽諸處，以瓦溝下泥封之。若無雨，以新汲水，從屋上淋下取泥。肘後方。

田中泥綱目

主治馬蝗入人耳，取一盆枕耳邊，聞氣自出。人誤吞馬蝗入腹者，酒和一二升服，當利出。時珍

井底泥證類

主治塗湯火瘡。證類　療妊娠熱病，取傅心下及丹田，可護胎氣。時珍

附方新五

頭風熱痛：井底泥和大黃、芒消末傅之。千金方

胎衣不下：井底泥一鷄子大，井華水服即下。集玄方

臥忽不寤：勿以火照，但痛齧其踵及足拇趾甲際而多唾其面，以井底泥塗其目，令人垂頭入井中，呼其姓名便甦也。肘後方

小兒熱癤：井底泥傅其四圍。談野翁方

蜈蚣螫人：井底泥頻傅之。千金方

烏爹泥綱目

釋名烏疊泥綱目　孩兒茶　時珍曰：烏爹或作烏丁，皆番語，無正字。

田中泥綱目

【主治】馬蝗入人耳，取一盆枕耳邊，聞氣自出。人誤吞馬蝗入腹者，酒和一二升服，當利出。時珍。

井底泥證類

【主治】塗湯火瘡。證類。療妊娠熱病，取傅心下及丹田，可護胎氣。時珍。

【附方】新五。頭風熱痛。井底泥和大黃、芒消，末，傅之。千金方。胎衣不下。井底泥一鷄子大，井華水服即下。集玄方。卧忽不寤。勿以火照，但痛嚙其踵及足拇趾甲際，而多唾其面，以井底泥塗其目，令人垂頭入井中，呼其姓名便甦也。肘後方。小兒熱癤。井底泥傅其四圍。談野翁方。蜈蚣螫人。井底泥頻傅之。千金方。

烏爹泥綱目

【釋名】烏疊泥綱目、孩兒茶。【時珍曰】烏爹或作烏丁，皆番語，無正字。

集解時珍曰烏爹泥出南番爪哇暹羅諸国今雲南老撾暮雲塲地方造之云是細茶末入竹筒中緊塞兩頭埋汚泥溝中日久取出搗汁熬制而成其塊小而潤澤者爲上塊大而焦枯者次之

氣味苦濇平無毒主治清上膈熱化痰生津塗金瘡一切諸瘡生肌定痛止血收濕時珍

附方新八鼻淵流水孩兒茶末吹之良本草權度牙疳口瘡孩兒茶朋砂等分爲末搽之○積德堂方治走馬牙疳用孩兒茶雄黄貝母等分爲末米泔漱淨搽之下疳陰瘡外科用孩兒茶末米泔洗淨傅之神効或加胡黄連等分○纂奇方孩兒茶一錢真珠一分片腦半分爲末傅之○唐氏用孩兒茶一錢輕粉一分片腦一字爲末搽之痔瘡腫痛孩兒茶麝香爲末唾津調傅孫氏集効方脫肛氣熱孩兒茶二分熊膽五分片腦一分爲末人乳搽肛上熱汁自下而肛收也亦治痔瘡董炳方

彈丸土遺拾

主治婦人難產熱酒服一錢藏器

自然灰遺拾

【集解】【時珍曰】烏爹泥出南番爪哇、暹羅諸國，今雲南、老撾暮雲塲地方造之。云是細茶末入竹筒中，緊塞兩頭，埋污泥溝中，日久取出，搗汁熬制而成。其塊小而潤澤者爲上，塊大而焦枯者次之。

【氣味】苦、濇，平，無毒。【主治】清上膈熱，化痰生津，塗金瘡、一切諸瘡，生肌定痛，止血收濕。時珍。

【附方】新八。鼻淵流水。孩兒茶末吹之，良。本草權度。牙疳口瘡。孩兒茶、朋砂等分，爲末搽之。○積德堂方治走馬牙疳，用孩兒茶、雄黃、貝母等分，爲末，米泔漱净，搽之。下疳陰瘡。外科用孩兒茶末，米泔洗净，傅之神效。或加胡黄連等分。○纂奇方：孩兒茶一錢，真珠一分，片腦半分，爲末傅之。○唐氏用孩兒茶一錢，輕粉一分，片腦一字，爲末搽之。痔瘡腫痛。孩兒茶、麝香爲末，唾津調傅。孫氏集效方。脱肛氣熱。孩兒茶二分，熊膽五分，片腦一分，爲末，人乳搽肛上，熱汁自下而肛收也。亦治痔瘡。董炳方。

彈丸土拾遺

【主治】婦人難産，熱酒服一錢。藏器。

自然灰拾遺

〔集解〕藏器曰：生南海畔，狀如黃土，灰可澣衣，琉璃瑪瑙玉石以此灰埋之，即爛如泥，至易雕刻。

〔主治〕白癜風，癧瘍風，重淋，取汁和醋傅之，以布揩破乃傅之，爲瘡勿怪。藏器

伏龍肝 別錄下品

〔釋名〕竈心土。弘景曰：此竈中對釜月下黃土也。以竈有神，故號爲伏龍肝，并以迂隱其名爾。今人又用廣州鹽城屑以療漏血瘀血，亦是近月之土，蓋得火燒之義也。斅曰：凡使勿誤用竈下土。其伏龍肝是十年以來竈額內火氣積久自結，如赤色石，中黃，其形貌八稜，取得研細，以水飛過用。時珍曰：按廣濟曆作竈忌日云：伏龍在，不可移作，則伏龍者乃竈神也。後漢書言：陰子方臘日晨炊而竈神見形。註云：宜市買豬肝泥竈，令婦孝。則伏龍肝之名義，又取此也。臨安陳輿言：砌竈時，納豬肝一具于土，俟其日久，與土爲一，乃用之，始與名符。蓋本于此。獨孤滔丹書言：伏龍肝取經十年竈下，掘深一尺，有色如紫瓷者是真，可縮賀，伏丹砂。蓋亦不知豬肝之義，而用竈下土以爲之者也。

〔氣味〕辛，微溫，無毒。權曰：鹹。大明曰：熱，微毒。

〔主治〕婦人崩中吐血，止欬逆血。醋調，塗癰腫毒氣。別錄 止鼻洪

【集解】【藏器曰】生南海畔，狀如黄土，灰可澣衣。琉璃、瑪瑙、玉石以此灰埋之，即爛如泥，至易雕刻。

【主治】白癜風、癧瘍風，重淋取汁，和醋傅之，以布揩破乃傅之，爲瘡勿怪。藏器。

伏龍肝 別録下品

【釋名】竈心土。【弘景曰】此竈中對釜月下黄土也。以竈有神，故號爲伏龍肝，并以迂隱其名爾。今人又用廣州鹽城屑以療漏血瘀血，亦是近月之土，蓋得火燒之義也。【斅曰】凡使勿誤用竈下土。其伏龍肝是十年以來，竈額内火氣積久自結，如赤色石，中黄，其形貌八稜，取得研細，以水飛過用。【時珍曰】按廣濟曆作竈忌日云：伏龍在不可移作。則伏龍者，乃竈神也。後漢書言：陰子方臘日晨炊而竈神見形。註云：宜市買豬肝泥竈，令婦孝。則伏龍肝之名義，又取此也。臨安陳輿言：砌竈時，納豬肝一具于土，俟其日久，與土爲一，乃用之，始與名符。蓋本于此。獨孤滔丹書言：伏龍肝取經十年竈下，掘深一尺，有色如紫瓷者是真，可縮賀，伏丹砂。蓋亦不知豬肝之義，而用竈下土以爲之者也。

【氣味】辛，微温，無毒。【權曰】鹹。【大明曰】熱，微毒。【主治】婦人崩中吐血，止欬逆血。醋調，塗癰腫毒氣。別録。止鼻洪，

腸風帶下尿血洩精催生下胞及小兒夜啼大明治心痛狂顛風邪蠱毒妊娠護胎小兒臍瘡重舌風噤反胃中惡卒魘諸瘡時珍

附方舊十六新十七

卒中惡氣伏龍肝末一鷄子大水服取吐千金方

魘寐暴絶竈心對鍋底土研末水服二錢更吹入鼻千金方

中風口噤不語心煩恍惚手足不隨或腹中痛滿或時絶而復甦伏龍肝末五升水八升攪澄清灌之千金方

狂顛謬亂不識人伏龍肝末水服方寸匕日三服千金方

小兒夜啼伏龍肝末二錢朱砂一錢麝香少許爲末蜜丸綠豆大每服五丸桃符湯下普濟方

重舌釜下土和苦酒塗之千金方

重舌腫木伏龍肝末牛蒡汁調塗之聖惠方

冷熱心痛伏龍肝方寸匕熱以水溫冷以酒服外臺秘要

反胃吐食竈中土年久者爲末米飲服三錢經驗百一選方

卒然欬嗽釜月土一分豉七分搗丸梧子大每飲下四十九肘後方

吐血衄血伏龍肝末半升新汲水一升淘汁和蜜服廣利方

吐血瀉血心腹痛伏龍肝地壚土多年烟壁土等分每服五錢水二盞煎一盞澄清空心服白粥補之普濟方

婦人血漏伏龍肝半兩阿膠蠶沙炒各一兩爲末每空肚酒服

腸風帶下，尿血洩精，催生下胞，及小兒夜啼。大明。治心痛狂顛，風邪蠱毒，妊娠護胎，小兒臍瘡重舌，風噤反胃，中惡卒魘，諸瘡。時珍。

【附方】舊十六，新十七。卒中惡氣。伏龍肝末一鷄子大，水服取吐。千金方。魘寐暴絶。竈心對鍋底土，研末，水服二錢，更吹入鼻。千金方。中風口噤不語，心煩恍惚，手足不隨，或腹中痛滿，或時絶而復甦。伏龍肝末五升，水八升攪，澄清灌之。千金方。狂顛謬亂不識人。伏龍肝末，水服方寸匕，日三服。千金方。小兒夜啼。伏龍肝末二錢，朱砂一錢，麝香少許，爲末，蜜丸緑豆大，每服五丸，桃符湯下。普濟方。小兒重舌。釜下土和苦酒塗之。千金方。重舌腫木。伏龍肝末，牛蒡汁調塗之。聖惠方。冷熱心痛。伏龍肝末方寸匕，熱以水温，冷以酒服。外臺秘要。反胃吐食。竈中土年久者，爲末，米飲服三錢，經驗。百一選方。卒然欬嗽。釜月土一分，豉七分，擣丸梧桐〔一〕子大。每飲下四十丸。肘後方。吐血衄血。伏龍肝末半升，新汲水一升，淘汁和蜜服。廣利方。吐血瀉血，心腹痛。伏龍肝、地爐〔二〕土、多年烟〔三〕壁土等分，每服五錢，水二盌，煎一盌，澄清，空心服。白粥補之。普濟方。婦人血漏。伏龍肝半兩，阿膠、蠶沙炒各一兩，爲末。每空肚酒服

〔一〕桐：原作「梧」。今據肘後方卷三治卒上氣咳嗽方改。
〔二〕爐：原作「壚」。今據普濟方卷一百八十八諸血門「伏龍肝散」改。
〔三〕烟：同上作「垔」。

二三錢以知爲度寇氏衍義**赤白帶下**日久黃瘁六味微濇伏龍肝炒令烟盡棕櫚灰屋梁上塵炒烟盡等分爲末入龍腦麝香各少許每服三錢溫酒或淡醋湯下一年者半月可安大全方**産後血氣**攻心痛惡物不下用竈中心土研末酒服二錢瀉出惡物立効救急方**妊娠熱病**伏龍肝末一雞子許水調服之仍以水和塗臍方寸乾又上傷寒類要**子死腹中**母氣欲絕伏龍肝末三錢水調下十全博效方**橫生逆産**竈中心對鍋底土細研每服一錢酒調下仍搽母臍中救急方**胞衣不下**竈下土一寸醋調納臍中續服甘草湯三四合産寶**中諸蠱毒**伏龍肝末一雞子大水服取吐千金方**六畜肉毒**方同上**陰冷發悶**冷氣入腹腫滿殺人釜月下土和雞子白傅之千金方**男陰卒腫**方同上**諸腋狐臭**伏龍肝末頻傅之千金方**聤耳出汁**綿裹伏龍肝末塞之日三易聖濟録**小兒臍瘡**伏龍肝末傅之聖惠方**小兒丹毒**多年竈下黃土末和屋漏水傅之新汲水亦可雞子白或油亦可乾即易肘後方**小兒熱癤**釜下土生椒末等分醋和塗之千金翼**臁瘡久爛**竈內黃土年久者研細入黃蘗黃丹赤石脂輕粉末等分清油調入油絹中貼之勿動數日愈縱痒忍之良濟急方**發背欲死**伏龍肝末酒調厚傅之日一易平乃止千金**一切癰腫**伏龍肝以蒜和作泥貼之乾再易或雞子

二三錢，以知爲度。寇氏衍義。**赤白帶下**，日久黄瘁，六脉微濇。伏龍肝炒令烟盡，棕櫚灰、屋梁上塵炒烟盡，等分爲末，入龍腦、麝香各少許，每服三錢，温酒或淡醋湯下。一年者，半月可安。大全方。**産後血氣**攻心痛，惡物不下。用竈中心土研末，酒服二錢，瀉出惡物，立效。救急方。**妊娠熱病**。伏龍肝末一鷄子許，水調服之。仍以水和塗臍方寸，乾又上。傷寒類要。**子死腹中**，母氣欲絶。伏龍肝末三錢，水調下。十全博救〔一〕方。**横生逆産**。竈中心對鍋底土，細研。每服一錢，酒調下，仍搽母臍中。救急方。**胞衣不下**。竈下土一寸，醋調，納臍中。續服甘草湯三四合。産寶。**中諸蠱毒**。伏龍肝末一鷄子大，水服取吐。千金方。**六畜肉毒**。方同上。**陰冷發悶**。冷氣入腹，腫滿殺人。釜月下土，和鷄子白傅之。千金方。**男陰卒腫**。方同上。**諸腋狐臭**。伏龍肝末頻傅之。千金方。**聤耳出汁**。綿裹伏龍肝末塞之，日三易。聖濟録。**小兒臍瘡**。伏龍肝末傅之。聖惠方。**小兒丹毒**。多年竈下黄土末，和屋漏水傅之，新汲水亦可，鷄子白或油亦可，乾即易。肘後方。**小兒熱癤**。釜下土、生椒末等分，醋和塗之。千金翼。**臁瘡久爛**。竈内黄土年久者，研細，入黄蘗、黄丹、赤石脂、輕粉，末，等分，清油調，入油絹中貼之，勿動，數日愈。縱痒，忍之良。濟急方。**發背欲死**。伏龍肝末酒調，厚傅之，乾即易，平乃止。千金。**一切癰腫**。伏龍肝以蒜和作泥，貼之，乾再易，或鷄子

〔一〕救：原作「效」。今據卷一引據古今醫家書目載「十全博救方」改。

黄和亦可 外臺秘要 ○杖瘡腫痛 釜月下土爲末油和塗之 臥羊皮上頻塗 千金方 灸瘡腫痛 竈中黄土末煮汁淋之 千金方

土墼音急 綱目

【釋名】煤赭 時珍曰 此是燒石灰窑中煤流結土渣也 輕虛而色赭

【主治】婦人鼈瘕及頭上諸瘡 凡人生瘰核如指大紅腫者 爲末以萊子油調搽 其腫即消 或出膿以膏藥貼之 時珍

【附方】新 白禿髮梨 灰窑內燒過紅土墼四兩 百草霜一兩 雄黄一兩 膽礬六錢 榆皮三錢 輕粉一錢 爲末 猪膽汁調 剃頭後搽之 百發百中 神方也 陸氏積德堂方

甘鍋 綱目

【釋名】銷金銀鍋 吳人收瓷器屑 碓舂爲末 篩澄取粉 呼爲滓粉 用膠水和劑作鍋 以銷金銀者

【主治】偏墜疝氣 研末 熱酒調服二錢 又主煉眉瘡 湯火瘡 研末 入輕粉少許 傅之 鍋上黚爛肉 時珍

黄和亦可。○外臺秘要。杖瘡腫痛。釜月下土爲末，油和塗之，卧羊皮上，頻塗。千金方。灸瘡腫痛。竈中黄土末，煮汁淋之。千金方。

土墼音急。綱目

【釋名】煤赭。【時珍曰】此是燒石灰窑中流結土渣也，輕虚而色赭。

【主治】婦人鼈瘕及頭上諸瘡。凡人生痰核如指大，紅腫者，爲末，以菜子油調搽，其腫即消。或出膿，以膏藥貼之。時珍。

【附方】新。白秃臘梨。灰窯内燒過紅土墼四兩，百草霜一兩，雄黄一兩，膽礬六錢，榆皮三錢，輕粉一錢，爲末，豬膽汁調，剃頭後搽之，百發百中，神方也。陸氏積德堂方。

甘鍋綱目

【釋名】銷金銀鍋。吴人收瓷器屑，碓舂爲末，篩澄取粉，呼爲滓粉，用膠水和劑作鍋，以銷金銀者。

【主治】偏墜疝氣，研末，熱酒調服二錢。又主煉眉瘡、湯火瘡，研末，入輕粉少許，傅之。鍋上黝，爛肉。時珍。

砂鍋綱目

【集解】時珍曰：沙土延埴燒成者。

【主治】消積塊黃腫，用年久者研末，水飛過作丸，每酒服五錢。時珍

白瓷器唐本草

【集解】恭曰：定州者良，餘皆不如。時珍曰：此以白土為坏，坏燒成者。古人以代白堊用，今饒州者亦良。

【氣味】平，無毒。【主治】婦人帶下白崩，止嘔吐，破血止血。水摩，塗瘡滅瘢。唐本。研末，傅癰腫，可代鍼。又點目，去翳。時珍

【附方】舊二，新七。鼻衄不止：定州白瓷細末，吹少許，立止。經驗方。吐血不止：上色白瓷器末二錢，皂莢子仁煎湯下，連服三服即愈。聖濟方。小便淋痛：真定瓷器煅研二兩，生熟地黃末各一兩，每用二錢，木通煎湯服。傳信適用方。一切鼾齁：處州瓷器為末，發時用二錢，以手指點津液蘸藥點舌下嚥之，即效。普濟方。目生翳膜：用細料白瓷鍾一箇，大火煅過，研末清篩，加雄黃二分為末，早晚各點少許，不可多。

砂鍋綱目

【集解】【時珍曰】沙土埏〔一〕埴燒成者。

【主治】消積塊黄腫，用年久者，研末，水飛過，作丸，每酒服五錢。時珍。

白瓷器唐本草

【集解】【恭曰】定州者良，餘皆不如。【時珍曰】此以白土爲坏〔二〕，坏燒成者。古人以代白堊用。今饒州者亦良。

【氣味】平，無毒。【主治】婦人帶下白崩，止嘔吐，破血止血。水摩，塗瘡滅瘢。唐本。研末，傅癰腫，可代鍼。又點目，去翳。時珍。

【附方】舊二，新七。鼻衄不止。定州白瓷細末，吹少許，立止。經驗方。吐血不止。上色白瓷器末二錢，皂莢子仁煎湯下，連服三服，即愈。聖濟方。小便淋痛。真定瓷器煅研二兩，生熟地黄末各一兩。每用二錢，木通煎湯服。傳信適用方。一切齁䶎。處州瓷器爲末。發時用二錢，以手指點津液蘸藥，點舌下，嚥之即效。○普濟方。目生翳膜。用細料白瓷鍾一箇，大火煅過，研末，紙篩，加雄黄二分，爲末。早晚各點少許，不可多

〔一〕埏：原作「延」。江西本作「埏」。埏，揉合。老子：「埏埴以爲器。」義長，因從改。

〔二〕坏：説文：「坏，瓦未燒。」後通作「坯」。江西本改作「坯」。今例通假不改，下同。

用牛角篦撥出翳膜爲妙若紅用人退末點四角即愈孫天人集效方

身面白丹白磁瓦末和猪脂塗之梅師方

赤黑丹疥或痒或燥不急治遍身即死瓷末猪脂和塗之聖濟録

白湯火傷灼多能鄙事用青瓷盌片爲末水飛過和桐油傅數次瘥○活幼口議用景德鎮瓷器打碎埋竈内炭火鋪上一夜取出去火毒爲末入黄丹少許傅之立愈

烏古瓦唐本草

【集解】時珍曰夏桀始以泥坯燒作瓦

【氣味】甘寒無毒【主治】以水煮及漬汁飲止消渴取屋上年深者良唐本煎湯服解人心中大熱甄權止小便煎汁服大明研末塗湯火傷藏器治折傷接骨時珍

【附方】舊一新六

暑月暍死屋上兩畔瓦熱熨心頭冷即易之千金方

折傷筋骨秘傳神效散治跌撲傷損骨折骨碎筋斷痛不可忍此藥極能理傷續斷累累驗用路上牆脚下往来人便溺處久碎瓦片一塊洗淨火煅米醋淬五次黄色爲度刀刮細末每服三錢好酒調下在上食前在下食後不可以輕易而賤之誠神方也

用。牛角簪撥出翳膜爲妙。若紅，用人退末點四角，即愈。孫天仁〔一〕集效方。身面白丹。白瓷瓦末和猪脂塗之。梅師方。赤黑丹疥。或痒或燥，不急治，遍身即死。白瓷末、猪脂和塗之。聖濟録。湯火傷灼。多能鄙事用青瓷盌片爲末，水飛過，和桐油傅，數次瘥。○活幼口議用景德鎮瓷器打碎，埋竈内，炭火鋪上，一夜取出，去火毒，爲末，入黄丹少許傅之，立愈。

烏古瓦唐本草

【集解】【時珍曰】夏桀始以泥坯燒作瓦。

【氣味】甘，寒，無毒。【主治】以水煮及漬汁飲，止消渴，取屋上年深者良。唐本。煎湯服，解人心中大熱。甄權。止小便，煎汁服。大明。研末，塗湯火傷。藏器。治折傷，接骨。時珍。

【附方】舊一，新六。暑月暍死。屋上兩畔瓦，熱熨心頭，冷即易之。千金方。折傷筋骨。秘傳神效散：治跌撲傷損，骨折骨碎，筋斷，痛不可忍。此藥極能理傷續斷，累用累驗。用路上墻脚下，往來人便溺處久碎瓦片一塊，洗净火煅，米醋淬五次，黄色爲度，刀刮細末。每服三錢，好酒調下，在上食前，在下食後。不可以輕易而賤之，誠神方也。

〔一〕仁：原作「人」。今據卷一引據古今醫家書目改。

卻以正真人經驗方

灸牙痛法 湯火傷灼取多年屋上吻獸為末，油和塗之，立効。儒門事親方

唇吻生瘡取土底年深既古且潤三角瓦一塊，令三姓童子候星初出時，指第一星，下火于瓦上灸之。本草拾遺　新瓦為末，生油調塗。集玄方

瘢痕凸起熱瓦頻熨之。千金方

蜂蠆螫傷瓦摩其上，唾二七遍，置瓦於故處。千金

古磚拾遺

【主治】噦氣，水煮汁服之。久下白痢虛寒者，秋月小腹多冷者，並燒熱布褁坐之，令熱氣入腹良。又治婦人五色帶下，以麪作煎餅七箇，安于燒赤黃磚上，以黃瓜樓傅麪上，安布兩重，令患者坐之，令藥氣入腹熏之，當有蟲出如蠶子。不過三五度瘥。藏器

【附方】新三。

寒濕腳氣磚燒紅，以陳臭米泔水淬之，乘熱布包三塊，用膝夾住，綿被覆之，三五次愈。扶壽方

赤眼腫痛新磚浸糞池中，年久取放陰處，生花，刷下，入腦子和點之。普濟方

臀主濕瘡以日

邵以正真人經驗方。湯火傷灼。取多年屋上吻獸爲末，油和塗之，立效。儒門事親方。灸牙痛法。取土底年深既古且潤三角瓦一塊，令三姓童子候星初出時，指第一星，下火于瓦上灸之。本草拾遺。唇吻生瘡。新瓦爲末，生油調塗。集玄方。瘢痕凸起。熱瓦頻熨之。千金方。蜂蠆螫傷。瓦摩其上，唾二七遍，置瓦於故處。千金。

古磚 拾遺

【主治】噦氣，水煮汁服之。久下白痢虛寒者，秋月小腹多冷者，並燒熱，布裹坐之，令熱氣入腹，良。又治婦人五色帶下，以麪作煎餅七箇，安于燒赤黄磚上，以黄瓜樓傅麪上，安布兩重，令患者坐之，令藥氣入腹熏之，當有蟲出如蠶子，不過三五[一]度瘥。藏器。

【附方】新三。寒濕脚氣。磚燒紅，以陳臭米泔水淬之，乘熱布包三塊，用膝夾住，綿被覆之，三五次愈。扶壽方。赤眼腫痛。新磚浸糞池中，年久取放陰處，生花刷下，入腦子和點之。普濟方。臀生[二]濕瘡。日以

[一] 五：原作「更」。今據證類卷四古磚改。
[二] 生：原作「主」，不通。今從張本改。

傳坐之，能去濕氣。集玄方

烟膠 綱目

集解 時珍曰：此乃熏消牛皮竈上及燒瓦窰上黑土也。

主治 頭瘡白禿，疥瘙風癬，痒痛流水，取牛皮竈岸爲末，麻油調塗，或和輕粉少許。時珍

附方 新三

牛皮血癬 烟膠三錢，寒水石三錢，白礬二錢，花椒一錢半，爲末，臘豬脂調搽。積德堂方

消渴引飲 瓦窰突上黑煤乾似鐵屎者半斤，爲末，入生薑四兩，同搗，絹袋盛，水五升浸汁，每飲五合。聖濟録

胞衣不下 竈突後黑土三指撮，五更酒下。陳藏器

墨 宋開寶

釋名 烏金 綱目 陳玄 綱目 玄香 綱目 烏玉玦 時珍曰：古者以黑土爲墨，故字從黑土。許慎說文云：墨，烟煤所成，土之類也，故從黑土。劉熙釋名云：墨者，晦也。

集解 宗奭曰：墨，松之煙也。世有以粟草灰僞爲者，不可用。須松烟墨方可入藥，惟遠烟細者爲佳，粗者不可用。今高

新磚坐之，能去濕氣。集玄方。

煙膠 綱目

【集解】【時珍曰】此乃熏消牛皮竈上及燒瓦窯上黑土也。

【主治】頭瘡白禿，疥瘡風癬，癢痛流水，取牛皮竈岸爲末，麻油調塗。或和輕粉少許。時珍。

【附方】新三。牛皮血癬。烟膠三錢，寒水石三錢，白礬二錢，花椒一錢半，爲末，臘猪脂調搽。積德堂方。消渴引飲。瓦窯突上黑煤，乾似鐵屎者半斤，爲末，入生薑四兩，同搗，絹袋盛，水五升浸汁，每飲五合。聖濟録。胞衣不下。竈突後黑土三指撮，五更酒下。陳藏器。

墨 宋開寶

【釋名】烏金綱目、陳玄綱目、玄香綱目、烏玉玦。【時珍曰】古者以黑土爲墨，故字從黑土。許慎説文云：墨，烟煤所成，土之類也，故從黑土。劉熙釋名云：墨者，晦也。

【集解】【宗奭曰】墨，松之煙也。世有以粟草灰僞爲者，不可用，須松烟墨方可入藥。惟遠烟細者爲佳，粗者不可用。今高麗国每貢墨於中国不知何物合不宜入藥鄜延有石油其煙甚濃其煤可爲墨黑光如漆不可入藥時珍曰上墨以松煙用梣皮汁解膠和造或加香藥等物今人多以窑突中墨烟冉三以麻油入內用火燒過造墨謂之墨煙墨光雖黑而非松煙矣用者詳之石墨見石炭下烏賊魚腹中有墨馬之寶墨各見本條

【氣味】辛溫無毒【主治】止血生肌膚合金瘡治產後血運崩中卒下血醋磨服之又止血痢及小兒客忤搗篩溫水服之又眯目物芒入目點摩瞳子上開寶利小便通月經治癰腫時珍

【發明】震亨曰墨屬金而有火入藥甚健性又能止血

【附方】舊十新六

吐血不止金墨磨汁同萊菔汁飲或生地黃汁亦可一集簡方

衄血不止眩冒欲死濃墨汁滴入鼻中梅師方

熱病衄血出數升者取好墨爲末雞子白丸梧子大用生地黃汁下一二十丸少頃再服仍以葱汁磨墨滴入鼻內即止外臺秘要

大小便血好墨細末二錢阿膠化湯調服熱多者尤相宜寇氏本草衍義

卒淋不通好墨燒一兩爲末每服一字溫水服之普濟方

赤白下痢崑黑丸用乾薑好墨各五兩爲末醋漿和丸梧子大每服三四十丸米飲下日夜六七服愈肘後方

消中

麗國每貢墨於中國，不知何物合，不宜入藥。鄜延有石油，其煙甚濃，其煤可爲墨，黑光如漆，不可入藥。【時珍曰】上墨以松煙用梣皮汁解膠和造，或加香藥等物。今人多以窑突中墨烟，再三以麻油入内，用火燒過造墨，謂之墨烟。墨光雖黑，而非松煙矣，用者詳之。

石墨見石炭下。烏賊魚腹中有墨，馬之寶墨，各見本條。

【氣味】辛，温，無毒。【主治】止血，生肌膚，合金瘡，治産後血運，崩中卒下血，醋磨服之。又止血痢及小兒客忤，擣篩温服之。又眯目物芒入目，點摩瞳子上。開寶。利小便，通月經，治癰腫。時珍。

【發明】【震亨曰】墨屬金而有火，入藥甚健，性又能止血。

【附方】舊十，新六。吐血不止。金墨磨汁，同萊菔汁飲，或生地黄汁亦可。集簡方。衄血不止，眩冒欲死。濃墨汁滴入鼻中。梅師方。熱病衄血出數升者。取好墨爲末，鷄子白丸梧子大，用生地黄汁下一二十丸，少頃再服。仍以葱汁磨墨，滴入鼻内，即止。外臺秘要。大小便血。好墨細末二錢，阿膠化湯調服，熱多者尤相宜。寇氏本草衍義。卒淋不通。好墨燒一兩，爲末，每服一字，温水服之。普濟[一]方。赤白下痢。薑墨丸：用乾薑、好墨各五兩，爲末，醋漿和丸梧子大。每服三四十丸，米飲下，日夜六七服，愈。肘後方[二]。崩中

〔一〕濟：原作「齊」。今據此方出普濟方卷二百十五卒淋改。
〔二〕方：下衍「上」字。今據證類卷十三墨引肘後方删。

瀉下青黄赤白使人無子好墨一二錢水服日二服肘後方　墮胎血溢不止墨三兩火燒醋淬三次出火毒沒藥一兩爲末每服二錢醋湯下普濟方　婦人難產墨一寸末之水服立產肘後方　胎死腹中新汲水磨金墨服之普濟方　胞衣不出痛引腰脊好墨溫酒服二錢肘後方　癰腫發背醋磨濃墨塗四圍中以豬膽汁塗之乾又上一夜即消趙氏方　客忤中惡多於道間門外得之令人心腹絞痛脹滿氣沖心胷不即治殺人搗墨水和服二錢肘後方　飛絲入目磨濃墨點之即出千金方　塵物入目方同上　產後血運心悶氣絶以丈夫小便研濃墨一升服子母秘錄

釜臍墨四聲

【釋名】釜月中墨四聲　鐺墨開寶　釜煤綱目　釜炲綱目　鍋底墨時珍曰大者曰釜曰鍋小者曰鐺

【氣味】辛溫無毒【主治】中惡蠱毒吐血血運以酒或水溫服二錢亦塗金瘡止血生肌開寶消食積舌腫喉痺口瘡陽毒發狂時珍

漏下，青黃赤白，使人無子。好墨一錢，水服，日二服。肘後方。墮胎血溢不止。墨三兩，火燒醋淬三次，出火毒，没藥一兩，爲末，每服二錢，醋湯下〔一〕。普濟方。婦人難産。墨一寸，末之，水服立瘥。肘後方。胎死腹中。新汲水磨金墨服之。普濟方。胞衣不出，痛引腰脊。好墨，温酒服二錢。肘後方。癰腫發背。醋磨濃墨塗四圍，中以猪膽汁塗之，乾又上，一夜即消。趙氏方。客忤中惡。多於道間、門外得之，令人心腹絞痛脹滿，氣冲心胸，不即治殺人。擣墨，水和服二錢。肘後方。飛絲入目。磨濃墨點之即出。千金方。塵物入目。方同上。産後血運。心悶氣絶，以丈夫小便研濃墨一升服。子母秘録。

釜臍墨四聲

【釋名】釜月中墨四聲、鐺墨開寶、釜煤綱目、釜炲綱目、鍋底墨。【時珍曰】大者曰釜、曰鍋，小者曰鐺。

【氣味】辛，温，無毒。【主治】中惡蠱毒，吐血血運，以酒或水温服二錢。亦塗金瘡，止血生肌。開寶。消食積，舌腫，喉痺，口瘡，陽毒發狂。時珍。

〔一〕下：下原衍「一」字。今從江西本刪。

發明 頌曰古方治傷寒黑奴丸用釜底墨竈突墨梁上塵三物同合諸藥爲其功用相近耳

附方 舊七新六

卒心氣痛 鐺墨二錢熱小便調下千金方

中惡心痛 鐺墨五錢鹽一錢研勻熱水一錢調下千金方

轉筋入腹 釜底墨末和酒服一錢肘後方

霍亂吐下 鍋底墨煤半錢竈額上墨半錢百沸湯一盞急攪數千下以鹽一撮覆之通口服一二口立止經驗方

吐血咯血 鍋底墨炒過研細井華水服二錢連進三服濟急方

婦人逆產 以手中指取釜下墨交畫兒足下即順千金方

產血不下 鍋底墨煙熱酒服二錢生生編

舌卒腫大 如猪脬狀滿口不治殺人釜墨和酒塗之千金方

鼻氣壅塞 水服釜墨一錢千金方

鼻中息肉 方同上三五日愈普濟方

聤耳膿血 月下灰吹滿耳深入無苦即自出肘後方

小兒口瘡 釜底墨時時搽之普濟方

手搔瘡腫 作膿用鍋臍墨研細清油調搽簡便方

白草霜 綱目

釋名 竈突墨綱目 竈額墨 時珍曰此乃竈額及烟爐中墨烟也其質輕細故謂之霜

氣味 辛溫無毒

主治 消化積滯入下食藥中用蘇頌 止上下諸

【發明】【頌曰】古方治傷寒黑奴丸，用釜底墨、竈突墨、梁上塵三物同合諸藥，爲其功用相近耳。

【附方】舊七，新六。卒心氣痛。鐺墨二錢，熱小便調下。千金方。中惡心痛。鐺墨五錢，鹽一錢，研勻，熱水一錢調下。千金方。轉筋入腹。釜底墨末，和酒服一錢。肘後方。霍亂吐下。鍋底墨煤半錢，竈額上墨半錢，百沸湯一盞，急攪數千下，以盌覆之，通口服一二口，立止。經驗方。吐血咯血。鍋底墨炒過，研細，井華水服二錢，連進三服。濟急方。婦人逆産。以手中指取釜下墨，交畫兒足下，即順。千金方。産血不下。鍋底墨煙，熱酒服二錢。生生編。舌卒腫大，如豬脬狀，滿口，不治殺人。釜墨和酒塗之。千金方。鼻氣壅塞。水服釜墨一錢。千金方。鼻中息肉。方同上，三五日愈。普濟方。聤耳膿血。月下灰吹滿耳，深入無苦，即自出。肘後方。小兒口瘡。釜底墨，時時搽之。普濟方。手搔瘡腫作膿。用鍋臍墨研細，清油調搽。簡便方。

百〔一〕草霜 綱目

【釋名】竈突墨綱目、竈額墨。【時珍曰】此乃竈額及煙爐中墨烟也。其質輕絪〔二〕，故謂之霜。

【氣味】辛，温，無毒。【主治】消化積滯，入下食藥中用。蘇頌。止上下諸

〔一〕百：原作「白」。今據本卷目録及本條正文改。
〔二〕絪：江西本作「細」。「絪」通「氤」，指雲煙瀰漫。用於墨煙亦通。

血婦人崩中帶下胎前產後諸病傷寒陽毒發狂黃疸瘧痢噎膈咽喉口舌一切諸瘡時珍

發明時珍曰百草霜釜底墨梁上倒掛塵皆是煙氣結成但其體質有輕虛結實之異重者歸中下二焦輕者入心肺之分古方治陽毒發狂黑奴丸三者並用而內有麻黃大黃亦是攻解三焦結熱兼取火化從治之義其消積滯亦是取其從化故疸膈瘧痢諸病多用之其治失血胎產諸病雖是血見黑則止亦不離從化之理

附方新十二

衄血不止百草霜末吹之立止也

衄血吐血劉長春經驗方治吐血及傷酒食醉飽低頭掬損肺臟吐血汗血口鼻妄行但聲未失者用鄉外人家百草霜末糯米湯服二錢〇一方百草霜五錢槐花末二兩每服二錢茅根湯下

齒縫出血百草霜末摻之立止集簡方

婦人崩中百草霜二錢狗膽汁拌勻分作二服當歸酒下經驗方

胎動下血或胎已死百草霜二錢棕灰一錢伏龍肝五錢為末每服一二錢白湯入酒及童尿調下筆峰雜興方

胎前產後逆生橫生瘦胎產前產後虛損月候不調崩中百草霜白芷等分為末每服二錢童子小便醋各少許調勻熱湯化服不過二服杜壬方

婦人白帶百草霜一兩香金墨半兩研末每服三錢豬肝一葉批開入藥在內紙裹煨熟細嚼溫酒送之永類方

臟毒下血百草

血，婦人崩中帶下、胎前産後諸病，傷寒陽毒發狂，黄疸，瘧痢，噎膈，咽喉口舌一切諸瘡。時珍。

【發明】【時珍曰】百草霜、釜底墨、梁上倒掛塵，皆是煙氣結成，但其體質有輕虚結實之異。重者歸中下二焦，輕者入心肺之分。古方治陽毒發狂黑奴丸，三者並用，而内有麻黄、大黄，亦是攻解三焦結熱，兼取火化從治之義。其消積滯，亦是取其從化，故疸膈瘧痢諸病多用之。其治失血胎産諸病，雖是血見黑則止，亦不離從化之理。

【附方】新二十。衄血不止。百草霜末吹之，立止也。衄血吐血。劉長春經驗方治吐血及傷酒食醉飽，低頭掬損肺臟，吐血汗血，口鼻妄行，但聲未失者。用鄉外人家百草霜末，糯米湯服二錢。○一方：百草霜五錢，槐花末二兩，每服二錢，茅根湯下。齒縫出血。百草霜末掺之，立止。集簡方。婦人崩中。百草霜二錢，狗膽汁拌匀，分作二服，當歸酒下。經驗方。胎動下血，或胎已死。百草霜二錢，棕灰一錢，伏龍肝五錢，爲末，每服一二錢，白湯入酒及童尿調下。筆峰雜興方。胎前産後，逆生横生，瘦胎，産前産後虚損，月候不調，崩中。百草霜、白芷等分，爲末，每服二錢，童子小便、醋各少許調匀，熱湯化服，不過二服。杜壬方。婦人白帶。百草霜一兩，香金墨半兩，研末，每服三錢，猪肝一葉，批開，入藥在内，紙裹煨熟，細嚼，温酒送之。永類方。臟毒下血。百草

霜五錢以米湯調露一夜次早空心服即真人經驗方

暴作瀉痢百草霜末米飲調下二錢續十全方

一切痢下初起一服如神名鐵刷丸百草霜三錢金墨一錢半夏七分巴豆煮十四粒研勻黃蠟三錢同香油化開和成劑量大小每服三五丸或四五十丸薑湯下潛江方

小兒積痢駐車丸用百草霜二錢巴豆煨去油一錢研勻以飛羅麪糊和丸綠豆大每服三五丸赤痢甘草湯下白痢米飲下紅白薑湯下全幼心鑑

挾熱下痢膿血竈突中墨黃連各一兩為末每酒下二錢日二服聖惠方

寒熱瘧疾方見鉛丹下

魘寐卒死鍋底墨水灌二錢并吹鼻醫說

尸厥不醒脉動如故竈突墨彈丸漿水和飲仍針百會足大趾中趾甲側千金方

咽中結塊不通水食危困欲死百草霜蜜和丸芡子大每新汲水化一丸灌下甚者不過二丸名百霜丸普濟方

鼻瘡膿臭百草霜末冷水服二錢三因方

白禿頭瘡百草霜和豬脂塗之簡便方

頭瘡諸瘡以醋湯洗淨百草霜入膩粉少許生油調塗立愈證類本草

瘰癧出汁著手足肩背累累如米用竈突墨竈屋塵釜下土研勻水一斗煮三沸取汁洗日三四度外臺秘要

梁上塵唐本草

【釋名】倒掛塵名烏龍尾綱目煙珠

霜五錢，以米湯調，露一夜，次早空心服。邵真人經驗方。暴作瀉痢。百草霜末，米飲調下二錢。續十全方。一切痢下初起。一服如神，名鐵刷丸。百草霜三錢，金墨一錢，半夏七分，巴豆煮十四粒，研勻，黄蠟三錢，同香油化開，和成劑。量大小，每服三五丸，或四五十丸，薑湯下。灊江方。小兒積痢。駐車丸：用百草霜二錢，巴豆煨去油一錢，研勻，以飛羅麪糊和丸緑豆大。每服三五丸。赤痢甘草湯下，白痢米飲下，紅白薑湯下。全幼心鑑。挾熱下痢膿血。竈突中墨、黄連各一兩，爲末，每酒下二[一]錢，日二服。聖惠方。寒熱瘧疾。方見鉛丹下。魘寐卒死。鍋底墨，水灌二錢，并吹鼻。醫説。尸厥不醒，脉動如故。竈突墨彈丸，漿水和飲。仍針百會、足大趾中趾甲側。千金方。咽中結塊，不通水食，危困欲死。百草霜，蜜和丸芡子大，每新汲水化一丸灌下，甚者不過二丸，名百靈丸。普濟方。鼻瘡膿臭。百草霜末，冷水服二錢。三因方。白秃頭瘡。百草霜和豬脂塗之。簡便方。頭瘡諸瘡。以醋湯洗浄，百草霜入膩粉少許，生油調塗，立愈。證類本草。瘭疽出汁，着手足肩背，累累如米。用竈突墨、竈屋塵、釜下土研勻，水一斗，煮三沸，取汁洗，日三四度。外臺秘要。

梁上塵 唐本草

【釋名】倒掛塵名烏龍尾綱目、煙珠。

[一] 二：底本此字漫漶，今據美國國會本補正。

修治（斅曰）凡梁上塵須去煙火大遠高堂殿上者拂下篩淨之未用（時珍曰）凡用倒掛塵燒令煙盡篩取末入藥雷氏所說似是梁上灰塵今人不見用

氣味辛苦微寒無毒（大明曰）平主治腹痛噎膈中惡鼻衄小兒軟瘡（唐本）食積止金瘡血出齒齗出血（時珍）

附方舊七新十二

翻胃吐食梁上塵黑驢尿調服之（集簡方）

霍亂吐利屋下倒掛塵滚湯泡澄清服即止（衛生易簡方）

小便不通梁上塵二指撮水服之（外臺秘要）

大腸脫肛烏龍尾即梁上塵同鼠屎燒煙於桶內坐上熏之數次即不脫也（濟急方）

喉痺乳蛾烏龍尾枯礬猪牙皂莢以鹽炒黃等分爲末或吹或點皆妙（孫氏集效方）

牙疼嗜鼻壁上掃土用鹽炒過爲末隨左右嗜鼻（普濟方）

鼻中息肉梁塵吹之（普濟方）

夜臥魘死勿用火照急取梁塵納鼻中即活（瑣碎録）

卒自縊死梁上塵如豆大各納一筒中四人同時極力吹兩耳及鼻中即活（外臺秘要）

經血不止烏龍尾炒煙盡荊芥穗各半兩爲末每服二錢茶下（聖濟録）

婦人胎動日月未足欲産梁上塵竈突墨等分酒服方寸匕（千金方）

横生逆產梁上塵酒服方寸匕（子母秘録）

婦人妬乳醋和梁上塵塗之（千金）

【修治】【斅曰】凡梁上塵，須去煙火大遠，高堂殿上者，拂下，篩净末用。【時珍曰】凡用倒掛塵，燒令煙盡，篩取末入藥。雷氏所説，似是梁上灰塵，今人不見用。

【氣味】辛、苦，微寒，無毒。【大明曰】平。【主治】腹痛，噎膈，中惡，鼻衄，小兒軟瘡。唐本。食積，止金瘡血出，齒齗出血。時珍。

【附方】舊七，新十二。翻胃吐食。梁上塵，黑驢尿調服之。集簡方。霍亂吐利。屋下倒掛塵，滚湯泡，澄清服，即止。衛生易簡方。小便不通。梁上塵二指撮，水服之。外臺秘要。大腸脱肛。烏龍尾，即梁上塵，同鼠屎燒烟于桶内，坐上熏之，數次即不脱也。濟急。喉痺乳蛾。烏龍尾、枯礬、豬牙皂莢以鹽炒黄，等分，爲末，或吹或點皆妙。孫氏集效方。牙疼嗃鼻。壁上掃土，用鹽炒過，爲末，隨左右嗃鼻。普濟方。鼻中息肉。梁塵吹之。普濟方。夜卧魘死。勿用火照，急取梁塵納鼻中，即活。瑣碎録。卒自縊死。梁上塵如豆大，各納一筒中，四人同時極力吹兩耳及鼻中，即活。外臺秘要。經血不止。烏龍尾炒煙盡、荆芥穗各半兩，爲末，每服二錢，茶下。聖濟録。婦人胎動，日月未足欲産。梁上塵、竈突墨等分，酒服方寸匕。千金方。横生逆産。梁上塵，酒服方寸匕。子母秘録。婦人妬乳。醋和梁上塵塗之。千金方石癰不膿（梁上塵灰、葵根莖灰等分，用醋和傅之。千金方）發背腫痛（厨内倒吊塵爲末，以生葱極嫩心同搗膏傅之，留頂，一日一換，乾則以水潤之。瀕湖集簡方）無名惡瘡（梁上倒掛塵二條，韭地蚯蚓泥少許，生蜜和捻作餅如錢大，陰乾，用蜜水調頗傅之。楊起簡便方）小兒頭瘡（浸淫成片，梁上塵和油瓶下滓，以皂莢湯洗後塗之。子母秘録）小兒赤丹（屋塵和臘猪脂傅之。千金方）老嗽不止（故茅屋上塵年久着煙火者，和石黃、款冬花、婦人月經衣帶爲末，水和塗茅上，待乾入竹筒中燒煙吸嚥，無不瘥也。陳藏器本草）

門臼塵（綱目）

【主治】止金瘡出血，又諸般毒瘡，切蒜蘸擦，至出汗即消。（時珍）

寡婦牀頭塵土（拾遺）

【主治】耳上月割瘡，和油塗之。（藏器）

甕甂中白灰（拾遺）

【集解】（藏器曰：甕器物初燒時杌隔皆以灰爲泥，然後燒之，但爲瓷器有灰，即收之備用。）

方。石癰不膿。梁上塵灰、葵根莖灰等分，用醋和傅之。千金方。發背腫痛。廚内倒弔塵，爲末，以生葱極嫩心同搗膏，傅之留頂，一日一換，乾則以水潤之。瀕湖集簡方。無名惡瘡。梁上倒掛塵二條，韭地蚯蚓泥少許，生蜜和，捻作餅如錢大，陰乾，用蜜水調，頻傅之。楊起簡便方。小兒頭瘡。浸淫成片。梁上塵和油瓶下滓，以皂莢湯洗後塗之。子母秘録。小兒赤丹。屋塵和臘豬脂傅之。千金方。老嗽不止。故茅屋上塵年久着煙火者，和石黄、款冬花、婦人月經衣帶，爲末，水和塗茅上，待乾，入竹筒中燒煙吸嚥，無不瘥也。陳藏器本草。

門臼塵 綱目

【主治】止金瘡出血。又諸般毒瘡，切蒜蘸擦，至出汗即消。時珍。

寡婦牀頭塵土 拾遺

【主治】耳上月割瘡，和油塗之。藏器。

瓷甌中白灰 拾遺

【集解】【藏器曰】瓷器物初燒時，相隔皆以灰爲泥，然後燒之。但看〔一〕瓷裏有灰，即收之備用。

〔一〕看：原作「爲」。今據證類卷四瓷塸中裏白灰改。

主治游腫醋摩傅之藏器

香爐灰綱目

主治跌撲金刃傷損罨之止血生肌○香爐岸主疥瘡時珍

鍛竈灰別錄下品

集解弘景曰此鍛鐵竈中灰爾兼得鐵力故也

主治癥瘕堅積去邪惡氣別錄恭曰療暴癥有效古方貳車丸中用之

附方新一 產後陰脫鐵爐中紫塵羊脂二味和勻布裹炙熱熨推納上 徐氏胎產方

冬灰本經下品

釋名宗奭曰諸灰一爇而成其體輕力劣惟冬灰則經三四月方徹爐其灰既曉夕燒灼其力全燥烈而體益重故也

集解別錄曰冬灰生方谷川澤弘景曰此即今浣衣黃灰爾燒諸蒿藜積聚鍊作之性亦烈荻灰尤烈恭曰冬灰本是藜灰餘草不真又有青蒿灰柃灰一作苓字乃燒木葉作並入染家用亦蝕惡肉時珍曰冬灰乃冬月竈中所燒薪柴

【主治】遊腫，醋摩傅之。藏器。

香爐灰 綱目

【主治】跌撲金刃傷損，罨之，止血生肌。○香爐岸，主疥瘡。時珍。

鍛竈灰 別録下品

【集解】【弘景曰】此鍛鐵竈中灰爾，兼得鐵力故也。

【主治】癥瘕堅積，去邪惡氣。別録。【恭曰】療暴癥有效。古方貳車丸中用之。

【附方】新一。産後陰脱。鐵爐中紫塵、羊脂，二味和匀，布裹炙熱，熨推納上。徐氏胎産方。

冬灰 本經下品

【釋名】【宗奭曰】諸灰一爇而成，其體輕力劣，惟冬灰則經三四月方撤爐，其灰既曉夕燒灼，其力全燥烈而體益重故也。

【集解】【別録曰】冬灰，生方谷川澤。【弘景曰】此即今浣衣黄灰爾，燒諸蒿藜積聚鍊作之，性亦烈，荻灰尤烈。【恭曰】冬灰本是藜灰，餘草不真。又有青蒿灰、柃灰，一作苓字，乃燒木葉作。並入染家用，亦蝕惡肉。【時珍曰】冬灰乃冬月竈中所燒薪柴

之灰也尋惜作蒿蔾之灰亦未必然原本一名蔾灰生方谷
川澤殊爲不通此灰既不當言川澤又豈獨方谷乃有耶今
人以灰淋汁取鹻浣衣發麪令皙治瘡蝕惡肉浸藍澱染青色
氣味辛微溫有毒主治去黑子肬息肉疽蝕疥瘙本經煮豆食
大下水腫蘇恭醋和熱灰熨心腹冷氣痛及血氣絞痛冷即易
藏器治犬咬熱灰傅之又治溺死凍死蝕諸癰疽惡肉時珍
發明時珍曰古方治人溺水死用竈中灰一石埋之從頭至足惟露七孔良久即甦凡蠅溺水死試以灰埋之少頃即便活甚驗蓋灰性煖而能拔水也
附方新七人溺水死方見上墮水凍死只有微氣者勿以火灸用布袋盛熱灰放在心頭冷即換待眼開以溫酒與之普濟方陰冷疼悶冷氣入腹腫滿殺人醋和熱灰頻熨之千金方湯火
傷灼餅爐中灰麻油調傅不得着水仍避風寇氏衍義犬咬傷人苦酒和灰傅之或熱湯和之千金
方

之灰也。專指作蒿藜之灰，亦未必然。原本一名藜灰，生方谷川澤，殊爲不通。此灰既不當言川澤，又豈獨方谷乃有耶？今人以灰淋汁，取鹻浣衣，發麪令皙，治瘡蝕惡肉，浸藍澱染青色。

【氣味】辛，微温，有毒。【主治】去黑子、肬、瘜肉、疽蝕疥瘙。本經。煮豆食，大下水腫。蘇恭。醋和熱灰，熨心腹冷氣痛及血氣絞痛，冷即易。藏器。治犬咬，熱灰傅之。又治溺死、凍死，蝕諸癰疽惡肉。時珍。

【發明】【時珍曰】古方治人溺水死，用竈中灰一石埋之，從頭至足，惟露七孔，良久即甦。凡蠅溺水死，試以灰埋之，少傾即便活，甚驗。蓋灰性暖而能拔水也。

【附方】新七。人溺水死。方見上。墮水凍死只有微氣者。勿以火炙，用布袋盛熱灰，放在心頭，冷即换，待眼開，以温酒與之。普濟方。陰冷疼悶，冷氣入腹，腫滿殺人。醋和熱灰，頻熨之。千金方。湯火傷灼。餅爐中灰，麻油調傅，不得着水，仍避風。寇氏衍義。犬咬傷人。苦酒和灰傅之，或熱湯和之。千金方。

石鹼 補遺

【釋名】灰鹼 花鹼 時珍曰狀如石類鹼故亦得鹼名

【集解】時珍曰石鹼出山東濟寧諸處彼人采蒿蓼之屬開窖浸水漉起晒乾燒灰以原水淋汁每百引入粉麪二三斤久則凝淀如石連汁貨之四方澣衣發麪甚獲利也他處以竈灰淋濃汁亦去垢發麪

【氣味】辛苦溫微毒【主治】去濕熱止心痛消痰磨積塊去食滯洗滌垢膩量虛實用過服損人震亨殺齒蟲去目翳治噎膈反胃同石灰爛肌肉潰癰疽瘰癧去瘀肉點痣黶疣贅痔核神效時珍

【附方】新六多年反胃方見鉛下消積破氣石鹼三錢山查三兩阿魏五錢半夏皂莢水制過一兩為末以阿魏化醋煮糊丸服摘玄方一切目疾白瞖扶去黑花者孝帝七層包當風處四十八日取所凝細白日點之普濟方拳毛倒睫用刀微劃動以藥泥眼胞上睫自起也石鹼一錢石灰一錢醋調塗之摘玄方蟲牙疼痛花鹼填孔內立止儒門事親痣黶疣贅花鹼礦灰以小麥稈灰汁煎二味令

石鹼補遺

【釋名】灰鹼、花鹼。【時珍曰】狀如石，類鹼，故亦得鹼名。

【集解】【時珍曰】石鹼，出山東濟寧諸處。彼人采蒿蓼之屬，開窖浸水，漉起晒乾燒灰，以原水淋汁，每石引入粉麪二三斤，久則凝淀如石，連汁貨之四方，澣衣發麪，甚獲利也。他處以竈灰淋濃汁，亦去垢發麪。

【氣味】辛、苦，温，微毒。【主治】去濕熱，止心痛，消痰，磨積塊，去食滯，洗滌垢膩，量虛實用，過服損人。震亨。殺齒蟲，去目翳，治噎膈反胃。同石灰爛肌肉，潰癰疽瘰癧，去瘀肉，點痣黶疣贅痔核，神效。時珍。

【附方】新六。多年反胃。方見鉛下。消積破氣。石鹼三錢，山查三兩，阿魏五錢，半夏皂莢水制過一兩，爲末，以阿魏化醋煮糊丸服。摘玄方。一切目疾。白鹼揀去黑碎者，厚紙七層，包掛風處，四十九日取，研極細，日日點之。普濟方。拳毛倒睫。用刀微劃動，以藥泥眼胞上，睫自起也。石鹼一錢，石灰一錢，醋調塗之。摘玄方。蟲牙疼痛。花鹼填孔内，立止。儒門事親。痣黶疣贅。花鹼、礦灰，以小麥稈灰汁煎二味令

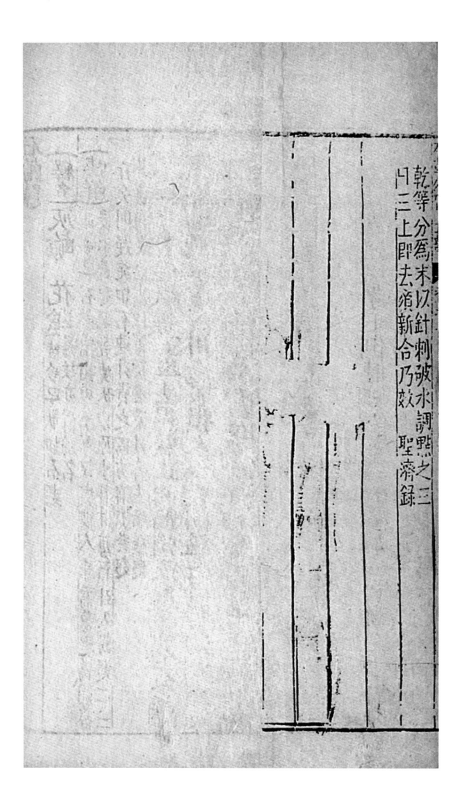

乾等分爲末以針刺破水調點之三日三上即去須新合乃效　聖濟錄

乾，等分爲末，以針刺破，水調點之，三日三上，即去，須新合乃效。聖濟録。

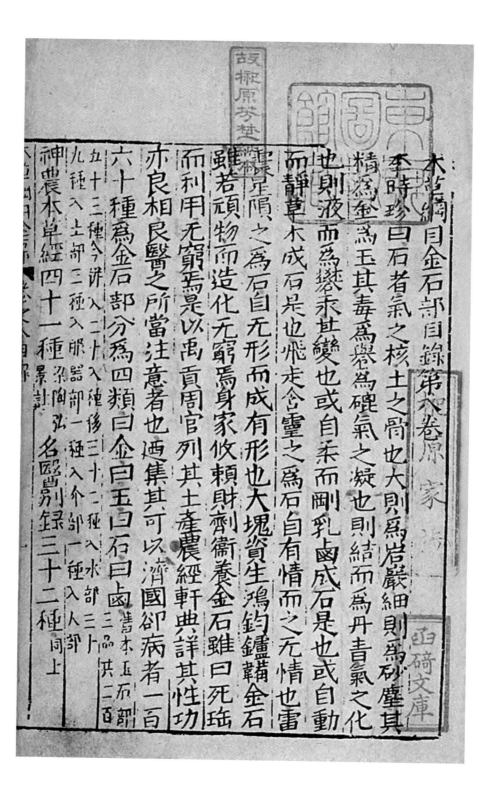

本草綱目金石部目錄第八卷

李時珍曰石者氣之核土之骨也大則爲岩巖細則爲砂塵其精爲金爲玉其毒爲礜爲碙氣之凝也則結而爲丹青氣之化也則液而爲礬汞其變也或自柔而剛乳鹵成石是也或自動而靜草木成石是也飛走含靈之爲石自有情而之无情也雷震星隕之爲石自无形而成有形也大塊資生鴻鈞鑪韛金石雖若頑物而造化无窮焉身家攸賴財劑衛養金石雖曰死瑶而利用无窮焉是以禹貢周官列其土產農經軒典詳其性功亦良相良醫之所當注意者也迺集其可以濟國卻病者一百六十種爲金石部分爲四類曰金曰玉曰石曰鹵 舊本玉石部三品共二百五十三種今併入二十八種移三十二種入水部三十九種入土部二種入服器部一種入介部一種入人部

神農本草經四十一種 梁陶弘景註 名醫別録三十二種 同上

本草綱目金石部目録第八卷

李時珍曰：石者，氣之核，土之骨也。大則爲岩巖，細則爲砂塵。其精爲金爲玉，其毒爲礜爲硇。氣之凝也，則結而爲丹青；氣之化也，則液而爲礬汞。其變也：或自柔而剛，乳鹵成石是也；或自動而静，草木成石是也。飛走含靈之爲石，自有情而之無情也；雷震星隕之爲石，自無形而成有形也。大塊資生，鴻鈞爐鞴，金石雖若頑物，而造化無窮焉。身家攸賴，財劑衛養。金石雖曰死瑶，而利用無窮焉。是以禹貢、周官列其土産，農經、軒典詳其性功，亦良相、良醫之所當注意者也。迺集其可以濟國却病者一百六十種，爲金石部。分爲四類：曰金，曰玉，曰石，曰鹵。舊本玉石部三品，共二百五十三種。今併入二十八種，移三十二種入水部，三十九種入土部，三種入服器部，一種入介部，一種入人部。

神農本草經四十一種梁陶弘景註　名醫别録三十二種同上

唐本草一十四種唐蘇恭　本草拾遺一十七種唐陳藏器
藥性本草一種唐甄權　開寶本草九種宋馬志
嘉祐本草八種宋掌禹錫　圖經本草三種宋蘇頌
日華本草八種宋人大明　證類本草一種宋唐慎微
本草綱目二十六種明李時珍
附註 魏李當之藥錄　吳普本草　宋雷斅炮炙
北齊徐之才藥對　唐孫思邈千金　李珣海藥
唐楊損之刪繁　蕭炳四聲　蜀韓保昇重註
宋寇宗奭衍義　陳承別說　金張元素珍珠囊
元李杲法象　王好古湯液　元朱震亨補遺
明汪機會編　徐用誠發揮　明王綸集要

金石之一　金類二十八種

金別錄　銀別錄黃銀烏銀附　錫恡脂綱目銀礦附　銀膏唐本
朱砂銀日華　赤銅唐本　自然銅開寶　銅礦石唐本
銅青嘉祐　鉛日華　鉛霜日華　粉錫本經胡粉

唐本草一十四種唐蘇恭　本草拾遺一十七種唐陳藏器
藥性本草一種唐甄權　開寶本草九種宋馬志
嘉祐本草八種宋掌禹錫　圖經本草三種宋蘇頌
日華本草八種宋人大明　證類本草一種宋唐慎微
本草綱目二十六種明李時珍

【附註】魏李當之藥録　吴普本草　宋雷斅炮炙
齊徐之才藥對　唐孫思邈千金　李珣海藥
唐楊損之删繁　蕭炳四聲　蜀韓保昇重註
宋[一]寇宗奭衍義　陳承别説　金張元素珍珠囊
元李杲法[二]象　王好古湯液　朱震亨補遺
明汪機會編　徐用誠發揮　王綸集要

金石之一　金類二十八種

金別録　銀別録○黄銀、烏銀附　錫恡脂綱目○即銀礦　銀膏唐本
朱砂銀日華　赤銅唐本　自然銅開寶　銅礦石唐本
銅青嘉祐　鉛日華　鉛霜日華　粉錫本經○即胡粉

[一] 宋：原作「米」。今據卷一歷代諸家本草改。
[二] 法：原作「注」。今據改同上。

鉛丹本經 即黃丹 密陀僧唐本 錫拾遺 古鏡拾遺
古文錢日華 銅弩牙別錄 諸銅器綱目 銅匙 銅盆 銅爐 鈷鉧 銅器 秤錘
鐵本經 鋼鐵別錄 鐵落本經 鐵精本經
鐵華粉開寶 鐵鏽拾遺 鐵爇拾遺 鐵漿拾遺
諸鐵器綱目 鐵杵 鐵銃 秤錘 鑰匙 鐵斧 鐵釘 鐵刀 鐵鏵 刀鐶 犁鑱 剪刀股 車轄 故鋸 馬銜 布鍼 馬鐙
右附方舊五十二新一百八十三

石之二 玉類一十四種

玉別錄 白玉髓別錄 青玉別錄 璧玉 玉英 合玉石附
青琅玕本經 珊瑚唐本 馬腦嘉祐 寶石綱目
玻瓈拾遺 水精拾遺 火珠 瓅石附 琉璃拾遺 雲母本經
白石英本經 紫石英本經 菩薩石日華
右附方舊一十二新一十八

鉛丹本經即黄丹　密陀僧唐本　錫拾遺　古鏡拾遺

古文錢日華　銅弩牙別録　諸銅器綱目○銅盆、鈷鉧、秤錘、銅匙、銅甑、銅器汗

鐵本經　鋼鐵別　鐵落本經　鐵精本經

鐵華粉開寶　鐵鏽拾遺　鐵爇拾遺　鐵漿拾遺

諸鐵器綱目○鐵杵、秤錘〔一〕、鐵斧、鐵刀、刀〔二〕鐶、剪刀股、故〔三〕鋸、布針、箭鏃〔四〕、鑰匙、鐵釘、鐵鏵、鐵犁〔五〕、車轄、馬銜、馬鐙

右附方舊五十二，新一百八十三。

石之二　玉類一十四種

玉別録　白玉髓別録　青玉別録○璧玉、玉英、合玉石附

青琅玕本經　珊瑚唐本　馬腦嘉祐　寶石綱目

玻瓈拾遺　水精拾遺○水珠、碝石附　琉璃拾遺　雲母本經

白石英本經　紫石英本經　菩薩石日華

右附方舊一十二，新一十八。

〔一〕秤錘：正文本藥正名作「鐵秤錘」，此下有「鐵銃」一藥。

〔二〕刀：正文此上有「大」字。本藥正名

〔三〕故：正文本藥正名作「鐵」。

〔四〕箭鏃：正文本藥正名此下有「鐵甲」、「鐵鎖」二藥。

〔五〕犁：正文本藥正名此下有「鑱尖」二字。

金石部

金石之一 金類二十八種

金（別錄中品）

【校正】併入拾遺金漿

【釋名】黃牙（鏡源）太真（時珍曰：按許慎說文云：五金黃為之長，久埋不生衣，百鍊不輕，從革不違，生於土，故字左右注，象金在土中之形。爾雅云：黃金謂之璗，美者謂之鏐，餅金謂之鈑，絕澤謂之銑。獨孤滔云：天生牙謂之黃牙。梵書謂之蘇伐羅。弘景曰：仙方名金為太真。）

【集解】別錄曰：金生益州，采無時。弘景曰：金之所生，處處皆有，梁、益、寧三州多有，出水沙中，作屑，謂之生金。建平、晉安亦有金沙，出石中，燒熔鼓鑄為碢，雖被火亦未熟，猶須更鍊。高麗、扶南及西域外國成器，皆鍊熟可服。仙經曰：生金生嶺南夷獠峒穴山中，如赤黑碎石、金鐵屎之類。南人云：毒蛇齒落在石中。又云：蛇屎著石上，及鴆鳥屎著石上皆碎，取毒處為生金，有大毒，殺人。本草言黃金有毒，誤矣。生金與黃金全別也。常見人取金，掘地深丈餘，至紛子石，石皆一頭黑焦，石下有金，大者如指，小者猶麻豆，色如桑黃，咬時極軟，即是真金。夫匠竊而吞者，不見有毒。其麩金出水沙中，氈上淘取，或鵝鴨腹中得之。即便打成器物，亦不重鍊。煎取金汁，便堪鎮心。志曰：今醫家所用，皆鍊熟金薄及以水煮金器取汁用

本草綱目金石部第八卷

金石之一　金類二十八種

金別録中品

【校正】併入拾遺金漿。

【釋名】黄牙鏡源、太真。【時珍曰】按許慎説文云：五金黄爲之長，久埋不生衣，百鍊不輕，從革不違，生於土，故字左右注，象金在土中之形。爾雅云：黄金謂之璗〔一〕，美者謂之鏐，餅金謂之鈑，絶澤謂之銑。獨孤滔云：天生牙謂之黄牙。梵書謂之蘇伐羅。【弘景曰】仙方名金爲太真。

【集解】【別録曰】金屑生益州，采無時。【弘景曰】金之所生，處處皆有。梁、益、寧三州多有，出水沙中，作屑，謂之生金。建平、晉安亦有金沙，出石中，燒鎔鼓鑄爲碣，雖被火亦未熟，猶須更鍊。高麗、扶南及西域外國成器，皆鍊熟可服。【藏器曰】生金生嶺南夷獠峒穴山中，如赤黑碎石、金鐵屎之類。南人云：毒蛇齒落在石中。又云：蛇屎着石上，及鴆鳥屎着石上皆碎，取毒處爲生金，有大毒，殺人。本草言黄金有毒，誤矣。生金與黄金全别也。常見人取金，掘地深丈餘，至紛子石，石皆一頭黑焦，石下有金，大者如指，小者猶麻豆，色如桑黄，咬時極軟，即是真金。夫匠竊而吞者，不見有毒。其麩金出水沙中，氈上淘取，或鵝鴨腹中得之。即便打成器物，亦不重鍊。煎取金汁，便堪鎮心。【志曰】今醫家所用，皆鍊熟金薄及以水煮金器取汁用

〔一〕璗：原作「盪」。今據爾雅釋器改。

之則無毒矣皇朝收復嶺表詢訪彼人並無蛇呑之說藏器
傳聞之言非矣頌曰今饒信南劍登州所出釆亦多或有
若山石狀者若米豆粒者此類皆未經火並爲生金珣曰一山
海經所說諸山出金極多不能備錄廣州記云大食國出金
最多貨易並用金錢異物志云金生麗水文綮州瓜子金雲
南出顆塊金在山石間采之黔南遂府吉州水中並產麩金
嶺表錄云五嶺內富州賓州澄州涪縣江溪河皆產金居人
多養鵝鴨取屎以淘金子日得一兩或半兩有終日不獲一
星者其金夜明宗奭曰顆塊金即穴山至百十尺見伴金石
定是金也其石褐色一頭如火燒黑之狀其金色深赤黃麩
金即在江沙水中淘汰而得其色淺黃皆是生金得之皆當
鑄鍊變金耗多入藥當用塊金色既深則金氣足餘須防穀
制成及點化者此等焉得有造化之氣如綮豎之類用金煮
汁蓋假其自然之氣爾文東南金色深西南金色淡亦土地
所宜也時珍曰金有山金沙金二種其色七青八黃九紫十
赤以赤爲足色和銀者性柔試石則色青和銅者性硬試石
則有聲寶貨辨疑云馬蹄金象馬蹄難得橄欖金出荊湖嶺
南胯子金象帶胯出湖南北瓜子金大如瓜子麩金如麩片
出湖南及高麗沙金細如沙屑出蜀中葉子金出雲南地鏡
圖云黃金之氣赤夜有火光及白鼠或云山有薤下有金凡
金有在塚墓間及爲釵釧溲器者陶隱居謂之辱金不可合
煉寶藏論云金有二十種又外國五種[illegible]金出[illegible]穴中者
含丹砂色尤赤合丹服之希世之寶也[illegible]金出五溪漢江大
者如瓜子小者如麥性平無毒金出交廣南韶諸山銜石

之，則無毒矣。皇朝收復嶺表，詢訪彼人，並無蛇屎之説，藏器傳聞之言，非矣。【頌曰】今饒、信、南劍、登〔一〕州所出，采亦多端，或有若山石狀者，若米豆粒者，此類皆未經火，並爲生金。【珣曰】山海經所説諸山出金極多，不能備録。廣州記云：大食國出金最多，貨易並用金錢。異物志云：金生麗水。又蔡州瓜子金，雲南出顆塊金，在山石間采之。黔南、遂府、吉州水中，並産麩金。嶺表録云：五嶺内富州、賓州、澄州、涪縣江溪河皆産金。居人多養鵝鴨取屎，以淘金片，日得一兩或半兩，有終日不獲一星者。其金夜明。【宗奭曰】顆塊金，即穴山至百十尺，見伴金石，定見金也。其石褐色，一頭如火燒黑之狀，其金色深赤黄。麩金，即在江沙水中淘汰〔二〕而得，其色淺黄。皆是生金，得之皆當鑄鍊。麩金耗多。入藥當用塊金，色既深，則金氣足餘。須防藥制成及點化者，此等焉得有造化之氣。如紫雪之類，用金煮汁，蓋假其自然之氣爾。又東南金色深，西南金色淡，亦土地所宜也。【時珍曰】金有山金、沙金二種。其色七青、八黄、九紫、十赤，以赤爲足色。和銀者性柔，試石則有色青。和銅者性硬，試石則有聲。寶貨辨疑云：馬蹄金象馬蹄，難得。橄欖金出荆、湖、嶺南。胯子金象帶胯，出湖南北。瓜子金大如瓜子，麩金如麩片，出湖南、高麗。沙金細如沙屑，出蜀中。葉子金出雲南。地鏡圖云：黄金之氣赤，夜有火光及白鼠。或云：山有薤，下有金。凡金曾在塚墓間及爲釵釧溲器者，陶隱居謂之辱金，不可合煉。寶藏論云：金有二十種，又外國五種。還丹金，出丹穴中，體含丹砂，色尤赤，合丹服之，希世之寶也。麩金出五溪、漢江，大者如瓜子，小者如麥，性平無毒。山金出交廣南韶諸山，銜石

〔一〕登：原作「澄」。今據證類卷四金屑改。
〔二〕汰：原作「沃」。今據改同上。

生有毒

而生馬蹄金乃最精者二蹄一斤毒金即生金出交廣山石內赤而有大毒殺人鍊十餘次毒乃已此五種皆真金也水銀金丹砂金雄黃金雌黃金硫黃金曾青金石綠金石膽金母砂金白錫金黑鉛金並藥制成者銅金生鐵金熟鐵金鍮石金並藥點成者已上十五種皆假金也性頑滯有毒外國五種乃波斯紫磨金東夷青金林邑赤金西戎金占城金也

金屑〔氣味〕辛平有毒〔大明曰〕無毒〔甄權曰〕生者有毒熟者無毒〔宗奭曰〕不曰金而更加屑字者是已經磨屑可用之義必須烹鍊鍛屑爲薄方可入藥金薄亦同生金有毒能殺人且難解有中其毒者惟鷓鴣肉可解之若不經鍛屑即不可用金性惡錫畏水銀得餘甘子則體柔亦相感耳〔時珍曰〕洗金以鹽駱駝驢馬脂皆能柔金金遇鉛則碎翡翠石能屑金亦物性相制也金蛇能解生金毒晉賈后飲金屑酒而死則生金有毒可知矣凡用金薄須辨出銅薄

〔主治〕鎮精神堅骨髓通利五臟邪氣服之神仙〔別錄〕療小兒驚傷五臟風癇失志鎮心安魂魄〔甄權〕癲癇風熱上氣欬嗽傷寒肺損吐血骨蒸勞極作渴並以薄入丸散服〔李珣〕破冷氣除風〔青霞子〕

金漿〔拾遺〕〔氣味〕同金〔主治〕長生神仙久服腸中盡爲金色〔藏器〕

而生。馬蹄金乃最精者，二蹄一斤。毒金即生金，出交廣山石内，赤而有大毒，殺人，鍊十餘次，毒乃已。此五種皆真金也。水銀金、丹砂金、雄黄金、雌黄金、硫黄金、曾青金、石緑金、石膽金、母砂金、白錫金、黑鈆金，並藥制成者。銅金、生鐵金、熟鐵金、鍮石金，並藥點成者。已上十五種，皆假金也，性頑滯有毒。外國五種，乃波斯紫磨金、東夷青金、林邑赤金、西戎金、占城金也。

金屑。【氣味】辛，平，有毒。【大明曰】無毒。【珣曰】生者有毒，熟者無毒。【宗奭曰】不曰金而更加屑字者，是已經磨屑可用之義，必須烹鍊鍛屑爲薄，方可入藥。金薄亦同生金，有毒，能殺人，且難解。有中其毒者，惟鷓鴣肉可解之。若不經鍛，屑即不可用。金性惡錫，畏水銀，得餘甘子則體柔，亦相感耳。【時珍曰】洗金以鹽。駱駝、驢、馬脂，皆能柔金。金遇鈆則碎，翡翠石能屑金，亦物性相制也。金蛇能解生金毒。晉賈后飲金屑酒而死，則生金有毒可知矣。凡用金薄，須辨出銅薄。

【主治】鎮精神，堅骨髓，通利五臟邪氣，服之神仙。別録。療小兒驚傷五臟，風癇失志，鎮心安魂魄。甄權。癲癇風熱，上氣欬嗽，傷寒肺損吐血，骨蒸勞極作渴，並以薄入丸散服。李珣。破冷氣，除風。青霞子。

金漿拾遺。【氣味】同金。【主治】長生神仙。久服，腸中盡爲金色。藏器。

發明〔弘景曰〕生金辟惡而有毒，不鍊服之殺人。仙經以醯蜜及豬肪、牡荊酒輩鍊至柔軟，服之成仙。亦以合水銀作丹砂，醫方都無用者，當是慮其有毒爾。〔損之曰〕生者殺人，百鍊者乃堪服。水銀合膏飲，即不鍊，須曰金屑。古方不見用者，惟作金薄入丸藥，並變文。古方金石凌、紅雪、紫雪輩，皆取金銀煮汁，此通用經鍊者，假其氣爾。〔時珍曰〕金乃西方之行，性能制木，故療驚癇風熱肝膽之病，而古方罕用，惟服食家言之。淮南三十六水法，亦化為漿服餌。葛洪抱朴子言餌黃金不亞于金液，其法用豕負革肪、苦酒鍊之百遍即柔，或以樗皮治之，或以牡荊酒、磁石消之為水，或以雄黃、雌黃合餌，皆能地仙。文言丹砂化為聖金，服之昇仙。別錄、陳藏器亦言久服神仙。其說蓋自秦皇、漢武時方士傳流而來，豈知血肉之軀，水穀為賴，可能堪此金石重墜之物久在腸胃乎？求生而喪生，可謂愚也矣。故太清法云：金稟中宮陰已之氣，性本剛，服之傷損肌肉。文東觀秘記云：古人以黃金塞九竅，則尸不朽。此雖近於理，然亦誨盜之實，曷若速化歸虛之為愈也哉。

附方 舊五，新一。

風眼爛弦 金環燒紅，掠上下瞼肉，日數次，甚妙。集簡方

牙齒風痛 火燒金釵針之，立止。集簡方

輕粉破口 凡水腫及瘡病服輕粉後，口瘡齦爛。金器煮汁頻頻含漱，能殺粉毒，以愈為度。外臺秘要

水銀入耳 能蝕人腦。以金枕耳邊，自出也。張仲景方

水銀入肉 令人筋攣。惟以金物熨之，水銀當出蝕金，候金白色是也。頻用取效。此北齊徐王方也。本草拾遺

【發明】【弘景曰】生金辟惡而有毒，不鍊服之殺人。仙經以醯、蜜及豬肪、牡荆酒輩鍊至柔軟，服之成仙，亦以合水銀作丹砂。醫方都無用者，當是慮其有毒爾。【損之曰】生者殺人，百鍊者乃堪服，水銀合膏飲即不鍊。【頌曰】金屑古方不見用者，惟作金薄入藥甚便。又古方金石凌、紅雪、紫雪輩，皆取金銀煮汁，此通用經鍊者，假其氣爾。【時珍曰】金乃西方之行，性能制木，故療驚癇風熱，肝膽之病。而古方罕用，惟服食家言之。淮南三十六水法亦化爲漿服餌。葛洪抱朴子言：餌黄金不亞于金液。其法用豕負革肪、苦酒鍊之百遍即柔，或以樗皮治之，或以牡荆酒、慈石消之爲水，或以雄黄、雌黄合餌，皆能地仙。又言：丹砂化爲聖金，服之昇仙。别録、陳藏器亦言久服神仙。其説蓋自秦皇、漢武時方士傳流而來，豈知血肉之軀，水穀爲賴，可能堪此金石重墜之物久在腸胃乎？求生而喪生，可謂愚也矣。故太清法云：金稟中宫陰己之氣，性本剛，服之傷損肌肉。又東觀秘記云：亡人以黄金塞九竅，則尸不朽。此雖近於理，然亦誨盗矣，曷若速化歸虚之爲愈也哉。

【附方】新五。**風眼爛弦**。金環燒紅，掠上下瞼肉，日數次，甚妙。集簡方。**牙齒風痛**。火燒金釵針之，立止。○集簡方。

輕粉破口。凡水腫及瘡病，服輕粉後口瘡齦爛。金器煮汁，頻頻含漱，能殺粉毒，以愈爲度。外臺秘要。**水銀入耳**，能蝕人腦。以金枕耳邊，自出也。張仲景方。**水銀入肉**，令人筋攣。惟以金物熨之，水銀當出蝕金，候金白色是也，頻用取效，此北齊徐王[一]方也。本草拾遺。

〔一〕王：原作「玉」。今據證類卷四水銀改。

銀 別錄中品

校正 併入開寶生銀

釋名 白金 綱目 鋈 時珍曰爾雅白金謂之銀其美者曰鐐說文云鋈白金也梵書謂之阿路巴

集解 別錄曰銀屑生永昌采無時弘景曰銀之所出處亦與金同但是生土中也鍊餌法亦似金永昌屬益州今爲

寧州恭曰銀與金生不同處所在皆有而以虢州者爲勝此
外多鉛穢爲劣高麗作帖者云非銀鉚所出然色青不如虢
州者志曰生銀出饒州樂平諸坑銀鉚中狀如硬錫文理粗
錯自然者眞頌曰銀在鉚中與銅相雜土人采得以鉛再三
煎鍊方成故爲熟銀生銀則生銀鉚中狀如硬錫其金坑中
所得乃在土石中滲漏成條若絲髮狀土人謂之老翁鬚極
難得方書用生銀必得此乃眞頌曰按南越志波斯國有天
生藥銀用爲試藥指環又燒朱粉甕下多年沉積有銀號盃
鉛銀光軟甚好與波斯銀功力相似秖是難得今時燒鍊家
每一斤生鉛只得一二銖山海經云東北樂平郡堂少山出
銀甚多黔中生銀體硬不堪入藥宗奭曰銀出於鉚須煎鍊
成故名熟銀其生銀即不自鉚中出而特然生者又謂之老
翁鬚具入用大同世之術士以朱砂而成以鉛汞而成以焦
銅而成者無造化之氣豈可入藥不可不別時珍曰閩浙
荆湖饒信廣滇貴州交趾諸處山中皆產銀有鉚中鍊出者
有沙土中鍊出者其生銀俗稱銀笋銀牙者也亦曰出山艮
獨孤滔丹房鏡源所謂鉛坑中出褐色石形如笋打破即白
名曰自然牙曰自然鉛亦曰生鉛且有變化之道不堪服食

銀 別録中品 【校正】併入開寶生銀。

【釋名】白金綱目、鋈。【時珍曰】爾雅：白金謂之銀，其美者曰鐐〔一〕。説文云：鋈，白金也。梵書謂之阿路巴。

【集解】【別録曰】銀屑生永昌，采無時。【弘景曰】銀之所出處，亦與金同，但是生土中也。錬餌法亦似金。永昌屬益州，今屬寧州。【恭曰】銀與金，生不同處，所在皆有，而以虢州者爲勝，此外多鈆穢爲劣。高麗作貼者，云非銀丱所出，然色青不如虢州者。【志曰】生銀出饒州樂平諸坑銀丱中，狀如硬錫，文理粗錯自然者真。【頌曰】銀在丱中與銅相雜，土人采得，以鈆再三煎錬方成，故爲熟銀。生銀則生銀丱中，狀如硬錫。其金坑中所得，乃在土石中滲漏成條，若絲髮狀，土人謂之老翁鬚，極難得。方書用生銀，必得此乃真。【珣曰】按南越志：波斯國有天生藥銀，用爲試藥指環。又燒朱粉甕下，多年沉積有銀，號盃鉛銀，光軟甚好，與波斯銀功力相似，秖是難得。今時燒錬家，每一斤生鉛，只得一二銖。山海經云，東北樂平郡堂少山出銀甚多。黔中生銀體硬，不堪入藥。【宗奭曰】銀出於丱，須煎錬成，故名熟銀。其生銀即不自丱中出而特然生者，又謂之老翁鬚，其入用大同。世之術士，以朱砂而成，以鉛汞而成，以焦銅而成者，既無造化之氣，豈可入藥，不可不別。【時珍曰】閩、浙、荆、湖、饒、信、廣、滇、貴州、交趾諸處，山中皆産銀，有丱中錬出者，有沙土中錬出者。其生銀，俗稱銀笋、銀牙者也，亦曰出山銀〔二〕。獨孤滔丹房鏡源所謂鉛坑中出褐色石，形如笋，打破即白，名曰自然牙，曰自然鉛，亦曰生鉛。此有變化之道，不堪服食

〔一〕鐐：原作「鏐」。今據爾雅·釋器改。

〔二〕銀：原作「艮」。溪蠻叢笑有「出山銀」一名。民間或將「銀」俗寫爲「艮」，江西本後諸本均作「銀」，義長，今從改。

皆是也管子云上有鉛下有銀地鏡圖云山有葱下有銀銀之氣入夜正白流散在地其精變為白雄雞寶藏論云銀有十七種又外國四種天生牙生銀坑內石縫中狀如亂絲色紅者上入火紫白如草根者次之銜黑石者最奇生樂平鄱陽產鉛之山一名龍牙一名龍鬚是正生銀無毒為至藥根本也生銀生石礦中成片塊大小不定狀如硬錫母砂銀生五溪丹砂穴中色理紅光黑鉛銀得子母之氣此四種為真銀有水銀銀草砂銀曾青銀石綠銀雄黃銀雌黃銀硫黃銀膽礬銀靈草銀皆是以藥制成者丹陽銀銅銀鐵銀白錫銀皆以藥點化者十三種皆假銀也外國四種新羅銀波斯銀林邑銀雲南銀並精好

銀屑【修治】弘景曰醫方鎮心丸用之不可正服為屑當以水銀研令消也斆曰方家用銀屑取見成銀薄以水銀消之為泥合消石及鹽研為粉燒出水銀淘去鹽石為粉極細用之乃佳不得只磨取屑耳時珍曰入藥只用銀薄易細若用水銀鹽消制者反有毒矣龍木論謂之銀液又有錫薄可偽宜辨之

【氣味】辛平有毒權曰大寒無毒毒詳生銀下【主治】安五臟定心神止驚悸除邪氣久服輕身長年別錄定志去驚癇小兒癲疾狂走甄權破冷除風青霞子銀薄堅骨鎮心明目去風熱癲癇入丸散用時珍

者是也。管子云：上有鉛，下有銀。地鏡圖云：山有葱，下有銀。銀之氣，入夜正白，流散在地，其精變爲白雄鷄。寶藏論云：銀有十七種，又外國四種。天生牙，生銀坑内石縫中，狀如亂絲，色紅者上，入火紫白如草根者次之。銜黑石者最奇，生樂平、鄱陽産鉛之山，一名龍牙，一名龍鬚，是正生銀，無毒，爲至藥根本也。生銀，生石鉚中，成片塊，大小不定，狀如硬錫。母砂銀，生五溪丹砂穴中，色理紅光。黑鉛銀，得子母之氣。此四種爲真銀。有水銀銀、草砂銀、曾青銀、石緑銀、雄黄銀、雌黄銀、硫黄銀、膽礬銀、靈草銀，皆是以藥制成者。丹陽銀、銅銀、鐵銀、白錫銀，皆以藥點化者。十三種皆假銀也。外國四種：新羅銀、波斯銀、林邑銀、雲南銀，並精好。

銀屑。【修治】【弘景曰】醫方鎮心丸用之，不可正服。爲屑，當以水銀研令消也。【恭曰】方家用銀屑，取見成銀薄，以水銀消之爲泥，合消石及鹽研爲粉，燒出水銀，淘去鹽石，爲粉極細，用之乃佳，不得只磨取屑耳。【時珍曰】入藥只用銀薄，易細。若用水銀鹽消制者，反有毒矣。龍木論謂之銀液。又有錫薄可僞，宜辨之。

【氣味】辛、平，有毒。【珣曰】大寒，無毒。詳「生銀」下[一]。【主治】安五臟，定心神，止驚悸。除邪氣，久服輕身長年。别録。定志，去驚癎，小兒癲疾狂走。甄權。破冷除風。青霞子。銀薄堅骨，鎮心明目，去風熱癲癎，入丸散用。李珣。

[一] 下：底本描改爲「下」，餘金陵諸本作「千」。今從江西本改。

毒可徵矣

生銀【氣味】辛，寒，無毒。獨孤滔云：鉛內銀有毒。保昇曰：畏黃連、甘草、飛廉、石亭脂、砒石，惡羊血、馬目毒公。大明曰：冷，微毒。畏慈石，惡錫，忌生血。時珍曰：荷葉、蕈灰能粉銀，羚羊角、烏賊魚骨、鼠尾、龜殼、生薑、地黃、慈石，俱能瘦銀；羊脂、紫蘇子油，皆能柔銀。

【主治】熱狂驚悸，發癇恍惚，夜臥不安譫語，邪氣鬼祟。服之明目鎮心，安神定志。小兒諸熱丹毒，並以水磨服之，功勝紫雪。開寶。小兒中惡，熱毒煩悶，水磨服之。大明。煮水，入葱白、粳米作粥食，治胎動不安，漏血。時珍。

【發明】好古曰：白銀屬肺。頌曰：銀屑，葛洪《肘後方》治癰腫五石湯中用之。宗奭曰：本草言銀屑有毒，生銀無毒，釋者漏不言。蓋生銀已發於外，無蘊鬱之氣，故無毒；鑛銀蘊於石中，鬱結之氣全未敷暢，故有毒也。時珍曰：此說非矣。生銀初煎出如綫縷，乃其天真，故無毒。鑛者投以少鉛，則成絲文金花；銅多則反鼓；銀去銅則後添鑄鍛，初云少銅，終不能出。作僞者又制以藥石鉛錫。且古法用水銀煎消，制銀薄成泥入藥，所以銀屑有毒。銀本無毒，其毒則諸物之毒也。今人用銀器飲食，遇毒則變黑；中毒死者，亦以銀物探試之，則銀之無毒可徵矣。其入藥，亦是平肝鎮怯之義。故太清服鍊書言銀生銀。【氣味】辛，寒，無毒。【獨孤滔云】鉛内銀有毒。【保昇曰】畏黄連、甘草、飛廉、石亭脂、砒石，惡羊血、馬目毒公。【大明曰】冷，微毒。畏慈石，惡錫，忌生血。【時珍曰】荷葉、蕈灰能粉銀。羚羊角、烏賊魚骨、鼠尾、龜殼、生薑、地黄、慈石，俱能瘦銀。羊脂、紫蘇子油，皆能柔銀。

【主治】熱狂驚悸，發癇恍惚，夜卧不安，譫語，邪氣鬼祟[一]。服之明目鎮心，安神定志。小兒諸熱丹毒，並以水磨服之，功勝紫雪。開寶。小兒中惡，熱毒煩悶，水磨服之。大明。煮水，入葱白、粳米作粥食，治胎動不安，漏血。時珍。

【發明】【好古曰】白銀屬肺。【頌曰】銀屑，葛洪肘後方治癧腫五石湯中用之。【宗奭曰】本草言銀屑有毒，生銀無毒，釋者略漏不言。蓋生銀已發於外，無藴鬱之氣，故無毒。鉎銀藴於石中，鬱結之氣全未敷暢，故有毒也。【時珍曰】此説非矣。生銀初煎出如縵理，乃其天真，故無毒。鎔者投以少銅，則成絲文金花。銅多則反敗銀，去銅則復還銀，而初入少銅終不能出。作僞者又制以藥石鉛錫。且古法用水銀煎消制銀薄成泥入藥，所以銀屑有毒。銀本無毒，其毒則諸物之毒也。今人用銀器飲食，遇毒則變黑。中毒死者，亦以銀物探試之，則銀之無毒可徵矣。其入藥，亦是平肝鎮怯之義。故太清服鍊書言，銀

〔一〕祟：原作「崇」。今據證類卷四生銀改。

禀西方辛陰之神，結精爲質，性剛戾，服之能傷肝，是也。抱朴子言銀化水服可成地仙者，亦方士謬言也，不足信。奭曰：此使金銀銅鐵只可浸淬在藥中借氣生藥力而已，勿入藥服，能消人脂。

附方 舊二，新四。

妊娠腰痛如折者：銀一兩，水三升，煎二升，服之。子母秘録

胎動欲墮痛不可忍：銀五兩，苧根二兩，清酒一盞，水一大盞，煎一盞，溫服。婦人良方

胎熱橫悶：生銀五兩，葱白三寸，阿膠炒半兩，水一盞煎服。亦可入糯米作粥食。聖惠方

風牙疼痛：文銀一兩，燒紅淬燒酒一盞，熱漱飲之，立止。集簡方

口鼻疳蝕穿唇透頰：銀屑一兩，水三升，銅器煎一升，日洗三四次。聖濟録

身面赤疵：常以銀揩令熱，久久自消。千金翼

附録 黄銀 拾遺 恭曰：黄銀本草不載，俗云爲器辟惡，乃爲瑞物。藏器曰：黄銀載在瑞物圖經，既堪爲器，明非瑞物。時珍曰：按方勺泊宅編云：黄銀出蜀中，色與金無異，但上石則白色。熊太古冀越集云：黄銀絶少，道家言鬼神畏之。宋帖載唐太宗賜房玄齡帶云：世傳黄銀鬼神畏之。春秋運斗樞云：人君秉金德而生，則黄銀見。世人以鍮石爲黄銀，非也。鍮石即藥成黄銀也。

烏銀 藏器曰：今人用硫黄熏銀，再宿瀉之，則色黑矣。工人用爲器，養生者以器煮藥，兼於一二丈處夜承露醴飲之。

稟西方辛陰之神，結精爲質，性剛戾，服之能傷肝，是也。抱朴子言銀化水服，可成地仙者，亦方士謬言也，不足信。【斅曰】凡使金銀銅鐵，只可渾安在藥中，借氣生藥力而已。勿入藥服，能消人脂。

【附方】舊二，新四。**妊娠腰痛**如折者。銀一兩，水三升，煎二升，服之。子母秘録。**胎動欲墮**，痛不可忍。銀五兩，苧根二兩，清酒一盞，水一大盞，煎一盞，温服。婦人良方。**胎熱橫悶**。生銀五兩，葱白三寸，阿膠炒半兩，水一盞，煎服。亦可入糯米作粥食。聖惠方。**風牙疼痛**。文銀一兩，燒紅淬燒酒一盞，熱漱，飲之立止。集簡方。**口鼻疳蝕**，穿脣透頰。銀屑一兩，水三升，銅器煎一升，日洗三四次。聖濟録。**身面赤疵**。常以銀揩，令熱，久久自消。千金翼。

【附録】黄銀拾遺。【恭曰】黄銀，本草不載，俗云爲器辟惡，乃爲瑞物。【藏器曰】黄銀載在瑞物圖經，既堪爲器，明非瑞物。【時珍曰】按方勺泊宅編云：黄銀出蜀中，色與金無異，但上石則白色。熊太古冀越集云：黄銀絶少，道家言鬼神畏之。六帖載唐太宗賜房玄齡帶云：世傳黄銀鬼神畏之。春秋運斗樞云：人君秉金德而生，則黄銀見。世人以鍮石爲黄銀，非也。鍮石，即藥成黄銅也。

烏銀。【藏器曰】今人用硫黄熏銀，再宿瀉之，則色黑矣。工人用爲器。養生者以器煮藥，兼於庭中高〔一〕一二丈處，夜承露醴飲之，

〔一〕庭中高：原脱。今據證類卷三引陳藏器餘「黄銀」補。

長年（詳惡）

錫悋脂（綱目）

【集解】時珍曰：此乃波斯國銀礦也。一作悉蘭脂。

【主治】目生翳膜，用火燒銅鍼輕點，乃傳之，不痛。又主一切風氣，及三焦消渴，飲水，並入丸藥用。時珍

【附方】新一。小兒天釣，多涎搐搦不定。錫悋脂一兩，水淘黑汁令盡，水銀一分，以少棗肉研不見星，牛黃半分，射香半分，研勻，粳米飯丸黍米大。每服三十二丸，新汲水下。名保命丹。普濟方

銀膏（唐本草）

【集解】恭曰：其法用白錫和銀薄及水銀合成之，凝硬如銀，合煉有法。時珍曰：今方士家有銀脆，恐即此物也。

【氣味】辛，大寒，有毒。【主治】熱風心虛，驚悸恍惚，狂走，膈上熱，頭面熱風衝心，上下安神定志，鎮心明目，利水道，治人心風，健忘，亦補牙齒缺落。蘇恭

長年辟惡。

錫悋脂綱目

【集解】【時珍曰】此乃波斯國銀鉚也。一作悉藺脂。

【主治】目生翳膜，用火燒銅鍼輕點，乃傅之，不痛。又主一切風氣，及三焦消渴飲水，並入丸藥用。時珍。

【附方】新一。小兒天弔，多涎，搐搦不定。錫悋脂一兩，水淘黑汁令盡，水銀一分，以少棗肉研不見星，牛黄半分，射香半分，研勻，粳米飯丸黍米大。每服三十二丸，新汲水下，名保命丹。普濟方。

銀膏唐本草〔一〕

【集解】【恭曰】其法用白錫和銀薄及水銀合成之，凝硬如銀，合鍊有法。【時珍曰】今方士家有銀脆，恐即此物也。

【氣味】辛，大寒，有毒。【主治】熱風，心虚驚悸，恍惚狂走，膈上熱，頭面熱風，衝心上下，安神定志，鎮心明目，利水道，治人心風健忘，亦補牙齒缺落。蘇恭。

〔一〕唐本草：證類卷四銀膏乃出唐本餘，時珍誤爲同書。

朱砂銀（日華）

【集解】時珍曰：此乃方士用諸藥合朱砂鍊制而成者。鶴頂新書云：用砂受青陽之氣，始生鑛石，二百年成丹砂而青女孕，三百年而成鉛，又二百年而成銀，又二百年復得太和之氣，化為此金。又曰：金公以丹砂為子，是陰中之陽，陽死陰凝，乃成至寶。

【氣味】冷，無毒。大明曰：畏石亭脂、慈石、鐵，忌一切血。【主治】延年益色，鎮心安神，止驚悸，辟邪，治中惡蠱毒，心熱煎煩，憂忘虛劣。大明

赤銅（唐本草）

【釋名】紅銅（綱目）、赤金（弘景）。俗名銅落、銅末、銅花、銅粉、銅砂。時珍曰：銅與金同，故字從金同也。

【集解】弘景曰：銅為赤金，生熟皆赤，而本草無用。今銅青及大錢皆入方用，並是生銅，應在下品之例也。時珍曰：銅有赤銅、白銅、青銅。赤銅出川、廣、雲、貴諸處山中，土人穴山采礦鍊取之；白銅出雲南；青銅出南番。惟赤銅為用最多，且可入藥。人以爐甘石鍊為黄銅，其色如金；砒石鍊為白銅；雜錫鍊為響銅。山海經言出銅之山四百六十七，今則不知其幾也。

朱砂銀日華

【集解】【時珍曰】此乃方士用諸藥合朱砂鍊制而成者。鶴頂新書云：丹砂受青陽之氣始生鉚石，二百年成丹砂而青女孕，三百年而成鉛，又二百年而成銀，又二百年復得太和之氣，化而爲〔一〕金。又曰：金公以丹砂爲子，是陰中之陽，陽死陰凝，乃成至寶。

【氣味】冷，無毒。【大明曰】畏石亭脂、慈石、鐵，忌一切血。

【主治】延年益色，鎮心安神，止驚悸，辟邪，治中惡蠱毒，心熱煎煩，憂忘虚劣。大明。

赤銅唐本草。

【釋名】紅銅綱目、赤金弘景。屑名：銅落、銅末、銅花、銅粉、銅砂。【時珍曰】銅與金同，故字從金、同也。

【集解】【弘景曰】銅爲赤金，生熟皆赤，而本草無用。今銅青及大錢皆入方用，並是生銅，應在下品之例也。【時珍曰】銅有赤銅、白銅、青銅。赤銅出川、廣、雲、貴諸處山中，土人穴山采礦鍊取之。白銅出雲南，青銅出南番。惟赤銅爲用最多，且可入藥。人以爐甘石鍊爲黄銅，其色如金。砒石鍊爲白銅，雜錫鍊爲響銅。山海經言，出銅之山四百六十七，今則不知其幾也。

〔一〕而爲：原作「爲匕」。江西本作「而爲」，義長，今從改。

寶藏論云赤金一十種丹陽銅武昌白慢銅一生銅生銀銅
皆不由陶冶而生者無毒宜作鼎器波斯青銅可為鏡新羅
銅可作鍾石綠石青白青等銅並是藥制成鐵銅以苦膽水
浸至生赤煤熬鍊成而黑堅錫坑銅大軟可點化自然銅見
本條 鶴頂新書云銅與金銀同一根源也得紫陽之氣而生
綠綠二百年而生石石銅始生于中其氣禀陽故質剛戾管子
云上有陵石下有赤銅 地鏡圖云山有慈石下有金若銅草
莖黃秀下有銅器銅器之精為馬為僮 抱朴子云銅有牝牡
在火中尚赤時令童男童女以水灌之銅自分為兩段凸起
者牡也凹下者牝也以牝為雌劍牡為雄劍帶之入江湖則
蛟龍水神
皆畏避也

赤銅屑修治 時珍曰即打銅落下屑也或以紅銅火鍛水淬
亦自落下以水淘淨用好酒入沙鍋內炒見火
星取研
末用

氣味 苦平微毒 時珍曰蒼术粉銅巴豆牛脂軟銅慈菇乳香羽銅物性然也

主治 賊風反折 熬使極熱投酒中服五合日三或以五斤燒
赤納二斗酒中百遍如上服之 文治腋臭以醋和如麥飯袋
盛先刺腋下脈去血封之神效 唐本 明目治風眼接骨銲齒療

寶藏論云：赤金一十種。丹陽銅、武昌白慢銅、一生銅，生銀銅，皆不由陶冶而生者，無毒，宜作鼎器。波斯青銅，可爲鏡。新羅銅，可作鍾。石緑、石青、白青等銅，並是藥制成。鐵銅以苦膽水浸至生赤煤，熬錬成而黑堅。錫坑銅大軟，可點化。自然銅見本條。鶴頂新書云：銅與金銀同一根源也，得紫陽之氣而生緑，緑二百年而生石，銅始生于中，其氣稟陽，故質剛戾。管子云：上有陵石，下有赤銅。地鏡圖云：山有慈石，下有金若銅。草莖黄秀，下有銅器。銅器之精，爲馬爲僮。抱朴子云：銅有牝牡。在火中尚赤時，令童男、童女以水灌之，銅自分爲兩段，凸起者牡也，凹下者牝也。以牝爲雌劍，牡爲雄劍，帶之入江湖，則蛟龍水神皆畏避也。

赤銅屑。【修治】【時珍曰】即打銅落下屑也。或以紅銅火鍛水淬，亦自落下。以水淘浄，用好酒入沙鍋内炒見火星，取研末用。

【氣味】苦，平，微毒。【時珍曰】蒼术粉銅，巴豆、牛脂軟銅，慈姑、乳香啞銅，物性然也。

【主治】賊風反折，熬使極熱，投酒中，服五合，日三。或以五斤燒赤，納二斗酒中百遍，如上服之。又治腋臭，以醋和如麥飯，袋盛，先刺腋下脉去血，封之，神效。唐本。明目，治風眼，接骨銲齒，療

女人血氣及心痛大明同五倍子能染鬚髮時珍

【發明】時珍曰太清服鍊法云銅秉東方乙陰之氣結成性利服之傷腎既云傷腎而又能接骨何哉【藏器曰】赤銅屑主折傷能焊人骨及六畜有損者細研酒服直入骨損處六畜死後取骨視之猶有焊痕可驗打熟銅不堪用【慎微曰】朝野僉載云定州崔務墜馬折足醫者取銅末和酒服之遂瘥及亡後十年改葬視其脛骨折處猶有銅束之也

【附方】舊一

腋下狐臭崔氏方用清水洗淨又用清酢漿洗淨微揩破取銅屑和酢熱揩之甚驗外臺

自然銅宋開寶

【釋名】石髓鉛志曰其色青黃如銅不從礦鍊故號自然銅

【集解】志曰自然銅生邕州山巖間出銅處于坑中及石間采得方圓不定其色青黃如銅【頌曰】今信州火山軍銅坑中及石間皆有之信州出一種如亂銅絲狀云在銅礦中山氣熏蒸自然流出亦若生銀老翁鬚之類入藥最好火山軍小者顆塊如銅而堅重如石醫家謂之鍮石用之力薄采无時今南方醫者說自然銅有兩三体一体大如麻黍或多方解纍纍相綴至如斗大者色煌煌明爛如黃金鍮石入藥最上一体成塊大小不定亦光明而赤一体如薑鐵屎之類又有如不冶而成者形大小不定皆出銅坑中擊之易碎有黃赤有青赤鍊之乃成銅也其說分析頗精而未常見似亂絲

女人血氣及心痛。大明。同五倍子，能染鬚髮。時珍。

【發明】【時珍曰】太清服鍊法云：銅秉東方乙陰之氣結成，性利，服之傷腎。既云傷腎，而又能接骨，何哉？【藏器曰】赤銅屑主折傷〔一〕，能銲人骨及六畜有損者，細研酒服，直入骨損處，六畜死後，取骨視之，猶有銲痕，可驗。打熟銅不堪用。【慎微曰】朝野僉載云：定州崔務墜馬折足，醫者取銅末和酒服之，遂瘥。及亡後十年改葬，視其脛骨折處，猶有銅束之也。

【附方】舊一。腋下狐臭。崔氏方：用清水洗凈，又用清酢漿洗凈，微揩破，取銅屑和酢熱揩之，甚驗。外臺。

自然銅 宋開寶

【釋名】石髓鉛。【志曰】其色青黄如銅，不從礦鍊，故號自然銅。

【集解】【志曰】自然銅生邕州山巖間出銅處，于坑中及石間采得，方圓不定，其色青黄如銅。【頌曰】今信州、火山軍銅坑中及石間皆有之。信州出一種如亂銅絲狀，云在銅礦中，山氣熏蒸，自然流出，亦若生銀老翁鬚之類，入藥最好。火山軍出者，顆塊如銅而堅重如石，醫家謂之鉐石，用之力薄。采無時。今南方醫者説，自然銅有兩三體：一體大如麻黍，或多方解，纍纍相綴，至如斗大者，色煌煌明爛如黄金、鍮石，入藥最上。一體成塊，大小不定，亦〔二〕光明而赤。一體如薑、鐵屎之類。又有如不治而成者，形大小不定，皆出銅坑中，擊之易碎，有黄赤，有青黑〔三〕，鍊之乃成銅也。其説分析頗精，而未常見似亂絲

〔一〕折傷：原作「傷寒」。今據證類卷五赤銅屑改。
〔二〕亦：底本描改爲「亦」，餘金陵諸本作「一」。今據證類卷五自然銅改。
〔三〕黑：原作「赤」。今據改同上。

者。又云：今市人多以鍮石為自然銅，燒之成青焰如硫黃者是也。此亦有二三種：一種有殼如禹餘糧，擊破其中光明如鑑，色黃類鍮石也；一種青黃而有牆壁，或文如束針；一種碎理如團砂者，皆光明如銅，色多青白而赤，少若燒之，皆成煙焰，頃刻都盡。今醫家多誤以此為自然銅，市中所貨，往往是此。而自然銅用須火煆，此乃畏火，不必形色，只此可辨也。〔獨孤滔曰〕自然銅出信州鉛山縣銀場銅坑中，深處有銅礦，多年礦氣結成，似馬氣勃，色紫重，食之苦澀者是真。今人以大礦石為自然銅，誤矣。〔承曰〕今辰州川澤中出一種自然銅，形圓似蛇含，大者如胡桃，小者如栗，外有皮黑色光潤，破之與銗石無別，但比銗石不作臭氣耳。入藥用之殊驗。〔斅曰〕石髓鉛即自然銅也，勿用方金牙，真相似，若誤餌之，吐殺人。石髓鉛似乾銀泥，味微甘也。〔時珍曰〕按寶藏論云：自然銅生曾青、石綠穴中，狀如寒林草根，色紅膩，亦有牆壁文。一類似丹砂，光明堅硬有稜，中含銅脈尤佳。又一種似木根，不紅膩，隨手碎為粉，至為精明。近銅之山則有之。今俗中所用自然銅，皆非也。

修治〔斅曰〕採得石髓鉛搥碎，同甘草湯煮一伏時，至明漉出，攤令乾，入臼中搗了，重篩過，以醋浸一宿，至明，用六一泥泥瓷盒子，盛二升，文武火中養三日夜，才乾用蓋蓋了，火煆兩伏時，去土研如粉用。凡修事五兩，以醋兩鎰為度。〔時珍曰〕今人只以火煆醋淬七次，研細水飛過用。

者。又云：今市人多以鍮石爲自然銅，燒之成青焰如硫黄者是也。此亦有二三種：一種有殼如禹餘粮，擊破，其中光明如鑑，色黄類鍮石也。一種青黄而有墻壁，成文如束針。一種碎理如團砂者。皆光明如銅，色多青白而赤少者，燒之皆成烟焰，頃刻都盡。今醫家多誤以此爲自然銅，市中所貨往往是此，而自然銅用須火煅，此乃畏火，不必形色，只此可辨也。【獨孤滔曰】自然銅出信州鉛山縣銀場銅坑中，深處有銅鑛，多年鑛氣結成，似馬屭[一]勃也。色紫重，食之苦澁者是真。今人以大碙石爲自然銅，誤矣。【承曰】今辰州川澤中，出一種自然銅，形圓似蛇含，大者如胡桃，小者如栗，外有皮，黑色光潤，破之與鍮石無別，但比鍮石不作臭氣耳，入藥用之殊驗。【斅曰】石髓鉛即自然銅。勿用方金牙，真相似，若誤餌之，吐殺人。石髓鉛似乾銀泥，味微甘也。【時珍曰】按寶藏論云：自然銅生曾青、石緑穴中，狀如寒林草根，色紅膩，亦有墻壁。又一類似丹砂，光明堅硬有稜，中含銅脉，尤佳。又一種似木根，不紅膩，隨手碎爲粉，至爲精明，近銅之山則有之。今俗中所用自然銅，皆非也。

【修治】【斅曰】采得石髓鉛槌碎，同甘草湯煮二伏時，至明漉出，攤令乾，入臼中搗了，重篩過。以醋浸一宿，至明，用六一泥[二]泥瓷盒子，盛二升，文武火中養三日夜，才乾，用蓋蓋了，火煅兩伏時，去土研如粉用。凡修事五兩，以醋兩鎰爲度。【時珍曰】今人只以火煅醋淬七次，研細水飛過用。

[一] 屭：原作「氣」。今據證類卷五自然銅引丹房鏡源改。此字在證類卷十一馬勃作「䆿」。「䆿」同「屁」。

[二] 泥：底本描改爲「泥」，餘金陵諸本作「泥」。今據證類卷五自然銅改。

氣味辛平無毒〔大明曰涼〕主治折傷散血止痛破積聚〔開寶〕消瘀血排膿續筋骨治產後血邪安心止驚悸以酒摩服〔大明〕

發明〔宗奭曰有人以自然銅飼折翅胡鴈後遂飛去今人打撲損研細水飛過同當歸沒藥各半錢以酒調服仍手摩病處　震亨曰自然銅世以爲接骨之藥然此等方儘多大抵宜補氣補血補胃俗工惟在速効迎合病人之意而銅非煅不可用若新出火者其火毒金毒相扇挾香藥熱毒雖有接骨之功燥散之禍甚於刀劍戒之　時珍曰自然銅接骨之功與銅屑同不可誣也但接骨之後不可常服即便理氣活血可爾〕

附方〔新三〕

心氣刺痛〔自然銅火煅醋淬九次研末醋調一字服即止　衛生易簡方〕

項下氣癭〔自然銅貯水甕中逐日飲食皆用此水其癭自消或火燒煙氣久久吸之亦可　楊仁齋直指方〕

暑濕癱瘓〔四肢不能動自然銅燒紅酒浸一夜川烏頭炮五靈脂蒼朮酒浸各一兩當歸二錢酒浸爲末酒糊丸梧子大每服七丸酒下覺四肢麻木即止　陸氏積德堂方〕

銅礦石〔鑛音古猛切亦作鉚○唐本草〕

釋名〔時珍曰礦粗惡也五金皆有粗石銜之故名麥之粗者曰䴶犬之惡者亦曰獷〕

【氣味】辛，平，無毒。【大明〔一〕曰】凉。【主治】折傷，散血止痛，破積聚。開寶。消瘀血，排膿，續筋骨。治産後血邪，安心，止驚悸，以酒摩服。大明。

【發明】【宗奭曰】有人以自然銅飼折翅胡雁，後遂飛去。今人打撲損，研細水飛過，同當歸、没藥各半錢，以酒調服，仍手摩病處。【震亨曰】自然銅，世以爲接骨之藥，然此等方儘多，大抵宜補氣、補血、補胃。俗工惟在速效，迎合病人之意，而銅非煅不可用。若新出火者，其火毒、金毒相扇，挾香藥熱毒，雖有接骨之功，燥散之禍，甚於刀劍，戒之。【時珍曰】自然銅接骨之功，與銅屑同，不可誣也。但接骨之後，不可常服，即便理氣活血可爾。

【附方】新三。心氣刺痛。自然銅，火煅醋淬九次，研末，醋調一字服，即止。衛生易簡方。項下氣癭。自然銅貯水甕中，逐日飲食，皆用此水，其癭自消。或火燒烟氣，久久吸之，亦可。楊仁齋直指方。暑濕癱瘓，四肢不能動。自然銅燒紅，酒浸一夜，川烏頭炮、五靈脂、蒼术酒浸，各一兩，當歸二錢酒浸，爲末，酒糊丸梧子大。每服七丸，酒下，覺四肢麻木即止。陸氏積德堂方。

銅礦石

鑛，音古猛切，亦作銂。○唐本草

【釋名】【時珍曰】礦，粗惡也。五金皆有粗石銜之，故名。麥之粗者曰䴚，犬之惡者亦曰獷。

〔一〕明：原作「凉」。今據證類卷五自然銅「日華子云」改。

集解恭曰銅礦石狀如薑石而有銅星熔之取銅也出銅山中許慎說文云礦銅鐵樸石也

氣味酸寒有小毒主治丁腫惡瘡爲末傅之驢馬脊瘡臭腐磨汁塗之唐本

銅青宋嘉祐

釋名銅綠

集解藏器曰生熟銅皆有青即是銅之精華大者即空綠以次空青也銅青則是銅器上綠色者淘洗用之時珍曰近時人以醋制銅生綠取收晒乾貨之

氣味酸平微毒主治婦人血氣心痛合金瘡止血明目去膚赤息肉藏器主風爛眼淚出之治惡瘡疳瘡吐風痰殺蟲時珍

發明時珍曰銅青乃銅之液氣所結酸而有小毒能入肝膽故吐利風痰明目殺疳皆肝膽之病也抱朴子云銅青塗木入水不腐

附方舊二新十一風痰卒中碧林丹治痰涎潮盛卒中不語及一切風癱用生綠二兩乳細水化去石

【集解】【恭曰】銅礦石，狀如薑石而有銅星，鎔之取銅也，出銅山中。許慎説文云：礦，銅鐵樸〔一〕石也。

【氣味】酸，寒，有小毒。【主治】丁腫惡瘡，爲末傅之。驢馬脊瘡，臭腋，磨汁塗之。唐本。

銅青 宋嘉祐

【釋名】銅緑。

【集解】【藏器曰】生熟銅皆有青，即是銅之精華，大者即空緑，以次空青也。銅青則是銅器上〔二〕緑色者，淘洗用之。【時珍曰】近時人以醋制銅生緑，取收晒乾貨之。

【氣味】酸，平，微毒。【主治】婦人血氣心痛，合金瘡止血，明目，去膚赤息肉。藏器。主風爛眼淚出。之才。治惡瘡、疳瘡，吐風痰，殺蟲。時珍。

【發明】【時珍曰】銅青乃銅之液氣所結，酸而有小毒，能入肝膽，故吐利風痰，明目殺疳，皆肝膽之病也。抱朴子云：銅青塗脚〔三〕，入水不腐。

【附方】舊二，新十一。風痰卒中。碧琳〔四〕丹：治痰涎潮盛，卒中不語及一切〔五〕風癱。用生緑二兩，乳細，水化去石，

〔一〕樸：原作「撲」。今據説文石部磺改。
〔二〕上：底本描改爲「生」，餘金陵諸本作「上」。今據證類卷五銅青改。
〔三〕脚：原字漫漶。今據抱朴子内篇卷一金丹補。
〔四〕琳：原作「林」。今據證類卷五銅青改。
〔五〕切：金陵本此字缺損。今據補同上。

慢火熬乾取辰日辰時辰位上修合研入麝香一分糯米粉糊和丸彈子大陰乾卒中者每丸作二服薄荷酒研下餘風朱砂酒化下吐出青碧涎瀉下惡物大效○治小兒用綠雲丹銅綠不計多少研粉醋麪糊丸芡子大每薄荷酒化服一丸須臾吐涎如膠神效經驗方

爛弦風眼銅青水調塗盌底以艾熏乾刮下塗爛處衛生易簡方

赤髮禿落油磨銅錢末塗之即生普濟方

面黶黑痣以草劃破銅綠末傅之三日勿洗水自落厚者再上之聖濟錄

○走馬牙疳銅青滑石杏仁等分為末擦之立愈邵真人經驗方

口鼻疳瘡銅青枯礬等分研傅之○又方人中白一錢銅綠三分研傅之

楊梅毒瘡銅綠醋煮研末燒酒調搽極痛出水次日即乾或加白礬等分研摻簡便方

臁瘡頑癬銅綠七分研黃蠟一兩化熬以厚紙拖過表裏別以紙隔貼之出水妙亦治楊梅瘡及蟲咬筆峯雜興

腸風痔瘻方見密陀僧下

諸蛇螫毒銅青傅之千金方

百蟲入耳生油調銅綠滴入衛生家寶方

頭上生虱銅青明礬末摻之摘玄方

鉛綱目

釋名青金說文黑錫金公綱目水中金時珍曰鉛易沿流故謂之鉛錫為白錫故此為黑錫而神仙家拆其字為金公隱其名為水中金

慢火熬乾，取辰日辰時辰位上修合，再研入麝香一分，糯米粉糊和丸彈子大，陰乾。卒中者，每丸作二服，薄荷酒研下。餘風，朱砂酒化下。吐出青碧涎〔一〕，瀉下惡物，大效。○治小兒，用緑雲丹：銅緑不計多少，研粉，醋麪糊丸芡子大。每薄荷酒化服一丸，須臾吐涎如膠，神效。經驗方。**爛弦風眼**。銅青，水調塗盌底，以艾熏乾，刮下，塗爛處。衛生易簡方。**赤髮秃落**。油磨銅錢衣，塗之即生。普濟方。**面黶黑痣**。以草劃破，銅緑末傅之，三日勿洗水，自落。厚者，再上之。○聖濟録。**走馬牙疳**。銅青、滑石、杏仁等分，爲末，擦之立愈。邵真人經驗〔二〕方。**口鼻疳瘡**。銅青、枯礬等分，研，傅之。○又方：人中白一錢，銅緑三分，研，傅之。**楊梅毒瘡**。銅緑醋煮研末，燒酒調搽，極痛出水，次日即乾。或加白礬等分，研摻。簡便方。**臁瘡頑癬**。銅緑七分研，黄蠟一兩化熬，以厚紙拖過，表裏別以紙隔貼之，出水妙。亦治楊梅瘡及蟲咬。筆峰雜興。**腸風痔瘻**。方見密陀僧下。**諸蛇螫毒**。銅青傅之。千金方。**百蟲入耳**。生油調銅緑滴入。衛生家寶方。**頭上生虱**。銅青、明礬末摻之。摘玄方。

鈆 日華

【釋名】青金說文、黑錫、金公綱目、水中金。【時珍曰】鈆易沿流，故謂之鈆。錫爲白錫，故此爲黑錫。而神仙家拆其字爲金公〔三〕，隱其名爲水中金。

〔一〕涎：原作「延」。今據證類卷五銅青「碧琳丹」有「候吐涎出，沫青碧色」改。
〔二〕驗：原作「僉」。今據邵以正青囊雜纂後序改。
〔三〕金公：「鈆」字拆分。「鈆」同「鉛」。

【集解】頌曰：鉛生蜀郡平澤，今有銀坑處皆有之，燒礦而取。時珍曰：鉛生山穴石間，人挾油燈，入至數里，隨礦脉上下曲折斫取之。其氣毒人，若連月不出，則皮膚痿黄，腹脹不能食，多致疾而死。地鏡圖云：草青莖赤，其下多鉛。鉛錫之精爲老婦。獨孤滔云：嘉州、利州出草節鉛，生鉛未鍛者也，打破脆，燒之氣如硫黄。紫背鉛即熟鉛，鉛之精華也，有變化，能碎金剛鑽。雅州出釣脚鉛，形如皂子大，又如蝌斗子，黑色，生山澗沙中，可乾汞。盧氏鉛粗惡力劣。信州鉛雜銅氣。陰平鉛出劍州，是銅鐵之苗。並不可用。寶藏論云：鉛有數種：波斯鉛，堅白，爲天下第一。草節鉛出犍爲，銀之精也。衢銀鉛，銀坑中之鉛也，内含五色，並妙。上饒樂平鉛，次于波斯、草節。負版鉛，鐵苗也，不可用。倭鉛可勾金。土宿真君本草云：鉛乃五金之祖，故有五金狴犴、追魂使者之稱，言其能伏五金而死八石也。雌黄乃金之苗，而中有鉛氣，是黄金之祖矣。銀坑有鉛，是白金之祖矣。信鉛雜銅，是赤金之祖矣。与錫同氣，是青金之祖矣。朱砂伏于鉛而死于硫，硫戀于鉛而伏于硇，鐵戀于磁而死于鉛，雄戀于鉛而死于五加。故金公變化最多，一變而成胡粉，再變而成黄丹，三變而成密陀僧，四變而爲白霜。雷氏炮炙論云：令鉛住火，須仗修天；如要形堅，豈忘紫背。注云：修天，補天石也。紫背，天葵也。

【修治】時珍曰：凡用以鐵銚溶化，瀉瓦上，濾去渣脚，如此數次收用。其黑錫灰則以鉛沙取黑灰。白錫灰不入藥。

【氣味】甘，寒，無毒。藏器曰：小毒。【主治】鎮心安神，治傷寒毒氣，反胃嘔

【集解】【頌曰】鉛生蜀郡平澤，今有銀坑處皆有之，燒礦而取。【時珍曰】鉛生山穴石間，人挾油燈，入至數里，隨礦脉上下曲折斫取之。其氣毒人，若連月不出，則皮膚痿黄，腹脹不能食，多致疾而死。地鏡圖云：草青莖赤，其下多鉛。鉛錫之精爲老婦。獨孤滔云：嘉州、利州出草節鉛，生鉛未鍛者也。打破脆，燒之氣如硫黄。紫背鉛，即熟鉛，鉛之精華也，有變化，能碎金剛鑽。雅州出鈎脚鉛，形如皂子大，又如蝌斗子，黑色，生山澗沙中，可乾汞。盧氏鉛粗惡力劣，信州鉛雜銅氣，陰平鉛出劍州，是銅鐵之苗，並不可用。寶藏論云：鉛有數種。波斯鉛堅白，爲天下第一。草節鉛出犍爲，銀之精也。銜銀鉛，銀坑中之鉛也，内含五色。並妙。上饒樂平鉛，次于波斯、草節。負版鉛，鐵苗也，不可用。倭鉛，可勾金。土宿真君〔一〕本草云：鉛乃五金之祖，故有五金狴犴、追魂使者之稱，言其能伏五金而死八石也。雌黄乃金之苗而中有鉛氣，是黄金之祖矣。銀坑有鉛，是白金之祖矣。信鉛雜銅，是赤金之祖矣。與錫同氣，是青金之祖矣。朱砂伏于鉛而死于硫，硫戀于鉛而伏于硇，鐵戀于磁而死于鉛，雄戀于鉛而死于五加〔二〕。故金公變化最多，一變而成胡粉，再變而成黄丹，三變而成密陀僧，四變而爲白霜。雷氏炮炙論云：令鉛住火，須仗修天；如要形堅，豈忘紫背。註云：修天，補天石也。紫背，天葵也。

【修治】【時珍曰】凡用以鐵銚溶化寫瓦上，濾去渣脚，如此數次收用。其黑錫灰，則以鉛沙取黑灰。白錫灰，不入藥。

【氣味】甘，寒，無毒。【藏器曰】小毒。【主治】鎮心安神，治傷寒毒氣，反胃嘔

〔一〕君：原作「言」。今據卷一引據古今醫家書目改。
〔二〕加：原作「知」。今據卷九雄黄改。

蠍蛇蝎所咬，炙熨之。大明 療癥瘕痃氣，疰忤錯，為末和青木香

傅瘡腫惡毒。藏器 消瘰癧癭瘤，明目固牙，烏髭鬢，治實女，殺蟲。

墜痰，治噎膈，消渴，風癇，解金石藥毒。時珍

黑錫灰【主治】積聚，殺蟲。同檳榔末等分，五更米飲服。震亨

【發明】宗奭曰：黑錫屬腎。時珍曰：鉛秉北方癸水之氣，陰極之精，其體重實，其性濡滑，其色黑，內通于腎，故局方黑錫丹、宣明補真丹皆用之。得汞交感，即能治一切陰陽混淆，上盛下虛，氣升不降，發為嘔吐眩運，噎膈反胃危篤諸疾，所謂鎮墜之劑，有反正之功。但性帶陰毒，不可多服，恐傷人心胃耳。鉛性又能入肉，故女子以鉛珠紝耳，即自穿孔。實女無竅者，以鉛作鋌，逐日紝之，久久自開，此皆昔人所未知者也。鉛變化為胡粉、黃丹、密陀僧、鉛白霜，其功皆與鉛同。但胡粉入氣分，黃丹入血分，密陀僧鎮墜下行，鉛白霜專治上焦胸膈，此為異耳。方士鍛鑄為梳，梳鬚髮令光黑，或用藥煮之尤佳。

【附方】舊四，新十七。

烏鬚明目：黑鉛半斤，鍋內鎔汁，旋入桑條灰，柳木攪成沙，篩末，每早揩汁，以水漱口洗目，能固牙明目，黑鬚髮。勝金方

揩牙烏髭：黑鉛消化，以不蛀皂莢寸切投入，炒成炭，入鹽少許，研勻，日用揩牙，擷去白髭，黑者更不白也。○又

噦，蛇蝪所咬，炙熨之。大明。療癭瘤，鬼氣疰忤。錯爲末，和青木香，傅瘡腫惡毒。藏器。消瘰癧癰腫，明目固牙，烏鬚髮，治實女，殺蟲墜痰，治噎膈消渴風癇，解金石藥毒。時珍。

黑錫灰。【主治】積聚，殺蟲，同檳榔末等分，五更米飲服。震亨。

【發明】【好古曰】黑錫屬腎。【時珍曰】鉛秉北方癸水之氣，陰極之精，其體重實，其性濡滑，其色黑，內通于腎，故局方黑錫丹、宣明補真丹皆用之。得汞交感，即能治一切陰陽混淆，上盛下虛，氣升不降，發爲嘔吐眩運，噎膈反胃，危篤諸疾，所謂鎮墜之劑，有反正之功。但性帶陰毒，不可多服，恐傷人心胃耳。鉛性又能入肉，故女子以鉛珠紝耳，即自穿孔。實女無竅者，以鉛作鋌，逐日紝之，久久自開。此皆昔人所未知者也。鉛變化爲胡粉、黃丹、密陀僧、鉛白霜，其功皆與鉛同。但胡粉入氣分，黃丹入血分，密陀僧鎮墜下行，鉛白霜專治上焦胸膈，此爲異耳。方士又鑄爲梳，梳鬚髮令光黑。或用藥煮之，尤佳。

【附方】舊四，新十七。**烏鬚明目**。黑鉛半斤，鍋內鎔汁，旋入桑條灰，柳木攪成沙，篩末。每早揩牙，以水漱口洗目，能固牙明目，黑鬚髮。勝金方。

揩牙烏髭。黑鉛消化，以不蛀皂莢寸切投入，炒成炭，入鹽少許，研勻，日用揩牙。摘去白髭，黑者更不白也〇。又〔一〕

〔一〕又：原作「及」。今從江西本改。

本草綱之字之下字為今此濟

方黑錫一斤炒灰埋地中五日入升麻細辛訶子同炒黑日用揩牙百日効普濟

牙齒動搖 方同上

烏鬚鉛梳 鉛十兩錫三兩婆羅得三个針砂熟地黃半兩茜根胡桃皮一兩沒石子訶梨勒皮流黃石榴皮慈石皂礬烏麻油各二錢半為末先化鉛錫入末一半柳木攪勻傾入梳模子印成修齒餘末同水煑梳三日三夜水耗加之取出故帛重包五日每以熟皮襯手梳一百下須先以皂莢水洗淨拭乾普濟

腎臟氣發 攻心面黑欲死及諸氣奔豚喘急鉛二兩石亭脂二兩木香一兩射香一錢先化鉛炒乾入亭脂急炒焰起以醋噴之傾入地坑內覆住待冷取研粟飯丸芡子大每用二丸熱酒化服取汗或下或通氣即愈如大便不通再用一丸入玄明粉五分服聖濟錄

婦人血氣 冲痛攻心方同上

風癇吐沫 反目抽掣久患者黑鉛水銀結砂南星炮各一兩為末糯飯丸菉豆大一歲一丸乳汁下普濟方

反胃噦逆 黑鉛化汁以柳木槌研成粉一兩入米醋一升砂鍋熬膏入蒸餅末少許擣丸小豆大每服一丸薑湯下聖濟

多年反胃 不止紫背鉛二兩石亭脂二兩鹽鹵汁五兩炒鉛以鹵汁淬盡與亭脂同炒焰起挑于水上焰止研勻蒸餅和丸梧子大每服二十丸煎石蓮乾柿湯下聖濟方

消渴煩悶 黑鉛水銀等分結如泥常含豆許吞津聖惠方

方：黑錫一斤，炒灰，埋地中五日，入升麻、細辛、訶子同炒黑。日用揩牙，百日效。普濟。**牙齒動摇**。方同上。

烏鬚鉛梳。鉛十兩，錫三兩，婆羅得三個，針砂、熟地黄半兩，茜根、胡桃皮一兩，没石子、訶黎勒皮、流黄、石榴皮、慈石、皂礬、烏麻油各二錢半，爲末，先化鉛、錫，入末一半，柳木攪勻，傾入梳模子，印成修齒。餘末同水煮梳，三日三夜，水耗加之。取出，故帛重包五日。每以熟皮襯手梳一百下，須先以皂莢水洗淨拭乾。普濟。

腎臟氣發攻心，面黑欲死，及諸氣奔豚喘急。鉛二兩，石亭脂二兩，木香一兩，射香一錢。先化鉛炒乾，入亭脂急炒，焰起以醋噴之，傾入地坑内，覆住，待冷取研，粟飯丸芡子大。每用二丸，熱酒化服取汗，或下，或通氣即愈。如大便不通，再用一丸，入玄明粉五分。聖濟〔一〕録。**婦人血氣**，冷痛攻心。方同上。

風癇吐沫，反目抽掣，久患者。黑鉛、水銀結砂，南星炮，各一兩，爲末，糯飯丸菉豆大。一歲一丸，乳汁下。普濟方。

反胃噦逆。黑鉛化汁，以柳木槌研成粉，一兩，入米醋一升，砂鍋熬膏，入蒸餅末少許，擣丸小豆大。每服一丸，薑湯下。聖濟。

多年反胃不止。紫背鉛二兩，石亭脂二兩，鹽鹵汁五兩，燒鉛，以鹵汁淬盡，與亭脂同炒焰起，挑于水上，焰止，研勻，蒸餅和丸梧子大。每服二十丸，煎石蓮、乾柿湯下。聖濟録〔二〕。

消渴煩悶。黑鉛、水銀等分，結如泥。常含豆許，吞津。聖惠方。

〔一〕濟：原作「劑」。今據卷一引據古今醫家書目「聖濟總録」改。

〔二〕録：原作「方」。今據聖濟總録卷四十七胃病门載此方改。

寸白蟲病先食豬肉一片，乃以沙糖水調黑鉛灰四錢，五更服之，蟲盡下，食白粥一日。許學士病嘈雜，服此下二蟲，一寸斷，一長二尺五寸，節節有斑文也。本事方

水腫浮滿烏錫五兩，皂莢一挺，炙，酒二斗，煮六沸，頻服，至小便出二三升，即消。千金翼

小便不通黑鉛錯末一兩，生薑半兩，燈心一握，井水煎服，先以炒葱貼臍。聖惠方

卒然欬嗽爐中鉛屑、桂心、皂莢等分，為末，蜜丸梧子大。每飲下十五丸，忌葱。備急方

瘰癧結核鉛三兩，鐵器炒取黑灰，醋和塗上，故帛貼之，頻換，去惡汁。如此半月，不痛不破，內消為水而愈。劉禹錫傳信方

癰疽發背黑鉛一斤，甘草三兩，微炙，瓶盛酒一斗浸甘草，乃鎔鉛投酒中，如此九度，去滓飲酒，醉臥即愈。經驗方

金石藥毒黑鉛一斤，鎔化，投酒一升，如此十餘次，待酒至半升，頓飲。勝金方

取輕粉毒出山黑鉛五斤，打壺一把，盛燒酒十五斤，納土伏苓半斤，乳香三錢，封固，重湯煮一日夜，埋土中，出火毒。每日早晚任性飲數盃，後用瓦盆接小便，自有粉出為驗。服至筋骨不痛乃止。醫方摘要

解砒霜毒煩躁如狂，心腹疞痛，四肢厥冷，命在須臾。黑鉛四兩，磨水一盌灌之。華佗危病方

解硫黃毒黑錫煎湯服，即解。集簡方

寸白蟲病。先食豬肉一片，乃以沙餹水調黑鉛灰四錢，五更服之。蟲盡下，食白粥一日。許學士病嘈雜，服此下二蟲，一寸斷，一長二尺五寸，節節有斑文也。本事方。

水腫浮滿。烏錫五兩，皂莢一挺炙，酒二斗，煮六沸。頻服。至小便出二三升，即消。千金翼。

小便不通。黑鉛錯末一兩，生薑半兩，燈心一握，井水煎服。先以炒葱貼臍。聖惠方。

卒然欬嗽。爐中鉛屑、桂心、皂莢等分，爲末，蜜丸如梧子大。每飲下十五丸，忌葱。備急方。

瘰癧結核。鉛三兩，鐵器炒取黑灰，醋和塗上，故帛貼之，頻換，去惡汁。如此半月，不痛不破，内消爲水而愈。劉禹錫傳信方。

癰疽發背。黑鉛一斤，甘草三兩微炙，瓶盛酒一斗浸甘草，乃鎔鉛投酒中，如此九度，去滓飲酒。醉卧即愈。經驗方。

金石藥毒。黑鉛一斤，鎔化，投酒一升，如此十餘次，待酒至半升，頓飲。勝金方。

取輕粉毒。出山黑鉛五斤，打壺一把，盛燒酒十五斤，納土伏苓半斤，乳香三錢，封固，重湯煮一日夜，埋土中，出火毒。每日早晚任性飲數盃。後用瓦盆接小便，自有粉出爲騐。服至筋骨不痛，乃止。醫方摘要。

解砒霜毒。煩躁如狂，心腹疞痛，四肢厥冷，命在須臾。黑鉛四兩，磨水一盌灌之。華佗危病方。

解硫黄毒。黑錫煎湯服，即解。集簡方。

鉛霜（綱目）

釋名 鉛白霜

修治 頌曰鉛霜用鉛雜水銀十五分之一合鍊作片置醋甕中密封經久成霜時珍曰以鉛打成錢穿成串瓦盆盛生醋以串横盆中離醋三寸仍以瓦盆覆之置陰處候生霜刷下仍合住

氣味 甘酸冷無毒 宗奭曰鉛霜塗木瓜即失酸味金克木也

主治 消痰止驚悸解酒毒去胸膈煩悶中風痰實止渴（大明）去膈熱涎塞（宗奭）治吐逆鎮驚去怯黑鬚髮（時珍）

發明 頌曰鉛霜性極冷治風痰及嬰孺驚滯藥今醫家用之尤多時珍曰鉛霜乃鉛汞之氣交感英華所結道家謂之神符白雪其墜痰去熱定驚止瀉蓋有奇效但非久服常用之物爾病在上焦者宜此清鎮

附方 舊二新九 小兒驚熱 心肺積熱夜卧多驚鉛霜牛黃各半分鐵粉一分研勻每服一字竹瀝調下（聖濟錄）

驚風癇疾 喉閉牙緊鉛白霜一字蟾酥少許為末烏梅肉蘸藥於齦上揩之仍吹通關藥良久便開（普濟方）

消渴煩熱 鉛白霜枯白礬等分為末蜜丸芡子大綿裹含化嚥汁○又方鉛白霜一兩根黃消石各

鈆霜日華

【釋名】鈆白霜。

【修治】【頌曰】鈆霜，用鈆雜水銀十五分之一合鍊作片，置醋甕中密封，經久成霜。【時珍曰】以鈆打成錢，穿成串，瓦盆盛生醋，以串横盆中，離醋三寸，仍以瓦盆覆之，置陰處，候生霜刷下，仍合住。

【氣味】甘、酸，冷，無毒。【宗奭曰】鈆霜塗木瓜，即失酸味，金克木也。

【主治】消痰，止驚悸，解酒毒，去胸膈煩悶，中風痰實，止渴。大明。去膈熱涎塞。宗奭。治吐逆，鎮驚去怯，黑鬚髮。時珍。

【發明】【頌曰】鈆霜性極冷，治風痰及嬰孺驚滯藥，今醫家用之尤多。【時珍曰】鈆霜乃鈆汞之氣交感英華所結，道家謂之神符白雪，其墜痰去熱，定驚止瀉，蓋有奇效，但非久服常用之物爾。病在上焦者，宜此清鎮。

【附方】舊一，新九。小兒驚熱。心肺積熱，夜卧多驚。鈆霜、牛黄各半分，鐵粉一分，研匀。每服一字，竹瀝調下。聖濟録。驚風癎疾，喉閉牙緊。鈆白霜一字，蟾酥少許，爲末，烏梅肉蘸藥於齦上揩之，仍吹通關藥，良久便開。普濟方。消渴煩熱。鈆白霜、枯白礬等分，爲末，蜜丸芡子大。綿裹，含化嚥汁。〇又方：鈆白霜一兩，根黄、消石各

一兩爲末每冷水服一錢聖濟錄

喉痺腫痛 鉛白霜甘草半兩青黛一兩爲末醋糊丸芡子大每含嚥一丸立效○聖濟錄

懸癰腫痛 鉛白霜一分甘草半生半炙一分爲末綿裹含嚥聖惠方

口疳齦爛 氣臭血出不拘大人小兒鉛白霜銅綠各二錢白礬豆許爲末掃之宣明方

鼻衄不止 鉛白霜末新汲水服一字全博救方

痔瘡腫痛 鉛白霜白片腦各半字酒調塗之隨手見効嬰童百問

室女經閉 恍惚煩熱鉛霜半兩生地黃汁一合調下日三服聖惠方

梳髮令黑 鉛霜包梳日日梳之勝於染者普濟方

粉錫 本經下品

釋名 解錫本經 鉛粉綱目 鉛華綱目 胡粉弘景 定粉藥性 瓦粉湯液 光粉日華 白粉湯液 水粉日華 官粉綱目 弘景曰即今化鉛所作胡粉也而謂之粉錫以與今乖時珍曰鉛錫一類也古人名鉛爲黑錫故名鉛錫釋名曰胡者餬也和脂以餬面也定瓦言其形光白言其色俗呼吳越者爲官粉韶州者爲韶粉辰州者爲辰粉

正誤 頌曰鉛丹胡粉實用炒錫造陶言化鉛誤矣寇宗奭曰胡粉是錫粉非鉛粉也古人以錫爲粉婦人用以附面者

一兩，爲末。每冷水服一錢。聖濟録。**喉痺腫痛**。鉛白霜、甘草半兩，青黛一兩，爲末，醋糊丸芡子大。每含嚥一丸，立效。○聖濟録。

懸癰腫痛。鉛白霜一分，甘草半生半炙一分，爲末，綿裹含嚥。聖惠方。**口瘡齦爛**，氣臭血出。不拘大人小兒。鉛白霜、銅緑各二錢，白礬豆許，爲末掃之。宣明方。**鼻衄不止**。鉛白霜末，新汲水服一字。十全博救方。**痔瘡腫痛**。鉛白霜、白片腦各半字，酒調塗之，隨手見效。嬰童百問。**室女經閉**，恍惚煩熱。鉛霜半兩，生地黄汁一合，調下，日三服。聖惠方。**梳髮令黑**〔一〕。鉛霜包梳，日日梳之，勝於染者。普濟方。

粉錫 本經下品

【釋名】解錫本經、鉛粉綱目、鉛華綱目、胡粉弘景、定粉藥性、瓦粉湯液、光粉日華、白粉湯液、水粉綱目、官粉。【弘景曰】即今化鉛所作胡粉也，而謂之粉錫，事〔二〕與今乖。【時珍曰】鉛、錫一類也，古人名鉛爲黑錫，故名鉛錫。釋名曰：胡者餬也，和脂以餬面也。定、瓦言其形，光、白言其色。俗呼吴越者爲官粉，韶州者爲韶粉，辰州者爲辰粉。

【正誤】【恭曰】鉛丹、胡粉，實用炒錫造，陶言化鉛誤矣。【震亨曰】胡粉是錫粉，非鉛粉也。古人以錫爲粉，婦人用以附面者，

〔一〕黑：原作「異」。今從江西本改。
〔二〕事：原作「以」。今據證類卷五粉錫引陶隱居改。

其色黯黯，肉不可入藥。〔志〕曰：粉錫、黄丹二物，俱是化鉛爲之。英公李勣序云：鉛錫莫辨者，謂此也。按李含光音義云：黄丹、胡粉，皆是化鉛，未聞用錫者。參同契云：胡粉投炭中，色壞還爲鉛。抱朴子内篇云：愚人不信黄丹、胡粉是化鉛所作。蘇恭以二物俱炒錫作，大誤矣。〔時珍〕曰：錫炒則成黑灰，豈有白粉？蘇恭已誤，而朱震亨復踵其誤，何哉？

〔集解〕〔時珍〕曰：按墨子云：禹造粉。張華博物志云：紂燒鉛錫作粉，則粉之來亦遠矣。今金陵、杭州、韶州、辰州皆造之，而辰粉尤真，其色帶青。彼人言造法：每鉛百斤，鎔化，削成薄片，卷作筒，安木甑内，甑下、甑中各安醋一瓶，外以鹽泥固濟，紙封甑縫。風爐安火四兩，養一七，便掃入水缸内，依舊封養，次次如此，鉛盡爲度。不盡者，留炒作黄丹。每粉一斤，入豆粉二兩、蛤粉四兩，水内攪勻，澄去清水，用細灰按成溝，紙隔數層，置粉于上，將乾，截成瓦定形，待乾收起。而范成大虞衡志言桂林所作鉛粉最有名，謂之桂粉，以黑鉛着糟甕中罨化之。何孟春餘冬録云：嵩陽産鉛，居民多造胡粉。其法：鉛塊懸酒缸内，封閉四十九日，開之則化爲粉矣。化不白者，炒爲黄丹。黄丹滓爲密陀僧。三物收利甚博。其鉛氣有毒，工人必食肥猪犬肉，飲酒及鐵漿以厭之。枵腹中其毒，輒病至死。長幼爲毒薰蒸，多痿黄癱攣而斃。其法略皆不同，蓋巧者時出新意，以速化爲利故爾。又可見昔人炒錫之謬。相感志云：韶粉蒸之不白，以蘿蔔甕子蒸之則白。

〔氣味〕辛，寒，無毒。〔權〕曰：甘辛，凉。〔時珍〕曰：胡粉能制硫黄。又雌黄得胡粉而失色，胡粉得雌黄而色黑，蓋相惡其色類臘肉，不可入藥。○【志曰】粉錫、黄丹二物，俱是化鈆爲之。英公李勣序云「鈆錫莫辨」者，謂此也。按李含光音義云：黄丹、胡粉皆是化鈆，未聞用錫者。參同契云：胡粉投炭中，色壞還爲鈆。抱朴子内篇云：愚人不信黄丹、胡粉是化鈆所作。蘇恭以二物俱炒錫作，大誤矣。【時珍曰】錫炒則成黑灰，豈有白粉？蘇恭已誤，而朱震亨復踵其誤，何哉？

【集解】【時珍曰】按墨子云：禹造粉。張華博物志云：紂燒鈆錫作粉。則粉之來亦遠矣。今金陵、杭州、韶州、辰州皆造之，而辰粉尤真，其色帶青。彼人言造法：每鈆百斤，鎔化，削成薄片，卷作筒，安木甑内，甑下、甑中各安醋一瓶，外以鹽泥固濟，紙封甑縫。風爐安火四兩，養一七，便掃入水缸内，依舊封養。次次如此，鈆盡爲度。不盡者，留炒作黄丹。每粉一斤，入豆粉二兩，蛤粉四兩，水内攪勻，澄去清水。用細灰按成溝，紙隔數層，置粉于上，將乾，截成瓦定形，待乾收起。而范成大虞衡志言：桂林所作鈆粉最有名，謂之桂粉，以黑鈆着糟甕中罨化之。何孟春餘冬録云：嵩陽産鈆，居民多造胡粉。其法：鈆塊懸酒缸内，封閉四十九日，開之則化爲粉矣。化不白者，炒爲黄丹。黄丹滓爲密陀僧。三物收利甚博。其鈆氣有毒，工人必食肥猪犬肉，飲酒及鐵漿以厭之。枵腹中其毒，輒病至死。長幼爲毒薰蒸，多痿黄癱攣而斃。其法略皆不同，蓋巧者時出新意，以速化爲利故爾。又可見昔人炒錫之謬。相感志云：韶粉蒸之不白，以蘿蔔瓮子蒸之則白。

【氣味】辛，寒，無毒。【權曰】甘、辛，凉。【時珍曰】胡粉能制硫黄。又雌黄得胡粉而失色，胡粉得雌黄而色黑，蓋相惡也又入酒中去鹹味收蟹不沙【主治】伏尸毒螫，殺三蟲。本經去鱉瘕，療惡瘡，止小便利，墮胎。別録治積聚不消。炒焦，止小兒疳痢。甄權治癰腫瘻爛，嘔逆，療癥瘕，小兒疳氣。大明止泄痢，久積痢。宗奭治食復勞復，墜痰消脹，治疥癬狐臭，黑鬚髮。時珍

【發明】弘景曰：胡粉金色者，療尸蟲彌良。藏器曰：久痢成疳者，胡粉和水及雞子白服，以糞黑爲度，爲其殺蟲而止痢也。時珍曰：胡粉即鉛之變黑爲白者也。其體用雖與鉛及黃丹同，而無消鹽火燒之性，内有豆粉、蛤粉雜之，止能入氣分，不能入血分，此爲稍異。人服食之，則大便色黑者，此乃還其本質，所謂色壞還爲鉛也。亦可入膏藥代黃丹用。

【附方】舊三，新十四。勞復食復欲死者：水服胡粉少許。肘後方小兒脾泄不止：紅棗二十箇，去核，將官粉入内，以陰陽瓦焙乾，去棗研粉。每服三分，米湯下。孫真人集效方赤白痢下，頻數腸痛：定粉一兩，雞子清和，炙焦爲末，冷水服一錢。肘後方小兒無辜，疳痢下痢赤白：胡粉熟蒸，熬令色變，以飲服半錢。子母秘録小兒腹脹：胡粉，鹽熬色變，以摩腹上。子母秘録腹皮青色，不速治，須臾死：方同上。小兒夜啼：水服胡粉三豆大，日三服。子母秘録身熱多汗：胡粉半斤，雷丸四兩，爲末粉身。

也。又入酒中去酸味，收蟹不沙。【主治】伏尸毒螫，殺三蟲。本經。去鼈瘕，療惡瘡，止小便利，墮胎。別録。治積聚不消。炒焦，止小兒疳痢。甄權。治癧腫瘻爛，嘔逆，療癥瘕，小兒疳氣。大明。止泄痢、久積痢。宗奭。治食復勞復，墜痰消脹，治疥癬狐臭，黑鬚髮。時珍。

【發明】【弘景曰】胡粉金色者，療尸蟲彌良。【藏器曰】久痢成疳者，胡粉和水及鷄子白服，以糞黑爲度，爲其殺蟲而止痢也。【時珍曰】胡粉，即鉛之變黑爲白者也。其體用雖與鉛及黄丹同，而無消鹽火燒之性，内有豆粉、蛤粉雜之，止能入氣分，不能入血分，此爲稍異。人服食之，則大便色黑者，此乃還其本質，所謂色壞還爲鉛也。亦可入膏藥代黄丹用。

【附方】舊十四，新三十。勞復食復欲死者。水服胡粉少許。肘後方。小兒脾泄不止。紅棗二十箇去核，將官粉入内，以陰陽瓦焙乾，去棗研粉。每服三分，米湯下。孫真人[一]集效方。赤白痢下頻數，腸痛。定粉一兩，鷄子清和，炙焦爲末，冷水服一錢。肘後方。小兒無辜疳，下痢赤白。胡粉熟蒸，熬令色變，以飲服半錢。子母秘録。小兒腹脹。胡粉鹽熬色變，以摩腹上。子母秘録。腹皮青色，不速治，須臾死。方同上。小兒夜啼。水服胡粉三豆大，日三服。子母秘録。身熱多汗。胡粉半斤，雷丸四兩，爲末粉身。

〔一〕孫真人：此方出孫天仁萬應方卷四孫氏集效方，故「真人」當爲「氏」之誤。

千金方

婦人心痛急者好官粉為末葱汁和丸小豆大每服七丸黄酒送下即止粉能殺蟲葱能透氣故也邵真人方

寸白蚘蟲胡粉炒燥方寸匕入肉臛中空心服大效張文仲備急方

服藥過劑悶亂者水和胡粉服之千金方

鼻衄不止胡粉炒黑醋服一錢即止聖惠方

齒縫出血胡粉半兩麝香半錢為末卧時揩牙聖濟録

墜撲瘀血從高落下瘀血搶心面青氣短欲死胡粉一錢和水服即安肘後方

折傷接骨官粉硼砂等分為末每服一錢蘇木湯調下仍頻飲蘇木湯大効接骨方

杖瘡腫痛水粉一兩赤石脂生一錢水銀一分以麻油杵成膏攤油紙貼之肉消者填滿緊縛救急方

抓傷面皮香油調鉛粉搽之一夕愈集簡方

食梅牙齼韶粉揩之相感志

染白鬚髮胡粉石灰等分水和塗之以油紙包烘令温煖候未燥間洗去以油潤之黑如漆也博物志

腋下胡臭胡粉常粉之或以胡粉三合和牛脂煎稠塗之千金方

陰股常濕胡粉々之備急方

乾濕癬瘡方同上

黃水膿瘡官粉煆黄松香各三錢黄丹一錢飛礬二錢為末香油二兩熬膏傅之邵真人方

小兒耳瘡月蝕胡粉和土塗之子母秘録

小兒癬瘡熬胡粉猪脂和塗張文仲方

小兒舌瘡胡粉和猪䯒骨中髓日三傅之食醫心鑑

燕口吻瘡胡粉炒一分黄連半兩為末傅之普濟方

痘瘡瘢

千金方。婦人心痛急者。好官粉爲末，葱汁和丸小豆大，每服七丸，黄酒送下即止。粉能殺蟲，葱能透氣故也。邵真人方。寸白蚘蟲。胡粉炒燥方寸匕，入肉臛中，空心服，大效。張文仲備急方。服藥過劑悶亂者。水和胡粉服之。千金方。鼻衄不止。胡粉炒黑，醋服一錢，即止。聖惠方。齒縫出血。胡粉半兩，麝香半錢，爲末，卧時揩牙。聖濟録。墜撲瘀血。從高落下，瘀血搶心，面青氣短欲死。胡粉一錢，和水服即安。肘後方。折傷接骨。官粉、硼砂等分，爲末，每服一錢，蘇木湯調下，仍頻飲蘇木湯，大效。接骨方。杖瘡腫痛。水粉一兩，赤石脂生一錢，水銀一分，以麻油杵成膏，攤油紙貼之。肉消者，填滿緊縛。救急方。抓傷面皮。香油調鈆粉搽之，一夕愈。集簡方。食梅牙齼。韶粉揩之。相感志。染白鬚髮。胡粉、石灰等分，水和塗之，以油紙包，烘令温煖，候未燥間洗去，以油潤之，黑如漆也。博物志。腋下胡臭。胡粉常粉之。或以胡粉三合，和牛脂煎稠塗之。千金方。陰股常濕。胡粉粉之。備急方。乾濕癬瘡。方同上。黄水膿瘡。官粉煅黄、松香各三錢，黄丹一錢，飛礬二錢，爲末，香油二兩，熬膏傅之。邵真人方。小兒耳瘡月蝕。胡粉和土，塗之。子母秘録。小兒疳瘡。熬胡粉、豬脂，和塗。張文仲方。小兒舌瘡。胡粉和豬⿰骨同骨中髓，日三傅之。食醫心鑑。燕口吻瘡。胡粉炒一分，黄連半兩，爲末，傅之。普濟方。痘瘡瘢

痕或凸或凹胡粉一兩輕粉一定和研猪脂調傅陳文中小兒方妬精陰瘡鉛粉二錢銀杏仁七箇銅
銚内炒至杏黄去杏取粉出火毒研搽效集簡方反花惡瘡胡粉一兩燕脂一兩為末鹽湯洗淨傅之日五
次聖惠方瘡似蜂窠愈而復發胡粉朱砂等分為末蜜和塗之聖濟録血風臁瘡孫氏集効
方用官粉四兩水調入盌内以蘄州艾葉燒烟熏乾入乳香少許同研香油調作隔紙膏反覆貼之○楊氏簡便方用官
粉炒過桐油調作隔紙貼之小兒丹毒唾和胡粉從外至内傅之良千金方湯火燒瘡胡粉
羊髓和塗之孫真人方瘡傷水濕胡粉炭灰等分脂和塗孔上水即出也千金方蠼螋尿瘡
酢和胡粉塗之千金方諸蛇螫傷胡粉和大蒜搗塗千金方誤吞金銀及錢胡粉一兩猪脂
調分再服令消烊出也外臺秘要三年目瞖胡粉塗之聖惠方口中乾燥煩渴無津雄猪膽五
枚酒煮皮爛入定粉一兩研匀丸芡子大每含化一丸嚥汁太平聖惠方腹中鼈癥胡粉黍米淋汁温服
大効衛生易簡方接骨續筋止痛活血定粉當歸各一錢硼砂一錢半為末每服一錢蘇木煎湯調下仍頻
飲湯同上○發背惡瘡諸癰疽好光粉二兩真麻油三兩慢火熬以柳枝急攪至滴水成珠入白膠末少許
入器水浸兩日油紙攤貼名神應膏直指方

痕，或凸或凹。韶粉一兩，輕粉一定，和研，諸脂調傅。陳文中小兒方。**妬精陰瘡**。鈆粉二錢，銀杏仁七箇，銅銚内炒至杏黄，去杏取粉，出火毒，研搽效。集簡方。**反花惡瘡**。胡粉一兩，臙脂一兩，爲末。鹽湯洗凈傅之，日五次。聖惠方。**瘡似蜂窠，**愈而復發。胡粉、朱砂等分，爲末，蜜和塗之。聖濟録。**血風臁瘡**。孫氏集效方用官粉四兩，水調入盌内，以蘄州艾葉燒烟熏乾，入乳香少許同研，香油調作隔紙膏，反覆貼之。○楊氏簡便方用官粉炒過，桐油調作隔紙貼之。**小兒丹毒**。唾和胡粉，從外至内傅之良。千金方。**湯火燒瘡**。胡粉，羊髓和，塗之。孫真人方。**瘡傷水濕**。胡粉、炭灰等分，脂和塗孔上，水即出也。千金方。**蠼螋尿瘡**。酢和胡粉塗之。千金方。**諸蛇螫傷**。胡粉和大蒜搗塗。千金方。**誤吞金銀**及錢。胡粉一兩，豬脂調，分再服，令消烊出也。外臺秘要。**三年目瞖**。胡粉塗之。聖惠方。**口中乾燥，**煩渴無津。雄豬膽五枚，酒煮皮爛，入定粉一兩研勻，丸芡子大，每含化一丸嚥汁。太平聖惠方。**腹中鼈癥**。胡粉、黍米淋汁温服，大效。衛生易簡方。**接骨續筋，**止痛活血。定粉、當歸各一錢，朋砂一錢半，爲末。每服一錢，蘇木煎湯調下，仍頻飲湯。○同上。**發背惡瘡**諸癰疽。好光粉二兩，真麻油三兩，慢火熬，以柳枝急攪，至滴水成珠，入白膠末少許入器，水浸兩日，油紙攤貼，名神應膏。直指方。

鉛丹 本經下品

【釋名】黃丹弘景 丹粉唐本 朱粉月經 鉛華正誤見粉錫下

【集解】別錄曰：鉛丹生於鉛，出蜀郡平澤。弘景曰：即今熬鉛所作黃丹也。俗方稀用，惟仙經塗丹釜所須。云化成九光者，當謂九光丹以為釜爾，無別法也。宗奭曰：鉛丹化鉛而成，別錄言生於鉛，則蘇恭炒錫作成之說誤矣。不惟難辨，錫則色黯，鉛則明白，以此為異。時珍曰：按獨孤滔丹房鑑源云：炒鉛丹法：用鉛一斤，土硫黃十兩，消石一兩。鎔鉛成汁，下醋點之，滾沸時下硫一塊，少頃下消少許，沸定再點醋，依前下少許消黃，待為末，則成丹矣。今人以作鉛粉不盡者，用消石礬石炒成丹，若轉丹為鉛，只用連鬚葱白汁拌丹慢煎，煅成金汁傾出，即還鉛矣。貨者多以鹽消砂石雜之。凡用，以水漂去消鹽，飛去砂石，澄乾，微火炒紫色，地上去火毒，入藥。會典云：黑鉛一斤，燒丹一斤五錢三分也。

【氣味】辛，微寒，無毒。大明曰：微鹹，涼，無毒。伏砒，制硇硫。震亨曰：一婦匠多子，月內服鉛丹二兩，四肢水冷，食不入口，時正仲冬，急服理中湯加附子數十帖乃安。謂之涼無毒，可乎？時珍曰：鉛丹本無甚毒，此婦產後冬月服之過劑，其病宜矣。

【主治】吐逆胃反，驚癇癲疾，除熱下氣，鍊化還成九光，久服通

鉛丹本經下品

【釋名】黄丹弘景、丹粉唐本、朱粉綱目、鉛華。【正誤】見粉錫下。

【集解】【别録曰】鉛丹生於鉛，出蜀郡平澤。【弘景曰】即今熬鉛所作黄丹也。俗方稀用，惟仙經塗丹釜所須，云化成九光者，當謂九光丹以爲釜爾，無别法也。【宗奭曰】鉛丹化鉛而成，别録言生於鉛，則蘇恭炒錫作成之説誤矣。不爲〔一〕難辨，錫則色黯，鉛則明白，以此爲異。【時珍曰】按獨孤滔丹房鑑源云，炒鉛丹法：用鉛一斤，土流黄十兩，消石一兩。鎔鉛成汁，下醋點之，滚沸時下硫一塊，少頃下消少許，沸定再點醋，依前下少許消、黄，待爲末，則成丹矣。今人以作鉛粉不盡者，用消石、礬石炒成丹。若轉丹爲鉛，只用連鬚葱白汁拌丹慢煎，煅成金汁傾出，即還鉛矣。貨者多以鹽消、砂石雜之。凡用，以水漂去消鹽，飛去砂石，澄乾，微火炒紫色，地上去火毒入藥。會典云：黑鉛一斤，燒丹一斤五錢三分也。

【氣味】辛，微寒，無毒。【大明曰】微鹹，凉，無毒。伏砒，制硇、硫。【震亨曰】一婦因多子，月内服鉛丹二兩，四肢冰〔二〕冷，食不入口。時正仲冬，急服理中湯加附子數十貼乃安。謂之「凉無毒」，可乎？【時珍曰】鉛丹本無甚毒，此婦産後冬月服之過劑，其病宜矣。

【主治】吐逆胃反，驚癇癲疾，除熱下氣，錬化還成九光，久服通

〔一〕爲：原作「惟」。今據證類卷五鉛丹改。
〔二〕冰：原作「水」。今據丹溪心法附餘卷首本草衍義補遺鉛丹改。

神明本經止小便除毒熱臍攣金瘡血溢別錄驚悸狂走消渴煎膏用止痛生肌甄權鎮心安神止吐血及嗽傅瘡長肉及湯火瘡染鬚大明治瘧及久積宗奭墜痰殺蟲去怯除忤惡止痢明目時珍

發明成無己曰仲景龍骨牡蠣湯中用鉛丹乃收斂神氣以鎮驚也好古曰澀可去脫而固氣時珍曰鉛丹體重而性沉味兼鹽礬走血分能墜痰去怯故治驚癇癲狂吐逆反胃有奇功能消積殺蟲故治疳疾下痢瘧疾有實積能解熱拔毒長肉去瘀故治惡瘡腫毒及入膏藥為外科必用之物也

附方舊八新二十五

消渴煩亂黄丹新汲水服一錢以蕎麥粥壓之聖惠方

吐逆不止碧霞丹用北黄丹四兩米醋半升煎乾炭火三秤就銚內煅紅冷定為末粟米飯丸梧子大每服七丸醋湯下集驗方

伏暑霍亂水浸丹見木部巴豆下

小兒吐逆不止宜此清鎮燒針丸用黄丹研末小棗肉和丸芡子大每以一丸針簽於燈上燒過研細乳汁調下一加朱砂枯礬等分謝氏小兒方

反胃氣逆胃虛鉛丹二兩白礬二兩生石亭脂半兩以丹礬研勻入坩鍋內以炭半秤煅赤更養一夜出毒兩日入亭脂同研粟米飯和丸綠豆大

神明。本經。止小便，除毒熱臍攣，金瘡血溢。別録。驚悸狂走，消渴。煎膏用，止痛生肌。甄權。鎮心安神，止吐血及嗽，傅瘡長肉，及湯火瘡。染鬚。大明。治瘧及久積。宗奭。墜痰殺蟲，去怯除忤惡，止痢明目。時珍。

【發明】【成無己曰】仲景龍骨牡蠣湯中用鈆丹，乃收斂神氣以鎮驚也。【好古曰】澀可去脱而固氣。【時珍曰】鈆丹體重而性沉，味兼鹽、礬，走血分，能墜痰去怯，故治驚癇癲狂、吐逆反胃有奇功。能消積殺蟲，故治疳疾、下痢、瘧疾有實績。能解熱拔毒，長肉去瘀，故治惡瘡腫毒及入膏藥，爲外科必用之物也。

【附方】舊八，新二十五。消渴煩亂。黄丹，新汲水服一錢，以蕎麥粥壓之。聖惠方。吐逆不止。碧霞丹：用北黄丹四兩，米醋半升，煎乾，炭火三秤，就銚内煅紅，冷定爲末，粟米飯丸梧子大。每服七丸，醋湯下。集驗方。伏暑霍亂。水浸丹，見木部「巴豆」下。小兒吐逆不止。宜此清鎮，燒針丸：用黄丹研末，小棗肉和丸芡子大，每以一丸，針簽於燈上燒過，研細，乳汁調下。一加朱砂、枯礬等分。謝氏小兒方。反胃氣逆，胃虚。鈆丹二兩，白礬二兩，生石亭脂半兩。以丹、礬研匀，入坩鍋内，以炭半秤煅赤，更養一夜，出毒兩日，入亭脂同研，粟米飯和丸緑豆大，

每日米飲下十五丸惺録

泄瀉下痢赤白用棗肉搗爛入黃丹白礬各皂子大粳米飯一團和丸彈子大鐵線穿於燈上燒過為末米飲服之摘玄方

赤白痢下黃丹炒紫黃連炒等分為末以糊丸麻子大每服五十丸生薑甘草湯下普濟方

妊娠下痢疞痛用烏鷄卵一个開孔去白留黃入鉛丹五錢攪勻泥裹煨乾研末每服二錢米飲下一服愈是男二服愈是女三因方

吐血咯血欬血黃丹新汲水服一錢經驗方

寒熱瘧疾體虛汗多者黃丹百草霜等分為末發日空心米飲服三錢不過二服愈或糊丸或蒜丸皆效○肘後方用飛炒黃丹一兩恒山末三兩蜜丸梧子大每服五十丸溫酒下平旦及未發各一服無不效○普濟方端午日用黃丹炒二兩獨蒜一百箇搗丸梧子大每服九丸空心長流水面東下二三發後乃用神效亦治痢疾○三因方用黃丹炒建茶等分為末溫酒服二錢○又黃丹飛焙麪糊丸芡子大每棗子一枚去核包一丸紙裹煨熟食之

溫瘧不止黃丹炒半兩青蒿童尿浸二兩為末每服二錢寒多酒服熱多茶服仁存堂方

小兒瘴瘧壯熱不寒黃丹二錢蜜水和服冷者酒服名兕哭丹劉涓子鬼遺方

風癇發止驅風散用鉛丹二兩白礬二兩為末用三角磚相鬥以七層紙鋪磚上鋪丹於紙上礬鋪丹上以十斤柳木柴燒過為度取研每服二錢溫酒下王氏博濟方

客忤中惡道間門外得之令人心腹刺痛氣衝心胷脹滿不治害人真丹方寸匕蜜三合和灌之

每日米〔一〕飲下十五丸。聖濟〔二〕録。**泄瀉下痢**赤白。用棗肉搗爛，入黄丹、白礬各皂子大，粳米飯一團，和丸彈子大，鐵線穿於燈上燒過，爲末。米飲服之。摘玄方。**赤白痢下**。黄丹炒紫，黄連炒，等分爲末，以糊丸麻子大。每服五十丸，生薑甘草湯下。普濟方。**妊娠下痢**疞痛。用烏鷄卵一個，開孔去白留黄，入鉛丹五錢攪勻，泥裹煨乾，研末，每服二錢，米飲下。一服愈，是男；二服愈，是女。三因方。**吐血咯血**欬血。黄丹，新汲水服一錢。經驗方。**寒熱瘧疾**體虚汗多者。黄丹、百草霜等分，爲末。發日，空心米飲服三錢，不過二服愈。或糊丸，或蒜丸，皆效。○肘後方用飛炒黄丹一兩，恒山末三兩，蜜丸梧子大，每服五十丸，温酒下。平旦及未發、將發時，各一服，無不效。○普濟方：端午日用黄丹炒二兩，獨蒜一百箇，搗丸梧子大。每服九丸，空心長流水面東下。二三發後乃用，神效。亦治痢疾。○三因方用黄丹炒、建茶等分，爲末，温酒服二錢。○又黄丹飛焙，麪糊丸芡子大，每棗子一枚，去核，包一丸，紙裹煨熟食之。**温瘧不止**。黄丹炒半兩，青蒿童尿浸二兩，爲末，每服二錢，寒多酒服，熱多茶服。仁存堂方。**小兒瘴瘧**，壯熱不寒。黄丹二錢，蜜水和服，冷者酒服，名鬼哭丹。劉涓子鬼遺方。**風癇發止**。驅風散：用鉛丹二兩，白礬二兩，爲末，用三角磚相鬬〔三〕，以七層紙鋪磚上，鋪丹於紙上，礬鋪丹上，以十斤柳木柴燒過爲度，取研。每服二錢，温酒下。王氏博濟方。**客忤中惡**，道間門外得之，令人心腹刺痛，氣衝心胸脹滿，不治害人。真丹方寸匕，蜜三合，和灌之。

〔一〕米：原作「未」，今據聖濟總録卷四十七胃病門載此方改。

〔二〕濟：原闕一字。今據補同上。

〔三〕鬬：原作「閗」。今據普濟方卷一百諸風門引「驅風散」改。

肘後方

一切目疾 昏障治，只障不治。蜂蜜半斤，銅鍋熬起紫色塊，入飛過真黃丹二兩，水一盞，再煉至水氣盡，以細生絹鋪薄紙一層濾淨，瓶封埋地內三七，每日點眼七次，藥粘則洗之。一方入訶子肉四箇。○保壽堂方

赤眼痛 黃丹、蜂蜜調貼太陽穴，立効。明月經驗方

赤目及瞖 鉛丹、白礬等分為末，點之。○又方：鉛丹、烏賊骨等分，合研，白蜜蒸，點之。千金方

眼生珠管 鉛丹半兩，鯉魚膽汁和如膏，日點三五次。聖惠方

痘疹生瞖 黃丹、輕粉等分為末，吹少許入耳內，左患吹右，右患吹左。瘡疹方

小兒重舌 黃丹一豆大，安舌下。子母秘録

小兒口瘡 糜爛。黃丹一錢，生蜜一兩，相和蒸黑，以鷄毛蘸搽，甚効。普濟方

腋下胡臭 黃丹入輕粉，唾調，頻摻之。普濟方

婦人逆產 真丹塗兒足下。集驗方

蚰蜒入耳 黃丹、酥、蜜、杏仁等分，熬膏，綿裹包塞之，聞香即出，抽取。聖惠方

蠍蠆螫人 醋調黃丹塗之。肘後方

金瘡出血 不可以藥速合，則內潰傷肉。只以黃丹、滑石等分為末，傅之。集玄方

外痔腫痛 黃丹、滑石等分，為末，新汲水調，日五上之。嬰童百問

血風臁瘡 黃丹一兩，黃蠟一兩，香油五錢，熬膏。先以葱椒湯洗，貼之。陸氏積德堂方

遠近臁瘡 黃丹飛炒、黃蘗酒浸七日焙，各一兩，輕粉半兩，研細。以苦茶洗淨，輕粉填滿，次用黃丹護之，外以蘗末攤膏貼之，勿揭動，一七見効。孫氏集効方

肘後方。**一切目疾**。昏障治，只障不治。蜂蜜半斤，銅鍋熬起紫色塊，入飛過真黄丹二兩，水一盌，再煉至水氣盡，以細生絹鋪薄紙一層，濾净，瓶封埋地内三七。每日點眼[一]七次，藥粘則洗之。一方，入訶子肉四箇。○保壽堂方。**赤眼痛**。黄丹、蜂蜜調貼太陽穴，立效。明目經驗方[二]。**赤目及瞖**。鈆丹、白礬等分，爲末點之。○又方：鈆丹、烏賊骨等分，合研，白蜜蒸，點之。千金方。**眼生珠管**。鈆丹半兩，鯉魚膽汁和如膏。日點三五次。聖惠方。**痘疹生瞖**。黄丹、輕粉等分，爲末。吹少許入耳内，左患吹右，右患吹左。痘疹方。

小兒重舌。黄丹一豆大，安舌下。子母秘録。**小兒口瘡**糜爛。黄丹一錢，生蜜一兩，相和蒸黑。每以鷄毛醮搽，甚效。普濟方。

腋下胡臭。黄丹入輕粉，唾調，頻摻之。普濟方。**婦人逆産**。真丹塗兒足下。集驗方。**蚰蜒入耳**。黄丹、酥、蜜、杏仁等分，熬膏，綿裹包塞之，聞香即出，抽取。聖惠方。**蠍蠆螫人**。醋調黄丹塗之。肘後方。**金瘡出血**。不可以藥速合，則内潰傷肉。只以黄丹、滑石等分，爲末傅之。集玄方。**外痔腫痛**。黄丹、滑石等分，爲末，新汲水調，日五上之。嬰童百問。**血風臁瘡**。黄丹一兩，黄蠟一兩，香油五錢，熬膏。先以葱、椒湯洗，貼之。陸氏積德堂方。**遠近臁瘡**。黄丹飛炒，黄蘗酒浸[三]七日焙，各一兩，輕粉半兩，研細。以苦茶洗净，輕粉填滿，次用黄丹護之，外以蘗末攤膏貼之，勿揭動，一七見效。孫氏集效方。

〔一〕眼：底本補寫「眼」字，餘金陵諸本闕一字。今從江西本補。
〔二〕明目經驗方：此方溯源，出明明目神驗方明目洗眼藥類。
〔三〕浸：原作「没」。今據萬應方卷一神仙三絶膏改。

密陀僧唐本草

【釋名】沒多僧唐本　爐底恭曰：密陀沒多並胡言也

【集解】恭曰：出波斯國，形似黄龍齒而堅重，亦有白色者，作理石文。頌曰：今嶺南、閩中銀銅冶處亦有之，是銀鉛脚。其初采礦時，銀銅相雜，先以鉛同煎鍊，銀隨鉛出。又采山木葉燒灰，開地作爐，塡灰其中，謂之灰池。置銀鉛於灰上，更加火鍛，鉛滲灰下，銀住灰上，罷火候冷出銀。其灰池感鉛銀氣，積久成此物，未必自胡中來也。承曰：今市中所貨，是小瓶實鉛丹鍛成者，大塊尚有瓶形。銀冶所出最良，而罕有貨者。外國者未嘗見之。時珍曰：密陀僧原取銀冶者，今既難得，乃取煎銷銀鋪爐底用之。造黄丹者以脚滓鍊成密陀僧，其似瓶形者是也。

【修治】斅曰：凡使搗細，安瓷鍋中，重紙袋盛柳蛀末焙之，次下東流水浸滿，火煮一伏時，去柳末紙袋，取用。

【氣味】鹹、辛，平，有小毒。大明曰：甘，平，無毒。時珍曰：制狼毒。

【主治】久痢，五痔，金瘡，面上瘢䵟，面膏藥用之。唐本。保昇曰：五痔，謂牡、酒、腸、血、氣也。鎮心，補五臟，治驚癎欬嗽，嘔逆吐痰。大明。療反胃消渇，瘧疾下痢，止血，殺蟲，消積，治諸瘡，消腫毒，除胡臭，染髭髮。時珍。

密陀僧唐本草

【釋名】没多僧唐本、爐底。【恭曰】密陀、没多，並胡言也。

【集解】【恭曰】出波斯國，形似黄龍齒而堅重，亦有白色者，作理石文。【頌曰】今嶺南、閩中銀銅冶處亦有之，是銀鉛脚。其初采礦時，銀銅相雜，先以鉛同煎鍊，銀隨鉛出。又采山木葉燒灰，開地作爐，填灰其中，謂之灰池。置銀鉛於灰上，更加火鍛，鉛滲灰下，銀住灰上，罷火候冷，出銀。其灰池感鉛銀氣，積久成此物，未必自胡中來也。【承曰】今市中所貨是小瓶，實鉛丹鍛成者，大塊尚有瓶形。銀冶所出最良而罕有貨者。外國者未嘗見之。【時珍曰】密陀僧原取銀冶者，今既難得，乃取煎銷銀鋪爐底用之。造黄丹者，以脚滓鍊成密陀僧，其似瓶形者是也。

【修治】【斅曰】凡使搗細，安瓷鍋中，重紙袋盛柳蛀末焙之，次下東流水浸滿，火煮一伏時，去柳末、紙袋，取用。

【氣味】鹹、辛，平，有小毒。【大明曰】甘，平，無毒。【時珍曰】制狼毒。【主治】久痢，五痔，金瘡，面上瘢皯，面膏藥用之。唐本。【保昇曰】五痔，謂牡、酒、腸、血、氣也。鎮心，補五臟，治驚癇欬嗽，嘔逆吐痰。大明。療反胃，消渴，瘧疾，下痢。止血，殺蟲，消積。治諸瘡，消腫毒，除胡臭，染髭髮。時珍。

【發明】時珍曰：密陀僧感鉛銀之氣，其性重墜下沉，直走下焦，故能墜痰止吐，消積，定驚癇，治瘧痢，止消渴，療瘡腫。洪邁夷堅志云：驚氣入心絡，瘖不能言語者，用密陀僧末一匕，茶調服即愈。昔有人伐薪，爲狼所逐而得是疾，或授此方而愈。又一軍校采藤，逢惡蛇，病此，亦用之而愈。此乃驚則氣亂，密陀僧之重以去怯而平肝也。其功力與鉛丹同，故膏藥中用代鉛丹云。

【附方】舊三，新一十五。

痰結胸中不散：密陀僧一兩，醋水各一盞，煎乾爲末。每服二錢，以酒水各一小琖，煎一琖，溫服。少頃當吐出痰涎爲妙。聖惠方

消渴飲水：神效丸：用密陀僧二兩研末，湯浸蒸餅丸梧子大。濃煎蠶繭鹽湯或茄根湯或酒下，一日五丸，日增五丸，至三十丸止，不可多服。五六服後，以見水惡心爲度。惡心時，以乾物壓之，日後自定，甚奇。選奇方

赤白下痢：一密陀僧三兩，燒黃色研粉。每服一錢，醋茶下，日三服。聖惠方

腸風痔瘻：銅青、密陀僧各一錢，麝香少許，爲末，津和塗之。一濟急方

小兒初生遍身如魚脬，又如水晶，破則成水，流滲又生者：密陀僧生研，撲之，仍服蘇合香丸。救急方

驚氣失音：方見發明。

腋下胡臭：漿水洗淨，油調密陀僧塗。○以一錢，用熱蒸餅一箇，切開摻末夾之。集簡方

香口去臭：密陀僧一錢，醋調漱口。普濟方

大人口瘡：密陀僧鍛研摻之。聖濟錄

小兒口瘡不能吮乳：密陀僧末，醋調塗足

【發明】【時珍曰】密陀僧感鉛銀之氣，其性重墜下沉，直走下焦，故能墜痰、止吐、消積，定驚癇，治瘧痢，止消渴，療瘡腫。洪邁夷堅[一]志云：驚氣入心絡，瘖不能言語者，用密陀僧末一匕，茶調服，即愈。昔有人伐薪，爲狼所逐而得是疾，或授此方而愈。又一軍校采藤逢惡蛇病此，亦用之而愈。此乃驚則氣亂，密陀僧之重以去怯而平肝也。其功力與鉛丹同，故膏藥中用代鉛丹云。

【附方】舊三，新一十五。痰結胸中不散。密陀僧一兩，醋、水各一盞，煎乾，爲末。每服二錢，以酒、水各一小琖，煎一琖，温服，少頃當吐出痰涎爲妙。聖惠方。消渴飲水。神效丸：用密陀僧二兩，研末，湯浸蒸餅丸梧子大。濃煎蠶繭、鹽湯，或茄根湯，或酒下，一日五丸，日增五丸，至三十丸止，不可多服。五六服後，以見水惡心爲度。惡心時，以乾物壓之，日後自定，甚奇。選奇方。赤白下痢。密陀僧三兩，燒黄色，研粉。每服一錢，醋、茶下，日三服。聖惠方。腸風痔瘻。銅青、蜜陀僧各一錢，麝香少許，爲末，津和塗之。濟急方。小兒初生，遍身如魚脬，又如水晶，破則成水，流滲又生者。密陀僧生研，擫之，仍服蘇合香丸。救急方。驚氣失音。方見「發明」。腋下胡臭。漿水洗净，油調密陀僧塗。〇以一錢，用熱蒸餅一箇，切開摻末夾之。集簡方。香口去臭。密陀僧一錢，醋調漱口。普濟方。大人口瘡。密陀僧鍛研摻之。聖濟録。小兒口瘡。不能吮乳。密陀僧末，醋調塗足

[一] 堅：原作「聖」。今據宋史藝文志及卷一引據古今經史百家書目改。

心瘡愈洗去蔡醫壽方
也　黎居士簡易方

鼻內生瘡密陀僧香白芷等分爲末
蠟燭油調搽之　簡便方

鼻皶赤皰密陀僧二兩細研人乳
調夜塗旦洗　聖惠方

痘瘡瘢黶方同上
譚氏

䵟黯斑點方同上
外臺

夏月汗斑如疹用密陀僧八錢雄黃四錢先以薑
片擦熱乃以薑片蘸末搽之次日即焦
活人
心統

骨疽出骨一名多骨瘡不時出細骨乃母受胎未及
一月與六親骨肉交合感其精氣故有多
骨之名以密陀僧末桐油調
匀攤貼之即愈　壽域方

血風臁瘡密陀僧香油入粗盌
內磨化油紙攤膏反
覆貼之　孫
氏集効方

陰汗濕痒密陀僧末傅之〇
戴氏加蛇牀子末

錫 拾遺

釋名

白鑞音
臘
鈏音
引
賀〔時珍曰〕爾雅錫謂之鈏郭璞注云白鑞
也方術家謂之賀蓋錫以臨賀出者爲
美
也

集解〔別錄曰〕錫生桂陽山谷〔弘景曰〕今出臨賀猶是桂陽也
界與鉛錫相似而入用大異〔時珍曰〕錫出雲南衡州許
慎說文云錫者銀鉛之間也土宿本草云錫受太陰之氣而
生二百年不動成砒砒二百年而錫始生錫禀陰氣故其質
柔二百年不動遇太陽之氣乃成銀今人置酒於新錫器內
浸漬日久或殺人者以砒能化錫歲月尚近便被采取其中

心，瘡愈洗去。蔡醫博方也。黎居士簡易方。**鼻内生瘡**。密陀僧、香白芷等分，爲末，蠟燭油調搽之。簡便方。**鼻皶赤皰**。密陀僧二兩，細研，人乳調，夜塗旦洗。聖惠方。**痘瘡瘢黶**。方同上。譚氏。**䵟黯斑點**。方同上。外臺。**夏月汗斑**如疹。用密陀僧八錢，雄黄四錢，先以薑片擦熱，仍以薑片蘸末擦之，次日即焦。活人心統。**骨疽出骨**，一名多骨瘡。不時出細骨，乃母受胎未及一月，與六親骨肉交合，感其精氣，故有多骨之名。以密陀僧末，桐油調勻，攤貼之即愈。壽域方。**血風臁瘡**。密陀僧、香油入粗盌内磨化，油紙攤膏，反覆貼之。孫氏集效方。**陰汗濕痒**。密陀僧末傅之。○戴氏加蛇牀子末。

錫 拾遺

【釋名】白鑞音臘、鈏音引賀。【時珍曰】爾雅：錫謂之鈏。郭璞注云：白鑞也。方術家謂之賀，蓋錫以臨賀出者爲美也。

【集解】【别録曰】錫生桂陽山谷。【弘景曰】今出臨賀，猶是桂陽地[一]界。鉛與錫相似，而入用大異。【時珍曰】錫出雲南、衡州。許慎説文云：錫者，銀鉛之間也。土宿本草云：錫受太陰之氣而生，二百年不動成砒，砒二百年而錫始生。錫禀陰氣，故其質柔。二百年不動，遇太陽之氣乃成銀。今人置酒於新錫器内，浸漬日久或殺人者，以砒能化錫，歲月尚近，便被采取，其中

〔一〕地：原作「也」。陶弘景原文作「猶是分桂陽所置」。錢本作「地」，義長，今從改。

絶毒故也又曰砒乃錫根銀色而鉛質五金之中獨錫易制失其藥則為五金之賊得其藥則為五金之媒星槎勝覽言滿剌加國於山溪中淘沙取錫不假煎煉成塊名曰斗錫也

正誤 弘景曰臨賀采者名鉛一名白鑞唯此一處資天下用其錫出銀處皆有之體相似而入用大異〇時珍曰蘇恭不識鉛錫以錫為鉛以鉛為錫其謂黃丹胡粉為炒錫皆由其不識故也今正之

氣味甘寒微毒 獨孤滔曰羖羊角五靈脂伏龍肝馬鞭草皆能縮賀硇砒能硬錫巴豆蓖麻薑汁地黃能制錫松脂銲錫錫礦縮銀

主治惡毒風瘡 大明

發明 時珍曰洪邁夷堅志云汝人多病癭地饒風沙沙入井中飲其水則生癭故金房間人家以錫為井闌皆夾錫錢鎮之或沉錫井中乃免此患

附方 新二

解砒霜毒 錫器於粗石上磨水服之 濟急方

楊梅毒瘡 黑鉛廣錫各二錢半結砂蜈蚣二條為末紙卷作小撚油浸一夜點燈日照瘡二次七日見效 集玄方

古鏡 拾遺

校正 併入本經錫銅鏡鼻

釋名 鑑 照子 時珍曰鏡者景也有光景也鑑者監也監於前也軒轅內傳言帝會王母鑄鏡十二隨日

蘊毒故也。又曰：砒乃錫根。銀色而鉛質，五金之中獨錫易制，失其藥則爲五金之賊，得其藥則爲五金之媒。星槎勝覽言：滿剌加國於山溪中淘沙取錫，不假煎鍊成塊，名曰斗錫也。

【正誤】【恭曰】臨賀采者名鈆，一名白鑞，唯此一處資天下用。其錫出銀處皆有之。體相似，而入用大異。○【時珍曰】蘇恭不識鉛錫，以錫爲鉛，以鉛爲錫。其謂黄丹、胡粉爲炒錫，皆由其不識故也。今正之。

【氣味】甘，寒，微毒。【獨孤滔曰】羖羊角、五靈脂、伏龍肝、馬鞭草皆能縮賀。硇、砒能硬錫。巴豆、蓖麻、薑汁、地黄能制錫。松脂銲錫。錫礦縮銀。

【主治】惡毒風瘡。大明。

【發明】【時珍曰】洪邁夷堅志云：汝人多病癭。地饒風沙，沙入井中，飲其水則生癭。故金、房間人家，以錫爲井闌，皆夾錫錢鎮之，或沉錫井中，乃免此患。

【附方】新二。解砒霜毒。錫器，於粗石上磨水服之。濟急方。楊梅毒瘡。黑鉛、廣錫各二錢半，結砂，蜈蚣二條，爲末，紙卷作小撚，油浸一夜，點燈，日照瘡二次，七日見效。集玄方。

古鏡 拾遺

【校正】併入本經錫銅鏡鼻。

【釋名】鑑、照子。【時珍曰】鏡者，景也，有光景也。鑑者，監也，監於前也。軒轅内傳言：帝會王母，鑄鏡十二，隨日

用之此鏡之始也或云始於堯臣尹壽

氣味辛無毒【大明曰平微毒】主治驚癎邪氣小兒諸惡煮汁和諸藥煮服文字彌古者佳【藏器】辟一切邪魅女人鬼交飛尸蠱毒催生及治暴心痛並火燒淬酒服百蟲入耳鼻中將鏡就敲之即出【大明】小兒疝氣腫硬煮汁服【時珍】

發明【時珍曰】鏡乃金水之精內明外暗古鏡如古劍若有神明故能辟邪魅忤惡凡人家宜懸大鏡可辟邪魅劉根傳云人思形狀可以長生用九寸明鏡照面熟視令自識己身形久則身神不散疾患不入葛洪抱朴子云萬物之老者其精悉能託人形惑人唯不能易鏡中真形故道士入山以明鏡徑九寸以上者背之則邪魅不敢近自見其形必反却走轉鏡對之視有踵者山神無踵者老魅也群書所載古鏡靈異往往可證謾撮於左方龍江錄云漢宣帝有寶鏡如八銖錢能見妖魅帝常佩之異聞記云隋時王度有一鏡歲疫令持鏡詣里中有疾者照之即愈樵牧閑談云孟昶時張敵得一古鏡徑尺餘光照寢室如燭舉家無疾號無疾鏡西京雜記云漢高祖得始皇方鏡廣四尺高五尺表裏有明照之則影倒見以手捧心可見腸胃五臟人疾病照之則知病之所在女子有邪心則膽張心動酉陽雜俎云無勞縣舞溪石

用之。此鏡之始也。或云始於堯臣尹壽。

【氣味】辛，無毒。【大明曰】平，微毒。【主治】驚癇邪氣，小兒諸惡，煮汁和諸藥煮服，文字彌古者佳。藏器。辟一切邪魅，女人鬼交，飛尸蠱毒，催生，及治暴心痛，並火燒淬酒服。百蟲入耳鼻中，將鏡就敲之，即出。大明。小兒疝氣腫硬，煮汁服。時珍。

【發明】【時珍曰】鏡乃金水之精，內明外暗。古鏡如古劍，若有神明，故能辟邪魅忤惡。凡人家宜懸大鏡，可辟邪魅。劉根傳云：人思形狀，可以長生。用九寸明鏡照面，熟視令自識己身形，久則身神不散，疾患不入。葛洪抱朴子云：萬物之老者，其精悉能託人形惑人，唯不能易鏡中真形。故道士入山，以明鏡徑九寸以上者背之，則邪魅不敢近，自見其形，必反却走。轉鏡對之，視有踵者山神，無踵者老魅也。群書所載，古鏡靈異，往往可證，謾撮於左方。龍江録云：漢宣帝有寶鏡，如八銖錢，能見妖魅，帝常佩之。異聞記云：隋時王度有一鏡，歲疫，令持鏡詣〔一〕里中，有疾者照之即愈。樵牧閑談云：孟昶時張敵得一古鏡，徑尺餘，光照寢室如燭，舉家無疾，號無疾鏡。西京雜記云：漢高祖得始皇方鏡，廣四尺，高五尺，表裏有明，照之則影倒見。以手捧心，可見腸胃五臟。人疾病照之，則知病之所在。女子有邪心，則膽張心動。西〔二〕陽雜俎云：無勞縣舞溪石

〔一〕詣：底本描改爲「諸」，餘金陵諸本作「詣」。
〔二〕西：原作「西」。今據新唐書藝文志及本書卷一引據古今經史百家書目改。

宮有方鏡徑丈照人五臟云是始皇照骨鏡松窗録云桀法善有一鐵鏡照物如水人有疾病照見藏腑宋史云秦寧縣耕夫得鏡厚三寸徑尺二照見水底與日爭輝病熱者照之則心骨生寒雲仙録云京師王氏有鏡六鼻常有雲烟照之則左右前三方事皆見黄巢將至照之兵甲如在目前筆談云吳僧一鏡照之知未来吉凶出處又有火鏡取火水鏡取水皆鏡之異者也

附方一新 小兒夜啼明鑑掛床脚上聖惠方

錫銅鏡鼻本經下品

釋名弘景曰此物與胡粉異類而共條者古無純銅作鏡皆用錫雜之即今破古鏡鼻爾用之當燒赤納酒中若醋中出入百遍乃可搗也志曰凡鑄鏡皆用錫不爾即不明白故言錫銅鏡鼻今廣陵者為勝時珍曰錫銅相和得水澆之極硬故鑄鏡用之考工記云金錫相半謂之鑑燧之劑是也

氣味酸平無毒權曰微寒藥詵曰冷無毒

主治女子血閉癥瘕伏腸絕孕本經伏尸邪氣別錄產後餘疹刺痛三十六候取七枚投醋中熬呷之亦可入當歸芍藥煎服甄權

窟有方鏡，徑丈，照人五臟，云是始皇骨鏡。松窗録云：葉法善有一鐵鏡，照物如水。人有疾病，照見藏腑。宋史云：秦寧縣耕夫得鏡，厚三寸，徑尺二，照見水底，與日争輝。病熱者照之，心骨生寒。雲仙録云：京師王氏有鏡六鼻，常有雲烟，照之則左右前三方事皆見。黄巢將至，照之，兵甲如在目前。筆談〔一〕云：吴僧一鏡，照之知未來吉凶出處。又有火鏡取火，水鏡取水，皆鏡之異者也。

【附方】新一。小兒夜啼。明鑑掛牀脚上。聖惠方。

錫銅鏡鼻本經下品。【釋名】【弘景曰】此物與胡粉異類而共條者，古無純銅作鏡，皆用錫雜之，即今破古銅鏡鼻爾。用之當燒赤納酒中。若醯中出入百遍，乃可搗也。【志曰】凡鑄鏡皆用錫，不爾即不明白，故言錫銅鏡鼻，今廣陵者爲勝。【時珍曰】錫銅相和，得水澆之極硬，故鑄鏡用之。考工記云「金錫相半，謂之鑑燧之劑」是也。

【氣味】酸，平，無毒。【權曰】微寒。【藥訣曰】冷，無毒。

【主治】女子血閉癥瘕，伏腸〔二〕絶孕。本經。伏尸邪氣。别録。産後餘疹刺痛，三十六候，取七枚投醋中熬，呷之。亦可入當歸、芎藭煎服。甄權。

〔一〕談：原作「説」。今據夢溪筆談卷二十一及本書卷一引據古今經史百家書目改。
〔二〕腸：原作「陽」。今據證類卷五錫銅鏡鼻改。

消之之字作清　考

附方一新

小兒客忤，面青驚痛。銅照子鼻燒赤，少酒淬過，與兒飲。聖惠方

鏡鏽即鏡上綠也，俗名鏡銹。主治腋臭，又療下疳瘡，同五倍子末等分，米泔洗後傅之。時珍

古文錢日華

釋名泉　孔方兄　上清童子綱目　青蚨時珍曰：管子言禹以歷山之金鑄幣以救人困，此錢之始也。至周太公立九府泉法，泉體圓含方，輕重以銖，周流四方，有泉之象，故曰泉。後轉為錢。魯褒錢神論云：為世神寶，親愛如兄，字曰孔方。又昔有錢精，自稱上清童子。青蚨血塗子母錢，見蟲部。

集解藏器曰：凡鑄銅之物，多和以錫。考工記云攻金之工，金有六劑是也。藥用古文錢、銅弩牙之類，皆有錫，故其用近之。宗奭曰：古錢其銅焦赤有毒，能腐蝕壞肉，非特為有錫也。此說非是。但取周景王時大泉五十及寶貨、秦半兩、漢莢錢、大小五銖、吳大泉五百、大錢當千、宋四銖、二銖及梁四柱、北齊常平五銖之類，方可用。時珍曰：古文錢但得五百年之外者即可用，而唐高祖所鑄開元通寶，得輕重大小之中，尤為古今所重。綦毋氏錢神論云：黄金為父，白銀為母，鉛為長男，錫為適婦。其性堅剛，須水終始，體圓應天，孔方效地，此乃鑄錢之法也。三伏鑄錢，其汁不清，俗名爐凍，蓋火尅金也。唐人

【附方】新一。小兒客忤，面青驚痛。銅照子鼻燒赤，少酒淬過，與兒飲。聖惠方。

鏡鏽。即鏡上綠也，俗名楊妃垢。【主治】腋臭。又療下疳瘡，同五倍子末等分，米泔洗後傅之。時珍。

古文錢日華

【釋名】泉、孔方兄、上清童子綱目、青蚨。【時珍曰】管子言：禹以歷山之金鑄幣，以救人困，此錢之始也。至周太公立九府泉法，泉體圓含方，輕重以銖，周流四方，有泉之象，故曰泉。後轉爲錢。魯褒錢神論云：爲世神寶，親愛如兄，字曰孔方。又昔有錢精，自稱上清童子。青蚨血塗子母錢，見蟲部。

【集解】【頌曰】凡鑄銅之物，多和以錫。考工記云「攻金之工，金有六劑」是也。藥用古文錢、銅弩牙之類，皆有錫，故其用近之。【宗奭曰】古錢其銅焦赤有毒，能腐蝕壞肉，非特爲有錫也。此說非是。但取周景王時大泉五十及寶貨，秦半兩，漢莢錢、大小五銖，吳大泉五百、大錢當千，宋四銖、二銖，及梁四柱、北齊常平五銖之類，方可用。【時珍曰】古文錢但得五百年之外者即可用，而唐高祖所鑄開元通寶，得輕重大小之中，尤爲古今所重。綦母氏錢神論云：黃金爲父，白銀爲母，鉛爲長男，錫爲適婦。其性堅剛，須水終始。體圓應天，孔方效地。此乃鑄錢之法也。三伏鑄錢，其汁不清，俗名爐凍。蓋火剋金也。唐人

端午於江心鑄鑄鏡此意也

【氣味】辛平有毒時珍曰同胡桃嚼即碎相制也

【主治】瞖障明目療風赤眼塩鹵浸用婦人生產橫逆心腹痛月膈五淋燒以醋淬用大明大青錢煮汁服通五淋磨入目主盲障膚赤和薏苡根煮服止心腹痛藏器

【發明】宗奭曰古錢有毒治目中障瘀腐蝕壞肉婦人橫逆產五淋多用之予少時常患赤目腫痛數日不能開客有教以生薑一塊洗淨去皮以古青銅錢刮汁點之初甚苦熱淚蔑面然終無損後有患者教之往往疑惑信士點之無不一點遂愈更不須再但作瘡者不可用也時珍曰以胡桃同嚼食二三枚能消便毒便毒屬肝金伐木也

【附方】舊一新二十一

時氣欲死大錢百文水一斗煮八升入麝香末三分稍飲至盡或吐或下愈肘後方

時氣溫病頭痛壯熱脈大始得一日者比輪錢一百五十七文水一斗煮取七升服汁須臾復以水五升更煮一升以水二升投中合得三升出錢飲汁當吐毒出也肘後方

心腹煩滿及胸脇痛欲死者比輪錢二十枚水五升煮三升分三服肘後方

急心氣痛古文錢一個打碎大核桃三個同炒熱入醋一盞沖服

端午於江心鑄〔一〕鏡，亦此意也。

【氣味】辛，平，有毒。【時珍曰】同胡桃嚼即碎，相制也。

【主治】翳障，明目，療風赤眼，鹽鹵浸用。婦人生産横逆，心腹痛，月膈五淋，燒以醋淬用。大明。

大青錢煮汁服，通五淋。磨入目，主盲障膚赤。和薏苡根煮服，止心腹痛。藏器。

【發明】【宗奭曰】古錢有毒，治目中障瘀，腐蝕壞肉，婦人横逆産，五淋，多用之。予少時常患赤目腫痛，數日不能開。客有教以生薑一塊，洗浄去皮，以古青銅錢刮汁點之，初甚苦，熱淚蔑面，然終無損。後有患者，教之，往往疑惑。信士點之，無不一點遂愈，更不須再。但作瘡者，不可用也。【時珍曰】以胡桃同嚼食二三枚，能消便毒。便毒屬肝，金伐木也。

【附方】舊一，新二十一。時氣欲死。大錢百文，水一〔二〕斗煮八升，入麝香末三分，稍飲至盡，或吐或下，愈。肘後方。時氣温病，頭痛壯熱脉大，始得一日者。比輪錢一百五十七文，水一斗，煮取七升，服汁。須臾復以水五升，更煮一升，以水二升投中，合得三升，出錢飲汁，當吐毒出也。肘後方。心腹煩滿及胸脇痛欲死者。比輪錢二十枚，水五升，煮三升，分三服。肘後方。急心氣痛。古文錢一個，打碎，大核桃三個，同炒熱，入醋一盌冲服。

〔一〕鑄：下原衍「鑄」字。江西本爲一字空。今删。

〔二〕二：原闕一字。今據肘後備急方卷二治傷寒時氣温病方補。

楊誠經驗方 霍亂轉筋 青銅錢四十九枚木瓜一兩烏梅炒五枚水二盞煎分温服 聖濟錄 慢脾
驚風 利痰奇效用開元通寶錢背後上下有兩月痕者其色淡黑頗小以一個放鐵匙上炭火燒四圍上下各出珠
子取出候冷傾入盞中作一服以南木香湯送下或人參湯亦可錢雖利痰非胃家所好須以木香佐之 楊仁齋直指
方 下血不止 大古錢四百文酒三升煮二升分三服 普濟方 赤白帶下 銅錢四十文酒四升
煮取二升分二服 千金方 小便氣淋 比輪錢三百文水一斗煮取三升温服 千金方 沙石淋
痛 古文錢煮汁服 普濟方 傷水喘急 因年少飲冷水驚恐所致者古文錢七枚洗淨白梅七個水一鍾同
浸三宿空心一呷良久得吐效 仁存方 唇腫黑痛 痒不可忍四文大錢于石上磨豬脂汁塗之不過數遍愈
幼幼新書 口內熱瘡 青錢二十文燒赤投酒中服之立瘥 陳藏器本草 眼赤生瘡 連年不愈
古錢一文生薑石一個洗淨以錢于石上磨蜜取濃汁三四滴在盞覆瓦上以艾灸瓦內七壯熏蜜取點之妙 普濟方
赤目浮醫 古錢一文鹽方寸匕治篩點之 千金方 目卒不見 錢于石上磨汁注眥中 普濟方
目生珠管 及膚翳銅錢青一兩細墨半兩爲末醋丸白豆大每以一丸乳汁新汲水各少許浸化點之 聖惠
方 腋下胡臭 古文錢十文鐵線串燒醋淬十次入麝香研末調塗 應急良方 跌撲傷損 半兩

楊誠經驗方。**霍亂轉筋**。青銅錢四十九枚，木瓜一兩，烏梅炒五枚，水二盞，煎分温服。聖濟録。**慢脾驚風**。利痰奇效，用開元通寶錢背後上下有兩月痕者，其色淡黑，頗小，以一個放鐵匙上，炭火燒四圍上下，各出珠子，取出候冷，傾入盞中，作一服，以南木香湯送下，或人參湯亦可。錢雖利痰，非胃家所好，須以木香佐之。楊仁齋直指方。**下血不止**。大古錢四百文，酒三升，煮二升，分三[一]服。普濟方。**赤白帶下**。銅錢四十文，酒四升，煮取二升，分三服。千金方。**小便氣淋**。比輪錢三百文，水一斗，煮取三升，温服。千金方。**沙石淋痛**。古文錢煮汁服。普濟方。**傷水喘急**，因年少飲冷水驚恐所致者。古文錢七枚洗净，白梅七個，水一鍾，同浸三宿，空心一呷，良久得吐，效。仁存方。**唇腫黑痛**，痒不可忍。四文大錢于石上磨猪脂汁塗之，不過數遍愈。幼幼新書。**口内熱瘡**。青錢二十文，燒赤投酒中服之，立瘥。陳藏器本草。**眼赤生瘡**，連年不愈。古錢一文，生薑石一個，洗净，以錢于石上磨蜜，取濃汁三四滴在盞，覆瓦上，以艾灸瓦内七壯，熏蜜，取點之，效。普濟方。**赤目浮翳**。古錢一文，鹽方寸匕，治篩點之。千金方。**目卒不見**。錢于石上磨汁，注眦中。普濟方。**目生珠管**及膚翳。銅錢青一兩，細墨半兩，爲末，醋丸白豆大。每以一丸，乳汁、新汲水各少許，浸化點之。聖惠方。**腋下胡臭**。古文錢十文，鐵線串燒，醋淬十次，入麝香研末調塗。應急良方。**跌撲傷損**。半兩

[一] 三：原闕一字。今據普濟方卷三十八大腸腑門補。

錢五个火煅醋淬四十九次甜瓜子五錢真珠二錢研末每服一字好酒調隨上下食前後青囊
誤吞鐵錢古文銅錢十个白梅肉十个淹過即爛搗丸綠豆大每服一丸流水吞下即吐出聖濟錄
百蟲入耳青錢十四文煎豬膏二合少少滴之聖濟錄
便毒初起方見發明下

銅弩牙 別錄下品

釋名 時珍曰黃帝始作弩劉熙釋名云弩怒也有怒勢也其柄曰臂似人臂也鉤弦者曰牙似人牙也牙外曰郭下曰懸刀合名之曰機頌曰藥用銅弩牙以其有錫也

氣味 平微毒主治婦人難產血閉月水不通陰陽隔塞別錄

發明 弘景曰銅弩牙治諸病燒赤納酒中飲汁古者彌勝元素曰弩牙速產以機發而不括因其用而為使也

附方 舊一誤吞珠錢哽在咽者銅弩牙燒赤納水中冷飲汁立愈聖惠方

諸銅器 綱目

氣味 有毒時珍曰銅器盛飲食茶酒經夜有毒煎湯飲損人聲藏器曰銅器上汗有毒令人發惡瘡內疽

主治 霍亂轉筋腎堂及臍下疰痛並炙器隔衣熨其臍腹腎堂

錢五個，火煆醋淬四十九次，甜瓜子五錢，真珠二錢，研末。每服一字，好酒調。隨上下食前後。青囊。誤吞鐵錢。古文銅錢十個，白梅肉十個，淹過即爛搗丸緑豆大，每服一丸，流水吞下，即吐出。聖濟録。百蟲入耳。青錢十四文，煎猪膏二合，少少滴之。聖濟録。便毒初起。方見「發明」下。

銅弩牙別録下品

【釋名】【時珍曰】黄帝始作弩。劉熙釋名云：弩，怒也，有怒勢也。其柄曰臂，似人臂也。鉤絃者曰牙，似人牙也。牙外曰郭。下曰懸刀。合名之曰機。【頌曰】藥用銅弩牙，以其有錫也。

【氣味】平，微毒。【主治】婦人難産，血閉，月水不通，陰陽隔塞。別録。

【發明】【弘景曰】銅弩牙治諸病，燒赤納酒中飲汁，古者彌勝。【劉〔一〕完素曰】弩牙速産，以機發而不括，因其用而爲使也。

【附方】舊一。誤吞珠錢，哽在咽者。銅弩牙燒赤，納水中，冷飲汁，立愈。聖惠方。

諸銅器綱目

【氣味】有毒。【時珍曰】銅器盛飲食茶酒，經夜有毒。煎湯飲，損人聲。【藏器曰】銅器上汗有毒，令人發惡瘡内疽。

【主治】霍亂轉筋，腎堂及臍下疰痛，並炙器隔衣熨其臍腹腎

〔一〕劉：原爲墨丁。今據江西本補。

堂大明古銅器畜之辟邪祟時珍

〔發明〕時珍曰：趙希鵠洞天録云：山精木魅多歷年代，故能為邪祟。三代鍾鼎彝器，歷年又過之，所以能辟祟也。

銅鈷鉧一作鈷鏻，熨斗也〔主治〕折傷接骨，擣末研飛，和少酒服，不過二方寸匕。又盛灰火，熨臍腹冷痛。時珍

銅秤錘〔主治〕產難橫生，燒赤淬酒服。大明

銅匙柄〔主治〕風眼赤爛及風熱赤眼翳膜，燒熱烙之，頻用妙。時珍

鐵本經下品

〔校正〕并入別録生鐵、拾遺勞鐵

〔釋名〕黑金說文　烏金。時珍曰：鐵，截也，剛可截物也。於五金屬水，故曰黑金。

〔集解〕別録曰：鐵出牧羊平澤及枋城或析城，采無時。弘景曰：生鐵是不破鑐、鋘、金之類；鋼鐵是雜鍊生鍒作刀鐮者。鍒音柔。頌曰：鐵今江南、西蜀有爐冶處皆有之。初鍊去礦，用以鑄瀉器物者為生鐵；再三銷拍可以作鍱者為鑐鐵，亦謂之熟鐵；以生柔相雜和，用以作刀劍鋒刃者為鋼鐵；鍛家燒鐵赤沸，砧上打下細皮屑者為鐵落；鍛竈中飛出如塵，紫色

堂。大明。古銅器畜之，闢邪祟。時珍。

【發明】【時珍曰】趙希鵠洞天録云：山精水魅多歷年代，故能爲邪祟。三代鍾鼎彝器，歷年又過之，所以能辟祟也。

銅鈷鉧。一作鈷䥈，熨斗也。【主治】折傷接骨，擣末研飛，和少酒服，不過二方寸匕。又盛灰火，熨臍腹冷痛。時珍。

銅秤錘。【主治】産難横生，燒赤淬酒服。大明。

銅匙柄。【主治】風眼赤爛及風熱赤眼翳膜，燒熱烙之，頻用妙。時珍。

鐵本經下品

【校正】併入别録生鐵、拾遺勞鐵。

【釋名】黑金説文、烏金。【時珍曰】鐵，截也，剛可截物也。於五金屬水，故曰黑金。

【集解】【别録曰】鐵出牧羊平澤及祊〔一〕城，或析城，采無時。【弘景曰】生鐵是不破鑐、鎗、釜之類。鋼鐵是雜鍊生鑐，作刀、鐮者。鑐，音柔。【頌曰】鐵今江南、西蜀有爐冶處皆有之。初鍊去鑛，用以鑄瀉器物者，爲生鐵。再三銷拍，可以作鍱者爲鑐鐵，亦謂之熟鐵。以生柔相雜和，用以作刀劍鋒刃者爲鋼鐵。鍛家燒鐵赤沸，砧上打下細皮屑者，爲鐵落。鍛竈中飛出如塵，紫色

〔一〕祊：原作「枋」。今據證類卷四鐵落改。

而輭虛可以磨銅器者爲鐵精作鐵家磨鑢細末者謂之
鐵砂取諸鐵于器中水浸之經久色青沫出可以染皂者爲
鐵漿以鐵拍作片段置醋糟中積久衣生刮取者爲鐵華粉
入火飛鍊者爲鐵粉又馬銜秤錘車轄及鍋杵刀斧並俗用
有效　時珍曰鐵皆取礦土炒成秦晉淮楚湖南閩廣諸山中
皆產鐵以廣鐵爲良甘肅土錠鐵色黑性堅宜作刀劍西番
出賓鐵尤勝　寶藏論云鐵有五種荊鐵出當陽色紫而堅利
上饒鐵次之賓鐵出波斯堅利可切金玉太原蜀山之鐵頑
滯剛鐵生西南瘴海中山石上狀如紫石英水火不能壞穿
珠切玉如土也　土宿本草云鐵受太陽之氣始生之初鹵石
產焉一百五十年而成慈石二百年孕而成鐵又二百年不
經采鍊而成銅銅復化爲白金白金化爲黃金是鐵與金銀
同一根源也今取慈石碎之內有鐵片可驗矣鐵稟太陽之
氣而陰氣不交故燥而不潔性與錫相得管子云上有赭下
有鐵

鐵（本經）恭曰此柔鐵也即熟鐵　藏器曰經用辛苦者曰勞鐵（氣味）辛平有毒（大明曰）畏慈石火炭能制石亭脂毒　斆曰鐵遇神砂如泥似粉　時珍曰鐵畏皂莢猪犬脂乳香朴硝硇砂鹽鹵荔枝貘食鐵而蛟龍畏鐵凡諸草木藥皆忌鐵器而補腎藥尤忌之否則反消肝腎上肝傷氣母氣愈虛矣

（主治）堅肌耐痛（本經）勞鐵療賊風燒赤投酒中飲（藏器）

而輕虛，可以瑩磨銅器者爲鐵精。作鍼家磨鑢細末者，謂之鍼砂。取諸鐵于器中水浸之，經久色青沫出可以染皂者爲鐵漿。以鐵拍作片段，置醋糟中積久衣生刮取者爲鐵華粉。入火飛鍊者爲鐵粉。又馬銜、秤錘、車轄及鋸、杵、刀、斧，並俗用有效。【時珍曰】鐵皆取礦土炒成。秦、晉、淮、楚、湖南、閩、廣諸山中皆産鐵，以廣鐵爲良。甘肅土錠鐵色黑性堅，宜作刀劍。西番出賓鐵尤勝。寶藏論云：鐵有五種：荆鐵出當陽，色紫而堅利，上饒鐵次之。賓鐵出波斯，堅利可切金玉。太原、蜀山之鐵頑滯。剛鐵生西南瘴海中山石上，狀如紫石英，水火不能壞，穿珠切玉如土也。土宿本草云：鐵受太陽之氣。始生之初，鹵石産焉。一百五十年而成慈石，二百年孕而成鐵，又二百年不經采鍊而成銅，銅復化爲白金，白金化爲黄金，是鐵與金銀同一根源也。今取慈石碎之，内有鐵片，可驗矣。鐵禀太陽之氣而陰氣不交，故燥而不潔。性與錫相得。管子云：上有赭，下有鐵。

鐵本經。

【恭曰】此柔鐵也，即熟鐵。【藏器曰】經用辛苦者，曰勞鐵。【氣味】辛，平，有毒。【大明曰】畏慈石、火炭，能制石亭脂毒。【斅曰】鐵遇神砂，如泥似粉。【時珍曰】鐵畏皂莢、猪犬脂、乳香、朴硝、硇砂、鹽鹵、荔枝。貘食鐵而蛟龍畏鐵。凡諸草木藥皆忌鐵器，而補腎藥尤忌之，否則反消肝腎，上肝傷氣，母氣愈虚矣。

【主治】堅肌耐痛。本經。勞鐵：療賊風，燒赤投酒中飲。藏器。

生鐵（別錄中品）【氣味】辛，微寒，微毒。（見鐵下）

【主治】下部及脫肛（別錄）。鎮心安五臟，治癇疾，黑鬢髮，治癬及惡瘡疥，蜘蛛咬，蒜磨生油調傅（大明）。散瘀血，消丹毒（時珍）。

【發明】（宗奭曰）諸藥療病，並不入散，皆煮取汁用之。（藏器曰）鐵砂、鐵精並入丸散。（時珍曰）鐵於五金，色黑配水，而其性則制木，故癇疾宜之。素問治陽氣太盛，病狂善怒者，用生鐵落，正取伐木之義。日華子言其鎮心安五臟，其然哉。本草載太清服食法言服鐵傷肺者，乃肝字之誤。

【附方】舊五，新一。

脫肛歷年：不入者，生鐵二斤，水一斗，煮汁五升，洗之，日再。（集驗方）

熱甚耳聾：燒鐵投酒中飲之，仍以慈石塞耳，日易，夜去之。（千金方）

小兒丹毒：燒鐵淬水，飲一合。（陳氏本草）

小兒燥瘡：名爛瘡，燒鐵淬水中二七遍，浴之二三，起作漿。（子母秘錄）

打撲瘀血：在骨節及脇外不去，以生鐵一斤，酒三升，煮一升服。（肘後方）

熊虎傷毒：生鐵煮令有味，洗之。（肘後方）

鋼鐵（別錄中品）【校正】（并入開寶鐵粉、拾遺鐵砂）

【釋名】跳鐵（音條）

本草綱目金石部■卷八

古

生鐵別録中品。【氣味】辛，微寒，微毒。見鐵下。【主治】下部及脱肛。別録。鎮心安五臟，治癇疾，黑鬢髮。治癬及惡瘡疥，蜘蛛咬，蒜磨，生油調傅。大明。散瘀血，消丹毒。時珍。

【發明】【恭曰】諸鐵[一]療病，並不入丸[二]散，皆煮取汁用之。【藏器曰】鐵砂、鐵精，並入丸散。【時珍曰】鐵於五金，色黑配水，而其性則制木，故癇疾宜之。素問治陽氣太盛，病狂善怒者，用生鐵落，正取伐木之義。日華子言其鎮心安五臟，豈其然哉。本草載太清服食法，言「服鐵傷肺」者，乃「肝」字之誤。

【附方】舊五，新一。脱肛歷年不入者。生鐵二斤，水一斗，煮汁五升洗之，日再。集驗方。熱甚耳聾。燒鐵投酒中飲之，仍以慈石塞耳，日易，夜去之。千金方。小兒丹毒。燒鐵淬水，飲一合。陳氏本草。小兒燥[三]瘡。一名爛瘡。燒鐵淬水中二七遍，浴之二三遍[四]，起作漿。子母秘録。打撲瘀血。在骨節及脇外不去，以生鐵一斤，酒三升，煮一升服。肘後方。熊虎傷毒。生鐵煮令有味，洗之。肘後方。

鋼鐵別録中品　【校正】併入開寶鐵粉、拾遺鍼砂。

【釋名】跳鐵音條。

〔一〕鐵：原作「藥」。今據證類卷四鐵精改。
〔二〕丸：原脱。今據補同上。
〔三〕燥：證類卷四生鐵原作「熛」。此或李時珍有意更改，故仍其舊。
〔四〕遍：原脱。今據證類卷四生鐵補。

發黑和作實

【集解】時珍曰：鋼鐵有三種：有生鐵夾熟鐵煉成者，有精鐵百
煉出鋼者，有西南海山中生成狀如紫石英者。凡刀劍
斧鑿諸刃，皆是鋼鐵。其鐵砂、鐵粉、鐵精亦皆用鋼鐵者。按沈
括筆談云：世用鋼鐵，以柔鐵包生鐵，泥封煉令相入，謂之團
鋼，亦曰灌鋼。此乃僞鋼也。真鋼是精鐵百煉至斤兩不耗者，
純鋼也。此乃鐵之精純，其色明瑩，磨之黯黯然青且黑，與常鐵
異。亦有煉盡無鋼者，地產不同也。又有地溲，淬柔鐵二三次
即鋼，可切玉。見石腦油下。凡鐵內有硬處不可打者，名鐵核，
以香油塗
燒之即散。

【氣味】甘，平，無毒。【主治】金瘡，煩滿熱中，胸膈氣塞，食不化。別錄

鐵粉 宋開寶 頌曰：乃鋼鐵飛煉而成者。人多取雜鐵作屑飛之，其體重，真鋼者不爾也。

【氣味】鹹，平，無毒。【主治】安心神，堅骨髓，除百病，變黑，潤肌膚，令
人不老，體健能食。久服令人身重肥黑。合和諸藥，各有所主。
開寶 化痰鎮心，抑肝邪，特異。許叔微【發明】見鐵落下。

【附方】新六。驚癇發熱：鐵粉水調少許服之。聖惠方。急驚涎潮：壯熱悶亂，鐵粉二錢，朱砂一錢，爲
末，每服一字，薄荷湯調下。楊氏家藏方。傷寒陽毒：狂言妄語，亂走，毒氣在臟也。鐵粉二兩，龍膽草一兩，

【集解】【時珍曰】鋼鐵有三種：有生鐵夾熟鐵鍊成者，有精鐵百鍊出鋼者，有西南海山中生成狀如紫石英者。凡刀劍斧鑿諸刃，皆是鋼鐵。其鍼砂、鐵粉、鐵精，亦皆用鋼鐵者。按沈括筆談云：世用鋼鐵，以柔鐵包生鐵，泥封，鍊令相入，謂之團鋼，亦曰灌鋼，此乃僞鋼也。真鋼是精鐵百煉，至斤兩不耗者，純鋼〔一〕也。此乃鐵之精純，其色明瑩，磨之黯然青且黑，與常鐵異。亦有鍊盡無鋼者，地產不同也。又有地溲，淬柔鐵二三次，即鋼，可切玉，見石腦油下。凡鐵內有硬處不可打者，名鐵核。以香油塗，燒之即散。

【氣味】甘，平，無毒。【主治】金瘡，煩滿熱中，胸膈氣塞，食不化。別録。

鐵粉宋開寶。

【恭曰】乃鋼鐵飛鍊而成者。人多取雜鐵作屑飛之，其體重，真鋼者不爾也。

【氣味】鹹，平，無毒。【主治】安心神，堅骨髓，除百病。變黑，潤肌膚，令人不老，體健能食，久服令人身重肥黑。合和諸藥，各有所主。開寶。化痰鎮心，抑肝邪，特異。許叔微。【發明】見鐵落下。

【附方】新六。驚癇發熱。鐵粉，水調少許服之。聖惠方。急驚涎潮，壯熱悶亂。鐵粉二錢，朱砂一錢，爲末，每服一字，薄荷湯調下。楊氏家藏方。傷寒陽毒，狂言妄語亂走，毒氣在臟也。鐵粉二兩，龍膽草一兩，

〔一〕鋼：原作「綱」。今據夢溪筆談卷三辯證改。

為末，磨刀水調服一錢。小兒五分。全幼心鑑。頭痛鼻塞：鐵粉二兩，龍腦半分，研勻。每新汲水服一錢。聖惠方。雌雄疔瘡：鐵粉一兩，蔓菁根三兩，搗如泥，封之，日二換。集玄方。風熱脫肛：鐵粉研，同白斂末傅上，按入。直指方。

鍼砂拾遺

藏器曰：此是作鍼家磨鑢細末也。須真鋼砂乃堪用。人多以柔鐵砂雜和之，飛為粉，人莫能辨也。亦堪染。

主治：功同鐵粉。和沒食子染鬚至黑。藏器。消積聚腫滿黃疸，平肝氣，散癭。時珍。

附方新十。風濕脚痛：鍼砂、川烏頭為末，和勻炒熱，綿包熨之。摘玄方。風痺暖手：鍼砂四兩，硇砂三錢，黑脚白礬六錢，研末，以熱醋或水拌濕，油紙裹置袋內，任意執之，冷再拌。聖濟錄。脾勞黃病：鍼砂四兩，醋炒七次，乾漆燒存性二錢，香附三錢，平胃散五錢，為末，蒸餅丸梧子大，任湯使下。摘玄方。濕熱黃疸：勒脾去濕鍼砂丸：用鍼砂不拘多少，擂盡鏽，淘洗白色，以米醋於鐵銚內浸過一指，炒乾，再炒三五次，候通紅取出。用陳粳米半升，水浸一夜，搗粉作塊，煮半熟，杵爛，入鍼砂二兩半，百草霜炒一兩半，搗千下，丸梧子大。每服五十丸，用五加皮、牛膝根、木瓜浸酒下。初服若泄瀉，其病源去也。乾坤生意。水腫尿少：鍼砂醋煮炒乾、豬苓、生地龍各三錢爲末。磨刀水調服一錢，小兒五分。全幼心鑑。頭痛鼻塞。鐵粉二兩，龍腦半分，研勻，每新汲水服一錢。聖惠方。雌雄疔瘡。鐵粉一兩，蔓菁根三兩，搗如泥封之，日二换。集玄方。風熱脱肛。鐵粉研，同白斂末傅上，按入。直指方。

鍼砂拾遺。【藏器曰】此是作鍼家磨鑢細末也。須真鋼砂乃堪用，人多以柔鐵砂雜和之，飛爲粉，人莫能辨也。亦堪染皂。【主治】功同鐵粉。和没食子染鬚至黑。藏器。消積聚腫滿黄疸，平肝氣，散癭。時珍。

【附方】新十。風濕脚痛。鍼砂、川烏頭爲末，和勻炒熱，綿包熨之。摘玄方。風痺暖手。鐵砂四兩，硇砂三錢，黑脚白礬六錢，研末，以熱醋或水拌濕，油紙裹置袋内，任意執之，冷再拌。聖濟録。脾勞黄病。鍼砂四兩，醋炒七次，乾漆燒存性二錢，香附三錢，平胃散五錢，爲末，蒸餅丸梧子大，任湯使下。摘玄方。濕熱黄瘡。助脾去濕。鍼砂丸：用鍼砂不拘多少，擂盡鏽，淘洗白色，以米醋於鐵銚内浸過一指，炒乾，再炒三五次，候通紅取出。用陳粳米半升，水浸一夜，搗粉作塊，煮半熟，杵爛，入鍼砂二兩半，百草霜炒一兩半，搗千下，丸梧子大。每服五十丸，用五加皮、牛膝根、木瓜浸酒下。初服若泄瀉，其病源去也。乾坤生意。水腫尿少。鍼砂醋煮炒乾、猪苓、生地龍各三錢，

換 一本作二換

爲末葱涎研和傅臍中約一寸厚縛之待小便多爲度日二易之入甘遂更妙德生堂方

泄瀉無度諸藥不效方同上不用甘遂醫學正傳

虛寒下痢腸滑不禁鍼砂七錢半官桂一錢枯礬一錢爲末以涼水調攤臍上下縛之當覺大熱以水潤之可用三四次名玉胞肚仁存方

項下氣癭鍼砂入水缸中浸之飲食皆用此水十日一換砂半年自消散楊仁齋直指方

染白鬚髮鍼砂醋炒七次一兩訶子白及各四錢百藥煎六錢綠礬二錢爲末用熱醋調刷鬚髮菜葉包住次早酸漿洗去此不壞鬚亦不作紅○又方鍼砂蕎麪各一兩百藥煎爲末茶調夜塗旦洗再以訶子五錢沒石子醋炒一个百藥煎少許水和塗一夜溫漿洗去黑而且光

十三

鐵落本經中品

【釋名】鐵液別錄 鐵屑拾遺 鐵蛾弘景曰鐵落是染皂鐵漿也恭曰是鍛家燒鐵赤沸砧上鍛之皮甲落者若以漿爲鐵落則鋼浸之汁復謂何等落是鐵皮滋液黑於餘鐵故又名鐵液時珍曰生鐵打鑄皆有花出如蘭如蛾故俗謂之鐵蛾今煙火家用之鐵末浸醋書字於紙背後塗墨如碑字也

【氣味】辛平無毒別錄曰甘

【主治】風熱惡瘡瘍疽瘡痂疥氣在皮膚中本經 除胷膈中熱氣食不下止煩去黑子可以染皂別錄 治驚

爲末，葱涎研和，傅臍中約一寸厚，縛之，待小便多爲度，日二易之。入甘遂更妙。德生堂方。**泄瀉無度**。諸藥不效，方同上，不用甘遂。醫學正傳。**虛寒下痢**，腸滑不禁。鹹砂七錢半，官桂一錢，枯礬一錢，爲末，以凉水調攤臍上下，縛之。當覺大熱，以水潤之。可用三四次，名玉抱肚。仁存方。**項下氣癭**。鹹砂入水缸中浸之，飲食皆用此水，十日一换砂，半年自消散。楊仁齋直指方。**染白鬚髪**。鹹砂醋炒七次一兩，訶子、白及各四錢，百藥煎六錢，緑礬二錢，爲末，用熱醋調刷鬚髪，菜葉包住，次早酸漿洗去。此不壞鬚，亦不作紅。〇又方：鹹砂、蕎麪各一兩，百藥煎爲末，茶調，夜塗旦洗。再以訶子五錢，没石子醋炒一個，百藥煎少許，水和塗一夜，温漿洗去，黑而且光。

鐵落本經中品

【釋名】鐵液別録、鐵屑拾遺、鐵蛾。【弘景曰】鐵落，是染皂鐵漿也。【恭曰】是鍛家燒鐵赤沸，砧上鍛之，皮甲落者。若以漿爲鐵落，則鋼浸之汁，復謂何等？落是鐵皮，滋液黑於餘鐵，故又名鐵液。【時珍曰】生鐵打鑄，皆有花出，如蘭如蛾，故俗謂之鐵蛾，今煙火家用之。鐵末浸醋書字於紙，背後塗墨，如碑字也。

【氣味】辛，平，無毒。【別録曰】甘。【主治】風熱惡瘡，瘍疽瘡痂，疥氣在皮膚中。本經。除胸膈中熱氣，食不下，止煩，去黑子，可以染皂。別録。治驚邪癲癎小兒客忤消食及冷氣並煎服之大明主鬼打鬼疰邪氣水漬沫出澄清暖飲一二盃藏器炒熱投酒中飲療賊風痙又裹以熨腋下療胡臭有驗蘇恭平肝去怯治善怒發狂時珍

【發明】時珍曰按素問病態論云帝曰有病怒狂者此病安生岐伯曰生於陽也陽氣者暴折而不決故善怒病名陽厥曰何以知之曰陽明者常動巨陽少陽不動而動大疾此其候也治之當奪其食則已夫食入於陰長氣於陽故奪其食即已以生鐵落爲飲夫生鐵落者下氣疾也此素問本文也愚嘗釋之云陽氣怫鬱而不得疏越少陽胆木挾三焦少陽相火巨陽陰火上行故使人易怒如狂其巨陽少陽之動脉可診之也奪其食不使胃火復助其邪也飲以生鐵落金以制木也木平則火降故曰下氣疾速氣即火也又李仲南永類方云腫藥用鐵蛾及△砂入丸子者一生須斷塩蓋塩性濡潤腫若再作不可爲矣制法用上等醋煮半日去鐵人取醋和蒸餅爲丸每薑湯服三四十丸以效爲度亦只借鐵氣爾故日華子云煎汁服之不留滯於臟腑借鐵虎之氣以制肝木使不能尅脾土土不受邪則水自消矣鐵精鐵粉鐵華粉鐵砂鐵漿入藥皆同此意

【附方】新一

小兒丹毒 鍛鐵屎研末猪脂和傅之千金方

十六

疾速

邪癲癇，小兒客忤，消食及冷氣，並煎服之。大明。主鬼打鬼疰邪氣，水漬沫出，澄清，暖飲一二盃。藏器。炒熱投酒中飲，療賊風痓。又裹以熨腋下，療胡臭有驗。蘇恭。平肝去怯，治善怒發狂。時珍。

【發明】【時珍曰】按素問病態論云：帝曰：有病怒狂者，此病安生？岐伯曰：生於陽也。陽氣者，暴折而不決，故善怒，病名陽厥。曰：何以知之？曰：陽明者常動，巨陽、少陽不動而動大疾，此其候也。治之當奪其食則已。夫食入於陰，長氣於陽，故奪其食即已。以生鐵落爲飲。夫生鐵落者，下氣疾也。此素問本文也。愚嘗釋之云：陽氣怫鬱而不得疏越，少陽膽木挾三焦少陽相火、巨陽陰火上行，故使人易怒如狂，其巨陽、少陽之動脉，可診之也。奪其食，不使胃火復助其邪也。飲以生鐵落，金以制木也。木平則火降，故曰下氣疾速，氣即火也。又李仲〔一〕南永類方云：腫藥用鐵蛾及鍼〔二〕砂入丸子者，一生須斷鹽。蓋鹽性濡潤，腫若再作，不可爲矣。制法：用上等醋煮半日，去鐵蛾〔三〕，取醋和，蒸餅爲丸。每薑湯服三四十丸，以效爲度。亦只借鐵氣爾，故日華子云「煎汁服之」。不留滯於臟腑，借鐵虎之氣以制肝木，使不能尅脾土，土不受邪則水自消矣。鐵精、鐵粉、鐵華粉、鍼砂、鐵漿，入藥皆同此意。

【附方】新一。小兒丹毒。鍛鐵屎研末，猪脂和傅之。千金方。

〔一〕仲：底本描改爲「仲」，餘各金陵本作「一」。今據卷一引據古今醫家書目改。
〔二〕鍼：原作「人」。今據永類鈐方卷三雜病水腫改。
〔三〕蛾：原作「人」。今據改同上。

鐵精（本經中品）

【釋名】鐵花（弘景曰：鐵精，鐵之精華也。出煅竈中，如塵紫色，輕者爲佳。亦以摩瑩銅器用之）

【氣味】平，微溫。【主治】明目，化銅（本經）。療驚悸，定心氣，小兒風癇，陰㿉，脫肛（別錄）。【發明】見鐵落。

【附方】舊五，新二。下痢脫肛：鐵精粉之（至寶方）。女人陰脫：鐵精、羊脂，布裹炙熱，熨推之（聖惠方）。男子陰腫：鐵精粉傅之（子母秘錄）。疔腫拔根：鐵渣一兩，輕粉一錢，麝香少許，爲末。針畫十字口，點藥入內，醋調麪糊傅之，神效（普濟方）。食中有蠱：腹內堅痛，面目青黃，淋露骨立，病變無常。用爐中鐵精研末，雞肝和丸梧子大，食前酒下五丸，不過十日愈（肘後方）。蛇骨刺人：毒痛。鐵精粉豆許，吹入瘡內（肘後）。

鐵華粉（宋開寶）

【釋名】鐵胤粉（日華）、鐵艷粉、鐵霜。

【修治】（志曰：作鐵華粉法：取鋼鍛作葉，如笏或團，平面磨錯令光淨，以鹽水灑之，于醋甕中，陰處埋之一百日，鐵上衣

鐵精本經中品

【釋名】鐵花。【弘景曰】鐵精，鐵之精華也。出鍛竈中，如塵紫色，輕者爲佳。亦以摩瑩銅器用之。

【氣味】平，微温。【主治】明目，化銅。本經。療驚悸，定心氣，小兒風癇，陰㿉脱肛。别録。【發明】見鐵落。

【附方】舊五，新二。下痢脱肛。鐵精粉之。至寶方。女人陰脱。鐵精、羊脂，布裹炙熱，熨推之。聖惠方。男子陰腫。鐵精粉傅之。子母秘録。疔腫拔根。鐵渣一兩，輕粉一錢，麝香少許，爲末。針畫十字口，點藥入内，醋調麪糊傅之，神效。普濟方。食中有蠱。腹内堅痛，面目青黄，淋露骨立，病變無常。用爐中鐵精研末，鷄肝和丸梧子大，食前酒下五丸，不過十日愈。肘後。蛇骨刺人毒痛。鐵精粉豆許，吹〔一〕入瘡内。肘後方。

鐵華粉宋開寶

【釋名】鐵胤粉日華、鐵艶粉、鐵霜。

【修治】【志曰】作鐵華粉法：取鋼鍛作葉，如笏或團，平面磨錯令光净，以鹽水洒之，於醋甕中，陰處埋之一百日，鐵上衣

〔一〕吹：原作「次」。今據肘後方卷七治蛇瘡敗蛇骨刺人入口繞身諸方改。

生即成粉矣，刮取細搗篩，入乳缽研如麪，和合諸藥為丸散。此鐵之精華，功用强於鐵粉也。大明曰：懸於醬瓿上生霜者，名鐵流粉，淘去粗滓，鹹味，烘乾用。

【氣味】鹹，平，無毒。【主治】安心神，堅骨髓，强志力，除風邪，養血氣，
白
延年變白，去百病，隨所冷熱，和諸藥，用棗膏為丸。開寶。止驚悸虛癎，鎮五臟，去邪氣，治健忘冷氣，心痛痃癖癥結，脫肛痔瘻，宿食等，及傅竹木刺入肉。大明。【發明】見鐵落。

【附方】新一。婦人陰挺：鐵孕粉一錢，龍腦半錢，研，水調刷產門。危氏得效方

鐵鏽拾遺

【釋名】鐵衣。藏器曰：此鐵上赤衣也，刮下用。

【主治】惡瘡疥癬，和油塗之。蜘蛛蟲咬，蒜磨塗之。藏器。平肝墜熱，消瘡腫口舌瘡。醋磨塗蜈蚣咬。時珍。

【發明】時珍曰：按陶華云：鐵鏽水和藥服，性沉重，最能墜熱開結，有神也。

生，即成粉矣。刮取細搗篩，入乳鉢研如麪，和合諸藥爲丸散，此鐵之精華，功用强於鐵粉也。【大明曰】懸於醬瓿上生霜者，名鐵胤粉。淘去粗滓鹹味，烘乾用。

【氣味】鹹，平，無毒。【主治】安心神，堅骨髓，强志力，除風邪，養血氣，延年變白〔一〕，去百病，隨所冷熱，和諸藥用棗膏爲丸。開寶。止驚悸虚癇，鎮五臟，去邪氣，治健忘，冷氣心痛，痃癖癥結，脱肛痔瘻，宿食等，及傅竹木刺入肉。大明。【發明】見鐵落。

【附方】新一。婦人陰挺。鐵孕粉一錢，龍腦半錢，研，水調刷産門。危氏得效方。

鐵鏽 拾遺

【釋名】鐵衣。【藏器曰】此鐵上赤衣也。刮下用。

【主治】惡瘡疥癬，和油塗之。蜘蛛蟲咬，蒜磨塗之。藏器。平肝墜熱，消瘡腫、口舌瘡。醋磨，塗蜈蚣咬。時珍。

【發明】【時珍曰】按陶華云：鐵鏽水和藥服，性沉重，最能墜熱開結，有神也。

〔一〕白：原作「病」。今據證類卷四鐵華粉改。

附方八新 風瘙癮疹 鏽鐵磨水塗之 集簡方 湯火傷瘡 青竹燒油同鐵鏽搽之 積德堂方

丁腫初起 多年土內鏽釘火煅醋淬刮下鏽末不論遍次煅取收之每用少許人乳和挑破傅之仍炒研二錢以虀水煎滾待冷調服 普濟方 腳腿紅腫 熱如火炙俗名赤遊風用鐵鏽水塗解之 惠濟方 重舌腫脹 鐵鏽鎖燒紅打下鏽研末水調一錢噙嚥 生生編 小兒口瘡 鐵鏽末水調傅之 集簡方 內熱遺精 鐵鏽末冷水服一錢三服止 活人心統 婦人難產 雜草燒鐵鏽白芷等分為末每服二錢童尿米醋各半和服見效 救急方

鐵爇 拾遺

釋名 刀煙 綱目 刀油 時珍曰以竹木爇火於刀斧刃上燒之津出如漆者是也江東人多用之

主治 惡瘡蝕䘌金瘡毒物傷皮肉止風水不入入水不爛手足皸拆瘡根結筋瘰癧毒腫染髭髮令永黑及熱未凝時塗之少頃當乾硬用之須防水又殺蟲立效 藏器

附方 新一 項邊癧子 以桃核于刀上燒烟熏之 陳氏本草

【附方】新八。風瘙癮疹。鏽鐵磨水塗之。集簡方。湯火傷瘡。青竹燒油，同鐵鏽搽之。積德堂方。丁腫初起。多年土内鏽釘，火鍛醋淬，刮下鏽末，不論遍次，煆取收之。每用少許，人乳和，挑破傅之。仍炒研二錢，以虀水煎滚，待冷調服。普濟方。脚腿紅腫，熱如火炙，俗名赤遊風。用鐵鏽水塗，解之。惠濟方。重舌腫脹。鐵鏽鎖燒紅，打下鏽，研末，水調一錢，噙嚥。生生編。小兒口瘡。鐵鏽末，水調傅之。集簡方。内熱遺精。鐵鏽末，冷水服一錢，三服止。活人心統。婦人難産。雜草燒鑊鏽、白芷等分，爲末，每服二錢，童尿、米醋各半和服，見效。救急方。

鐵爇拾遺

【釋名】刀煙綱目[一]、刀油。【時珍曰】以竹木爇火於刀斧刃上燒之，津出如漆者是也。江東人多用之。

【主治】惡瘡蝕䘌，金瘡、毒物傷皮肉，止風水不入，入水不爛，手足皸拆，瘡根結筋，瘰癧毒腫，染髭髮，令永黑。及熱未凝時塗之，少頃當乾硬。用之須防水。又殺蟲立效。藏器。

【附方】新一[二]。項邊癧子。以桃核于刀上燒烟熏之。陳氏本草。

[一] 綱目：本條文字全取自證類卷四鐵精「陳藏器云」，故此處「綱目」及下之「時珍曰」出處均誤。
[二] 一：底本及中研院本描補「一」，餘各金陵本闕一字。今從江西本補。

鐵漿（拾遺）

集解 （藏器曰：陶氏謂鐵落為鐵漿，非也。此乃取諸鐵於器中，以水浸之，經久色青沫出，即堪染皂者。承曰：鐵漿是以生鐵漬水服餌者。旋入新水，日久鐵上生黃膏，則力愈勝。唐太妃所服者，乃此也。若以染皂者為漿，其酸苦臭澀不可近，況服食乎。）

氣味 鹹，寒，無毒。主治 鎮心明目。主癲癇發熱，急黃狂走，六畜顛狂，人為蛇犬虎狼毒刺惡蟲等嚙，服之毒不入肉，兼解諸毒入腹（藏器）。

附方 （舊二，新三。）時氣生瘡（胃中熱，鐵漿飲之。柳郎方）。一切丁腫（鐵漿日飲一升。千金方）。發背初起（鐵漿飲二升，取利。外臺秘要）。蛇皮惡瘡（鐵漿頻塗之。談野翁方）。漆瘡作癢（鐵漿頻洗，愈。外臺）。

諸鐵器（綱目）

集解 時珍曰：舊本鐵器諸條，繁紊不一，今撮為一條。大抵皆是借其氣，平木解毒重墜，無他義也。

鐵漿 拾遺

【集解】【藏器曰】陶氏謂鐵落爲鐵漿，非也。此乃取諸鐵於器中，以水浸之，經久色青沫出，即堪染皂者。【承曰】鐵漿是以生鐵漬水服餌者。旋入新水，日久鐵上生黃膏，則力愈勝。唐太妃所服者乃此也。若以染皂者爲漿，其酸苦臭澀不可近，矧服食乎？

【氣味】鹹，寒，無毒。【主治】鎮心明目。主癲癇發熱，急黃狂走，六畜顛狂，人爲蛇、犬、虎、狼、毒刺、惡蟲等嚙，服之毒不入內〔一〕，兼解諸毒入腹。藏器。

【附方】舊二，新三。時氣生瘡，胸中熱。鐵漿飲之。梅師方。一切丁腫。鐵漿日飲一升。千金方。發背初起。鐵漿飲二升，取利。外臺秘要。蛇皮惡瘡。鐵漿頻塗之。談野翁方。漆瘡作痒。鐵漿頻洗，愈。外臺。

諸鐵器 綱目

【集解】【時珍曰】舊本鐵器條繁，今撮爲一。大抵皆是借其氣，平木解毒重墜，無他義也。

〔一〕內：原作「肉」。今據證類卷四鐵精改。

鐵杵（拾遺）即搗藥杵也【主治】婦人橫產胞衣不下，燒赤淬酒飲，自順。（藏器）

鐵秤錘（宋開寶）【氣味】辛，溫，無毒。【主治】賊風，止產後血瘕腹痛及喉痺熱塞，燒赤淬酒熱飲。（開寶）治男子疝痛，女子心腹妊娠脹滿，漏胎卒下血。（時珍）

【附方】新四

喉痺腫痛：菖蒲根嚼汁，燒秤錘淬一盃飲之。（普濟方）

舌腫咽痛：咽生息肉，舌腫。秤錘燒赤淬醋一盞咽之。（聖惠方）

誤吞竹木：秤錘燒紅淬酒飲之。（集玄方）

便毒初起：極力提起，令有聲，以鐵秤錘摩壓一夜即散。（集簡方）

鐵銃（綱目）【主治】催生，燒赤淋酒，入內孔中流出，乘熱飲之，即產。舊銃尤良。

鐵斧（綱目）【主治】婦人產難，橫逆，胞衣不出，燒赤淬酒服。亦治產後血瘕，腰腹痛。（時珍）附

【發明】時珍曰：古人轉女為男法：懷妊三月，名曰始胎，血脈未流，象形而變，是時宜服藥，用斧置牀底，繫刃向下，勿令

鐵杵拾遺。即藥杵也。【主治】婦人横産，胞衣不下，燒赤淬酒飲，自順。藏器。

鐵秤錘宋開寶。【氣味】辛，温，無毒。【主治】賊風。止産血瘕腹痛，及喉痺熱塞，燒赤淬酒，熱飲。開寶。治男子疝痛，女子心腹妊娠脹滿，漏胎，卒下血。時珍。

【附方】新四。喉痺腫痛。菖蒲根嚼汁，燒秤錘淬一盃，飲之。普濟方。舌腫咽痛，咽生息肉，舌腫。秤錘燒赤，淬醋一盞，嚥之。聖惠方。誤吞竹木。秤錘燒紅，淬酒飲之。集玄方。便毒初起。極力提起，令有聲，以鐵秤錘摩壓一夜，即散。集簡方。

鐵銃綱目。【主治】催生，燒赤淋酒，入内孔中流出，乘熱飲之，即産。舊銃尤良。

鐵斧綱目。【主治】婦人産難横逆，胞衣不出，燒赤淬酒服。亦治産後血瘕，腰腹痛。時珍。

【發明】【時珍曰】古人轉女爲男法：懷妊三月，名曰始胎，血脉未流，象形而變。是時宜服藥，用斧置牀底，繫刃向下，勿令

雄

目萬作拾遺

本綱知恐不信以雞試之則一窠皆雄也蓋胎化之法亦理之自然故食雄雞取陽精之全於天產者佩雄黃取陽精之全於地產者操弓矢藉斧斤取剛物之見於人事者氣類潛感造化密移物理所必有故妊婦見神像異物多生鬼怪即其徵矣象牙犀角紋逐象生山藥雞冠形隨人變以雞卵告竈而抱雞以苕帚掃猫而孕子物且有感況於人乎藏器曰凡人身有弩肉可聽人家釘棺下斧聲之時便下手速捺二七遍以後自得消平產婦勿用

鐵刀拾遺主治蛇咬毒入腹取兩刃於水中相摩飲其汁白蟲入耳以兩刀於耳門上摩敲作聲自出藏器磨刀水服利小便塗脫肛痔核產腸不上耳中卒痛時珍

大刀環綱目主治產難數日不出燒赤淬酒一盃頓服時珍

剪刀股綱目主治小兒驚風錢氏有剪刀股丸用剪刀環頭研破煎湯服藥時珍

鐵鋸拾遺主治誤吞竹木入咽燒故鋸令赤漬酒熱飲藏器

布鍼綱目主治婦人橫產取二七枚燒赤淬酒七遍服時珍

本婦知。恐不信，以鷄試之，則一窠皆雄也。蓋胎化之法，亦理之自然。故食牡鷄，取陽精之全於天産者；佩雄黄，取陽精之全於地産者；操弓矢，藉斧斤，取剛物之見於人事者。氣類潛感，造化密移，物理所必有。故妊婦見神像異物，多生鬼怪，即其徵矣。象牙、犀角，紋逐象生；山藥、鷄冠，形隨人變。以鷄卵告竈而抱雛，以苕箒掃猫而成孕。物且有感，況於人乎？【藏器曰】凡人身有弩肉，可聽人家釘棺下斧聲之時，便下手速擦二七遍，以後自得消平。産婦勿用。

鐵刀拾遺。【主治】蛇咬毒入腹，取兩刃於水中相摩，飲其汁。百蟲入耳，以兩刀於耳門上摩敲作聲，自出。藏器。磨刀水服，利小便，塗脱肛痔核，産腸不上，耳中卒痛。時珍。

大刀環綱目。【主治】産難數日不出，燒赤淬酒一盃，頓服。時珍。

剪刀股綱目。【主治】小兒驚風。錢氏有剪刀股丸，用剪刀環頭研破，煎湯服藥。時珍。

鐵鋸拾遺。【主治】誤吞竹木入咽，燒故鋸令赤，漬酒熱飲。藏器。

布鍼綱目。【主治】婦人横産，取二七枚燒赤淬酒七遍，服。時珍。

鈝一本作鍬又作鍾

附方 新一 眼生偷鍼 布鍼一个對井睨視已而折為兩段投井中勿令人見 張杲醫說

鐵鏃 綱目 主治胃熱呃逆用七十二个煎湯啜之 時珍

鐵甲 綱目 主治憂鬱結滯善怒狂易入藥煎服 時珍

鐵鎖 綱目 主治䶊鼻不聞香臭磨石上取末和豬脂綿裹塞之經日肉出瘥 普濟

鑰匙 綱目 主治婦人血噤失音衝惡以生薑醋小便同煎服弱房人亦可煎服 時珍

鐵釘 拾遺 主治酒醉齒漏出血不止燒赤注孔中即止 特珍藏器曰有犯罪者遇恩赦免取枷上鐵及釘等收之後入官帶之得除免

鐵鏵 綱目 鏵即鏵也 主治心虛風邪精神恍惚健忘以四斤燒赤投醋中七次打成塊水二斗浸二七日每食後服一小盞

盞 時珍

【附方】新一。眼生偷鍼。布鍼一個，對井睨視，已而折爲兩段，投井中，勿令人見。張杲醫說。

鐵鏃綱目。【主治】胃熱呃逆，用七十二個，煎湯啜之。時珍。

鐵甲綱目。【主治】憂鬱結滯，善怒狂易，入藥煎服。時珍。

鐵鎖綱目。【主治】齆鼻不聞香臭，磨石上取末，和豬脂綿[一]裹塞之，經日肉出，瘥。普濟。

鑰匙日華。【主治】婦人血噤失音衝惡，以生薑、醋、小便同煎服。弱房人亦可煎服。大明。

鐵釘拾遺。【主治】酒醉齒漏，出血不止，燒赤注孔中即止。時珍。【藏器曰】有犯罪者，遇恩赦免，取枷上鐵及釘等收之。後入官帶之，得除免。

鐵鏵即錨也。綱目。【主治】心虚風邪，精神恍惚健忘，以久使者四斤，燒赤投醋中七次，打成塊，水二斗，浸二七日，每食後服一小盞。時珍。

〔一〕脂綿：金陵諸本自此字始，頁面下部每行均殘去四至六字。下頁同此，每行之末亦殘去二至六字不等。所殘文字均據江西本補，不逐一出注。

品字……云淡也
也搭物水中也

……一本寶

附方三新 小兒傷寒百日內患壯熱用鐵鏵一斤燒赤水二斗淬三七次煎一半入柳葉七片浴之 聖惠

積年齒䘌 舊鐵鏵頭一枚炭火燒赤捻硫黃一分猪脂一分于上熬沸以綿包柳枝揾藥烙之數次愈 普濟方

灌頂油法 治腦中熱毒風除目中瞖障鎮心明目 生油二斤故鐵鏵五兩打碎硝石半兩寒水石一兩馬牙消半兩曾青一兩綿裹入油中浸七日每以一錢頂上摩之及滴少許入鼻內甚妙此大食國胡商方 聖惠方

鐵犁鑱尖 華日 主治得水制朱砂水銀石亭脂毒 大明

車轄 即車軸鐵鎋頭一名車缸 宋開寶 主治喉痺及喉中熱塞燒赤投酒中熱飲 開寶 主小兒大便下血燒赤淬水服 時珍

附方 舊一新一 小兒下血 方見上 妊娠欬嗽 車缸一枚燒赤投酒中冷飲 聖惠方

注氣痛 車缸燒赤熱布裹熨病上 千金方

馬銜 即馬勒口鐵也 大明曰古舊者好亦可作醫工鍼也 宋開寶 主治小兒癇婦人難産臨時持之并煮汁服一盞 開寶 治馬喉痺腫連頰吐血氣數煎奥

【附方】新三。小兒傷寒，百日内患壯熱。用鐵鏵一斤，燒赤，水二斗，淬三七次，煎一半，入柳葉七片，浴之。聖濟録。積年齒䘌。舊鐵鏵頭一枚，炭火燒赤，捻硫黄一分，豬脂一分，于上熬沸。以綿包柳杖揾藥，熱烙齒縫，數次愈。普濟方。灌頂油法。治腦中熱毒風，除目中瞖障，鎮心明目。生油二斤，故鐵鏵五兩，打碎，硝石半兩，寒水石一兩，馬牙消半兩，曾青一兩，綿裹入油中浸七日。每以一錢頂上摩之，及滴少許入鼻内，甚妙。此大食國胡商方。聖惠方。

鐵犁鑱尖日華。【主治】得水，制朱砂、水銀、石亭脂毒。大明。

車轄即車軸鐵鎋頭，一名車缸。○宋開寶。【主治】喉痺及喉中熱塞，燒赤，投酒中熱飲。開寶[一]。主小兒大便下血，燒赤，淬水服。時珍。

【附方】舊一，新一。小兒下血。方見上。妊娠欬嗽。車缸一枚，燒赤投酒中，冷飲。聖惠方。走注氣痛。車缸燒赤，温布裹熨病上。千金方。

馬銜即馬勒口鐵也。【大明曰】古舊者好，亦可作醫工鍼也。○宋開寶。【主治】小兒癎，婦人難産，臨時持之，并煮汁，服一盞。開寶。治馬喉痺，腫連頰，吐血[二]氣數，煎

[一] 寶：原作「保」。今據證類卷四車轄改。
[二] 血：聖惠方卷三十五治馬喉痺諸方原無此字。

水服之(聖惠)

馬鐙(綱目)主治田野燐火人血所化或出或没来逼奪人精氣但以馬鐙相戛作聲即滅故張華云金葉一振遊光歛色(時珍)

水服之。聖惠。

馬鐙綱目。【主治】田野燐火，人血所化，或出或没，來逼奪人精氣，但以馬鐙相戛作聲即滅。故張華云：金乘[一]一振，遊光斂色。時珍。

〔一〕乘：原作「葉」。今據説郛卷一百九感應類從志改。

石部

石之二　玉類一十四種

玉（別録上品）

【校正】併入別録玉屑

【釋名】玄真。時珍曰：按許慎說文云：玉乃石之美者。有五德：潤澤以温，仁也；鰓理自外可以知中，義也；其聲舒揚遠聞，智也；不撓而折，勇也；鋭廉而不技，潔也。其字象三玉連貫之形。葛洪抱朴子云：玄真者，玉之别名也。服之令人身飛輕舉。故曰：服玄真者，其命不極。

【集解】別録曰：玉泉、玉屑生藍田山谷，采無時。弘景曰：好玉出藍田及南陽徐善亭部界中，日南盧容水中，外國于闐、踈勒諸處皆善。潔白如豬膏，叩之鳴者是真也。其比類者甚多相似，宜精別之。所以燕石入笥，卞氏長號也。珣曰：異物志云：玉出崑崙。別寶經云：凡石韞玉，但將石映燈看之，內有紅光，明如初出日，便知有玉也。頌曰：今藍田、南陽、日南不聞有玉，惟于闐國出之。晉鴻臚卿張匡鄴使于闐，作行程記，載其國采玉之地，云玉河在于闐城外。其源出崑山，西流一千三百里，至于闐界牛頭山，乃踈為三河：一曰白玉河，在城東三十里；二曰綠玉河，在城西二十里；三曰烏玉河，在綠玉河西七里。其源雖一，而其玉隨地而變，故其色不同。每歲五六月大水暴漲，則玉隨流而至。玉之多寡，由水之大小。七八月水

石之二　玉類一十四種

玉別録上品　【校正】併入〔一〕別録玉屑。

【釋名】玄真。【時珍曰】按許慎説文云：玉乃石之美者。有五德：潤澤以温，仁也；鰓理自外可以知中，義也；其聲舒揚遠聞，智也；不撓而折，勇也；鋭廉而不技〔二〕，潔也。其字象三玉連貫之形。葛洪抱朴子云：玄真者，玉之別名也，服之令人身飛輕舉。故曰服玄真者，其命不極。

【集解】【別録曰】玉泉、玉屑，生藍田山谷，采無時。【弘景曰】好玉出藍田及南陽徐善亭部界中，日南、盧容水中，外國于闐、踈勒諸處皆善。潔白如豬膏，叩之鳴者是真也。其比類者，甚多相似，宜精別之。所以燕石入笥，卞氏長號也。【珣曰】異物志云：玉出崑崙。別寶經云：凡石韞玉，但將石映燈看之，內有紅光，明如初出日，便知有玉也。【頌曰】今藍田、南陽、日南不聞有玉，惟于闐國出之。晉鴻臚卿張匡鄴使于闐，作行程記，載其國采玉之地云玉河，在于闐城外。其源出崑山，西流一千三百里，至于闐界牛頭山。乃疏爲三河：一曰白玉河，在城東三十里；二曰緑玉河，在城西二十里；三曰烏玉河，在緑玉河西七里。其源雖一，而其玉隨地而變，故其色不同。每歲五六月大水暴漲，則玉隨流而至。玉之多寡，由水之大小。七八月水

〔一〕併入：據本條組成，此下「別録玉屑」後當有「本經玉泉」。
〔二〕技：底本描改爲「枝」，餘金陵諸本作「技」。

一本飾 說類

一本一作粟

退乃可取彼人謂之撈玉其國中有禁器用服食往往用玉中國所有亦自彼來王逸玉論載玉之色曰赤如鷄冠黃如蒸栗白如截肪黑如純漆謂之玉符而青玉獨無說焉今青白者常有黑者時有黃赤者絕無雖禮之六器亦不能得其真者今儀州出一種石如蒸栗色彼人謂之粟玉或云亦黃玉之類但少潤澤聲不清越爲不及也然服食者惟貴純白他色亦不取焉承曰儀州栗玉乃黃石之光瑩者非玉也堅而有理火刃不可傷此石小刀便可雕刻與階州白石同體而異色爾 時珍曰按太平御覽云交州出白玉夫餘出赤玉挹婁出青玉大秦出菜玉西蜀出黑玉藍田出美玉色如藍故曰藍田淮南子云鍾山之玉炊以爐炭三日三夜而色澤不變得天地之精也觀此諸說則產玉之處亦多矣而今不出者地方恐爲害也故獨以于闐玉爲貴焉古禮玄珪蒼璧黃琮赤璋白琥玄璜以象天地四時而立名爾禮記云石蘊玉則氣如白虹精神見於山川也博物志云山有谷者生玉尸子云水圓折者有珠方折者有玉地鏡圖云二月山中草木生光下垂者有玉玉之精如美女玉書云玉有山玄文水蒼文生於山而木潤產於水而流芳藏於璞而文采露於外觀此諸說則玉有山產水產二種中國之玉多在山於闐之玉則在河也其石似玉者珷玞琨珉璁瓔也北方有罐子玉雪白有氣眼乃藥燒成者不可不辨然皆無溫潤稗官火玉色赤可烹鼎暖玉可辟寒寒玉可辟暑香玉有香軟玉質柔觀日玉洞見日中宮闕此皆希世之寳也(宗奭曰燕玉出燕北體柔脆如油和粉色不入藥用

退乃可取，彼人謂之撈玉。其國中有禁，器用服食，往往用玉。中國所有，亦自彼來。王逸玉論載玉之色曰：赤如鷄冠，黄如蒸栗，白如截肪，黑如純漆，謂之玉符。而青玉獨無説焉。今青白者常有，黑者時有，黄赤者絶無。雖禮之六器，亦不能得其真者。今儀州出一種石，如蒸栗色，彼人謂之栗玉，或云亦黄玉之類，但少潤澤，聲不清越，爲不及也。然服食者惟貴純白，他色亦不取焉。【承曰】儀州栗玉，乃黄石之光瑩者，非玉也。玉堅而有理，火刃不可傷。此石小刀便可雕刻，與階州白石同體而異色爾。【時珍曰】按太平御覽云：交州出白玉，夫餘出赤玉，挹婁出青玉，大秦出菜玉，西蜀出黑玉。藍〔一〕田出美玉，色如藍，故曰藍田。淮南子云：鍾山之玉，炊以爐炭，三日三夜而色澤不變，得天地之精也。觀此諸説，則産玉之處亦多矣。而今不出者，地方恐爲害也。故獨以于闐玉爲貴焉。古禮玄珪蒼璧，黄琮赤璋，白琥玄璜，以象天地四時而立名爾。禮記云：石藴玉則氣如白虹，精神見於山川也。博物志云：山有穀者生玉。尸子云：水圓折者有珠，方折者有玉。地鏡圖云：二月山中草木生光下垂者有玉，玉之精如美女。玉書云：玉有山玄文、水蒼文，生于山而木潤，産於水而流芳，藏于璞而文采露於外。觀此諸説，則玉有山産、水産二種。中國之玉多在山，於闐之玉則在河也。其石似玉者，珷、玞、琨、珉、璁、瓔也。北方有罐子玉，雪白有氣眼，乃藥燒成者，不可不辨，然皆無温潤。稗官載火玉色赤可烹鼎，暖玉可辟寒，寒玉可辟暑，香玉有香，軟玉質柔，觀日玉洞見日中宫闕，此皆希世之寳也。【宗奭曰】燕玉出燕北，體柔脆，如油和粉色，不入藥用。

〔一〕藍：原作「監」。今據御覽卷三百九十七人事部改。

玉屑【別錄】

【修治】弘景曰：玉屑是以玉爲屑，非別一物也。仙經服穀玉，有搗如米粒，乃以苦酒輩消令如泥，亦有合爲漿者。凡服玉，皆不得用已成器物，及塚中玉璞。恭曰：餌玉當以消作水者爲佳。屑如麻豆服者，取其精潤臟腑，滓穢當完出也。又爲粉服者，即使人淋壅。屑如麻豆，其義殊深。化水法在淮南三十六水法中。

【氣味】甘，平，無毒。珣曰：鹹，寒，無毒。時珍曰：惡鹿角，養丹砂。

【主治】除胃中熱，喘息煩滿，止渴。屑如麻豆服之，久服輕身長年。別錄　潤心肺，助聲喉，滋毛髮。大明　滋養五臟，止煩躁。宜共金、銀、麥門冬等同煎服，有益。李珣

【附方】新二。小兒驚啼：白玉二錢半，寒水石半兩，爲末，水調塗心下。聖惠方。痃癖鬼氣，往來疼痛，及心下不可忍者，不拘大人小兒：白玉、赤玉等分，爲末，糊丸梧子大，每服三十丸，薑湯下。聖惠方。面身瘢痕：真玉日日磨之，久則自滅。聖濟錄。

玉泉本經

【釋名】玉札本經　玉漿開寶　璚漿。普曰：玉泉一名玉屑。弘景曰：此當是玉之精華者，質色明澈，可消之爲水，故名玉泉。今人無復的識者，通一爲玉爾。志曰：按別本注云：玉泉者，玉之泉液也，以仙室玉池中者

玉屑別録。【修治】【弘景曰】玉屑是以玉爲屑，非別一物也。仙經服瑴玉，有搗如米粒，乃以苦酒輩消令如泥，亦有合爲漿者。凡服玉，皆不得用已成器物及塚中玉璞。【恭曰】餌玉當以消作水者爲佳。屑如麻豆，服者取其精潤臟腑，滓穢當完出也。又爲粉服者，即使人淋壅。屑如麻豆，其義殊深。化水法，在淮南三十六水法中。

【氣味】甘，平，無毒。【珣曰】鹹，寒，無毒。【時珍曰】惡鹿角，養丹砂。【主治】除胃中熱，喘息煩滿，止渴，屑如麻豆服之，久服輕身長年。別録。潤心肺，助聲喉，滋毛髮。大明。滋養五臟，止煩躁，宜共金、銀、麥門冬等同煎服，有益。李珣。

【附方】新三。小兒驚啼。白玉二錢半，寒水石半兩，爲末，水調塗心下。聖惠方。痃癖鬼氣，往來疼痛及心下不可忍者。不拘大人小兒，白玉、赤玉等分，爲末，糊丸梧子大，每服三十丸，薑湯下。聖惠方。面身瘢痕。真玉日日磨之，久則自滅。聖濟録。

玉泉本經。【釋名】玉札本經、玉漿開寶、瓊漿。【普曰】玉泉，一名玉屑。【弘景曰】此當是玉之精華，白〔一〕者質色明澈，可消之爲水，故名玉泉。今人無復的識者，通一爲玉爾。【志曰】按別本注云：玉泉者，玉之泉液也。以仙室玉池中者

〔一〕白：原脱。今據證類卷三玉泉補。

服一本作投

爲上故一名玉液今仙經三十六水法中化玉爲玉漿稱爲玉泉服之長年不老然功劣於自然泉液也宗奭曰本經言玉泉生藍田山谷采無時今藍田無玉而泉水古今不言采陶氏言玉爲水故名玉泉如此則當言玉水不當言玉泉泉乃流布之義今詳泉字乃漿之誤去古既遠文字脫誤也道藏經有金飯玉漿之文唐李商隱有瓊漿未飲結成冰之詩是采玉爲漿斷無疑矣別本所注不可取也若如所言則舉世不能得亦漫立此名耳時珍曰玉泉作玉漿甚是別本所注乃玉髓也別錄自有條諸家未深攷覈

【修治】青霞子曰作玉漿法玉屑一升地榆草一升稻米一升取白露二升銅器中煮米熟絞汁玉屑化爲水以藥納入所謂神仙玉漿也藏器曰以玉投朱草汁化成醴朱草瑞草也術家取蟾蜍膏軟玉如泥以苦酒消之成水

【氣味】甘平無毒普曰神農岐伯雷公甘李當之平畏款冬花青竹

【主治】五臟百病柔筋強骨安魂魄長肌肉益氣利血脈久服耐寒暑不饑渴不老神仙人臨死服五斤三年色不變本經療婦人帶下十二病除氣癃明耳目久服輕身長年別錄治血塊大明

【發明】慎微曰天寶遺事楊貴妃含玉嚥津以解肺渴王莽遺孔休玉曰君面有疵美玉可以滅瘢後魏李預得餐玉

爲上，故一名玉液。今仙經三十六水法中，化玉爲玉漿，稱爲玉泉，服之長年不老，然功劣於自然泉液也。【宗奭曰】本經言：玉泉生藍田山谷，采無時。今藍田無玉，而泉水古今不言采。陶氏言玉爲水，故名玉泉。如此則當言玉水，不當言玉泉，泉乃流布之義。今詳「泉」字乃「漿」之誤，去古既遠，文字脱誤也。道藏經有「金飯玉漿」之文，唐李商隱有「璚漿未飲結成冰」之詩，是采玉爲漿，斷無疑矣。别本所注不可取也。若如所言，則舉世不能得，亦漫立此名耳。【時珍曰】玉泉作玉漿甚是。别本所注乃玉髓也，别録自有條，諸家未深攷爾。【修治】【青霞子曰】作玉漿法：玉屑一升，地榆草一升，稻米一升，取白露二升，銅器中煮，米熟絞汁。玉屑化爲水，以藥納入，所謂神仙玉漿也。【藏器曰】以玉投〔一〕朱草汁，化成醴。朱草，瑞草也。術家取蟾蜍膏軟玉如泥，以苦酒消之成水。【氣味】甘，平，無毒。【普曰】神農、岐伯、雷公：甘。李當之：平。畏款冬花、青竹。

【主治】五臟百病，柔筋强骨，安魂魄，長肌肉，益氣，利血脉，久服耐寒暑，不饑渴，不老神仙。人臨死服五斤，三年色不變。本經。療婦人帶下十二病，除氣癃，明耳目，久服輕身長年。别録。治血塊。大明。

【發明】【慎微曰】天寶遺事：楊貴妃含玉嚥津，以解肺渴。王莽遺孔休〔二〕玉曰：君面有疵，美玉可以滅瘢。後魏李預得餐玉

〔一〕投：原作「殺」。今據證類卷三十五種陳藏器餘改。
〔二〕休：底本描改爲「体」，餘金陵諸本作「休」。

之法乃采訪藍田掘得若環璧襟器形者大小百餘枚搥作屑日食之經年云有効驗而好酒損志及疾篤謂妻子曰服玉當屏居山林排棄嗜欲而吾酒色不絕自致於死非藥之過也尸體必當有異於人勿使速殯令後人知餌服之功時七月中旬長安毒熱停尸四日而體色不變口無穢氣弘景曰張華云服玉用藍田穀玉白色者平常服之則應神仙有人臨死服五斤死經三年其色不變古來發冢見尸如生者其身腹內外無不大有金玉漢制王公皆用珠襦玉匣是使不朽故也鍊服之法水屑隨宜雖曰性平而服玉者亦多發熱如寒食散狀金玉既天地重寶不比餘石若未深解節度勿輕用之志曰抱朴子云服金者壽如金服玉者壽如玉但其道遲成須服一二百斤乃可知也玉可以烏米酒及地榆酒化之爲水亦可以葱漿消之爲飴亦可餌以爲丸亦可以燒爲粉服之一年以上入水不沾入火不灼刃之不傷百毒不死不可用已成之器傷人無益得璞玉乃可用也赤松子以玄蟲血漬玉爲水服之故能乘烟霞上下玉屑與水服之俱令人不死所以不及金者令人數數發熱似寒食散狀也若服玉屑宜十日一服雄黃丹砂各一刀圭散髮洗沐冷水迎風而行則不發熱也董君異常以玉醴與盲人服旬日而目愈也時珍曰漢武帝取金莖露和玉屑服云可長生即此物也但玉亦未必能使生者不死惟使死者不朽爾養尸招盜反成暴棄曷若速朽歸虛之爲見理哉

白玉髓 别錄有名未用

校正 併入拾遺玉膏

之法，乃采訪藍田，掘得若環璧雜器形者，大小百餘枚，槌作屑，日食之，經年云有效驗，而好酒損志。及疾篤，謂妻子曰：服玉當屏居山林，排棄嗜欲，而吾酒色不絶，自致於死，非藥之過也。尸體必當有異於人，勿使速殯，令後人知餐服之功。時七月中旬，長安毒熱，停尸四日，而體色不變，口無穢氣。【弘景曰】張華云：服玉用藍田穀玉白色者，平常服之，則應神仙。有人臨死服五斤，死經三年，其色不變。古來發冢見尸如生者，其身腹内外，無不大有金玉。漢制，王公皆用珠襦玉匣，是使不朽故也。鍊服之法，水、屑隨宜。雖曰性平，而服玉者亦多發熱，如寒食散狀。金玉既天地重寶，不比餘石。若未深解節度，勿輕用之。【志曰】抱朴子云：服金者，壽如金；服玉者，壽如玉。但其道遲成，須服一二百斤，乃可知也。玉可以烏米酒及地榆酒化之爲水，亦可以葱漿消之爲粭〔一〕，亦可餌以爲丸，亦可以燒爲粉。服之一年以上，入水不沾，入火不灼，刃之不傷，百毒不死。不可用已成之器，傷人無益，得璞玉乃可用也。赤松子以玄蟲血漬玉爲水服之，故能乘烟霞上下。玉屑與水服之，俱令人不死。所以不及金者，令人數數發熱，似寒食散狀〔二〕也。若服玉屑，宜十日一服雄黄、丹砂各一刀圭，散髮洗沐冷水，迎風而行，則不發熱也。董君異常以玉醴與盲人服，旬日而目愈也。【時珍曰】漢武帝取金莖露和玉屑服，云可長生，即此物也。但玉亦未必能使生者不死，惟使死者不朽爾。養尸招盜，反成暴棄。曷若速朽歸虚之爲見理哉。

白玉髓 别録有名未用

【校正】併入拾遺玉膏。

〔一〕粭：證類卷三玉屑引寶藏論作「粘」，當爲「粘」（同「糊」）之形誤。「粭」同「飴」，不若「粘」義長。

〔二〕狀：原作「壯」。今據證類卷三玉屑引抱朴子改。

峚山○峚 音著蜜
當作饗下
同

釋名玉脂（綱目）玉膏（拾遺）玉液

集解（別録曰）生藍田玉石間（時珍曰）此即玉膏也別本以爲玉泉者是矣山海經云密山上多丹木丹水出焉西流注於稷澤其中多白玉是有玉膏其源沸沸湯湯黄帝是食是饗是生玄玉玉膏所出以灌丹木黄帝乃取密山之玉榮而投之鍾山之陽瑾瑜之玉爲良堅粟精密澤而有光五色發作以和柔剛天地鬼神是食是饗君子服之以禦不祥謹按密山亦近于闐之間是食者服食也是饗者祭祀也服之者佩服也玉膏即玉髓也河圖玉版云少室之山有白玉膏服之成仙十洲記云瀛洲有玉膏如酒名曰玉醴飲數升輒醉令人長生抱朴子云生玉之山有玉膏流出鮮明如水精以無心草末和之須臾成水服之一升長生皆指此也藏器曰令玉石間水飲之亦長生潤澤

氣味甘平無毒主治婦人無子不老延年（別録）

靑玉（別録有名未用）

釋名穀玉（時珍曰穀一作瑴又作珏谷角二音二玉相合曰瑴此玉常合生故也）

集解（別録曰）生藍田（弘景曰）張華言合玉漿用瑴玉正縹白色不夾石大者如升小者如雞子取於穴中者非今作器物玉也出襄鄉縣舊穴中黄初時詔徵南將軍夏侯上求之（時珍曰）按格古論云古玉以青玉爲上其色淡青而帶黄

榮

【釋名】玉脂綱目、玉膏拾遺、玉液。

【集解】【別録曰】生藍田玉石間。【時珍曰】此即玉膏也，別本以爲玉泉者是矣。山海經云：密山上多丹木，丹水出焉，西流注於稷澤。其中多白玉，是有玉膏。其源沸沸湯湯，黄帝是食是饗。是生玄玉，玉膏所出，以灌丹木。黄帝乃取密山之玉縈〔一〕，而投之鍾山之陽。瑾瑜之玉爲良〔二〕，堅栗精密，澤而有光。五色發作，以和柔剛。天地鬼神，是食是饗。君子服之，以禦不祥。謹按：密山亦近于闐之間。是食者，服食也。是饗者，祭祀也。服之者，佩服也。玉膏，即玉髓也。河圖玉版云：少室之山，有白玉膏，服之成仙。十洲記云：瀛洲有玉膏如酒，名曰玉醴，飲數升輒醉，令人長生。抱朴子云：生玉之山，有玉膏流出，鮮明如水精。以無心草末和之，須臾成水，服之一升長生。皆指此也。【藏器曰】今玉石間水飲之，亦長生潤澤。

【氣味】甘，平，無毒。【主治】婦人無子，不老延年。別録

青玉別録有名未用

【釋名】穀玉。【時珍曰】瑴，一作瑴，又作珏，谷、角二音。二玉相合曰瑴，此玉常合生故也。

【集解】【別録曰】生藍田。【弘景曰】張華言：合玉漿用瑴玉，正縹白色，不夾石。大者如升，小者如鷄子，取於穴中者，非今作器物玉也。出襄〔三〕鄉縣舊穴中。黄初時，詔征南將軍夏侯尚〔四〕求之。【時珍曰】按格古論云：古玉以青玉爲上，其色淡青而帶黄

〔一〕縈：山海經卷二西山經作「榮」。
〔二〕良：原作「食」。今據山海經卷二西山經改。
〔三〕襄：原作「裴」。今據證類卷三十有名未用改。
〔四〕尚：原作「上」。今據改同上。

孔曰好好孔

一本作肪

色綠玉深綠色者佳淡者次之菜玉非青非綠如菜色此玉之最低者

氣味甘平無毒主治婦人無子輕身不老長年別錄

附錄璧玉（別錄曰味甘無毒主明目益氣使人多精生子時珍曰璧瑞玉圜也此玉可爲璧故曰璧玉璧外圓象天內方象地爾雅云璧大六寸謂之瑄肉倍好謂之璧好倍肉謂之瑗）

玉英（別錄曰味甘主風瘙皮膚痒生山竅中明白可作鏡一名石鏡十二月采）合玉石（別錄曰味甘無毒主益氣療消渴輕身辟穀生常山中丘如彘肪時珍曰此即碝玉砂也玉須此石碾之乃光）

青琅玕（本經下品）

校正（併入拾遺石闌干）

釋名 石闌干（拾遺） 石珠（別錄） 青珠（時珍曰琅玕象其聲也可碾爲珠故得珠名）

集解 別錄曰石闌干生蜀郡平澤采無時弘景曰此蜀都賦所稱青珠黃環者也琅玕亦是崑崙山上樹名又九真經中大丹名恭曰琅玕有數種色以青者入藥爲勝是琉璃之類火齊寶也今出巂州以西烏白蠻中及於闐國藏器曰石闌干生大海底高尺餘如樹有根莖莖上有孔如物點之漁人以網罾得之初從水出微紅後漸青頌曰今秘書中有異魚圖載琅玕青色生海中云海人以網於海底取之初出水紅色久而青黑枝柯似珊瑚而上有孔竅如蟲蛀擊之有

色。緑玉深緑者佳，淡者次之。菜玉非青非緑，如菜色，此玉之最低者。

【氣味】甘，平，無毒。【主治】婦人無子，輕身不老長年。別録。

【附録】璧玉。【別録曰】味甘，無毒。主明目益氣，使人多精生子。【時珍曰】璧，瑞玉圜也。此玉可爲璧，故曰璧玉。璧外圓象天，内方象地。爾雅云：璧大六寸謂之瑄，肉倍好謂之璧，好倍肉謂之瑗。

玉英。【別録曰】味甘，主風瘙皮膚痒。生山竅中，明白可作鏡，一名石鏡，十二月采。合玉石。【別録曰】味甘，無毒。主益氣，療消渴，輕身辟穀。生常山中丘，如彘肪。【時珍曰】此即碾玉砂也，玉須此石碾之乃光。

青琅玕本經下品

【校正】併入拾遺石闌干。

【釋名】石闌干拾遺、石珠別録、青珠。【時珍曰】琅玕，象其聲也。可碾爲珠，故得珠名。

【集解】【別録曰】青琅玕[一]生蜀郡平澤，采無時。【弘景曰】此蜀都賦所稱「青珠黄環」者也。琅玕亦是崑崙山上樹名，又九真經中大丹名。【恭曰】琅玕有數種色，以青者入藥爲勝，是琉璃之類，火齊寶也。今出巂[二]州以西烏白蠻中及於闐國。【藏器曰】石闌干生大海底，高尺餘，如樹，有根莖，莖上有孔，如物點之。漁人以網罾得之，初從水出微紅，後漸青。【頌曰】今秘書中有異魚圖，載琅玕青色，生海中。云海人以網於海底取之，初出水紅色，久而青黑，枝柯似珊瑚，而上有孔竅，如蟲蛀，擊之有

〔一〕青琅玕：原作「石闌干」。今據證類卷五青琅玕改。

〔二〕巂：原作「雋」。今據證類卷五青琅玕引唐本注改。此爲不同州名，巂州義長。

金石之聲乃與珊瑚相類其說與別錄生蜀郡平澤反蘇恭
所云不同人莫能的識謹按尚書雍州厥貢球琳琅玕爾雅
云西北之美者有崑崙墟之璆琳琅玕孔安國郭璞皆以
爲石之似珠者而山海經云崑崙山有琅玕若然是石之美
者明瑩若珠之色而狀森植爾大抵古人謂石之美者多謂
之珠廣雅謂琉璃珊瑚皆爲珠是也已上所說皆出西北山
中而今圖乃云海底得之蓋珍貴之物山海或俱産焉今醫
家亦以難得而稀用也宗奭曰書云雍州厥貢球琳琅玕西
域記云天竺國正出此物蘇恭云是琉璃之類琉璃乃火成
之物琅玕非火成者安得同類時珍曰按許慎說文云琅玕
石之似玉者孔安國云石之似珠者總龜云生南海石崖間
狀如笋質似玉玉冊云生南海崖石內自然感陰陽之氣而
成似珠而赤列子云蓬萊之山珠玕之樹叢生據諸說則琅
玕生於西北山中及海山崖間其云生於海底網取者是珊
瑚非琅玕也在山爲琅玕在水爲珊瑚珊瑚亦有碧色者今
回回地方出一種青珠與碧靛相似恐是琅玕所作者也山
海經云開明山北有珠樹淮南子云曾城九重
有珠樹在其西珠樹即琅玕也餘見珊瑚下

【氣味】辛平無毒（之才曰殺錫毒得水銀良畏雞骨）

【主治】身癢火瘡癰瘍疥瘙死肌（本經）白禿浸淫在皮膚中煮鍊
服之起陰氣可化爲丹（別錄）療手足逆臚（弘景）石淋破

金石之聲，乃與珊瑚相類。其説與別録「生蜀郡平澤」及蘇恭所云不同，人莫能的識。謹按尚書：雍州厥貢，球琳琅玕。爾雅云：西北之美者，有崑崙墟之璆、琳、琅玕。孔安國、郭璞注，皆以爲石之似珠者。而山海經云，崑崙山有琅玕。若然，是石之美者，明瑩若珠之色而狀森植爾。大抵古人謂石之美者，多謂之珠，廣雅謂琉璃、珊瑚皆爲珠是也。已上所説，皆出西北山中，而今圖乃云海底得之。蓋珍貴之物，山海或俱産焉。今醫家亦以難得而稀用也。【宗奭曰】書云：雍州厥貢，球琳琅玕。西域記云，天竺國正出此物。蘇恭云，是琉璃之類。琉璃乃火成之物，琅玕非火成者，安得同類。【時珍曰】按許慎説文云：琅玕，石之似玉者。孔安國云：石之似珠者。總龜云：生南海石厓間，狀如筍，質似玉。玉冊云：生南海崖石内，自然感陰陽之氣而成，似珠而赤。列子云：蓬萊之山，珠玕之樹叢生。據諸説，則琅玕生於西北山中及海山厓間。其云生於海底網取者，是珊瑚，非琅玕也。在山爲琅玕，在水爲珊瑚，珊瑚亦有碧色者。今回回地方出一種青珠，與碧靛相似，恐是琅玕所作者也。山海經云：開明山北有珠樹。淮南子云：曾城九重，有珠樹在其西。珠樹即琅玕也。餘見珊瑚下。

【氣味】辛，平，無毒。【之才曰】殺錫毒，得水銀良，畏鷄骨。

【主治】身痒，火瘡癰瘍，疥瘙死肌。本經。白禿，浸淫在皮膚中，煮鍊服之，起陰氣，可化爲丹。別録。療手足逆臚。弘景。石闌干：主石淋，破

三尺一本無
字

血産後惡血磨服或煮服亦火燒投酒中服藏器

珊瑚唐本草

釋名 鉢擺娑福羅梵書

集解 恭曰珊瑚生南海又從波斯國及師子國來 頌曰今廣州亦有云生海底作枝柯狀明潤如紅玉中多有孔亦有無孔者枝柯多者更難得采無時 謹按海中經云取珊瑚先作鐵網沉水底珊瑚貫中而生歲高三二尺有枝無葉因絞網出之皆摧折在網中故難得完好者不知今之取者果爾否漢積翠池中有珊瑚高一丈二尺一本三柯上有四百六十二條云是南越王趙佗所獻夜有光景 晉石崇家有珊瑚高六七尺今並不聞有此高大者 宗奭曰珊瑚有紅油色者細縱文可愛有如鉛丹色者無縱文爲下品入藥用紅油色者波斯國海中有珊瑚洲海人乘大舶墮鐵網水底取之珊瑚所生磐石上白如菌一歲而黄二歲變赤枝幹交錯高三四尺人没水以鐵發其根繫網舶上絞而出之失時不取則腐蠹 時珍曰珊瑚生海底五七株成林謂之珊瑚林居水中直而軟見風日則曲而硬變紅色者爲上漢趙佗謂之火樹是也亦有黑色者不佳碧色者亦良昔人謂碧者爲青琅玕俱可作珠 許慎説文云珊瑚色赤或生於海或生於山據此説則生於海者爲珊瑚生於山者爲琅玕尤可徵矣互見琅玕下

當作
一本
三柯

血，産後惡血，磨服，或煮服，亦火燒投酒中服。藏器。

珊瑚唐本草

【釋名】鉢擺〔一〕 娑福羅梵書。

【集解】【恭曰】珊瑚生南海，又從波斯國及師子國來。【頌曰】今廣州亦有，云生海底作枝〔二〕柯狀，明潤如紅玉，中多有孔，亦有無孔者，枝柯多者更難得，采無時。謹按海中經云：取珊瑚，先作鐵網沉水底，珊瑚貫中而生，歲高三二尺，有枝無葉，因絞網出之，皆摧折在網中，故難得完好者。不知今之取者果爾否？漢積翠池中，有珊瑚高一丈二〔三〕尺，一〔四〕本三柯，上有四百六十條，云是南越王趙佗所獻，夜有光景。晉石崇家有珊瑚高六七尺。今並不聞有此高大者。【宗奭曰】珊瑚有紅油色者，細縱文可愛。有如鈆丹色者，無縱文，爲下品。入藥用紅油色者。波斯國海中有珊瑚洲，海人乘〔五〕大舶墮鐵網〔六〕水底取之。珊瑚初〔七〕生磐石上，白如菌，一歲而黄，二歲變赤，枝幹交錯，高三四尺。人没水以鐵發其根，繫網舶上，絞而出之，失時不取則腐蠹。【時珍曰】珊瑚生海底，五七株成林，謂之珊瑚林。居水中直而軟，見風日則曲而硬，變紅色者爲上，漢趙佗謂之「火樹」是也。亦有黑色者，不佳，碧色者亦良。昔人謂碧者爲青琅玕，俱可作珠。許慎説文云：珊瑚色赤，或生於海，或生於山。據此説，則生於海者爲珊瑚，生於山者爲琅玕，尤可徵矣。互見琅玕下。

〔一〕擺：宛委餘録卷十八同，云出宋版翻譯名義集。今本翻譯名義集卷八七寶篇作「攞」。
〔二〕枝：原作「技」。今據證類卷四珊瑚改。
〔三〕二：底本及中研院本描寫爲「一三」，上圖本補寫爲「三一」，内閣本、美國國會本此前闕一字。今據改同上。
〔四〕一：底本補寫爲「二」字，餘金陵諸本原闕一字。今據改同上。
〔五〕乘：原作「采」。今據改同上。
〔六〕網：原作「綱」。今據改同上。
〔七〕初：原作「所」。今據改同上。

浮　斑一本作膚文

出　蒙筌

研

氣味甘平，無毒。主治去目中瞖，消宿血。爲末吹鼻，止鼻衄。唐本

明目鎮心，止驚癇，點眼去飛絲。時珍

發明頌曰：珊瑚主治與金相似。宗奭曰：今人用爲點眼筋，治目瞖。藏器曰：珊瑚刺之，汁流如血。以金投之，爲丸名金漿；以玉投之，爲玉髓。久服長生。

附方舊一　小兒麩瞖未堅，不可亂藥，宜以珊瑚研如粉，日少少點之，三日愈。錢相公篋中方

馬腦宋嘉祐

釋名瑪瑙　文石　摩羅迦隸佛書　藏器曰：赤爛紅色，似馬之腦，故名。亦云馬腦珠。胡人云是馬口吐出者，謬言也。時珍曰：按增韻云：玉屬也。文理交錯，有似馬腦，因以名之。拾遺記云：是鬼血所化，更謬。

集解藏器曰：馬腦生西國玉石間，亦美石之類，重寶也。來中國者皆以爲器。又以日本國。用研木不熱者爲上，熱者非眞也。宗奭曰：馬腦非玉非石，自是一類，有紅白黑三種，亦有文如纏絲者。西人以小者爲玩好之物，大者碾爲器。時珍曰：馬腦出西南諸國，云得自然灰即軟，可刻也。曹昭格古論云：多出北地南番西番，非石非玉，堅而且脆，刀刮不動，其中有人物鳥獸形者最貴。顧薦負暄錄云：馬腦品類甚多，出產有南北，大者如斗，其質堅硬，碾造費工。南馬腦產大食等國

【氣味】甘。平，無毒。【主治】去目中瞖，消宿血。爲末吹鼻，止鼻衄。唐本。明目鎮心，止驚癇。大明。點眼，去飛絲。時珍。

【發明】【珣曰】珊瑚主治與金相似。【宗奭曰】今人用爲點眼筯，治目瞖。【藏器曰】珊瑚刺之，汁流如血。以金投之爲丸名金漿，以玉投之爲玉髓，久服長生。

【附方】舊一。小兒麩瞖未堅。不可亂藥，宜以珊瑚研如粉，日少少點之，三日愈。錢相公篋中方。

馬腦宋嘉祐

【釋名】瑪瑙、文石、摩羅迦隸佛書。【藏器曰】赤爛紅色，似馬之腦，故名。亦云馬腦珠。胡人云是馬口吐出者，謬言也。【時珍曰】按增韻云：玉屬也。文理交錯，有似馬腦，因以名之。拾遺記云是鬼血所化，更謬。

【集解】【藏器曰】馬腦生西國玉石間，亦美石之類，重寶也。來中國者，皆以爲器。又出〔一〕日本國。用砑木不熱者爲上，熱者非真也。【宗奭曰】馬腦非玉非石，自是一類。有紅、白、黑三種，亦有文如纏絲者。西人以小者爲玩好之物，大者碾爲器。【時珍曰】馬腦出西南諸國，云得自然灰即軟，可刻也。曹昭格古論云：多出北地、南番、西番，非石非玉，堅而且脆，刀刮不動，其中有人物鳥獸形者最貴。顧文〔二〕薦負暄録云：馬腦品類甚多，出產有南北。大者如斗，其質堅硬，碾造費工。南馬腦產大食等國，

〔一〕出：原作「入」。今據證類卷四馬腦改。
〔二〕文：原脱。今據卷一引據古今經史百家書目補。

色正紅無瑕可作杯斝西北者色青黑寧夏瓜沙羌地砂磧
中得者尤奇有柏枝馬腦花如柏枝有夾胎馬腦正視瑩白
側視則若凝血一物二色也截子馬腦黑白相間合子馬腦
漆黑中有一白線間之錦紅馬腦其色如錦纏絲馬腦紅白
如絲此皆貴品漿水馬腦有淡水花醬斑馬腦有紫紅花曲
蟮馬腦粉紅花皆價低又紫雲馬腦出和州土馬腦出山東
沂州亦有紅色雲頭纏絲胡桃花者又竹葉馬腦出淮右花
如竹葉並可作卓面屏風金陵雨花臺小馬腦止可充玩耳
試馬腦法以砑
木不熱者爲真

氣味辛寒無毒主治辟惡熨目赤爛藏器主目生障翳爲末日
點時珍

寶石綱目

集解時珍曰寶石出西番回鶻地方諸坑井內雲南遼東亦
有之有紅綠碧紫數色紅者名刺子碧者名靛子翠者
名馬價珠黃者名木難珠紫者名蠟子又有鴉鶻石猫精石
石榴子紅扁豆等名色皆其類也山海經言騩山多玉淒水
出焉西注於海中多采石采石即寶石也碧者唐人謂之瑟
瑟紅者宋人謂之靺鞨今通呼爲寶石以鑲首飾器物大者
如指頭小者如豆粒皆碾成珠狀張勃吳錄云越巂雲南
河中出碧珠須祭而取之有縹碧綠碧此即碧色寶石也

本草綱目石部　卷之八　十六

色正紅無瑕，可作杯斝。西北者色青黑，寧夏、瓜、沙、羌地砂磧中得者尤奇。有柏枝馬腦，花如柏枝。有夾胎馬腦，正視瑩白，側視則若凝血，一物二色也。截子馬腦，黑白相間。合子馬腦，漆黑中有一白線間之。錦紅馬腦，其色如錦。纏絲馬腦，紅白如絲。此皆貴品。漿水馬腦，有淡水花。醬斑馬腦，有紫紅花。曲蟮馬腦，粉紅花。皆價低。又紫雲馬腦出和州，土馬腦出山東沂州，亦有紅色雲頭、纏絲、胡桃花者。又竹葉馬腦，出淮右，花如竹葉。並可作卓面、屏風。金陵雨花臺小馬腦止可充玩耳。試馬腦法，以砑木，不熱爲真。

【氣味】辛，寒，無毒。【主治】辟惡，熨目赤爛。藏[一]器。主[二]目生障瞖，爲末日點。時珍。

寶石綱目

【集解】【時珍曰】寶石出西番、回鶻地方諸坑井内，雲南、遼東亦有之。有紅、緑、碧、紫數色：紅者名剌子，碧者名靛子，翠者名馬價珠，黄者名木難珠，紫者名蠟子。又有鴉鶻石、猫精石、石榴子、紅扁豆等名色，皆其類也。山海經言：騩[三]山多玉，淒水出焉，西注於海，中多采石。采石即寶石也。碧者，唐人謂之瑟瑟。紅者，宋人謂之靺鞨。今通呼爲寶石。以鑲首飾器物，大者如指頭，小者如豆粒，皆碾成珠狀。張勃吴録云：越巂、雲南河中出碧珠，須祭而取之，有縹碧、緑碧。此即碧色寶石也。

〔一〕藏：原作「不」。今據卷一引據古今經史百家書目改。
〔二〕主：底本、上圖本描改爲「主」，餘金陵諸本均作「土」。今從張本改。
〔三〕騩：原字右半殘損。今據山海經卷二西山經補改。

作氷 大

主治去翳明目入點藥用之灰塵入目以珠拭拂即去時珍

玻瓈拾遺

釋名頗黎綱目水玉拾遺時珍曰本作頗黎頗黎國名也其瑩如水其堅如玉故名水玉與水精同名

集解藏器曰玻瓈西國之寶也玉石之類生土中或云千歲冰所化亦未必然時珍曰出南番有酒色紫色白色瑩澈與水精相似碾開有雨點花者爲真刻丹家亦用之藥燒者有氣眼而輕玄中記云大秦國有五色頗黎以紅色爲貴梁四公子記云扶南人來賣碧頗黎鏡廣一尺半重四十斤內外皎潔向明視之不見其質蔡絛云御庫有玻瓈毋乃大食所貢狀如鐵滓煆之但作珂子狀青紅黄白數色

氣味辛寒無毒主治驚悸心熱能安心明目去赤眼熨熱腫藏器摩翳障大明

水精拾遺

釋名水晶綱目水玉綱目石英時珍曰瑩潔晶光如水之精英會意也山海經謂之水玉廣雅謂之

石英

【主治】去翳明目，入點藥用之。灰塵入目，以珠拭拂即去。時珍。

玻瓈拾遺

【釋名】頗黎綱目、水玉拾遺。【時珍曰】本作頗黎。頗黎，國名也。其瑩如水，其堅如玉，故名水玉，與水精同名。

【集解】【藏器曰】玻瓈，西國之寶也。玉石之類，生土中。或云千歲冰所化，亦未必然。【時珍曰】出南番。有酒色、紫色、白色，瑩澈與水精相似，碾開有雨點花者爲真。外〔一〕丹家亦用之。藥燒者有氣眼而輕。玄中記云：大秦國有五色頗黎，以紅色爲貴。梁四公記云：扶南人來賣碧頗黎鏡，廣一尺半，重四十斤，内外皎潔，向明視之，不見其質。蔡絛云：御庫有玻黎母，乃大食所貢，狀如鐵滓，煅之但作珂子狀，青、紅、黄、白數色。

【氣味】辛，寒，無毒。【主治】驚悸心熱，能安心明目，去赤眼，熨熱腫。藏器。摩翳障。大明。

水精拾遺

【釋名】水晶綱目、水玉綱目、石英。【時珍曰】瑩澈晶光，如水之精英，會意也。山海經謂之水玉，廣雅謂之石英。

〔一〕外：金陵諸本作「列」。江西、錢、張本作「列」。上圖本有後人圈改作「外」，與文義合，今從改。

[illegible]一作取又作㲉又作肰

[illegible]離有義光之[illegible]

【集解】時珍曰水精亦頗黎之屬有黑白二色倭國多水精第一南水精白北水精黑信州武昌水精濁性堅而脆刀刮不動色澈如泉清明而瑩置水中無瑕不見珠者佳古語云水化譫言也藥燒成者有氣眼謂之硝子一名海水精抱朴子言交廣人作假水精盌是此

【氣味】辛寒無毒【主治】熨目除熱淚藏器亦入點目藥穿串吞咽中推引諸哽物時珍

【附錄】火珠時珍曰說文謂之火齊珠漢書謂之玫瑰音枚回唐書云東南海中有羅刹國出火齊珠大者如雞卵狀類水精圓白照數尺日中以艾承之則得火用灸艾炷不傷人今占城國有之名朝霞大火珠又續漢書云哀牢夷出火精琉璃則火齊乃火精之訛正與水精對 䃯石音耎時珍曰出鴈門石次於玉白色如冰亦有赤者山海經云北山多䃯石禮云上佩䃯玫是也

琉璃 拾遺

【釋名】火齊時珍曰漢書作流離言其流光陸離也火齊與火珠同名

【集解】藏器曰韻集云琉璃火齊珠也南州異物志云琉璃本質是石以自然灰治之可為器石不得[illegible]不可釋佛

【集解】【時珍曰】水精亦頗黎之屬，有黑、白二色。倭國多水精第一。南水精白，北水精黑，信州、武昌水精濁。性堅而脆，刀刮不動，色澈如泉，清明而瑩，置水中無𦕍〔一〕，不見珠者佳。古語云水化，謬言也。藥燒成者有氣眼，謂之硝子，一名海水精。抱朴子言，交廣人作假水精盌，是此。

【氣味】辛，寒，無毒。【主治】熨目，除熱淚。藏器。亦入點目藥。穿串吞咽中，推引諸哽物。時珍。

【附録】火珠。【時珍曰】說文謂之火齊珠。漢書謂之玫瑰，音枚回。唐書云：東南海中有羅刹國，出火齊珠，大者如鷄卵，狀類水精，圓白，照數尺。日中以艾承之則得火，用灸艾炷不傷人。今占城國有之，名朝霞大火珠。又續漢書云：哀牢夷出火精、琉璃，則火齊乃火精之訛，正與水精對。

碝石音耎。【時珍曰】出雁門。石次於玉，白色如冰，亦有赤者。山海經云「北山多碝石」，禮云「士佩碝玟」是也。

琉璃拾遺

【釋名】火齊。【時珍曰】漢書作流離，言其流光陸離也。火齊，與火珠同名。

【集解】【藏器曰】韻集〔二〕云：琉璃，火齊珠也。南州異物志云：琉璃本質是石，以自然灰治之可爲器，石不得此則不可釋。佛

〔一〕𦕍：義不明。張本作「瑕」，可通，然未知所據。

〔二〕韻集：原作「集韻」。今據證類卷五青琅玕引陳藏器乙正。

類右金銀
二字

經所謂七寶者琉璃車渠馬腦玻璃真珠是也時珍曰按魏略云大秦國出金銀琉璃有赤白黃黑青綠縹紺紅紫十種此乃自然之物澤潤光采踰於衆玉今俗所用皆銷冶石汁以衆藥灌而為之虛脆不貞格古論云石琉璃出高麗刀刮不動色白厚半寸許可點燈明於牛角者異物志云南天竺諸國出火齊狀如雲母色如紫金重沓可開折之則薄如蟬翼積之乃如紗縠亦琉璃雲母之類也按此石今人以作燈球明瑩而堅耐久蘇恭言亦可入藥未見用者

【主治】身熱目赤以水浸冷熨之藏器

雲母本經上品

【釋名】雲華　雲珠　雲英　雲液　雲砂本經　磷石時珍曰雲母以五色立名詳見下文按荊南志云華容方臺山出雲母土人候雲所出之處于下掘取無不大獲有長五六尺可為屏風者但掘時忌作聲也據此則此石乃雲之根故得雲母之名而雲母之根則陽起石也抱朴子有云服雲母十年雲氣常覆其上服其母以致其子理自然也

【集解】別錄曰雲母生太山山谷齊山廬山及琅琊北定山石間二月采之雲華五色具雲英色多青雲珠色多赤雲液色多白雲砂色青黃磷石色正白弘景曰按仙經雲母有八種向日視之色青白多黑者名雲母色黃白多青者名雲

經所謂七寶者，琉璃、車渠、馬腦、玻璃、真珠是也。【時珍曰】按魏略云：大秦國出金銀琉璃，有赤、白、黄、黑、青、緑、縹、紺、紅、紫十種。此乃自然之物，澤潤光采，踰於衆玉。今俗所用，皆銷冶石汁，以衆藥灌而爲之，虚脆不貞。格古論云：石琉璃出高麗，刀刮不動，色白，厚半寸許，可點燈，明於牛角者。異物志云：南天竺諸國出火齊，狀如雲母，色如紫金，重沓可開，拆之則薄如蟬翼，積之乃如紗縠。亦琉璃、雲母之類也。按：此石今人以作燈球，明瑩而堅，耐久。蘇頌言亦可入藥，未見用者。

【主治】身熱目赤，以水浸冷熨之。藏器。

雲母本經上品

【釋名】雲華、雲珠、雲英、雲液、雲砂本經、磷石。【時珍曰】雲母以五色立名，詳見下文。按荆南志云：華容方臺山出雲母，土人候雲所出之處，于下掘取，無不大獲，有長五六尺可爲屏風者，但掘時忌作聲也。據此，則此石乃雲之根，故得雲母之名。而雲母之根，則陽起石也。抱〔一〕朴子云〔二〕：服雲母十年，雲氣常覆其上。服其母以致其子，理自然也。

【集解】【别録曰】雲母生太山山谷、齊山、廬山及琅琊北定山石間，二月采之。雲華五色具，雲英色多青，雲珠色多赤，雲液色多白，雲砂色青黄，磷石色正白。【弘景曰】按仙經，雲母有八種。向日視之，色青白多黑者名雲母，色黄白多青者名雲

〔一〕抱：底本經描改，餘金陵諸本作「把」。今從卷一引據古今經史百家書目改。
〔二〕云：底本此前描補「有」字，餘金陵諸本爲一字闕。今删。

冰訛作氷

英色青白多赤者名雲珠如冰露乍黃乍白者名雲砂黃白晶晶者名雲液皎然純白明澈者名磷石此六種並好服各有時月其黷黷純黑有文斑斑如鐵者名雲膽色雜黑而強肥者名地涿此二種並不可服鍊之有法宜精細不爾入腹大害人今江東惟用廬山者爲勝青州者亦好以沙土養之歲月生長頌曰今兗州雲夢山及江州濬州杭越間亦有之生土石間作片成層可析明滑光白者爲上其片有絶大而瑩潔者今人以飾燈籠亦古扇屛之遺意也江南生者多青黑不堪入藥謹按方書用雲母皆以白澤者爲貴惟中山衛叔卿單服法用雲母五色具者葛洪抱朴子云雲母有五種而人不能別當舉以向日看之陰地不見雜色也五色並具而多青者名雲英宜春服之五色並具而多赤者名雲珠宜夏服之五色並具而多白者名雲液宜秋服之五色並具而多黑者多雲母宜冬服之但有青黃二色者名雲砂宜季夏服之晶晶純白者名磷石四時可服也古方服五雲甚多然修鍊節度恐非文字可詳不可輕餌也損之曰青赤黃紫白者並堪服白色輕薄通透者爲上黑者不任用令人淋瀝發瘡

【修治】斅曰凡使黃黑者厚而頑赤色者經婦人手把者並不中用須要光瑩如冰色者爲上每一斤用小地膽草紫背天葵生甘草地黃汁各一鎰乾者細剉濕者取汁了于瓷堝中安置下天池水三鎰著火煮七日夜水火勿令失度雲母自然成碧玉漿在堝底却以天池水猛投其中攪之浮如蝸涎者即去之如此三度淘淨取沉香一兩搗作末以天池

英，色青白多赤者名雲珠，如冰〔一〕露乍黄乍白者名雲砂，黄白皛皛者名雲液，皎然純白明澈者名磷石。此六種並好，服各有時月。其黯黯純黑、有文斑斑如鐵者名雲膽，色雜黑而强肥者名地涿，此二種並不可服。鍊之有法，宜精細。不爾，入腹大害人。今江東惟用廬山者爲勝，青州者亦好，以沙土養之，歲月生長。【頌曰】今兖州雲夢山及江州、淳州、杭越間亦有之，生土石間。作片成層可析，明滑光白者爲上。其片有絶大而瑩潔者，今人以飾燈籠，亦古扇屏之遺意也。江南生者多青黑，不堪入藥。謹按：方書用雲母，皆以白澤者爲貴。惟中山衛叔卿單服法，用雲母五色具者。葛洪抱朴子云：雲母有五種，而人不能别，當舉以向日看之，陰地不見雜色也。五色並具而多青者名雲英，宜春服之。五色並具而多赤名雲珠，宜夏服之。五色並具而多白者名雲液，宜秋服之。五色並具而多黑者名〔二〕雲母，宜冬服之。但有青黄二色者名雲砂，宜季夏服之。皛皛純白者名磷石，四時可服也。古方服五雲甚多，然修鍊節度，恐非文字可詳，不可輕餌也。【損之曰】青、赤、黄、紫、白者並堪服，白色輕薄通透者爲上。黑者不任用，令人淋瀝發瘡。

【修治】【斅曰】凡使，黄黑者、厚而頑赤色者、經婦人手把者，並不中用。須要光瑩如冰色者爲上。每一斤，用小地膽草、紫背天葵、生甘草、地黄汁各一鎰，乾者細剉，濕者取汁了，于瓷堝中安置，下天池水三鎰，着火煮七日夜，水火勿令失度，雲母自然成碧玉漿在堝底。却以天池水猛投其中，攪之，浮如蝸涎者即去之。如此三度，淘净。取沉香一兩擣作末，以天池

〔一〕冰：原作「沫」。今據證類卷三雲母改。
〔二〕名：原作「多」。今據改同上。

原作去
捉挺一

水煎沉香湯二升以來分爲三度再淘雲母擦了日晒任用

○抱朴子曰服五雲之法或以桂葱水玉化之爲水或以露于鐵器中以原水熬之爲水或以消石合於筒中理之爲水或以蜜溲爲酪或以秋露漬之百日韋囊挺以爲粉或以無顛草樗血合餌之服至一年百病除三年反老成童五年役使鬼神○頌曰鍊粉法八九月間取雲母以礬石拌勻入瓦罐内封口三伏時則自柔軟去礬次日取百草頭上露水漬之百日韋囊挺以爲粉○時珍曰道書言鹽湯煮雲母可爲粉又云雲母一斤鹽一斗漬之銅器中蒸一日臼中搗成粉又云雲母一斤白鹽一升同搗細入重布袋挼之沃令鹽味盡懸高處風吹自然成粉

【氣味】甘平無毒○權曰有小毒惡徐長卿忌羊血粉○之才曰澤瀉爲之使畏鮀甲及流水○弘景曰鍊之用礬則柔爛亦是相畏也百草上露乃勝東流水亦有用五月茅屋溜水者○獨孤滔曰制汞伏丹砂

【主治】身皮死肌中風寒熱如在車船上除邪氣安五臟益子精明目久服輕身延年本經　下氣堅肌續絕補中療五勞七傷虛損少氣止痢久服悅澤不老耐寒暑志高神仙別錄　主下痢腸澼補腎冷甄權

水煎沉香湯二升以來，分爲三度，再淘雲母漿了，日晒任用。【抱朴子曰】服五雲之法：或以桂葱水玉化之爲水，或以露于鐵器中以原水熬之爲水，或以消石合於筒中埋〔一〕之爲水，或以蜜溲爲酪，或以秋露漬之百日，韋囊挻〔二〕以爲粉，或以無顛草、樗〔三〕血合餌之。服至一年百病除，三年反老成童，五年役使鬼神。【胡演曰】鍊粉法：八九月間取雲母，以礬石拌勻，入瓦罐內，封口，三伏時則自柔軟，去礬。次日，取百草頭上露水漬之。百日，韋囊挻以爲粉。【時珍曰】道書言：鹽湯煮雲母，可爲粉。又云：雲母一斤，鹽一斗漬之，銅器中蒸一日，臼中搗成粉。又云：雲母一斤，白鹽一升，同搗細，入重布袋挼之，沃令鹽味盡，懸高處風吹，自然成粉。

【氣味】甘，平，無毒。【權曰】有小毒，惡徐長卿，忌羊血〔四〕。【之才曰】澤瀉爲之使，畏鮀甲及流水。【弘景曰】鍊之用礬則柔爛，亦是相畏也。百草上露乃勝東流水。亦有用五月茅屋溜水者。【獨孤滔曰】制汞，伏丹砂。

【主治】身皮死肌，中風寒熱，如在車船上，除邪氣，安五臟，益子精，明目。久服輕身延年。本經。下氣堅肌，續絶補中，療五勞七傷，虚損少氣，止痢。久服悅澤不老，耐寒暑，志高神仙。別録。主下痢腸澼，補腎冷。甄權。

〔一〕埋：原作「理」。今據抱朴子内篇卷十一仙藥改。

〔二〕挻：原作「挺」。今據改同上。下一「挻」字同，不另注。

〔三〕樗：原作「摴」。今據改同上。

〔四〕血：下衍「粉」字。今據證類卷三雲母引藥性論删。

〔發明〕孫昇曰：雲母屬金，故色白而主肺。宗奭曰：古雖有服鍊法，今人服者至少，謹之至也。惟合雲母膏，治一切癰毒瘡等，方見和劑局方。〔慎微曰〕明皇雜錄云：開元中，名醫紀朋，觀人顏色談笑，知病淺深，不待胗脉。帝召入掖庭，看一宮人，每日昃則笑歌啼號，若狂疾，而足不能履地。朋視之曰：此必因食飽而大促力，頓仆於地而然。乃飲雲母湯，熟寐而失所苦。問之，乃言太華公主載誕，某當主謳，懼聲不能清長，因喫豘蹄羹，飽而歌大曲。曲罷覺胷中甚熱，戲於砌臺，因墜下，久而方甦，遂病此也。又經効方云：青城山丈人觀主康道豐，治百病雲母粉方：用雲母一斤，拆開揉入大瓶內築實，上澆水銀一兩封固，以十斤頂火煅赤取出，却拌香葱、紫連翹草二件，合搗如泥，後以夾絹袋盛，于大水盆內搖取粉，餘滓未盡，再添草藥重搗取粉。以木盤一面，于灰上印一淺坑，鋪紙傾粉在內，候乾焙之，以麫糊丸梧子大。遇有病者，服之無不効。知成都府辛諫議曾患大風，衆醫不愈，道豐進此，服之神驗。抱朴子曰：他物埋之即朽，著火即焦，而五雲入猛火中經時不焦，埋之不腐，故服之者長生，入水不濡，入火不燒，踐棘不傷。時珍曰：昔人言雲母壅尸，亡人不朽。盜發馮貴人冢，形貌如生，因共姦之；發晉幽公冢，百尸縱橫，及衣服皆如生人，中並有雲母壅之故也。

〔附方〕舊七，新七。

服食雲母：上白雲母二十斤薄擘，以露水八斗作湯，分半淘洗二次，又作二斗作湯，納芒消十斤，木器中漬二十日，取出，絹袋盛，懸屋上，勿見風日，令燥。以鹿皮爲囊揉之，從旦至午，篩滓復揉，得好粉五斗，餘者

【發明】【保昇曰】雲母屬金，故色白而主肺。【宗奭曰】古雖有服鍊法，今人服者至少，謹之至也。惟合雲母膏，治一切癰毒瘡等，方見和劑局方。【慎微曰】明皇雜録云：開元中，名醫紀朋，觀人顔色談笑，知病淺深，不待胗脉。帝召入掖庭，看一宫人，每日昃則笑歌啼號若狂疾，而足不能履地。朋視之曰：此必因食飽而大促力，頓仆於地而然。乃飲雲母湯，熟寐而失所苦。問之，乃言太華公主載誕，某當主謳，懼聲不能清長，因喫㹠蹄羹，飽而歌大曲。唱罷，覺胸中甚熱，戲於砌臺，因墜下，久而方甦，遂病此也。又經效方云：青城山丈人觀主康道豐，治百病雲母粉方：用雲母一斤，拆開，揉入大瓶内，築實，上澆水銀一兩封固，以十斤頂火煅赤。取出，却拌香葱、紫連翹草二件，合擣如泥。後以夾絹袋盛，于大水盆内摇取粉，餘滓未盡，再添草藥重擣取粉。以木盤一面，于灰上印一淺坑，鋪紙，傾粉在内，候乾焙之，以麪糊丸梧子大。遇有病者，服之無不效。知成都府辛諫議曾患大風，衆醫不愈，道豐進此，服之神驗。【抱朴子曰】他物埋之即朽，着火即焦，而五雲入猛火中經時不焦，埋之不腐。故服之者長生，入水不濡，入火不燒，踐棘不傷。【時珍曰】昔人言雲母壅尸，亡人不朽。盗發馮貴人冢，形貌如生，因共姦之。發晉幽公冢，百尸縱横，及衣服皆如生人。中並有雲母壅之故也。

【附方】舊七，新七。服食雲母。上白雲母二十斤薄擘，以露水八斗作湯，分半淘洗二次。又取〔一〕二斗作湯，納芒消十斤，木器中漬二十日，取出，絹袋盛，懸屋上，勿見風日，令燥。以鹿皮爲囊揉之，從旦至午，篩滓復揉，得好粉五斗，餘者

〔一〕取：原作「作」。今據千金方卷二十七服食法改。

舂之以粉一斗納崖蜜二斤攪擲入竹筒中薄削封口漆固埋北垣南崖下入地六尺覆土春夏四十日秋冬三十日出之當成水若洞洞不消更埋三十日此水能治萬病及勞氣風疼每以溫水一合和服之日三服十日小便當變黃二十日腹中寒澼消三十日齲齒更生四十日不畏風寒五十日諸病皆愈顏色日少長生神仙千金方

痰飲頭痛往來寒熱雲母粉二兩鍊過恒山一兩為末每服方寸匕湯服取吐忌生葱生菜深師方

牝瘧多寒雲母燒二日夜龍骨蜀漆燒去腥等分為散未發前漿水服半錢仲景金匱方

小兒下痢赤白及水痢雲母粉半兩煮白粥調食之食醫心鑑

赤白久痢積年不愈飲調雲母粉方寸匕服二服立見神効千金方

婦人帶下水和雲母粉方寸匕服立見神効千金方

小便淋疾溫水和雲母粉服三錢千金方

婦人難產經日不生雲母粉半兩溫酒調服入口即產不順者即順萬不失一陸氏云此是何德揚方也已救三五十人陸德堂方

粉滓面䵟雲母粉杏仁等分為末黃牛乳拌略蒸夜塗旦洗聖濟錄

風疹遍身百計不愈煅雲母粉清水調服二錢良千金方

一切惡瘡雲母粉傅之千金方

火瘡敗壞雲母粉和生羊髓塗之聖惠方

金瘡出血雲母粉傅之絕妙事林廣記

風熱汗出水和雲母粉服三錢不過再服立愈千金翼

棄之。以粉一斗納崖蜜二斤，攪糊，入竹筒中，薄削封口漆固，埋北垣南厓下，入地六尺，覆土。春夏四十日、秋冬三十日出之，當成水。若洞洞不消，更埋三十日。此水能治萬病及勞氣風疼。每以温水一合和服之，日三服。十日小便當變黄，二十日腹中寒澼消，三十日齲齒更生，四十日不畏風寒，五十日諸病皆愈，顔色日少，長生神仙。千金方。**痰飲頭痛**，往來寒熱。雲母粉二兩鍊過，恒山一兩，爲末。每服方寸匕，湯服取吐。忌生葱、生菜。深師方。**牝瘧多寒**。雲母燒二日夜，龍骨、蜀漆燒去腥，等分爲散。未發前，漿水服半錢。仲景金匱方。**小兒下痢**赤白及水痢。雲母粉半兩，煮白粥調食之。食醫心鑑。**赤白久痢**，積年不愈。飲調雲母粉方寸匕服，二服立見神效。千金翼[一]。**婦人帶下**。水和雲母粉方寸匕服，立見神效。千金方。**小便淋疾**。温水和雲母粉，服三錢。千金方。**婦人難産**，經日不生。雲母粉半兩，温酒調服，入口即産，不順者即順，萬不失一。陸氏云：此是何德揚方也，已救三五十人。積德堂方。**粉滓面䵟**。雲母粉、杏仁等分爲末，黄牛乳拌，略蒸，夜塗旦洗。聖濟録。**風癭遍身**，百計不愈。煅雲母粉，清水調服二錢，良。千金方。**一切惡瘡**。雲母粉傅之。千金方。**火瘡敗壞**。雲母粉和生羊髓塗之。聖惠方。**金瘡出血**。雲母粉傅之，絶妙。事林廣記。**風熱汗出**。水和雲母粉服三錢，不過再服，立愈。千金翼。

〔一〕翼：原作「方」。今據證類卷三雲母改。

白石英（本經上品）

【釋名】時珍曰：徐鍇云：英亦作瑛，玉光也。今五種石英皆石之似玉而有光瑩者。

【集解】別錄曰：白石英生華陰山谷及太山，大如指，長二三寸，六面如削，白澈有光，長五六寸者彌佳。其黃端白稜名黃石英，赤端白稜名赤石英，青端赤稜名青石英，黑澤有光名黑石英。二月采，亦無時。弘景曰：今醫家用新安所出，極細長白澈者，壽陽八公山多大者，不正用之。仙經大小並有用，惟須精白無瑕雜者。如此說，則大者爲佳。其四色英今不復用。恭曰：白石英所在皆有，今澤州、虢州、洛州山中俱出，虢州者大，徑三四寸，長五六寸。今通以澤州者爲勝。宗奭曰：白石英狀如紫石英，但差大而六稜，白色若水精。時珍曰：澤州有英鷄，食石英，性最補，見禽部。

【氣味】甘，微溫，無毒。別錄曰：辛。普曰：神農：甘。岐伯、黄帝、雷公、扁鵲：無毒。之才曰：惡馬目毒公。

【主治】消渴，陰痿不足，欬逆，胸膈間久寒，益氣，除風濕痺。久服輕身長年。本經。療肺痿，下氣，利小便，補五臟，通日月光，耐寒熱。別錄。治肺癰吐膿，欬逆上氣，疸黃。甄權。實大腸。好古。

五色石英：主治心腹邪氣，女人心腹痛，鎮心，胃中冷氣，益毛

白石英本經上品

【釋名】【時珍曰】徐鍇云：英，亦作瑛，玉光也。今五種石英，皆石之似玉而有光璧〔一〕者。

【集解】【别録曰】白石英生華陰山谷及太山，大如指，長二三寸，六面如削，白澈有光，長五六寸者彌佳。其黄端白稜，名黄石英；赤端白稜，名赤石英；青端赤稜，名青石英；黑澤有光，名黑石英。二月采，亦無時。【弘景曰】今醫家用新安所出，極細長白澈者。壽陽八公山多大者，不正用之。仙經大小並有用，惟須精白無瑕雜者。如此説，則大者爲佳。其四色英今不復用。【恭曰】白石英，所在皆有，今澤州、虢州、洛州山中俱出。虢州者大，徑三四寸，長五六寸。今通以澤州者爲勝。【宗奭曰】白石英狀如紫石英，但差大而六稜，白色若水精。【時珍曰】澤州有英鷄，食石英，性最補。見禽部。

【氣味】甘，微温，無毒。【别録曰】辛。【普曰】神農：甘。岐伯、黄帝、雷公、扁鵲：無毒。【之才曰】惡馬目毒公。

【主治】消渴，陰痿不足，欬逆，胸膈間久寒，益氣，除風濕痺。久服輕身長年。本經。療肺痿，下氣，利小便，補五臟，通日月光，耐寒熱。别録。治肺癰吐膿，欬逆上氣，疸黄。甄權。實大腸。好古。

五色石英。【主治】心腹邪氣，女人心腹痛，鎮心，胃中冷氣，益毛

〔一〕璧：江西本作「瑩」。皆可通。

髮，悅顏色，治驚悸，安魂定魄，壯陽道，下乳。隨臟而治：青治肝，赤治心，黃治脾，白治肺，黑治腎。（大明）

【發明】（藏器曰）濕可去枯，白石英、紫石英之屬是也。（時珍曰）白石英，手太陰、陽明氣分藥也，治痿痺肺癰枯燥之病。但係石類，止可暫用，不宜久服。（頌曰）古人服食，惟白石英爲重，紫石英但入五石飲。其黃、赤、青、黑四種，本草雖有名，而方家都不見用者。乳石論以鍾乳爲乳，以白石英爲石，是六英之貴，惟白石也。又曰：乳者陽中之陰，石者陰中之陽。故陽生十一月後甲子服乳，陰生五月後甲子服石。然而相反畏惡，動則爲害不淺。故乳石之發，方治雖多，而罕有濟者，誠不可輕餌也。（宗奭曰）紫、白二石英攻疾，可暫煮汁用，未聞久服之益。張仲景只令㕮咀，不爲細末，豈無意焉？若久服，宜詳審之。

【附方】舊二，新七。

服石英法：白石英一斤，打成豆大，于砂盆中和粗砂，着水挼二三千下，洗淨又挼，仍安新水熟挼至光淨，即以綿袋盛，懸門上。每日未梳前，以水或酒吞七粒，用飯二匙壓下小腹。一切穢惡、白酒、牛肉，石家所忌者皆不忌。久則新石推出陳石，石常在小腹内溫暖，則氣息調和，經脈通達，腰腎堅強，百病自除。石若得力，一斤即止；若不得力，十斤亦須服。此物光滑，既無滓碎着人腸胃作瘡，又無石氣發作諸病也。○又法：澤州白石英光淨無點翳者，打小豆大，去細者，水淘淨，袋盛，懸鐺内，清水五大升，煮汁一升，澄清，平早服。以汁煮粥更佳。服後飲酒髮，悦顔色，治驚悸，安魂定魄，壯陽道，下乳。隨臟而治：青治肝，赤治心，黄治脾，白治肺，黑治腎。大明。

【發明】【藏器曰】濕可去枯，白石英、紫石英之屬是也。【時珍曰】白石英，手太陰、陽明氣分藥也，治痿痺肺癰枯燥之病。但係石類，止可暫用，不宜久服。【頌曰】古人服食，惟白石英爲重。紫石英但入五石飲。其黄、赤、青、黑四種，本草雖有名而方家都不見用者。乳石論以鍾乳爲乳，以白石英爲石，是六英之貴，惟白石也。又曰：乳者陽中之陰，石者陰中之陽。故陽生十一月後甲子服乳，陰生五月後甲子服石。然而相反畏惡，動則爲害不淺。故乳石之發，方治雖多，而罕有濟者，誠不可輕餌也。【宗奭曰】紫、白二石英，攻疾可暫煮汁用，未聞久服之益。張仲景只令㕮咀，不爲細末，豈無意焉？若久服，宜詳審之。

【附方】舊二，新七。服石英法。白石英一斤，打成豆大，于砂盆中和粗砂，着水挼二三千下，洗净又挼，仍安柳箕〔一〕中，入蒿葉少許，同水熟挼至光净，即以綿袋盛，懸門上。每日未梳前，以水或酒吞七粒，用飯二匙壓下小腹。一切穢惡、白酒、牛肉，石家所忌者，皆不忌。久則新石推出陳石，石常在小腹内温暖，則氣息調和，經脉通達，腰腎堅强，百病自除。石若得力，一斤即止。若不得力，十斤亦須服。此物光滑，既無浮碎着人腸胃作瘡，又無石氣發作諸病也。〇又法：澤州白石英，光净無點瞖者，打小豆大，去細者，水淘净，袋盛，懸鐺内，清水五大升，煮汁一升，澄清，平早服。以汁煮粥更佳。服後飲酒

〔一〕箕：原作「萁」。今據外臺卷三十七服石法改。

腹 和作脛

三二石可行百步一袋可煮二十度如無力以布裹一埋南墻下三尺土內百日又堪用也○石煮豬肉法白石英一兩袋盛水三升煮四升豬肉一斤同蔥椒鹽豉煮以汁作羹食○石蒸羊肉法白石英三兩打作小塊精羊肉一斤包之荷葉裹之于一石米飯中蒸熟取出去石切肉和葱椒作小餛飩煮熟每旦空腹冷漿水吞一百個後以冷飯壓之百無所忌求不發動○石煮牛乳法白石英五兩搗碎密絹盛以牛乳三升酒三升同煎至四升去石以瓶收之每食前暖服三合治虛損勞瘦皮燥陰痿脚弱煩疼○石飼牸牛法白石英三斤搗篩取十歲以上生犢牸牛一隻每日和豆與食經七日即可收乳每旦熱服一升餘者作粥食百無所忌潤養臟腑悅澤肌肉令人體健○凡服石並忌芥菜蔓菁蕪荑葵菜薺苨宜食冬瓜龍葵壓石氣毒眞人千金翼

風虛冷痺諸陽不足及腎虛耳聾益精保神白石英三兩坩鍋內火煅酒淬三次入瓶中密封勿洩氣每早溫服一鍾以少飯壓之○一法磁石火煅醋淬五次白石英各五兩絹袋盛浸一斗酒中五六日溫服將盡更添酒千金翼

驚悸善忘心臟不安上膈風熱化痰安神白石英一兩朱砂一兩為散每服半錢食後煎金銀湯下簡要濟衆方

石水腹堅脹滿用白石英十兩捶豆大瓷瓶盛好酒二斗浸之以泥重封將馬糞及糠火燒之常令小沸從卯至午住火次日暖一中盞飲之日三度酒盡可再燒一度聖惠方

紫石英本經上品

三二盃，可行百步。一袋可煮二十度。如無力，以布裹埋南墻下三尺土内，百日又堪用也。○石煮豬肉法：白石英一兩，袋盛，水三斗〔一〕，煮四升，猪肉一斤，同葱、椒、鹽、豉煮，以汁作羹食。○石蒸羊肉法：白石英三兩，打作小塊，精羊肉一斤包之，荷葉裹之，于一石米飯中蒸熟，取出去石，切肉和葱椒作小餛飩，煮熟。每旦空腹冷漿水吞一百個，後以冷飯壓之。百無所忌，永不發動。○石煮牛乳法：白石英五兩，搗碎，密絹盛，以牛乳三升，酒三升，同煎至四升，去石，以瓶收之。每食前暖服三合。治虚損勞瘦，皮燥陰痿，脚弱煩疼。○石飼牸牛法：白石英三斤，搗篩。取十歲以上生犢牸牛一隻，每日和豆與食，經七日，即可收乳。每旦熱服一升，餘者作粥食。百無所忌。潤養臟腑，悦澤肌肉，令人體健。○凡服石並忌芥菜、蔓菁、蕪荑、葵菜、薺苨，宜食冬瓜、龍葵，壓石氣。孫真人千金翼。

風虚冷痺，諸陽不足及腎虚耳聾。益精保神。白石英三兩，坩鍋内火煅酒淬三次，入瓶中密封，勿洩氣。每早温服一鍾，以少飯壓之。○一法：磁石火煅醋淬五次，白石英各五兩，絹袋盛，浸一升酒中五六日，温服。將盡，更添酒。千金翼。**驚悸善忘**，心臟不安，上膈風熱。化痰安神。白石英一兩，朱砂一兩，爲散。每服半錢，食後煎金銀湯下。簡要濟衆方。**石水腹堅**脹滿。用白石英十兩，槌豆大，瓷瓶盛好酒二斗浸之，以泥重封，將馬糞及糠火燒之，常令小沸，從卯至午住火。次日暖一中盞飲之，日三度。酒盡可再燒一度。聖惠方。

紫石英本經上品

〔一〕斗：原作「升」。今據外臺卷三十七服石法改。

成石 訛作城

澈下一本有不

子

集解別録曰紫石英生太山山谷采無時普曰生太山或會稽欲令如削紫色達頭如樗蒲者弘景曰今第一用太山石色重澈下有根次出雹零山亦好又有南成石無根又有青綿石色亦重黑不明澈又有林邑石腹裏必有一物如眼吳興石四面纔有紫色無光澤會稽諸暨石形色如石榴子先時並雜用今惟采太山最勝仙經不正用而俗方重之禹錫曰按嶺表録云瀧州山中多紫石英其色淡紫其質瑩澈隨其大小皆五稜兩頭如箭鏃煮水飲之暖而無毒比之北中白石英其力倍矣宗奭曰紫石英明澈如水精但色紫而不匀時珍曰按太平御覽云自大峴至太山皆有紫石英太山所出甚環瑋平氏陽山縣所出色深特好烏程縣北壟山所出甚光明但小黑東莞縣爆山所出舊以貢獻江夏礬山亦出之永嘉固陶村小山所出芒角甚好但小薄爾

修治時珍曰凡入丸散用火煅醋淬七次研末水飛過晒乾入藥

氣味甘溫無毒別録曰辛普曰神農扁鵲味甘平李當之大寒雷公大溫岐伯甘無毒之才曰長石為之使畏扁青附子惡鮀甲黃連麥句薑得伏苓人參療心中結氣得天雄菖蒲療霍亂時珍曰服食紫石英乍寒乍熱者飲酒良

主治心腹欬逆邪氣補不足女子風寒在子宮絕孕十年無子久服溫中輕身延年本經療上氣心腹痛寒熱邪氣結氣補心氣不足定驚悸安魂魄填下焦止消渴除胃中久寒

【集解】【別録曰】紫石英生太山山谷，采無時。【普曰】生太山或會稽，欲令如削，紫色達頭如樗蒲者。【弘景曰】今第一用太山石，色重澈下有根。次出雹零山，亦好。又有南城〔一〕石，無根。又有青綿石，色亦重黑，不〔二〕明澈。又有林邑石，腹裏必有一物如眼。吴興石，四面纔有紫色，無光澤。會稽諸暨石，形色如石榴子。先時並雜用，今惟采太山最勝。仙經不正用，而俗方重之。【禹錫曰】按嶺表録云：瀧州山中多紫石英，其色淡紫，其質瑩澈，隨其大小皆五稜，兩頭如箭鏃。煮水飲之，暖而無毒，比之北中白石英，其力倍矣。【宗奭曰】紫石英明澈如水精，但色紫而不匀。【時珍曰】按太平御覽云：自大峴至太山，皆有紫石英。太山所出，甚瓌瑋。平氏陽山縣所出，色深特好。烏程縣北壟山所出，甚光明，但小黑。東莞縣爆山所出，舊以貢獻。江夏礬山亦出之。永嘉固陶村小山所出，芒角甚好，但小薄爾。

【修治】【時珍曰】凡入丸散，用火煅醋淬七次，研末，水飛過，晒乾入藥。

【氣味】甘，温，無毒。【別録曰】辛。【普曰】神農、扁鵲：味甘，平。李當之：大寒。雷公：大温。岐伯：甘，無毒。【之才曰】長石爲之使。畏扁青、附子。惡鮀甲、黄連、麥句薑。得伏苓〔三〕、人參，療心中結氣。得天雄、菖蒲，療霍亂。【時珍曰】服食紫〔四〕石英，乍寒乍熱者，飲酒良。

【主治】心腹欬逆邪氣，補不足，女子風寒在子宫，絶孕十年無子。久服温中，輕身延年。本經。

療上氣心腹痛，寒熱邪氣結氣，補心氣不足，定驚悸，安魂魄，填下膲，止消渴，除胃中久寒，

〔一〕城：原作「成」。今據證類卷三紫石英引陶隱居改。
〔二〕不：原脱。今據補同上。
〔三〕苓：原作「冬」。今據證類卷三紫石英改。
〔四〕紫：底本描改爲「紫」。餘金陵各本均作「皆」。據文義當爲「紫」字，因改。

散癰腫令人悅澤（別錄）養肺氣治驚癇蝕膿（甄權）

發明（好古曰紫石英入手少陰足厥陰經　權曰虛而驚悸不安者宜加用之　女子服之有子　頌曰乳石論無單服紫石者　五石散中用之　張文仲備急方有鎮心單服紫石煮水法　胡洽及千金方則多雜諸藥同用　今方治婦人及心病時有使者　時珍曰紫石英手少陰足厥陰血分藥也　上能鎮心重以去怯也　下能溫肝以去枯也　心生血　肝藏血　其性煖而補　故心神不安　肝血不足　及女子血海虛寒不孕者宜之　別錄言其補心氣　甄權言其養肺者　殊昧氣陽血陰營衛之別　惟本經所言諸證甚得此理）

附方（舊二新一）

虛勞驚悸（補虛止驚令人能食　紫石英五兩打如豆大　水淘一遍　以水一斗　煮取二升　細細服　或煮粥食　水盡可再煎之　張文仲方）

風熱瘛瘲（風引湯　治風熱瘛瘲及驚癇瘛瘲　紫石英　白石英　寒水石　石膏　乾薑　大黃　龍齒　牡蠣　甘草　滑石等分　㕮咀　水一升　煎去三分　食後溫呷　無不效者　仲景金匱方）

癰腫毒氣（紫石英火燒醋淬為末　生薑米醋煎傅之　摩亦得　日華本草）

菩薩石（日華）

釋名　放光石　陰精石（綱目　義　見下）

散癰腫，令人悅澤。別録。養肺氣，治驚癇，蝕膿。甄權。

【發明】【好古曰】紫石英，入手少陰、足厥陰經。【權曰】虛而驚悸不安者，宜加用之。女子服之有子。【頌曰】乳石論無單服紫石者，惟五石散中用之。張文仲備急方有鎮心單服紫石煮水法。胡洽及千金方則多雜諸藥同用。今方治婦人及心病，時有使者。【時珍曰】紫石英，手少陰、足厥陰血分藥也。上能鎮心，重以去怯也。下能益肝，濕以去枯也。心生血，肝藏血，其性煖而補，故心神不安，肝血不足及女子血海虛寒不孕者宜之。別録言其補心氣，甄權言其養肺者，殊昧氣陽血陰營衛之別。惟本經所言諸證，甚得此理。

【附方】舊二新一。**虛勞驚悸**。補虛止驚，令人能食。紫石英五兩，打如豆大，水淘一遍，以水一斗，煮取三升，細細服。或煮粥食，水盡可再煎之。張文仲方。**風熱瘛瘲**。風引湯：治風熱瘛瘲及驚癇瘛瘲。紫石英、白石英、寒水石、石膏、乾薑、大黃、龍齒、牡蠣、甘草、滑石等分，㕮咀，水一升，煎去三分，食後溫呷，無不效者。仲景金匱方。**癰腫毒氣**。紫石英火燒醋淬，爲末，生薑、米醋煎，傅之，摩亦得。日華本草。

菩薩石 日華

【釋名】放光石、陰精石綱目。義見下。

【集解】宗奭曰：嘉州峨眉山出菩薩石，色瑩白明澈，若太山狼牙石、上饒水精之類，日中照之有五色，如佛頂圓光，因以名之。時珍曰：出峨眉、五臺、匡廬岩竇間。其質六稜，或大如棗栗，其色瑩潔，映日則光采微茫，有小如櫻珠，則五色粲然可喜，亦石英之類也。丹爐家煅制作五金三黃匱。

【氣味】甘，平，無毒。【主治】解藥毒、蠱毒及金石藥發動作癰疽渴疾，消撲損瘀血，止熱狂驚癇，通月經，解風腫，除淋，並水磨服。蛇蟲蜂蠍、狼犬、毒箭等傷，並末傅之大明。明目去翳時珍。

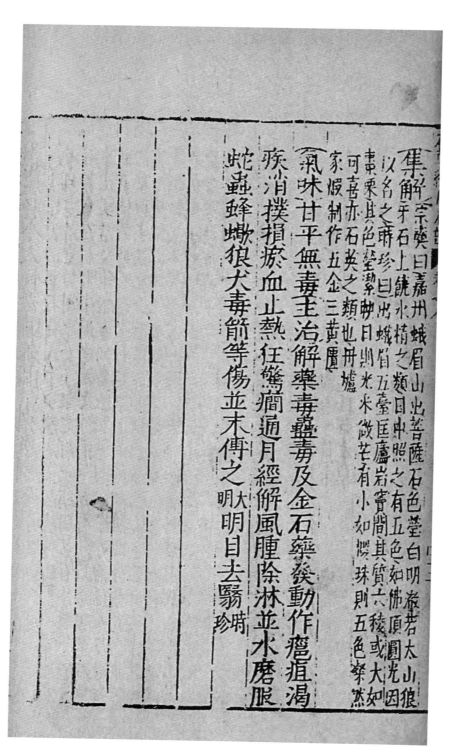

【集解】【宗奭曰】嘉州峨眉山出菩薩石，色瑩白明澈，若太山狼牙石、上饒水精之類，日中照之有五色，如佛頂圓光，因以名之。【時珍曰】出峨眉、五臺、匡盧岩竇間。其質六稜，或大如棗栗，其色瑩潔，映日則光采微芒，有小如櫻珠，則五色粲然可喜，亦石英之類也。丹爐家煅制，作五金三黃匱。

【氣味】甘，平，無毒。【主治】解藥毒、蠱毒及金石藥發動作癰疽渴疾，消撲損瘀血，止熱狂驚癇，通月經，解風腫，除淋，並水磨服。蛇、蟲、蜂、蠍、狼、犬、毒箭等傷，並末傅之。大明。明目去翳。時珍。

本草綱目石部目錄第九卷

石之三　石類上三十二種

右附方舊六十九新三百一十七

本草綱目石部目録第九卷

石之三　石類上三十二種

丹砂本經　水銀本經　水銀粉嘉祐○即輕粉　粉霜綱目

銀朱綱目　靈砂證類　雄黄本經　雌黄本經

石膏本經即寒水石○玉火石、龍石膏附　理石本經○白肌石附　長石本經

方解石别録　滑石本經　不灰木開寶○松石附　五色石脂本經

桃花石唐本　爐甘石綱目　井泉石嘉祐　無名異開寶

蜜栗子綱目　石鍾乳本經　孔公孽本經

殷孽本經○石牀、石花、石骨附　土殷孽别録　石腦别録

石髓拾遺　石腦油嘉祐○地溲附　石炭綱目○然石附

石灰本經　石麪綱目　浮石日華○暈石附　石芝綱目

右附方舊六十九，新三百一十七。

石部

石之三　石類上三十二種

丹砂（本經上品）

【釋名】朱砂【時珍曰】丹乃石名，其字從井中一點，象丹在井中之形，義出許慎說文。後人以丹爲朱色之名，故呼朱砂。

【集解】【別錄曰】丹砂生符陵山谷，采無時。光色如雲母可拆者良，作末名真朱。【弘景曰】即今朱砂也。俗醫別取武都仇池雄黃夾雌黃者，名爲丹砂，用之謬矣。符陵是涪州，接巴郡南，今無復采者。乃出武陵、西川諸蠻夷中，皆通屬巴地，故謂之巴砂。仙經亦用越砂，即出廣州臨漳者。此二處並好，惟須光明瑩澈爲佳。如雲母片者，謂之雲母砂。如樗蒲子、紫石英形者，謂之馬齒砂，亦好。如大小豆及大塊圓滑者，謂之豆砂。細末碎者，謂之末砂。此二種粗，不入藥用，但可畫用爾。采砂皆鑿坎入數丈許。雖同出一郡縣，亦有好惡。地有水井勝火井也。仙方鍊餌，最爲長生之寶。【恭曰】丹砂大畧二種，有土砂、石砂。其土砂復有塊砂、末砂，體並重而色黃黑，不任畫用，療瘡疥亦好，但不入心腹之藥。然可燒之，出水銀乃多也。其石砂有十數品，最上者爲光明砂，云一顆別生一石龕內，大者如雞卵，小者如棗栗，形似芙蓉，破之如雲母，光明照徹。在龕

本草綱目石部　卷之九

本草綱目石部第九卷

石之三　石類上三十二種

丹砂本經上品

【釋名】朱砂。【時珍曰】丹乃石名，其字從井中一點，象丹在井中之形，義出許慎説文。後人以丹爲朱色之名，故呼朱砂。

【集解】【别録曰】丹砂生符陵山谷，采無時。光色如雲母，可拆者良，作末名真朱。【弘景曰】即今朱砂也。俗醫别取武都仇池雄黄夾雌黄者，名爲丹砂，用之謬矣。符陵是涪州接巴郡南，今無復采者。乃出武陵、西川諸蠻夷中，皆通屬巴地，故謂之巴砂。仙經亦用越砂，即出廣州臨漳者。此二處並好，惟須光明瑩澈〔一〕爲佳。如雲母片者，謂之雲母砂。如樗蒲子、紫石英形者，謂之馬齒砂，亦好。如大小豆及大塊圓滑者，謂之豆砂。細末碎者，謂之末砂。此二種粗，不入藥用，但可畫用爾。采〔二〕砂皆鑿坎入數丈許。雖同出一郡縣，亦有好惡。地有水井，勝火井也。仙方鍊餌，最爲長生之寶。【恭曰】丹砂大略二種，有土砂、石砂。其土砂，復有塊砂、末砂，體並重而色黄黑，不任畫，用療瘡疥亦好，但不入心腹之藥。然可燒之，出水銀乃多也。其石砂有十數品，最上者爲光明砂。云一顆别生一石龕内，大者如鷄卵，小者如棗栗，形似芙蓉，破之如雲母，光明照徹，在龕

〔一〕澈：原作「散」。今據證類卷三丹砂改。
〔二〕采：原作「朱」。今據改同上。

中石上生得此者帶之辟惡爲上其次或出石中或出水內形塊大者如拇指小者如杏仁光明無雜名馬牙砂一名無重砂入藥及畫俱善俗間亦少有之其磨篏新井別井水井火井芙蓉石末石堆豆末等砂形類頗相似入藥及畫當擇去其雜土石便可用矣別有越砂大者如拳小者如鷄鴨卵形雖大其雜土石不如細而明淨者經言末之名真朱者謬矣嘗有一物以全末殊一名雷斅曰砂凡百等不可一一論有妙硫砂如拳許大或重一鎰有十四面面如鏡若遇陰沉天雨即鏡面上有紅漿汁出有梅栢砂如梅子許大夜有光生照見一室有白庭砂如帝珠子許大面上有小星現有神座砂金座砂玉座砂不經丹竈服之而自延壽命次有白金砂澄水砂陰成砂辰錦砂芙蓉砂鏡面砂箭鏃砂曹末砂土砂金星砂平面砂神末砂等不可一一細述也頌曰今出辰州宜州階州而辰砂爲最生深山石厓間土人采之穴地數十丈始見其苗乃白石耳謂之朱砂牀砂生石上其大塊者如鷄子小者如石榴子狀若芙蓉頭箭鏃連牀者紫黯若鐵色而光明瑩徹碎之嶄岩作墻壁又似雲母片可拆者真辰砂也無石者彌佳過此皆淘土石中得之非生於石牀者宜砂絕有大塊者碎之亦作墻壁但罕有類物狀而色亦深赤爲用不及辰砂蓋出土石間非白石牀所生也然近宜州隣地春州融州皆有砂故其水盡赤每煙霧鬱蒸之氣亦赤黃色土人謂之朱砂氣尤能作瘴癘爲人患也階砂又次之不堪入藥惟可畫色爾凡砂之絕好者爲光明砂其次謂之顆塊其次謂之鹿簌其下謂之末砂惟光明砂入藥餘並不用

中石臺上生。得此者帶之辟惡，爲上。其次或出石中，或出水内，形塊大者如拇指，小者如杏仁，光明無雜，名馬牙砂，一名無重砂，入藥及畫俱善，俗間亦少有之。其磨䇥〔一〕、新井、别井、水井、火井、芙蓉、石末、石堆、豆末等砂，形類頗相似。入藥及畫，當擇去其雜土石，便可用矣。别有越砂，大者如拳，小者如鷄鴨卵，形雖大，其雜土石，不如細而明净者。經言「末之名真朱」者，謬矣，豈有一物以全末殊名乎。【斅曰】砂凡百等，不可一一論。有妙硫砂，如拳許大，或重一鎰，有十四面，面如鏡，若遇陰沉天雨，即鏡面上有紅漿汁出。有梅柏砂，如梅子許大，夜有光生，照見一室。有白庭砂，如帝珠子許大，面上有小星現。有神座砂、金座砂、玉座砂，不經丹竈服之而自延壽命。次有白金砂、澄水砂、陰成砂、辰錦砂、芙蓉砂、鏡面砂、箭鏃砂、曹末砂、土砂、金星砂、平面砂、神末砂等，不可一一細述也。【頌曰】今出辰州、宜州、階州，而辰砂爲最。生深山石厓間，土人采之，穴地數十尺〔二〕始見其苗，乃白石，謂之朱砂牀。砂生石上，其大塊者如鷄子，小者如石榴子，狀若芙蓉頭、箭鏃。連牀者紫黯若鐵色而光明瑩澈，碎之嶄岩作墻壁，又似雲母片可拆者，真辰砂也，無石者彌佳。過此，皆淘土石中得之，非生於石牀者。宜砂絶有大塊者，碎之亦作墻壁，但罕有類物狀，而色亦深赤，爲用不及辰砂。蓋出土石間，非白石牀所生也。然近宜州鄰地春州、融州皆有砂，故其水盡赤。每煙霧鬱蒸之氣，亦赤黄色，土人謂之朱砂氣，尤能作瘴癘，爲人患也。階砂又次之，都〔三〕不堪入藥，惟可畫色爾。凡砂之絶好者，爲光明砂，其次謂之顆塊，其次謂之鹿簌，其下謂之末砂。惟光明砂入藥，餘並不用。【宗

〔一〕䇥：證類卷三丹砂作「嵳」。未詳孰是。
〔二〕尺：原作「丈」。今據證類卷三丹砂引圖經改。
〔三〕都：原脱。今據補同上。

頌曰丹砂今人謂之朱砂辰州砂多出蠻峒錦州界狤獠峒老鴉井其井深廣數十丈先聚薪于井焚之其青石壁迸裂處即有小龕龕中自有白石床其石如玉床上乃生砂小者如箭簇大者如芙蓉光明可鑑研之鮮紅砂泊床大者重七八兩至十兩晃州所出形如箭鏃帶石者得自土中非此比也〔承曰〕金州商州亦出一種砂色微黃作土氣陝西河東河北汴東汴西並以入藥長安蜀州研以代銀朱作漆器又信州近年出一種砂極有大者光芒牆壁略類宜州所產然有砒氣破之多作生砒色若入藥用見火恐殺人今浙中市肆牟利貨之不可不審〔時珍曰〕丹砂以辰錦者爲最麻陽即古錦州地佳者爲箭鏃砂結不實者爲肺砂細者爲末砂色紫不染紙者爲舊坑砂爲上色鮮染紙者爲新坑砂次之蘇頌陳承所謂階州金商州砂者乃陶弘景所謂武都雄黃非丹砂也范成大桂海志云本草以辰砂爲上宜砂次之然宜州出砂處與湖北大牙山相連北爲辰砂南爲宜砂地脈不殊無甚分別老者亦出白石牀上蘇頌乃云宜砂出土石間非石牀所生是未識此也別有一種色紅質嫩者名土坑砂乃土石間者不甚耐火邕州亦有砂大者數十百兩作塊黑暗少牆壁不堪入藥惟以燒取水銀頌云融州亦有今融州無砂乃邕州之訛也庚辛玉冊云丹砂石以五溪山峒中產者得正南之氣爲上麻陽諸山與五溪相接者次之雲南波斯西胡砂並光潔可用柳州一種砂全似辰砂惟塊圓如皂角子不入藥用商州黔州土丹砂宣信州砂皆內含毒氣及金銀銅鉛氣不可服張果丹砂要訣云丹砂者萬靈之

奭曰】丹砂今人謂之朱砂。辰州砂多出蠻峒，錦州界猺獠峒老鴉井，其井深廣數十丈，先聚薪于井焚之。其青石壁迸裂處，即有小龕。龕中自有白石牀，其石如玉。牀上乃生砂，小者如箭鏃，大者如芙蓉，光明可鑑，研之鮮紅。砂泊牀大者，重七八兩至十兩。晃州所出形如箭鏃帶石者，得自土中，非此比也。【承曰】金州、商州亦出一種砂，色微黄，作土氣，陝西、河東、河北、汴東、汴西並以入藥，長安、蜀州研以代銀朱作漆器。又信州近年出一種砂，極有大者，光芒墻壁，略類宜州所産，然有砒氣，破之多作生砒色。若入藥用，見火恐殺人。今浙中市肆往往貨之，不可不審。【時珍曰】丹砂以辰、錦者爲最。麻陽即古錦州地。佳者爲箭鏃砂，結不實者爲肺砂，細者爲末砂。色紫不染紙者爲舊坑砂，爲上品；色鮮染紙者爲新坑砂，次之。蘇頌、陳承所謂階州、金、商州砂者，乃陶弘景所謂武都雄黄，非丹砂也。范成大桂海志云：本草以辰砂爲上，宜砂次之。然宜州出砂處，與湖北大牙山相連。北爲辰砂，南爲宜砂，地脉不殊，無甚分别，老者亦出白石牀上。蘇頌乃云，宜砂出土石間，非石牀所生，是未識此也。别有一種色紅質嫩者，名土坑砂，乃土石間者，不甚耐火。邕州亦有砂，大者數十百兩，作塊黑暗，少墻壁，不堪入藥，惟以燒取水銀。頌云融州亦有，今融州無砂，乃邕州之訛也。臞仙庚辛玉册云：丹砂石以五溪山峒中産者，得正南之氣爲上。麻陽諸山與五溪相接者次之。雲南、波斯、西胡砂，並光潔可用。柳州一種砂，全似辰砂，惟塊圓如皂角子，不入藥用。商州、黔州土丹砂，宣、信州砂，皆内含毒氣及金銀銅鉛氣，不可服。張果丹砂要訣云：丹砂者，萬靈之

馬齒莧也

主居之南方或赤龍以建號或朱鳥以爲名上品生於辰錦州石穴中品生於交桂下品生於衡邵名有數種清濁體異真僞不同辰錦上品砂生白石牀之上十二枚爲一座色如未開蓮花光明耀日亦有九枚爲一座七枚五枚者次之每座中有大者爲主四圍小者爲臣朝護四面雜砂一二斗抱之中有芙蓉頭成顆者亦入上品文有如馬牙光明者爲上品白光若雲母爲中品文有紫靈砂圓長似笋而紅紫爲上品石片稜角生青光爲下品交桂所出但是座上及打石得形似芙蓉頭面光明者亦入上品顆粒而通明者爲中品片段不明澈者爲下品麻陽諸砂所出雖是紫砂得之砂石中者亦下品也有溪砂生溪州砂石之中土砂生土穴之中土石相雜故不入上品不可服餌唐李德裕黃冶論云光明砂者天地自然之寶在石室之間生雪牀之上如初生芙蓉紅苞未拆細者環擁大者處中有辰居之象有君臣之位光明外澈采之者尋石脉而求此造化之所鑄也土宿真君曰丹砂受青陽之氣始生礦石二百年成丹砂而青女孕又二百年而成鉛又二百成銀又二百年復得太和之氣化而爲金故諸金皆不若丹砂金爲上也

【修治】斅曰凡修事朱砂靜室焚香齋沐後取砂以香水浴過拭乾碎搗之鉢中更研三伏時取一瓷鍋子每朱砂一兩同甘草二兩紫背天葵一鎰五方草一鎰著砂上以東流水煮三伏時勿令水闕去藥以東流水淘淨乾熬又研如粉用小瓷瓶入青芝草山鬚草半兩蓋之下十斤火煅從巳至子方歇候冷取出細研用如要服則以熬蜜丸細麻子大空

主，居之南方。或赤龍以建號，或朱鳥以爲名。上品生於辰、錦州石穴，中品生於交、桂，下品生於衡、邵。名有數種，清濁體異，真僞不同。辰、錦上品砂，生白石牀之上，十二枚爲一座，色如未開蓮花，光明耀日。亦有九枚爲一座。七枚、五枚者次之。每座中有大者爲主，四圍小者爲臣朝護，四面雜砂一二斗抱之。中有芙蓉頭成顆者，亦入上品。又有如馬牙光明者，爲上品；白光若雲母，爲中品。又有紫靈砂，圓長似笋而紅紫，爲上品；石片稜角生青光，爲下品。交、桂所出，但是座上及打石得，形似芙蓉，頭面光明者，亦入上品。顆粒而通明者，爲中品。片段不明澈者，爲下品。衡、邵所出雖是紫砂，得之砂石中者，亦下品也。有溪砂，生溪州砂石之中；土砂，生土穴之中。土石相雜，故不入上品，不可服餌。唐李德裕黄冶〔一〕論云：光明砂者，天地自然之寶，在石室之間，生雪牀之上。如初生芙蓉，紅苞未拆。細者環拱，大者處中，有辰居之象，有君臣之位，光明外徹。采之者，尋石脉而求，此造化之所鑄也。【土宿真君曰】丹砂受青陽之氣，始生鉚石，二百年成丹砂而青女孕，又二百年而成鉛，又二百年成銀，又二百年復得太和之氣，化而爲金，故諸金皆不若丹砂金爲上也。

【修治】【斅曰】凡修事朱砂，静室焚香齋沐後，取砂以香水浴過，拭乾，碎擣之，鉢中更研三伏時。取一瓷鍋子，每朱砂一兩，同甘草二兩，紫背天葵一鎰，五方草一鎰，着砂上，以東流水煮三伏時，勿令水闕。去藥，以東流水淘净，乾熬。又研如粉，用小瓷瓶入青芝草、山鬚草半兩蓋之，下十斤，火煅，從巳至子〔二〕方歇，候冷取出，細研用。如要服，則以熬蜜丸細麻子大，空

〔一〕冶：原作「治」。今據卷一引據古今經史百家書目改。
〔二〕子：原作「午」。今據證類卷三丹砂引雷公云改。

廢服一丸〔時珍曰〕今法惟取好砂研末以流水飛三次用其末砂多雜石末鐵屑不堪入藥又法以絹袋盛砂用蕎麥灰淋汁煮三伏時取出流水浸洗過研粉飛晒用又用砂以石膽消石和埋土中可化爲水

【氣味】甘微寒無毒〔普曰〕神農甘黄帝岐伯苦有毒扁鵲苦李當之大寒〔權曰〕有大毒〔大明曰〕涼微毒〔之才曰〕惡磁石畏鹹水忌一切血〔時珍曰〕丹砂別錄云無毒岐伯甄權言有毒似相矛盾按何孟春餘冬錄云丹砂性寒而無毒入火則熱而有毒能殺人物性逐火而變此說是也丹砂之畏磁石鹹水者水克火也〔獨孤滔曰〕鐵遇神砂如泥似粉土宿真〔君曰〕丹砂用陰地厥地骨皮車前草馬鞭草皂莢石韋決明瞿麥南星白附子烏頭三角酸藕荷桑椹地榆紫河車地丁皆可伏制而金公以砂爲子有相生之道可變化之

【主治】身體五臟百病養精神安魂魄益氣明目殺精魅邪惡鬼久服通神明不老能化爲汞本經通血脈止煩滿消渴益精神悅澤人面除中惡腹痛毒氣疥瘻諸瘡輕身神仙別錄鎮心主尸疰抽風甄權潤心肺治瘡痂息肉并塗之大明治驚癇解胎毒痘毒驅邪瘧能發汗時珍

腹服一丸。【時珍曰】今法惟取好砂研末，以流水飛三次用。其末砂多雜石末、鐵屑，不堪入藥。又法：以絹袋盛砂，用蕎麥灰淋汁，煮三伏時取出，流水浸洗過，研粉飛晒用。又丹砂以石膽、消石和埋土中，可化爲水。

【氣味】甘，微寒，無毒。【普曰】神農：甘。岐伯：苦，有毒。扁鵲：苦。李當之：大寒。【權曰】有大毒。【大明曰】凉，微毒。

【之才曰】惡慈石，畏鹹水，忌一切血。【時珍曰】丹砂，别録云無毒，岐伯、甄權言有毒，似相矛盾。按何孟春餘冬録云：丹砂性寒而無毒，入火則熱而有毒，能殺人，物性逐火而變。此説是也。丹砂之畏慈石、鹹水者，水克火也。【敩曰】鐵遇神砂，如泥似粉。【土宿真君曰】丹砂用陰地厥、地骨皮、車前草、馬鞭草、皂莢、石韋、决明、瞿麥、南星、白附子、烏頭、三角酸、藕荷、桑椹、地榆、紫河車、地丁，皆可伏制。而金公以砂爲子，有相生之道，可變化〔一〕。

【主治】身體五臟百病，養精神，安魂魄，益氣明目，殺精魅邪惡鬼。久服通神明不老。能化爲汞。本經。通血脉，止煩滿消渴，益精神，悦澤人面，除中惡腹痛，毒氣疥瘻諸瘡。輕身神仙。別録。鎮心，主尸疰抽風。甄權。潤心肺，治瘡痂息肉，并〔二〕塗之。大明。治驚癇，解胎毒痘毒，驅邪瘧，能發汗。時珍。

〔一〕化：底本下有手書「之」字，餘金陵諸本無，今不取。

〔二〕并：證類卷三丹砂引日華子此前有「服」字。疑爲時珍有意删之。

靈騰

發明〔保昇曰〕朱砂法火，色赤而主心。〔杲曰〕丹砂純陰，納浮溜之火而安神明，凡心熱者非此不能除。〔好古曰〕乃心經血分主藥，主命門有餘。〔青霞子曰〕丹砂外包八石，內含金精，稟氣於甲，受氣於丙，出胎見壬，結塊成庚，增光歸戊，陰陽升降，各本其原，自然不死。若以氣衰血敗，體竭骨枯，八石之功稍能添益；若欲長生久視，保命安神，須餌丹砂。且丹石見火悉成灰燼，丹砂伏火，化為黃銀，能重能輕，能神能靈，能黑能白，能暗能明。一斛人擎，力難升舉；萬斤遇火，輕速上騰。鬼神尋求，莫知所在。〔時珍曰〕丹砂生於炎方，稟離火之氣而成，體陽而性陰，故外顯丹色而內含真汞。其氣不熱而寒，離中有陰也。其味不苦而甘，火中有土也。是以同遠志、龍骨之類則養心氣；同當歸、丹參之類則養心血；同枸杞、地黃之類則養腎；同厚朴、川椒之類則養脾；同南星、川烏之類則祛風。可以明目，可以安胎，可以解毒，可以發汗，隨佐使而見功，無所往而不可。夏子益《奇疾方》云：凡人自覺本形作兩人，並行並臥，不辨真假者，離魂病也。用辰砂、人參、茯苓濃煎日飲，真者氣爽，假者化也。《類編》云：錢丕少卿夜多惡夢，通宵不寐，自慮非吉。遇鄧州推官胡用之，曰：昔常如此。有道士教戴辰砂如箭鏃者，涉旬即驗，四五年不復有夢。因解髻中一絳囊遺之。即夕無夢，神魂安靜。道書謂丹砂辟惡安魂，觀此二事可徵矣。

○〔抱朴子曰〕臨沅縣廖氏家世世壽考，後徙去，子孫多夭折。他人居其故宅，復多壽考。疑其井水赤，乃掘之，得古人埋丹砂數十斛也。飲此水而得壽，況鍊服者乎？〔宗奭曰〕鄭康成注周禮，以丹砂、石膽、雄黃、礬石、慈石為五毒，古人惟以攻瘡瘍，而

【發明】【保昇曰】朱砂法火，色赤而主心。【杲曰】丹砂純陰，納浮溜之火而安神明，凡心熱者非此不能除。【好古曰】乃心經血分主藥，主命門有餘。【青霞子曰】丹砂外包八石，内含金精。禀氣於甲，受氣於丙，出胎見壬，結塊成庚，增光歸戊。陰陽升降，各本其原，自然不死。若以氣衰血敗，體竭骨枯，八石之功，稍能添益。若欲長生久視，保命安神，須餌丹砂。且丹石見火，悉成灰燼；丹砂伏火，化爲黄銀。能重能輕，能神能靈〔一〕，能〔二〕黑能白，能暗能明。一斛人擎，力難升舉；萬斤遇火，輕速上騰〔三〕。鬼神尋求，莫知所在。【時珍曰】丹砂生於炎方，禀離火之氣而成，體陽而性陰，故外顯丹色而内含真汞。其氣不熱而寒，離中有陰也。其味不苦而甘，火中有土也。是以同遠志、龍骨之類，則養心氣；同當歸、丹參之類，則養心血；同枸杞、地黄之類，則養腎；同厚朴、川椒之類，則養脾；同南星、川烏之類，則祛風。可以明目，可以安胎，可以解毒，可以發汗，隨佐使而見功，無所往而不可。夏子益奇疾方云：凡人自覺本形作兩人，並行並卧，不辨真假者，離魂病也。用辰砂、人參、伏苓，濃煎日飲，真者氣爽，假者化也。類編云：錢丕少卿夜多惡夢，通宵不寐，自慮非吉。遇鄧州推官胡用之曰：昔常如此。有道士教戴〔四〕辰砂如箭鏃者，涉旬即驗，四五年不復有夢。因解髻中一絳囊遺之。即夕無夢，神魂安静。道書謂丹砂辟惡安魂，觀此二事可徵矣。○【抱朴子曰】臨沅縣廖氏家，世世壽考。後徙去，子孫多夭折。他人居其故宅，復多壽考。疑其井水赤，乃掘之，得古人埋丹砂數十斛也。飲此水而得壽，况鍊服者乎。【頌曰】鄭康成注周禮，以丹砂、石膽、雄黄、礜〔五〕石、慈石爲五毒。古人惟以攻瘡瘍，而

〔一〕靈：原作「雲」。今據證類卷三丹砂改。
〔二〕能：原作「黄」。今據改同上。
〔三〕騰：原作「滕」。今據改同上。
〔四〕戴：原作「載」。今據醫説卷五治惡夢改。
〔五〕礜：原作「礬」。今據證類卷三丹砂改。

王字下有絹字
郎下在之字諮藏

本經以丹砂爲無毒故多鍊治服食鮮有不爲藥患者豈五
毒之說勝乎當以爲戒宗奭曰朱砂鎮養心神但宜生使若
鍊服少有不作疾者一醫疾服伏火者數粒一旦大熱數夕
而斃沈存中云表兄李勝鍊朱砂爲丹歲餘沐浴再入鼎誤
遺一塊其徒丸服之遂發懵冒一夕而斃夫生朱砂初生小
兒便可服因火力所變遂能殺人不可不謹陳文中曰小兒
初生便服朱砂輕粉白蜜黃連水欲下胎毒此皆傷脾敗陽
之藥輕粉下痰損心朱砂下涎損神兒實者服之軟弱者
服之易傷變生諸病也時珍曰葉石林避暑錄載林彥振謝
任伯皆服伏火丹砂俱病腦疽死張杲醫說載張憨子服食丹
砂病中消數年發鬢疽而死皆可爲服丹之戒而周密野語
載臨川周推官平生孱弱多服丹砂烏附藥晚年發背疽醫
悉歸罪丹石服解毒藥不效瘍醫老祝診脉曰此乃極陰證
正當多服伏火丹砂及三建湯乃用小劑試之復作大劑三
日後用膏敷貼半月而瘡平凡服三建湯一百五十服此又
與前諸說異蓋人之臟腑禀受萬殊在智者辨其陰陽脉證
不以先入爲主非妙
入精微者不能企此

附方舊二新二十六

服食丹砂（王作其人鍊丹方）丹砂一斤研末重
篩以醇酒沃之如泥狀盛以銅盤置
高閣上勿令婦女見燥則復以酒沃令如泥陰雨疾風則藏
之盡酒三斗乃曝之三百日當紫色齋戒沐浴七日靜室飯
丸麻子大常以平旦向日吞三丸一月三蟲出半年
諸病瘥一年鬚髮黑三年神人至太上玄變經 小神丹

也孱

本經以丹砂爲無毒，故多鍊治服食，鮮有不爲藥患者，豈五毒之説勝乎？當以爲戒。【宗奭曰】朱砂鎮養心神，但宜生使。若鍊服，少有不作疾者。一醫疾，服伏火者數粒，一旦大熱，數夕而斃。沈存中云：表兄李善〔一〕勝鍊朱砂爲丹，歲餘，沐砂〔二〕再入鼎，誤遺一塊。其徒丸〔三〕服之，遂發懵冒，一夕而斃。夫生硃砂，初生小兒便可服。因火力所變，遂能殺人，不可不謹。【陳文中曰】小兒初生，便服朱砂、輕粉、白蜜、黄連水，欲下胎毒。此皆傷脾敗陽之藥。輕粉下痰損心，朱砂下涎損神，兒實者服之軟弱，弱者服之易傷，變生諸病也。【時珍曰】葉石林避暑録載：林彦振、謝任伯皆服伏火丹砂，俱病腦疽死。張杲醫説載：張慤服食丹砂，病中消數年，發鬢疽而死。皆可爲服丹之戒。而周密野語載：臨川周推官平生孱弱，多服丹砂、烏、附藥，晚年發背疽。醫悉歸罪丹石，服解毒藥不效。瘍醫老祝胗脉曰：此乃極陰證，正當多服伏火丹砂及三建湯。乃用小劑試之，復作大劑，三日後用膏敷貼，半月而瘡平，凡服三建湯一百五十服。此又與前諸説異。蓋人之臟腑禀受萬殊，在智者辨其陰陽脉證，不以先入爲主。非妙入精微者，不能企此。

【附方】舊八，新二十六。

服食丹砂。三皇真人鍊丹方：丹砂一斤，研末重篩，以醇酒沃之如泥狀。盛以銅盤，置高閣上，勿令婦女見。燥則復以酒沃，令如泥，陰雨疾風則藏之。盡酒三斗，乃曝〔四〕之，三百日當紫色。齋戒沐浴七日，静室飯丸麻子大，常以平旦向日吞三丸。一月三蟲出，半年諸病瘥，一年鬚髮黑，三年神人至。太上玄變經。

小神丹

〔一〕善：原脱。今據夢溪筆談卷二十四雜誌補。
〔二〕砂：原作「浴」。今據改同上。
〔三〕丸：底本原作「九」，藏者添筆作「丸」。今據改同上。
〔四〕曝：原作「爆」。今據證類卷三丹砂改。

方真州末三斤，白蜜六斤，攪合日曝至可丸，丸麻子大。每旦服十丸。一年白髮反黑，齒落更生，身體潤澤，老翁成少。抱朴子內篇

明目輕身去三尸，除瘡癩。美酒五升，浸朱砂五兩，五宿，日乾研末，蜜丸小豆大。每服二十丸，白湯下。久服見效。衛生易簡方

神注丹方白茯苓四兩，糯米酒煮軟，竹刀切片，陰乾爲末，入朱砂末二錢，以乳香水打糊丸梧子大，朱砂末二錢爲衣。陽日二丸，陰日一丸。要秘精，新汲水下；要逆氣過精，溫酒下。並空心。王好古醫壘元戎

烏髭變白小雌雞二隻，只與烏油麻一件同水飼之。放卵時，收取先放者打竅，以朱砂末填入，糊定，同衆卵抱出雞取出，其藥自然結實，研粉，蒸餅和丸綠豆大。每酒下五七丸。不惟變白，亦且愈疾。張潞方

小兒初生六日，解胎毒，溫腸胃，壯氣血。朱砂豆大，細研，蜜一棗大，調與吮之，一日令盡。姚和衆至寶方

預解痘毒初發時或未出時，以朱砂末半錢，蜜水調服。多者可少，少者可無，重者可輕也。丹溪方

初生兒驚月內驚風欲死。朱砂磨新汲水，塗五心，最驗。斗門方

小兒驚熱夜臥多啼。朱砂半兩，牛黃一分，爲末。每服一字，犀角磨水調下。普濟方

急驚搐搦丹砂半兩，天南星一個一兩重者，炮裂酒浸，大蠍三個，爲末。每服一字，薄荷湯下。聖濟錄

○**驚忤不語**打撲驚忤，血入心竅，不能言語。朱砂爲末，以雄猪心血和丸麻子大。每棗湯下七丸。直指方

客忤卒死真丹方寸匕，蜜三合，和灌之。肘後方

癲癇狂亂歸神丹：治一切驚憂

方。真丹末三斤，白蜜六斤，攪合日曝，至可丸，丸麻子大，每旦服十丸。一年白髮反黑，齒落更生，身體潤澤，老翁成少。抱朴子内篇。**明目輕身**，去三尸，除瘡癩。美酒五升，浸朱砂五兩，五宿，日乾研末，蜜丸小豆大。每服二十丸，白湯下，久服見效。衛生易簡方。**神注丹方**。白伏苓四兩，糯米酒煮軟，竹刀切片，陰乾爲末，入朱砂末二錢，以乳香水打糊丸梧子大，朱砂末二錢爲衣。陽日二丸，陰日一丸。要秘精，新汲水下；要逆氣過精，温酒下。並空心。王好古醫壘元戎。**烏髭變白**。小雌鷄二隻，只與烏油麻一件，同水飼之。放卵時，收取先放者打竅，以朱砂末填入糊定，同衆卵抱出鷄，取出，其藥自然結實，研粉，蒸餅和丸緑豆大。每酒下五七丸。不惟變白，亦且愈疾。張潞方。**小兒初生**六日，解胎毒，温腸胃，壯氣血。朱砂豆大，細研，蜜一棗大，調與吮之，一日令盡。姚和衆至寶方。**預解痘毒**。初發時或未出時，以朱砂末半錢，蜜水調服。多者可少，少者可無，重者可輕也。丹溪方。**初生兒驚**。月内驚風欲死，朱砂磨新汲水塗五心，最驗。斗門方。**小兒驚熱**，夜卧多啼。朱砂半兩，牛黄一分，爲末。每服一字，犀角磨水調下。普濟方。**急驚搐搦**。丹砂半兩，天南星一個一兩重者，炮裂酒浸，大蠍三個，爲末。每服一字，薄荷湯下。○聖濟録。**驚忤不語**。打撲驚忤，血入心竅，不能言語。朱砂爲末，以雄猪心血和丸麻子大，每棗湯下七丸。○直指方。**客忤卒死**。真丹方寸匕，蜜三合和，灌之。肘後方。**癲癇狂亂**。歸神丹：治一切驚憂思慮多忘及一切心氣不足癲癇狂亂：猪心二个，切入大朱砂二兩、燈心三兩在內，麻扎，石器煮一伏時，取砂為末，以茯神末二兩，酒打薄糊丸梧子大。每服九丸至十五丸至二十五丸，麥門冬湯下。甚者乳香人參湯下。百一選方。

產後癲狂 敗血及邪氣入心，如見祟物，顛狂。用大辰砂一二錢，研細飛過，用飲兒乳汁三四茶匙調濕，以紫項地龍一條入藥，滾三滾，刮淨，去地龍不用，入無灰酒一盞，分作三四次服。何氏方。

心虛遺精 猪心一个，批片相連，以飛過朱砂末摻入，線縛，白水煮熟食之。唐瑤經驗方。

離魂異病 方見發明。

夜多惡夢 方見發明。

男婦心痛 朱砂、明礬枯等分為末，沸湯調服。摘玄方。

心腹宿癥 及卒得癥：朱砂研細，搜飯，以雄鷄一隻，餓二日，以飯飼之，收糞曝燥為末，溫酒服方寸匕，日三服。服盡更作，愈乃止。外臺秘要。

霍亂轉筋 身冷心下微溫者：朱砂研二兩，蠟三兩，和丸，著火籠中熏之，周匝厚覆，勿令烟洩，兼鋪下著火，令暖徹。良久當汗出而甦。外臺秘要。

辟瘴正陽 丹砂三兩，水飛。每服半錢，溫蜜湯下。普濟錄。

傷寒發汗 外臺秘要：治傷寒時氣溫疫，頭痛壯熱脈盛，始得一二日者。取真丹一兩，水一斗，煮一升，頓服，覆被取汗。忌生血物。○肘後用真丹末，酒調，遍身塗之，向火坐，得汗愈。

辟禳溫疫 上品朱砂一兩，細研，蜜和丸麻子大。常以太歲日平旦，一家大小勿食諸物，向東各吞三七丸，勿令近齒，永無溫疫。外臺。

諸般吐血 朱砂、蛤粉等分，為末，酒服二錢。○又方用思慮多忘，及一切心氣不足，癲癇狂亂。豮豬心二個，切，入大朱砂二兩、燈心三兩在內，麻扎，石器煮一伏時，取砂爲末，以伏神末二兩，酒打薄糊丸梧子大。每服九丸至十五丸、至二十五丸，麥門冬湯下。甚者，乳香人參湯下。百一選方。**産後癲狂**。敗血及邪氣入心，如見祟物，顛狂。用大辰砂一二錢，研細飛過，用飲兒乳汁三四茶匙調濕，以紫項地龍一條入藥，滚三滚，刮净，去地龍不用，入無灰酒一盞，分作三四次服。何氏方。**心虚遺精**。猪心一個，批片相連，以飛過朱砂末摻入，線縛，白水煮熟食之。唐瑶經驗方。**離魂異病**。方見「發明」。**夜多惡夢**。方見「發明」。**男婦心痛**。朱砂、明礬枯等分，爲末，沸湯調服。摘玄方。**心腹宿癥及卒得癥**。朱砂研細，搜飯，以雄鷄一隻，餓二日，以飯飼之，收糞曝燥爲末，温酒服方寸匕，日三服。服盡更作，愈乃止。外臺秘要。**霍亂轉筋**，身冷，心下微温者。朱砂研二兩，蠟三兩和丸，着火籠中熏之，周圍厚覆，勿令烟洩，兼牀下着火，令腹微煖，良久當汗出而甦。外臺秘要。**辟瘴正陽**。丹砂三兩，水飛。每服半錢，温蜜湯下。聖[一]濟録。**傷寒發汗**。外臺秘要治傷寒時氣温疫，頭痛壯熱脉盛，始得一二日者，取真丹一兩，水一斗，煮一升，頓服，覆被取汗。忌生血物。○肘後：用真丹末酒調，遍身塗之，向火坐，得汗愈。**辟禳温疫**。上品朱砂一兩，細研，蜜和丸麻子大，常以太歲日平旦，一家大小勿食諸物，向東各吞三七丸，勿令近齒，永無温疫。外臺。**諸般吐血**。朱砂、蛤粉等分，爲末，酒服二錢。○又方：丹

〔一〕聖：原作「普」。今據聖濟總録卷三十七瘧病門「丹砂散」改。

养豆加袜

砂半兩金薄四片蚯蚓三條同研丸小豆大每冷酒下二丸聖濟錄

妊娠胎動 朱砂末一錢和鷄子白三枚攪勻頻服胎死即出未死即安普濟方

子死腹中 不出朱砂一兩水煮數沸為末酒服立出十全博救方

目生障瞖 生辰砂一塊日日擦之自退王居實病此用之如故普濟方

目膜息肉 丹砂一兩五月五日研勻銅器中以水漿一盞臘水一盞浸七日暴乾銅刀刮下再研瓶收每點少許眥上聖濟錄

目生弩肉 及珠管真丹貝母等分為末點注日三四度肘後方

面上皯䵳 鷄子一枚去黃朱砂末一兩入鷄子內封固入白伏雌下抱至雞出取塗面即去不過五度面白如玉此乃陳朝張貴妃常用方出西王母枕中方外臺秘要

蠍蜂叮螫 朱砂末水塗之摘玄方

木蛭瘡毒 南方多雨有物曰木蛭大類鼻涕生於古木之上聞人氣則閃閃而動人過其下墮人體間即立成瘡久則遍體惟以朱砂麝香塗之即愈張杲醫說

產後腸出 不收丹砂傅之暗擲盆盎作墮地聲驚之即自收集簡

水銀 本經中品

【釋名】**汞** 別錄 **澒** 同汞 **靈液** 綱目 **姹女** 藥性

【時珍曰】其狀如水似銀故名水銀澒者流動貌方術家以水銀和牛羊豕三脂杵成膏以通草為炷照於有金寶處即知金銀銅鐵鉛玉龜蛇妖怪故謂之靈液【頌曰】廣雅水銀謂

砂半兩，金薄四片，蚯蚓三條，同研，丸小豆大。每冷酒下二丸。聖濟録。妊婦胎動。朱砂末一錢，和鷄子白三枚，攪匀頓服。胎死即出，未死即安。普濟方。子死腹中不出。朱砂一兩，水煮數沸，爲末。酒服立出。十全博救方。目生障瞖。生辰砂一塊，日日擦之，自退。王居雲病此，用之如故。普濟方。目膜息肉。丹砂一兩，五月五日研勻，銅器中以水漿一盞，臘水一盞，浸七日，暴乾，銅刀刮下，再研瓶收。每點少許眦上。聖濟録。目生弩肉及珠管。真丹、貝母等分，爲末，點注，日三四度。肘後方。面上皯䵳。鷄子一枚去黄，朱砂末一兩，入鷄子内封固，入白伏雌下，抱至雛出，取塗面即去。不過五度，面白如玉。此乃陳朝張貴妃常用方，出西王母枕中方。外臺秘要。沙蜂叮螫。朱砂末，水塗之。摘玄方。木蛭瘡毒。南方多雨，有物曰木蛭，大類鼻涕，生於古木之上，聞人氣則閃閃而動。人過其下，墮人體間，即立成瘡，久則遍體。惟以朱砂、麝香塗之，即愈。張杲醫説。産後舌出不收。丹砂傅之，暗擲盆盎作墮地聲驚之，即自收。集簡。

水銀本經中品

【釋名】汞別録、澒汞同、靈液綱目、姹女藥性。【時珍曰】其狀如水似銀，故名水銀。澒者，流動貌。方術家以水銀和牛、羊、豕三脂杵成膏，以通草爲炷，照於有金寶處，即知金銀銅鐵鉛、玉龜蛇妖怪，故謂之靈液。【頌曰】廣雅：水銀謂

鍍
銀　美豆加祢乃　也計波伊
汞　之乃乃豆之利　美豆加祢　之云年末宇曳乃　美豆加祢

之頌川蜀家名汞
其字亦通用耳

集解　別錄曰水銀生符陵平土出於丹砂　弘景曰今水銀有生熟此云生符陵平土者是出朱砂腹中亦有別出沙地者青白色最勝出於丹砂者是今燒粗末朱砂所得色小白濁不及生者甚能消化金銀使成泥人以鍍物是也燒時飛着釜上灰名汞粉俗呼為水銀灰最能去虱　恭曰水銀出於朱砂皆因熱氣未聞朱砂腹中自出之者火燒飛取人皆解法南人蒸取之得水銀雖少而朱砂不損但色少變黑爾　頌曰今出秦州商州道州邵武軍而秦州乃來自西羌界經云出於丹砂者乃是山石中采粗次朱砂作爐置砂於中下承以水上覆以盆器外加火煅養則煙飛於上水銀溜於下其色小白濁陶氏言別出沙地者青白色今不聞有此西羌人亦云如此燒取但其山中所生極多至於一山自拆裂人采得砂石皆大塊如升斗碎之乃可燒故西來水銀極多於南方者又取草汞法用細葉馬齒莧乾之十斤得水銀八兩或十兩先以槐木槌之向日東作架曝之三二日即乾如經年久燒存性盛入瓦甕內封口埋土坑中四十九日取出自成矣　時珍曰汞出於砂為真汞雷斅言有草汞陶弘景言有沙地汞淮南子言弱土之氣生白礜石礜石生白澒蘇頌言陶說者不聞有之按陳霆墨談云拂林國當日沒之處地有水銀海周圍四五十里國人取之近海十里許掘坑井數十乃使健夫駿馬皆貼金薄行近海邊日照金光晃耀則水銀滾沸如潮而來其勢若粘裂其人即回馬疾馳水銀隨趕

本草綱目石部

之澒，丹竈家名汞，其字亦通用耳。

【集解】【别録曰】水銀生符陵平土，出於丹砂。【弘景曰】今水銀有生熟。此云生符陵平土者，是出朱砂腹中。亦有别出沙地者，青白色，最勝。出於丹砂者，是今燒粗末朱砂所得，色小白濁，不及生者。甚能消化金銀，使成泥，人以鍍物是也。燒時飛着釜上灰，名汞粉，俗呼爲水銀灰，最能去蝨〔一〕。【恭曰】水銀出於朱砂，皆因熱氣，未聞朱砂腹中自出之者。火燒飛取，人皆解法。南人蒸取之，得水銀雖少，而朱砂不損，但色少變黑爾。【頌曰】今出秦州、商州、道州、邵武軍，而秦州乃來自西羌界。經云出於丹砂者，乃是山石中采粗次朱砂，作爐，置砂於中，下承以水，上覆以盆，器外加火煅養，則烟飛於上，水銀溜於下，其色小白濁。陶氏言别出沙地者青白色，今不聞有此。西羌人亦云如此燒取，但其山中所生極多，至於一山自拆裂，人采得砂石，皆大塊如升斗，碎之乃可燒煅，故西來水銀極多於南方者。又取草汞法：用細葉馬齒莧乾之，十斤得水銀八兩或十兩。先以槐木槌之，向日東作架晒之，三二日即乾。如經年久，燒存性，盛入瓦甕内，封口，埋土坑中四十九日，取出自成矣。【時珍曰】汞出於砂爲真汞。雷斆言有草汞。陶弘景言有沙地汞。淮南子言弱土之氣生白礜石，礜石生白澒。蘇頌言陶説者不聞有之。按陳霆墨談云：拂林國當日没之處，地有水銀海，周圍四五十里。國人取之，近海十里許，掘坑井數十，乃使健夫駿馬，皆貼金薄，行近海邊。日照金光晃耀，則水銀滾沸，如潮而來，其勢若粘裹。其人即回馬疾馳，水銀隨趕。

〔一〕蝨：原作「風」。今據證類卷四水銀改。

合一本

若行緩則人馬俱撲鐵也人馬行速則和銀勢遠力微過坑塹而溜積於中然後取之用香草同煎則成花銀此與中國所產不同按此說似與陶氏沙地所出相合又與陳藏器言人服水銀病拘攣但炙金物熨之則水銀必出蝕金之說相符蓋外番多丹砂其液自流為水銀不獨煉砂取出信矣庚辛玉冊秘訣云取砂汞法用瓷瓶盛朱砂不拘多少以紙封口香湯煮一伏時取入水火鼎內炭塞口鐵盤蓋定鑿地一孔放盌一个盛水連盤覆鼎於盌上鹽泥固縫周圍加火煅之待冷取出汞自流入盌矣邕州溪峒燒取極易以百兩為一銚銚之制似猪脬外糊厚紙數重貯之即不走漏若撒失在地但以川椒末或茶末收之或以真金及鍮石引之即上○嘉謨曰取去汞之砂殼名天流可點化

【修治】斅曰凡使勿用草汞并舊朱漆中者經別藥制過者在尸中過者半生半死者其朱砂中水銀色微紅收得後用葫蘆貯之免遺失若先以紫背天葵并夜交藤自然汁二味同煮一伏時其毒自退若修十兩二汁各七鎰

【氣味】辛寒有毒權曰有大毒大明曰無毒之才曰畏慈石砒霜寶[illegible]曰水銀得鉛則凝得硫則結并棗肉研之則散別法煅為膩粉粉霜唾研斃蝨銅得之則明灌尸中則後腐以金銀銅鐵置其上則浮得紫河車則伏得川椒則收可以勾金可為涌泉匱蓋藉死水銀之氣也土宿真君曰荷葉松葉松毛穀精草萱草金星草瓦松夏枯草忍冬莨菪子鴈來紅馬蹄香獨腳蓮水慈姑皆能制汞

若行緩，則人馬俱撲滅也。人馬行速，則水銀勢遠力微，遇坑塹而溜積於中。然後取之，用香草同煎，則成花銀，此與中國所産不同。按此説似與陶氏「沙地所出」相合，又與陳藏器言「人服水銀病拘攣，但炙金物熨之，則水銀必出蝕金」之説相符。蓋外番多丹砂，其液自流爲水銀，不獨鍊砂取出，信矣。胡演丹藥秘訣云：取砂汞法，用瓷瓶盛朱砂，不拘多少，以紙封口，香湯煮一伏時，取入水火鼎內，炭塞口，鐵盤蓋定。鑿地一孔，放盌一個盛水，連盤覆鼎於盌上，鹽泥固縫，周圍加火煅之，待冷取出，汞自流入盌矣。邕州溪峒燒取極易，以百兩爲一銚，銚之制似豬脬，外糊厚紙數重，貯之即不走漏。若撒失在地，但以川椒末或茶末收之。或以真金及鍮石引之即上。【嘉謨曰】取去汞之砂殼，名天流，可點化。

【修治】【斅曰】凡使勿用草汞，并舊朱漆中者，經別藥制過者，在尸中過者，半生半死者。其朱砂中水銀色微紅，收得後用壺蘆貯之，免遺失。若先以紫背天葵并夜交藤自然汁二味同煮一伏時，其毒自退。若修十兩，二汁各〔一〕七鎰。

【氣味】辛，寒，有毒。【權曰】有大毒。【大明曰】無毒。【之才曰】畏慈石、砒霜。【宗奭曰】水銀得鉛則凝，得硫則結，併棗肉研則散。別法煅爲膩粉、粉霜，唾研之死蝨〔二〕。銅得之則明，灌尸中則後腐，以金銀銅鐵置其上則浮，得紫河車則伏，得川椒則收。可以勾金，可爲涌泉匱，蓋藉死水銀之氣也。【土宿真君曰】荷葉、松葉、松脂、穀精草、萱草、金星草、瓦松、夏枯草、忍冬、莨菪子、雁來紅、馬蹄香、獨脚蓮、水慈姑，皆能制汞。

〔一〕各：原作「合」。今據證類卷四水銀改。
〔二〕蝨：原作「虱」。今據改同上。

粉霜作疥

【主治】疹瘻痂瘍白秃殺皮膚中蝨墮胎除熱殺金銀銅錫毒鎔化還復爲丹久服神仙不死(本經)以傅男子陰陰消無氣(別錄)利水道去熱毒(藏器)主天行熱疾除風安神鎮心治惡瘡瘑疥殺蟲催生下死胎(大明)治小兒驚熱涎潮(宗奭)鎮墜痰逆嘔吐反胃(時珍)

【發明】(弘景曰)還復爲丹事出仙經酒和日暴服之長生(權曰)水銀有大毒朱砂中液也乃還丹之元母神仙不死之藥能伏鍊五金爲泥(抱朴子曰)丹砂燒之成水銀積變又還成丹砂其去凡草木遠矣故能令人長生金汞在九竅則死人爲之不朽況服食乎●(藏器曰)水銀入耳能食人腦至盡入肉令百節攣縮倒陰絶陽人患瘡疥多以水銀塗之性滑重直入肉宜謹之頭瘡切不可用恐入經絡必緩筋骨百藥不治也(宗奭曰)水銀入藥雖各有法極須審謹有毒故也婦人多服絶娠今有水銀燒成丹砂醫人不曉誤用不可不謹害(韓愈云)太學博士李干遇方士柳泌能燒水銀爲不死藥以鉛滿一鼎按中爲空實以水銀蓋封四際燒爲丹砂服之下血四年病益急乃死余不知服食説自何世起殺人不可計而世慕尚之益至此其惑也在文書所記耳聞者不説今直取目見親與之游而以藥敗者六七公以爲世誡工部尚書

【主治】疥〔一〕瘻，痂瘍白秃，殺皮膚中蝨，墮胎，除熱，殺金銀銅錫毒。鎔化還復爲丹，久服神仙不死，本經。以傅男子陰，陰消無氣。別録。利水道，去熱毒。藏器。主天行熱疾，除風，安神鎮心，治惡瘡瘑疥，殺蟲，催生，下死胎。大明。治小兒驚熱涎潮。宗奭。鎮墜痰逆，嘔吐反胃。時珍。

【發明】【弘景曰】還復爲丹，事出仙經。酒和日暴，服之長生。【權曰】水銀有大毒，朱砂中液也。乃還丹之元母，神仙不死之藥，能伏鍊五金爲泥。【抱朴子曰】丹砂燒之成水銀，積變又還成丹砂，其去凡草木遠矣，故能令人長生。金汞在九竅，則死人爲之不朽，況服食乎？〇【藏器曰】水銀入耳能食人腦至盡，入肉令百節攣縮，倒陰絶陽。人患瘡疥，多以水銀塗之。性滑重，直入肉，宜謹之。頭瘡切不可用，恐入經絡，必緩筋骨，百藥不治也。【宗奭曰】水銀入藥，雖各有法，極須審謹，有毒故也。婦人多服絶娠。今有水銀燒成丹砂，醫人不曉誤用，不可不謹。唐韓愈云：太學士李干遇方士柳泌〔二〕，能燒水銀爲不死藥，以鉛滿一鼎，按中爲空，實以水銀，蓋封四際，燒爲丹砂。服之下血，四年病益急，乃死。余不知服食説自何世起，殺人不可計，而世慕尚之益至，此其惑也。在文書所記、耳聞者不説，今直取目見，親與之游而以藥敗者六七公，以爲世誡。工部尚書

〔一〕疥：原作「疹」。今據證類卷四水銀改。

〔二〕泌：原作「沁」。今據韓集舉正卷九改。下文均作「泌」，可爲旁證。

歸登自說服水銀得病有若燒鐵杖自顛貫其下摧而爲火射竅節以出狂痛呼號泣絶其裀席得水銀發且止唾血十數年以斃殿中御史李虛中疽發其背死刑部尚書李遜謂余曰我爲藥誤遂死刑部侍郎李建一旦無病死工部尚書孟簡邀我於萬州屏人曰我得秘藥不可獨不死今遺子一器可用棗肉爲丸服之別一年而病後有人至訊之曰前所服藥誤方且下之下則平矣病二歲竟卒東川節度御史大夫盧坦溺血肉痛不可忍乞死金吾將軍李道古以柳泌得罪食泌藥五十死海上此皆可爲戒者也蘄不死乃速得死謂之智可不可也五穀三牲鹽醯果蔬人所常御人相厚勉必曰強食今惑者皆曰五穀令人夭三牲皆殺人當務減節一鹽醯之餘禁忌十之二三不信常道而務鬼怪臨死乃悔後之好者又曰彼死者皆不得其道也我則不然始動曰藥動故病病去藥行乃不死矣及且死又悔嗚呼可哀也已 時珍曰水銀乃至陰之精稟沉着之性得凡火煅煉則飛騰靈變得人氣熏蒸則入骨鑽筋絶陽蝕腦陰毒之物無似之者而大明言其無毒本經言其久服神仙甄權言其還丹元母抱朴子以爲長生之藥六朝以下貪生者服食致成廢篤而喪厥軀不知若干人矣方士固不足道本草其可妄言哉水銀但不可服食爾而其治病之功不可掩也同黑鉛結砂則鎮墜痰涎同硫黄結砂則拯救危病此乃應變之兵在用者能得肯綮而執其樞機焉爾餘見鉛白霜及靈砂下

附方 舊五新二十四

初生不乳 咽中有噤物如麻豆許用水銀米粒大與之下咽即愈聖惠方

小

歸登，自説服水銀得病，有若燒鐵杖自顛貫其下，摧而爲火，射竅節以出，狂痛呼號泣絶。其裀席得水銀，發且止，唾血十數年以斃。殿中御史李虚中，疽發其背死。刑部尚書李遜謂余曰：我爲藥誤。遂死。刑部侍郎李建，一旦無病死。工部尚書孟簡，邀我於萬州，屏人曰：我得秘藥，不可獨不死，今遺子一器，可用棗肉爲丸服之。别一年而病。後有人至，訊之，曰：前所服藥誤，方且下之，下則平矣。病二歲卒。東川節度御史大夫盧坦，溺血，肉痛不可忍，乞死。金吾將軍李道古，以柳泌得罪，食泌藥，五十死海上。此皆可爲戒者也。蘄不死，乃速得死，謂之智，可不可也？五穀三牲，鹽醯果蔬，人所常御。人相厚勉，必曰「强食」。今惑者皆曰：「五穀令人夭，三牲皆殺人，當務減節。」一筵之饌，禁忌十之二三。不信常道而務鬼怪，臨死乃悔。後之好者又曰：「彼死者皆不得其道也，我則不然。」始動，曰：「藥動故病，病去藥行，乃不死矣。」及且死又悔。嗚呼！可哀也已。【時珍曰】水銀乃至陰之精，禀沉着之性。得凡火煅煉，則飛騰靈變；得人氣熏蒸，則入骨鑽筋。絶陽蝕腦，陰毒之物無似之者。而大明言其無毒，本經言其久服神仙，甄權言其還丹元母，抱朴子以爲長生之藥。六朝以下貪生者服食，致成廢篤而喪厥軀，不知若干人矣。方士固不足道，本草其可妄言哉！水銀但不可服食爾，而其治病之功，不可掩也。同黑鉛結砂，則鎮墜痰涎；同硫黄結砂，則拯救危病。此乃應變之兵，在用者能得肯綮[一]而執其樞機焉爾。餘見鉛白霜及靈砂下。

【附方】舊五，新二十四。

初生不乳，咽中有噤物如麻豆許。用水銀米粒大與之，下咽即愈。聖惠方。小

〔一〕綮：原作「背」。今據莊子養生主改

兒癇疾能壓一切熱水銀小豆許安盞中沉湯內煮一食頃與服勿仰兒頭恐入腦也聖濟方

急驚墜涎水銀半兩生南星一兩麝香半分為末入石腦油同搗和丸綠豆大每服一丸薄荷湯下

失心風疾水銀一兩藕節八个研成砂子丸如芡子大每服二丸磨刀水下一二服經驗方

精魅鬼病水銀一兩漿水一升炭火煎減三分取水銀一豆許神符褁吞之晚又服一二日止廣濟方

反胃吐食水不能停黑鉛水銀各一錢半結砂硫黃五錢官桂一錢為末每服六錢一半米湯一半自然薑汁調作一處服聖濟錄

消渴煩熱水銀一兩鉛一兩結砂皂莢一挺酥炙麝香一錢為末每服半錢白湯下聖濟錄

腦熱衄衊血上妄行水銀朱砂麝香等分為末每服半錢新汲水下宣明方

血汗不止方同上

妊婦胎動母欲死子尚在以此下之水銀朱砂各半兩研膏以牛膝半兩水五大盞煎汁入蜜調服半匙聖惠方

婦人難產水銀二兩先煎後服立出梅師方

胎死腹中其母欲死水銀二兩吞之立出梅師方

婦人斷產水銀以麻油煎一日空心服棗大一丸永斷不損人婦人良方

解金銀毒水銀一兩服之即出千金方

誤吞金銀及鐶子釵子以汞半兩吞之再服即出聖惠方

百蟲入耳水銀豆許傾入耳中以耳向下擊銅物數聲即出能食人腦非急切勿用聖濟錄

頭上生蝨水銀和蠟燭油揩之一夜皆死摘玄方

腋下

兒癇疾。能壓一切熱，水銀小豆許，安琖中，沉湯内煮一食頃與服。勿仰兒頭，恐入腦也。聖濟方。急驚墜涎。水銀半兩，生南星一兩，麝香半分，爲末，入石腦油同搗，和丸緑豆大。每服一丸，薄荷湯下。失心風疾。水銀一兩，藕節八個，研成砂子，丸如芡子大，每服二丸，磨刀水下，一二服。經驗方。精魅鬼病。水銀一兩，漿水一升，炭火煎減三分。取水銀一豆許，神符裹吞之，晚又服，一二日止。廣濟方。反胃吐食水不能停。黑鉛、水銀各一錢半，結砂，舶硫黄五錢，官桂一錢，爲末，每服六錢，一半米湯，一半自然薑汁，調作一處服。聖濟録。消渴煩熱。水銀一兩，鉛一兩，結砂，皂莢一挺酥炙，麝香一錢，爲末。每服半錢，白湯下。聖濟録。膽熱衄衊，血上妄行。水銀、朱砂、麝香等分，爲末，每服半錢，新汲水下。宣明方。血汗不止。方同上。妊婦胎動，母欲死，子尚在，以此下之。水銀、朱砂各半兩，研膏，以牛膝半兩，水五大盞，煎汁，入蜜調服半匙。聖惠方。婦人難産。水銀二兩，先煮後服，立出。梅師方。胎死腹中，其母欲死。水銀二兩吞之，立出。梅師方。婦人斷産。水銀以麻油煎一日，空心服棗大一丸，永斷，不損人。婦人良方。解金銀毒。水銀一兩，服之即出。千金方。誤吞金銀及鐶子、釵子。以汞半兩吞之，再服即出。聖惠方。百蟲入耳。水銀豆許，傾入耳中，以耳向下，擊銅物數聲即出。能食人腦，非急切勿用。聖濟録。頭上生蝨。水銀和蠟燭油揩之，一夜皆死。摘玄方。腋下胡臭水銀胡粉等分以面脂和頻摻之、千金方 少年面皰水銀胡粉等分研臘猪脂和夜塗旦拭勿見水三度良。肘後方 老小口瘡水銀一分黃連六分水二升煮五合含之日十次、普濟方 白癜風痒水銀數拭之即消、千金方 蟲癬瘙痒水銀胡粉等分研傅●又水銀蕪荑和酥傅之、外臺秘要 痔蟲作痒水銀棗膏各一兩同研綿裹納下部明日蟲出、梅師方 惡肉毒瘡一女年十四腕軟處生物如黃豆大半在肉中紅紫色痛甚諸藥不效一方士以水銀四兩白紙二張揉熟蘸銀擦之三日自落而愈 李樓怪證奇方 一切惡瘡水銀黃連胡粉熬黃各一兩研勻傅之乾則以唾調、肘後方 楊梅毒瘡水銀黑鉛各一錢結砂黃丹一錢乳香沒藥各五分爲末以紙卷作小撚染油點燈日照瘡三次七日見效●方廣附餘用水銀黑鉛結砂銀朱各二錢白花蛇一錢爲末作紙撚七條初日用三條自後日用一條香油點燈于爐中放被內熏之、勿透風頭上有瘡者連頭蓋之●一方水銀一錢二分黑鉛白錫各八分先結砂黃丹四分朱砂六分爲末分作十二帖每以香油浸燈盞內點於小桶中以被圍病人一坐之以鼻細細吸烟三日後口出惡物爲效、 瘡後生瞖水銀一錢號丹五錢研作六丸用銅鍋定火煅一日取出薄綿裹之、左瞖塞右耳右瞖塞左耳自然墜下、危氏方

水銀粉宋嘉祐

胡臭。水銀、胡粉等分，以面脂和，頻摻之。千金方。少年面皰。水銀、胡粉等分，研，臘豬脂和，夜塗旦拭，勿見水，三度瘥。肘後方。老小口瘡。水銀一分，黃連六分，水二升，煮五合，含之，日十次。普濟方。白癜風痒。水銀數拭之，即消。千金方。蟲癬瘙痒。水銀、胡粉等分，研傅。○又水銀、蕪荑，和酥傅之。外臺秘要。痔蟲作痒。水銀、棗膏各二兩同研，綿裹納下部，明日蟲出。梅師方。惡肉毒瘡。一女年十四，腕軟處生物如黃豆大，半在肉中，紅紫色，痛甚，諸藥不效。一方士以水銀四兩，白紙二張揉熟，蘸銀擦之，三日自落而愈。李樓怪證方。一切惡瘡。水銀、黃連、胡粉熬黃，各一兩，研勻傅之，乾則以唾調。肘後方。楊梅毒瘡。水銀、黑鉛各一錢結砂，黃丹一錢，乳香、没藥各五分，爲末。以紙卷作小撚，染油點燈，日照瘡三次，七日見效。○方廣附餘：用水銀、黑鉛結砂、銀朱各二錢，白花蛇一錢，爲末，作紙撚七條，頭日用三條，自後日用一條，香油點燈于爐中，放被内熏之，勿透風。頭上有瘡，連頭蓋之。○一方：水銀一錢二分，黑鉛、白錫各八分，共結砂，黃丹四分，朱砂六分，爲末，分作十二紙撚，以香油浸燈盞内，點於小桶中，以被圍病人坐之，以鼻細細吸烟，三日後口出惡物爲效。痘後生瞖。水銀一錢，虢丹五錢，研作六丸，坩鍋糊定，火煅一日取出，薄綿裹之。左瞖塞右耳，右瞖塞左耳，自然墜下。危氏方。

水銀粉 宋嘉祐

【釋名】汞粉 輕粉拾遺 峭粉日華 膩粉時珍曰：輕言其質，峭言其狀，膩言其性。昔蕭史與秦穆公女弄玉煉飛雲丹，第一轉乃輕粉，即此。

【修治】時珍曰：升煉輕粉法：用水銀一兩，白礬二兩，食鹽一兩，同研不見星，鋪于鐵器內，以小烏盆覆之，篩竈灰鹽水和，封固盆口，以炭打二炷香取開，則粉升於盆上矣。其白如雪，輕盈可愛。一兩汞可升粉八錢。又法：水銀一兩，皂礬七錢，白鹽五錢，同研，如上升煉。又法：先以皂礬四兩，鹽一兩，焰硝五錢，共炒黃，爲麴。水銀一兩，又麴二兩，白礬二錢，研勻，如上升煉。海客論云：諸礬不與水銀相合，而綠礬和鹽能制水銀成粉，何也？蓋水銀者金之魂魄，綠礬者鐵之精華，二氣同根，是以暫制成粉。無鹽則色不白。

【氣味】辛，冷，無毒。大明曰：畏慈石、石黃，忌一切血。本出于丹砂故也。時珍曰：溫燥，有毒，升也，浮也。黃連、土茯苓、陳醬、黑鉛、鐵漿可制其毒。

【主治】通大腸，轉小兒疳痺瘰癧，殺瘡疥癬蟲及鼻上酒皶，風瘡瘙痒。藏器 治痰涎積滯，水腫鼓脹，毒瘡。時珍

【發明】宗奭曰：水銀粉下膈涎，并小兒涎潮瘈瘲藥多用。然不可常服及過多，多則損人。若兼驚則危，須審之。蓋驚爲心氣不足，不可下，下之裏虛，驚氣入心，不可治。其人本虛，更須禁此，慎之至也。劉完素曰：銀粉能傷牙齒，蓋上下齒齦屬

【釋名】汞粉、輕粉拾遺、峭粉日華、膩粉。【時珍曰】輕言其質，峭言其狀，膩言其性。昔蕭史與秦穆公鍊飛雲丹，第一轉乃輕粉，即此。

【修治】【時珍曰】升鍊輕粉法：用水銀一兩，白礬二兩，食鹽一兩，同研不見星，鋪于鐵器内，以小烏盆覆之。篩竈灰，鹽水和，封固盆口。以炭打二炷香取開，則粉升於盆上矣。其白如雪，輕盈可愛。一兩汞，可升粉八錢。又法：水銀一兩，皂礬七錢，白鹽五錢，同研，如上升鍊。又法：先以皂礬四兩，鹽一兩，焰硝五錢，共炒黄爲麴。水銀一兩，又麴二兩，白礬二錢，研匀，如上升鍊。海客論云：諸礬不與水銀相合，而緑礬和鹽能制水銀成粉，何也？蓋水銀者金之魂魄，緑礬者鐵之精華，二氣同根，是以暫制成粉。無鹽則色不白。

【氣味】辛，冷，無毒。【大明曰】畏慈石、石黄，忌一切血，本出于丹砂故也。【時珍曰】温燥有毒，升也，浮也。黄連、土伏苓、陳醬、黑鈆、鐵漿，可制其毒。【主治】通大腸，轉小兒疳并[一]瘰癧，殺瘡疥癬蟲及鼻上酒皶，風瘡瘙痒。藏器。治痰涎積滯，水腫鼓脹，毒瘡。時珍。

【發明】【宗奭曰】水銀粉下膈涎并小兒涎潮瘛瘲藥多用。然不可常服及過多，多則損人。若兼驚則危，須審之。蓋驚爲心氣不足，不可下。下之裏虚，驚氣入心不可治。其人本虚，更須禁此，慎之至也。【劉完素曰】銀粉能傷牙齒。蓋上下齒齦屬

〔一〕并：原作「痺」。今據證類卷四水銀粉改。

手足陽明之經，毒氣感於腸胃，而精神氣血水穀既不勝其毒，則毒即循經上行而至齒齦嫩薄之分爲害也。時珍曰：水銀乃至陰毒物，因火煅丹砂而出，加以鹽礬煉而爲輕粉，加以硫黃升而爲銀朱，輕飛靈變，化純陰爲燥烈，其性走而不守，善劫痰涎，消積滯。故水腫風痰濕熱毒瘡被劫，涎從齒齦而出，邪鬱爲之暫開，而疾因之亦愈。若服之過劑，或不得法，則毒氣被蒸，竄入經絡筋骨，莫之能出。痰涎既去，血液耗亡，筋失所養，營衛不從，變爲筋攣骨痛，發爲癰腫疳漏，或手足皸裂，蟲癬頑痺，經年累月，遂成廢痼，其害無窮。觀丹客升鍊水銀輕粉，鼎器稍失固濟，鐵石撼透，况人之筋骨皮肉乎？陳文中言輕粉下痰而損心氣，小兒不可輕用，傷脾敗陽，必變他證，初生尤宜慎之。而演山氏謂小兒在胎，受母飲食熱毒之氣，畜在胷膈，故生下个个發驚，宜三日之內，與黃連去熱，輕粉散毒，又與人參朱砂蜜湯解清心肺積毒，既化，兒可免此患。二說不同，各有所見。一消無胎毒者不可輕服，一謂有胎毒者宜預解之，用者宜審。

【附方】舊三，新三十二。

小兒初生：浴湯中入鹽少許，拭乾，以膩粉少許摩其身，旣不畏風，又散諸氣。全幼心鑑。

初生鎖肚：證由胎中熱毒結於肛門，兒生之後閉而不通三日者，急令婦人咂兒前後心、手足心幷臍七處四五次，以輕粉半錢，蜜少許，温水化開，時時與少許，以通爲度。全幼心鑑。

小兒涎喘：服藥不退口者，用無雄雞子一个取清，入輕粉抄十錢拌和，銀器盛，置湯瓶上蒸熟。三歲兒盡食，當吐痰或泄而愈。氣實者乃可用。演山活幼手足陽明之經，毒氣感於腸胃，而精神氣血水穀既不勝其毒，則毒即循經上行，而至齒齦嫩薄之分爲害〔一〕也。【時珍曰】水銀乃至陰毒物，因火煅丹砂而出，加以鹽、礬鍊而爲輕粉，加以硫黄升而爲銀朱，輕飛靈變，化純陰爲燥烈。其性走而不守，善劫痰涎，消積滯。故水腫風痰、濕熱毒瘡被劫，涎從齒齦而出，邪鬱爲之暫開，而疾因之亦愈。若服之過劑，或不得法，則毒氣被蒸，竄入經絡筋骨，莫之能出。痰涎既去，血液耗亡，筋失所養，營衛不從。變爲筋攣骨痛，發爲癰腫疳漏，或手足皸裂，蟲癬頑痺，經年累月，遂成廢痼，其害無窮。觀丹客升鍊水銀、輕粉，鼎器稍失固濟，鐵石撼透，况人之筋骨皮肉乎？陳文中言輕粉下痰而損心氣，小兒不可輕用，傷脾敗陽，必變他證，初生尤宜慎之。而演山氏謂小兒在胎，受母飲食熱毒之氣，畜在胸膈，故生下個個發驚，宜三日之内與黄連去熱，膩粉散毒，又與人參朱砂蜜湯，解清心肺，積毒既化，兒可免此患。二説不同，各有所見。一謂無胎毒者，不可輕服；一謂有胎毒者，宜預解之。用者宜審。

【附方】舊三，新三十二。**小兒初生**。浴湯中入鹽少許，拭乾，以膩粉少許摩其身，既不畏風，又散諸氣。全幼心鑑。**初生鎖肚**。證由胎中熱毒，結於肛門。兒生之後，閉而不通三日者，急令婦人咂兒前後心、手足心并臍七處四五次，以輕粉半錢，蜜少許，温水化開，時時與少許，以通爲度。全幼心鑑。**小兒涎喘**服藥不退者。用無雄鷄子一個取清，入輕粉抄十錢拌和，銀器盛，置湯瓶上蒸熟。三歲兒盡食，當吐痰或泄而愈。氣實者乃可用。演山活幼

〔一〕害：原作「審」。今據素問玄機原病式六氣爲病熱類改。

議。幼兒哯乳不止，服此立效。膩粉一錢，鹽豉七粒去皮，研勻，丸麻子大，每服三丸，藿香湯下。活幼口議。

小兒喫泥及肚脹，用膩粉一分，沙糖和丸麻子大，空心米飲下一丸，良久泄出泥土，瘥。經驗方。

大小便閉脹悶欲死，二三日則殺人。膩粉一錢，生麻油一合，相和，空心服。聖惠方。

大便壅結：膩粉半錢，沙糖一彈丸，研丸梧子大，每服五丸，臨臥溫水下。○又方：膩粉二錢，黃丹一錢，為末，每米飲服一錢。普濟方。

血痢腹痛：膩粉五錢，定粉三錢，同研，水浸蒸餅心少許，和丸綠豆大，每服七丸或十丸，艾一枝，水一盞，煎湯下。秘寶方。

消中嗜食：多因外傷瘅熱，內積憂思，啖食鹹物及麪，致脾胃乾燥，飲食倍常，不生肌肉，大便反堅，小便無度。輕粉一錢為末，薑汁拌勻，長流水下，齒浮是效，後服豬肚丸補之。范氏得效方。

一切虛風：不二散，用汞粉一兩，湯煎五度，如麻腳，慢火焙乾，麝香半兩，細研，每服一字，溫水調下。孫用和秘寶方。

水氣腫滿：汞粉一錢，烏雞子去黃，盛粉，蒸餅包蒸熟，取出，苦葶藶炒一錢，同蒸餅杵丸綠豆大，每車前湯下三五丸，日三服，神效。醫壘元戎。

痘瘡生翳：輕粉、黃丹等分，為末。左目患吹右耳，右目吹左耳，即退。王氏痘疹方。

女人面脂：太真紅玉膏：輕粉、滑石、杏仁去皮等分，為末，蒸過，入腦、麝少許，以雞子清調勻，洗面畢傅之。旬日後色如紅玉。閨閣事宜。

抓破面皮：生薑自然汁調輕粉末搽之，更無痕跡。救急方。

牙齒疼痛：輕粉一錢，大蒜一瓣，杵餅，安膈骨前口議。幼兒哯乳不止。服此立效。膩粉一錢，鹽豉七粒，去皮研匀，丸麻子大，每服三丸，藿香湯下。活幼口議。小兒喫泥及䑋肚。用膩粉一分，沙糖和丸麻子大，空心米飲下一丸，良久泄出泥土，瘥。經驗方[一]。大小便閉，脹悶欲死，二三日則殺人。膩粉一錢，生麻油一合，相和，空心服。聖惠方。大便壅結。膩粉半錢，沙糖一彈丸，研，丸梧子大。每服五丸，臨卧温水下。〇又方：膩粉二錢，黄丹一錢，爲末，每米飲服一錢。普濟方。血痢腹痛。膩粉五錢，定粉三錢，同研，水浸蒸餅心少許，和丸緑豆大，每服七丸或十丸，艾一枚，水一盞，煎湯下。秘寶方。消中嗜食。多因外傷癉[二]熱，内積憂思，啖食鹹物及麪，致脾胃乾燥，飲食倍常，不生肌肉，大便反堅，小便無度。輕粉一錢爲末，薑汁拌匀，長流水下，齒浮是效。後服猪肚丸補之。危氏得效方。一切虚風。不二散：用膩粉一兩，湯煎五度如麻[三]脚，慢火焙乾，麝香半兩，細研。每服一字，温水調下。孫用和秘寶方。水氣腫滿。汞粉一錢，烏鷄子去黄，盛粉，蒸餅包，蒸熟取出，苦葶藶炒一錢，同蒸餅杵丸緑豆大，每車前湯下三五丸，日三服，神效。醫壘元戎。痘瘡生瞖。輕粉、黄丹等分，爲末，左目患吹右耳，右目吹左耳，即退。王氏痘疹方。女人面脂。太真紅玉膏：輕粉、滑石、杏仁去皮，等分，爲末，蒸過，入腦、麝少許，以鷄子清調匀，洗面畢傅之，旬日後，色如紅玉。閨閣事宜。抓破面皮。生薑自然汁調輕粉末搽之，更無痕迹。救急方。牙齒疼痛。輕粉一錢，大蒜一瓣，杵餅，安膈骨前

〔一〕方：原作「也」。今據證類卷四水銀粉改。
〔二〕癉：原作「痺」。今據得效方卷七大方脉雜醫科改。
〔三〕麻：證類之大觀宋刊、政和晦明軒本卷四水銀粉及備急總效方卷一風均作「茶」。其餘證類刊本則作「麻」。均可通。

陷中，先以銅錢隔了，用蜆殼蓋定扎住，一宿愈。左疼安右，右疼安左、摘玄方。**風蟲牙疳**膿血有蟲。輕粉一錢，黃連一兩，為末，摻之、普濟方。**小兒耳爛**輕粉、棗子灰等分，研，油調傅、摘玄方。**底耳腫痛**汁水不絕。輕粉一錢，麝香一分，為末摻之、簡便方。**爛弦風眼**膩粉末，口津和，點大眥，日二三次、聖惠方。**小兒頭瘡**葱汁調膩粉塗之○又方：雞子黃炒出油，入麻油及膩粉末傅之、集簡方。**小兒生癬**豬脂和輕粉抹之、直指方。**牛皮惡癬**五更食炙牛肉一片，少刻以輕粉半錢，溫酒調下、直指方。**楊梅瘡癬**嶺南衛生方用汞粉、大風子肉等分，為末，塗之即愈●醫方摘要用輕粉二錢，杏仁四十二个，去皮，洗瘡拭乾摻之，不過三次即愈。乾則以鵞膽汁調。**楊梅毒瘡**醫學統旨用輕粉一錢，雄黃、丹砂各二錢半，槐花炒、龜版炙各一兩，為末，糊丸梧子大，每服一錢，冷茶下，日二服，七日愈●楊誠經驗方用輕粉、胡桃仁、槐花炒研、紅棗肉各二錢，搗丸，分作三服。初日雞湯下，二日酒下，三日茶下。三日服盡，五日瘡乾，七日痂落●一方用豶豬腎一對，去膜批開，各摻輕粉一錢扎定，麻油二兩熬熟，頻食。不破口腫牙，仍服金銀花藥●一方用大雞卵一个，去黃留白，入輕粉一錢，攪勻，帋糊口，蒸熟食。**下疳陰瘡**輕粉末乾摻之，即結靨而愈、萬表積善堂方。**臁瘡不合**以虀汁溫洗拭乾，用葱汁調輕粉傅之●一方輕粉五分，黃蠟一兩，以粉摻紙上，以蠟鋪之、待花蕊上黃水出即愈、抹瀕湖方。**癰疽**

陷中。先以銅錢隔了，用蜆殼蓋定扎住，一宿愈。左疼安右，右疼安左。摘玄方。風蟲牙疳，膿血有蟲。輕粉一錢，黄連一兩，爲末摻之。普濟方。小兒耳爛。輕粉、棗子灰等分，研，油調傅。摘玄方。底耳腫痛，汁水不絶。輕粉一錢，麝香一分，爲末摻之。簡便方。爛弦風眼。膩粉末，口津和，點大眦，日二三次。聖惠方。小兒頭瘡。葱汁調膩粉塗之。○又方：鷄子黄炒出油，入麻油及膩粉末，傅之。集簡方。小兒生癬。豬脂和輕粉抹之。直指方。牛皮惡癬。五更食炙牛肉一片，少刻以輕粉半錢，温酒調下。直指方。楊梅瘡癬。嶺南衛生方用汞粉、大風子肉等分，爲末，塗之即愈。○醫方摘玄用輕粉二錢，杏仁四十二個去皮，洗瘡拭乾搽之，不過三次即愈。乾則以鵝膽汁調。楊梅毒瘡。醫學統旨用輕粉一錢，雄黄、丹砂各二錢半，槐花炒、龜版炙各一兩，爲末，糊丸梧子大，每服一錢，冷茶下，日二服，七日愈。○楊誠經驗方用輕粉、胡桃仁、槐花炒研、紅棗肉各二錢，搗丸，分作三服。初日鷄湯下，二日酒下，三日茶下，三日服盡，五日瘡乾，七日痂落。○一方：用豶豬腎一對，去膜批開，各摻輕粉一錢扎定，麻油二兩煤熟，頓食，不破口腫牙。仍服金銀花藥。○一方：用大鷄卵一個，去黄留白，入輕粉一錢攪勻，紙糊，飯上蒸熟食。下疳陰瘡。輕粉末乾摻之，即結靨而愈。萬表積善堂方。臁瘡不合。以虀汁温洗拭乾，用葱汁調輕粉傅之。○一方：輕粉五分，黄蠟一兩，以粉摻紙上，以蠟鋪之，縛在瘡上，黄水出即愈。永類方。癧疽

粉志名伊乃
也或可倍志

照疹揚梅諸瘡水銀一兩朱砂雄黃各二錢半白礬綠礬各二兩半研勻罐盛燈盞蓋定鹽泥固濟文武火鍊升罐口掃下每以三錢入乳香沒藥各五分酒太乙膏上貼之絕效名曰五寶霜

粉霜 綱目

【釋名】水銀霜 白雪綱目 白靈砂 【時珍曰】以汞粉轉升成霜故曰粉霜抱朴子云白雪粉霜是以海鹵爲質蓋以土鼎勿波精華七日乃成要足陽氣不爲陰陵惟薑藕地丁河車可以煉之點化在仙爲玄壺在人爲精氣在丹爲木精在造化爲白雪在天爲甘露

【修治】【時珍曰】升鍊法用真汞粉一兩入瓦罐內令勻以燈盞仰蓋罐口鹽泥塗縫先以小炭火鋪罐底四圍以水濕紙不住手在燈盞內擦勿令間斷逐漸加火至罐頸住火冷定取出即成霜如白蠟按外臺秘要載古方崔氏造水銀霜法云用水銀十兩石硫黃十兩各以一鐺熬之良久銀熱黃消急傾入一鐺少緩即不相入仍急攪之良久硫成灰銀不見乃下伏龍肝末十兩鹽末一兩攪之別以鹽末鋪鐺底一分入藥在上文以鹽末蓋而一分以瓦盆覆之鹽土和泥塗縫炭火煅一伏時先文後武開盆掃下凡一轉後分舊土爲四分以一分和霜入鹽末二兩如前法飛之訖又以土一分鹽末二兩和飛如前凡四轉土盡更用新土如此七轉乃成霜用之此法後人罕知故附于此云

惡瘡，楊梅諸瘡。水銀一兩，朱砂、雄黄各二錢半，白礬、緑礬各二兩半，研勻罐盛，燈盞蓋定，鹽泥固濟，文武火鍊升，罐口掃收。每以三錢，入乳香、没藥各五分，洒太乙膏上貼之，絶效。名曰五寶霜。

粉霜 綱目

【釋名】水銀霜、白雪綱目、白靈砂。【時珍曰】以汞粉轉升成霜，故曰粉霜。抱朴子云：白雪，粉霜也。以海鹵爲匱，蓋以土鼎，勿洩精華，七日乃成。要足陽氣，不爲陰侵。惟薑、藕、地丁、河車可以煉之點化。在仙爲玄壺，在人爲精原，在丹爲木精，在造化爲白雪，在天爲甘露。

【修治】【時珍曰】升鍊法：用真汞粉一兩，入瓦罐内令勻。以燈盞仰蓋罐口，鹽泥塗縫。先以小炭火鋪罐底四圍，以水濕紙，不住手在燈盞内擦，勿令間斷。逐漸加火至罐頸，住火，冷定取出，即成霜如白蠟。按外臺秘要載古方崔氏造水銀霜法云：用水銀十兩，石硫黄十兩，各以一鐺熬之。良久銀熱黄消，急傾爲一鐺，少緩即不相入，仍急攪之。良久硫成灰，銀不見，乃下伏龍肝末十兩，鹽末一兩，攪之。別以鹽末鋪鐺底一分，入藥在上，又以鹽末蓋面一分，以瓦盆覆之，鹽土和泥塗縫，炭火煅一伏時，先文後武，開盆掃下，凡一轉。後分舊土爲四分，以一分和霜，入鹽末二兩，如前法飛之訖。又以土一分，鹽末二兩，和飛如前，凡四轉。土盡更用新土。如此七轉，乃成霜用之。此法後人罕知，故附于此云。

今云朱

【氣味】辛溫有毒。時珍曰：畏蕎麥稈灰、硫黄。

【主治】下痰涎，消積滯，利水，與輕粉同功。時珍

【發明】元素曰：粉霜、輕粉亦能潔淨府，去膀胱中垢膩，既毒而損齒，宜少用之。時珍曰：其功過與輕粉同。

【附方】新六

小兒急驚：搐搦涎盛，粉霜二錢，白牽牛炒、輕粉各一錢，為末。每服一字，薄荷湯下，吐涎為效。全嬰方

小兒躁渴：粉霜一字，大兒半錢，蓮花湯調下，冬月蓮肉。保幼大全

風熱驚狂：神白丹：治傷寒積熱及風生驚搐，或如狂病，諸藥不效。粉霜一兩，以白麪六錢和作餅子，炙熟同研，輕粉半兩，鉛白霜二錢半，為末，滴水丸梧子大。每服十丸至十五丸，米飲下。宣明方

癮疹生瘖：粉霜八分，朱砂一錢，為末，水調少許，傾入耳內。鴻飛集

腋下胡臭：粉霜、水銀等分，以面脂和塗之。聖濟錄

楊梅惡瘡：粉霜一味搽之。集簡方

銀朱 綱目

【釋名】猩紅、紫粉霜。時珍曰：昔人謂水銀出於丹砂，鎔化還復為朱者，即此也。名亦由此。

【集解】時珍曰：胡演丹藥秘訣云：升煉銀朱，用石亭脂二斤，新鍋內鎔化，次下水銀一斤，炒作青砂頭，炒不見星，研末

【氣味】辛，温，有毒。【時珍曰】畏蕎麥稈灰、硫黄。

【主治】下痰涎，消積滯，利水，與輕粉同功。時珍。

【發明】【元素曰】粉霜、輕粉，亦能潔净府，去膀胱中垢膩，既毒而損齒，宜少用之。【時珍曰】其功過與輕粉同。

【附方】新六。小兒急驚，搐搦涎盛。粉霜二錢，白牽牛炒、輕粉各一錢，爲末，每服一字，薄荷湯下，吐涎爲效。全嬰方。

小兒躁渴。粉霜一字，大兒半錢，蓮花湯調下。冬月用蓮肉。保幼大全。風熱驚狂。神白丹：治傷寒積熱及風生驚搐，或如狂病，諸藥不效。粉霜一兩，以白麪六錢，和作餅子，炙熟同研，輕粉半兩，鉛白霜二錢半，爲末，滴水丸梧子大，每服十丸至十五丸，米飲下。宣明方。瘢疹生瞖。粉霜八分，朱砂一錢，爲末。水調少許，傾入耳内。鴻飛集。腋下胡臭。粉霜、水銀等分，以面脂和塗之。聖濟録。楊梅惡瘡。粉霜一味搽之。集簡方。

銀朱綱目

【釋名】猩紅、紫粉霜。【時珍曰】昔人謂水銀出於丹砂，鎔化還復爲朱者，即此也。名亦由此。

【集解】【時珍曰】胡演丹藥秘訣云：升鍊銀朱，用石亭脂二斤，新鍋内鎔化，次下水銀一斤，炒作青砂頭，炒不見星。研末

罐盛石版蓋住鐵線縛定鹽泥固濟大火煆之待冷取出罐
蝶者爲銀朱貼口者爲卅砂今人多以黄卅及礬紅雜之其
色黄黯宜辨之真者謂之水華朱每水銀
一斤燒朱一十四兩八分次朱三兩五錢

【氣味】辛温有毒【主治】破積滯劫痰涎散結胸療疥癬惡瘡殺
蟲及虱功同粉霜時珍

【發明】時珍曰銀朱乃硫黄同汞升鍊而成其性燥烈亦能爛
齦攣筋其功過與輕粉同也今厨人往往以之染色供
饌宜去之

【附方】新一十小兒内釣多啼銀朱半錢乳香煨蒜各一錢爲末
研丸黍米大半歲五丸薄荷湯下心鑑男女陰毒銀朱輕粉各一錢用五日獨蒜一枚搗和作餅
貼手心男左女右兩手合定放陰下頃間氣回
汗出即愈但口中微有
氣即活唇經驗方痰氣結胸鶴頂丹不問陰陽虛實妙
過陷胸瀉心等藥用銀朱
半兩明礬一兩同碾以熨斗盛火瓦盞盛藥鎔化急刮搓丸
每服一錢真茶入薑汁少許服之心上隱隱有聲結胸自散
不動臟腑不傷真氣明礬化痰銀
朱破積故也曾世榮活幼全書正水腫病大便利者銀朱
半兩硫黄煅四
兩爲末麪糊丸梧子大每
飲下三十丸普濟方咽喉疼痛銀朱海螵蛸末等分
吹之取涎救急方火

罐盛，石版蓋住，鐵線縛定，鹽泥固濟，大火煅之。待冷取出，貼罐者爲銀朱，貼口者爲丹砂。今人多以黄丹及礬紅雜之，其色黄黯，宜辨之。真者謂之水華朱。每水銀一斤，燒朱一十四兩八分，次朱三兩五錢。

【氣味】辛，温，有毒。【主治】破積滯，劫痰涎，散結胸，療疥癬惡瘡，殺蟲及虱，功同粉霜。時珍。

【發明】【時珍曰】銀朱乃硫黄同汞升鍊而成，其性燥烈，亦能爛齦攣筋，其功過與輕粉同也。今厨人往往以之染色供饌，宜去之。

【附方】新二十。小兒内釣，多啼。銀朱半錢，乳香、煨蒜各一錢，爲末，研丸黍米大。半歲五丸，薄荷湯下。心鑑。男女陰毒。銀朱、輕粉各一錢，用五日獨蒜一枚，搗和作餅，貼手心，男左女右，兩手合定，放陰下，頃間氣回汗出即愈。但口中微有氣，即活。唐瑶經驗方。痰氣結胸。鶴頂丹：不問陰陽虚實，妙[一]過陷胸、瀉心等藥。用銀朱半兩，明礬一兩，同碾。以熨斗盛火，瓦盞盛藥，鎔化，急刮搓丸，每服一錢，真茶入薑汁少許服之。心上隱隱有聲，結胸自散。不動臟腑，不傷真氣，明礬化痰，銀朱破積故也。曾世榮活幼心[二]書。正水腫病，大便利者。銀朱半兩，硫黄煅四兩，爲末，麪糊丸梧子大，每飲下三十丸。普濟方。咽喉疼痛。銀朱、海螵蛸末等分，吹之取涎。救急方。火

[一] 妙：原作「炒」，不通。活幼心書卷下丹飲門「鶴頂丹」云此丹「神妙，勝陷胸、承氣、瀉心三藥」。今據改。
[二] 心：原作「全」。據改同上。

参互品旅
久須望

焰丹毒 銀朱調鷄子清塗之 李樓怪症方 湯火灼傷 銀朱研細菜油調傅二次愈 多能鄙事 疽瘡發背 銀朱白礬等分煎湯溫洗卻用桑柴火遠遠炙之日三次甚效 救急方 魚臍丁瘡 四面赤中央黑 銀朱水和丸每服一丸溫酒下 名走馬丹 普濟方 楊梅毒瘡 銀朱官香等分爲末以紙卷作撚點燈置桶中以鼻吸烟一日一作七日愈 ● 又方銀朱二錢孩兒茶一錢龍掛香一錢皂角子一錢爲末如上法用 ● 又方銀朱輕粉各一錢黃蠟清油各一兩化開和收以油紙攤貼瘡痂自脫也 筋骨疼痛 銀朱三錢枯礬四錢爲末作三紙撚每旦以一撚蘸油點火熏臍被覆臥之取汗 纂要奇方 日久頑瘡 不收者銀朱一錢千年地下石灰五分松香五錢香油一兩爲末化攤帋上貼之 應急良方 臁瘡不斂 方同上 血風臁瘡 生脚股上乃溼毒成風也黃蠟一兩溶化入銀朱一兩攪攤帋上刺孔貼之 簡便方 黃水濕瘡 銀朱鹽梅和搗傅之 集簡方 癬瘡有蟲 銀朱牛骨髓桐油調搽 醫方摘要 頭上生虱 銀朱浸醋日日梳頭 ● 包銀朱帋以盌覆燒之茶清洗下烟子揉之包頭一夜至旦虱盡死 積德堂方

靈砂 補遺

【釋名】二氣砂 慎微曰茅亭客話載以靈砂餌胡孫鸚鵡鼠犬等變其心輒會人言此之通爲靈者 時珍曰此

焰丹毒。銀朱調鷄子清塗之。李樓怪症方。湯火灼傷。銀朱研細，菜油調傅，二次愈。多能鄙事。疽瘡發背。銀朱、白礬等分，煎湯溫洗，却用桑柴火遠遠炙之，日三次，甚效。救急方。魚臍丁瘡，四面赤，中央黑。銀朱，水和丸。每服一丸，溫酒下。名走馬丹。普濟方。楊梅毒瘡。銀朱、官香〔一〕等分，爲末，以紙卷作撚，點燈置桶中，以鼻吸烟，一日一作，七日愈。○又方：銀朱二錢，孩兒茶一錢，龍掛香一錢，皂角子一錢，爲末，如上法用。○又方：銀朱、輕粉各一錢，黄蠟、清油各一兩，化開和收，以油紙攤貼，瘡痂自脱也。筋骨疼痛。猩紅三錢，枯礬四錢，爲末，作三紙撚。每旦以一撚蘸油點火熏臍，被覆卧之，取汗。纂要奇方。日久頑瘡不收者。銀朱一錢，千年地下石灰五分，松香五錢，香油一兩，爲末。化攤紙上貼之。應急良方。臁瘡不歛。方同上。血風臁瘡。生脚股上，乃濕毒成風也。黄蠟一兩溶化，入銀朱一兩，攪攤紙上，刺孔貼之。簡便方。黄水濕瘡。銀朱、鹽梅，和擣傅之。集玄方。癬瘡有蟲。銀朱、牛骨髓、桐油調搽。醫方摘要。頭上生虱。銀朱浸醋，日日梳頭。○包銀朱紙以盌覆燒之，茶清洗下烟子，揉之，包頭一夜，至旦虱盡死。積德堂方。

靈砂 證類

【釋名】二氣砂。【慎微曰】茅亭客話載，以靈砂餌胡孫、鸚鵡、鼠、犬等，變其心，輒會人言，丹之通爲靈者。【時珍曰】此

〔一〕官香：卷四諸瘡上「楊梅瘡」作「宮香」。香乘卷一沈水香考，云有官香，香味淺薄。似以宮香義長。

以至陽勾至陰脱陰反陽故曰靈砂。

【修治】慎微曰：靈砂用水銀一兩，硫黄六銖，細研炒作青砂頭，後入水火既濟爐抽之，如束鍼紋者，成就也。時珍曰：按胡演丹藥秘訣云：升靈砂法，用新鍋安逍遥爐上，蜜揩鍋底，文火下燒，入硫黄二兩溶化，投水銀半斤，以鐵匙急攪，作青砂頭。如有焰起，噴醋解之。待汞不見星，取出細研，盛入水火鼎内，鹽泥固濟，下以自然火升之，乾水十二盞為度，取出如束鍼紋者，成矣。庚辛玉册云：靈砂者，至神之物也。硫汞制而成形，謂之丹基。奪天地造化之功，竊陰陽不測之妙。可以變化五行，鍊成九還。其未升鼎者，謂之青金丹頭；已升鼎者，乃曰靈砂。靈砂有三：以一伏時周天火而成者，謂之金鼎靈砂；以九度抽添用周天火而成者，謂之九轉靈砂；以地數三十日炒煉而成者，謂之醫家老火靈砂。並宜桑灰淋醋煮伏過用，乃良。

氣味甘，温，無毒。

【主治】五臟百病，養神，安魂魄，益氣明目，通血脉，止煩滿，益精神，殺精魅惡鬼氣。久服通神明，不老輕身神仙，令人心靈。慎微。主上盛下虚，痰涎壅盛，頭旋吐逆，霍亂反胃，心腹冷痛，升降陰陽，既濟水火，調和五臟，輔助元氣。研末，糯以至陽勾至陰，脱陰反陽，故曰靈砂。

【修治】【時珍曰】按胡演丹藥秘訣云：升靈砂法：用新鍋安逍遥爐上，蜜揩鍋底，文火下燒，入硫黄二兩溶化，投水銀半斤，以鐵匙急攪作青砂頭。如有焰起，噴醋解之。待汞不見星，取出細研，盛入水火鼎内，鹽泥固濟，下以自然火升之，乾水十二盞爲度，取出如束鍼紋者，成矣。庚辛玉册云：靈砂者，至神之物也。硫汞制而成形，謂之丹基。奪天地造化之功，竊陰陽不測之妙。可以變化五行，錬成九還。其未升鼎者，謂之青金丹頭。已升鼎者，乃曰靈砂。靈砂有三：以一伏時周天火而成者，謂之金鼎靈砂；以九度抽添用周天火而成者，謂之九轉靈砂；以地數三十日炒煉而成者，謂之醫家老火靈砂。並宜桑灰淋醋煮伏過用，乃良。

【氣味】甘，温，無毒。【主治】五臟百病，養神安魂魄，益氣明目，通血脉，止煩滿，益精神，殺精魅惡鬼氣。久服通神明，不老輕身神仙，令人心靈。慎微。主上盛下虚，痰涎壅盛，頭旋吐逆，霍亂反胃，心腹冷痛，升降陰陽，既濟水火，調和五臟，輔助元氣。研末，糯

〔一〕紋：證類卷四靈砂作「絞」。然「紋」亦通，不改。

糊爲丸，棗湯服，最能鎮墜，神丹也。時珍

【發明】時珍曰：硫黃，陽精也；水銀，陰精也。以之相配，夫婦之道，純陰純陽，二體合璧，故能奪造化之妙，而升降陰陽，既濟水火，爲扶危拯急之神丹，但不可久服耳。蘇東坡言此藥治久患反胃，及一切吐逆，小兒驚吐，其效如神，有配合陰陽之妙故也。時珍常以陰陽水送之，尤妙。

【附方】新七。

伏熱吐瀉：陰陽丸，用硫黃半兩，水銀一錢，研黑，薑汁糊丸小豆大。三歲三丸，冷水下；大人三四十丸。鄭氏小兒方。

諸般吐逆：方同上。

霍亂吐逆：不問虛實冷熱。二氣散，一名青金丹：用水銀、硫黃等分，研不見星。每服一字至半錢，生薑湯調下。錢氏小兒方。

脾疼反胃：靈砂一兩，蚌粉一兩，同炒赤，丁香、胡椒各四十九粒，爲末，自然薑汁煮半夏粉糊丸梧子大。每薑湯下二十丸。普濟方。

冷氣心痛：靈砂三分，五靈脂一分，爲末，稀糊丸麻子大。每服二十丸，食前石菖蒲、生薑湯下。直指方。

九竅出血：因暴驚而得，其脈虛者，靈砂三十粒，人參湯下，三服愈。此證不可錯認作血得熱則流，妄用涼藥誤事。楊仁齋直指方。

養正丹：又名交泰丹，乃寶林真人谷伯陽方也。卻邪輔正，助陽接真。治元氣虛虧，陰邪交蕩，上盛下虛，氣不升降，呼吸不足，頭旋氣短，心怯驚悸，虛煩狂言，盜汗，腹痛腰痛，反胃吐食，霍亂轉筋，咳逆。又治中風涎潮，不省人事，陽氣欲脫，四肢厥冷，傷寒糊爲丸，棗湯服，最能鎮墜，神丹也。時珍。

【發明】【時珍曰】硫黄，陽精也；水銀，陰精也。以之相配，夫婦之道，純陰純陽，二體合璧。故能奪造化之妙，而升降陰陽，既濟水火，爲扶危拯急之神丹，但不可久服爾。蘇東坡言：此藥治久患反胃及一切吐逆，小兒驚吐，其效如神，有配合陰陽之妙故也。時珍常以陰陽水送之，尤妙。

【附方】新七。**伏熱吐瀉。**陰陽丸：用硫黄半兩，水銀一錢，研黑[一]，薑汁糊丸小豆大。三歲三丸，冷水下。大人三四十丸。鄭氏小兒方。**諸般吐逆。**方同上。**霍亂吐逆。**不問虚實冷熱，二氣散，一名青金丹。用水銀、硫黄等分，研不見星。每服一字至半錢，生薑湯調下。錢氏小兒方。**脾疼反胃。**靈砂一兩，蚌粉一兩，同炒赤，丁香、胡椒各四十九粒，爲末，自然薑汁煮，半夏粉糊丸梧子大，每薑湯下二十丸。普濟方。**冷氣心痛。**靈砂三分，五靈脂一分，爲末，稀糊丸麻子大，每服二十丸，食前石菖蒲、生薑湯下。直指方。**九竅出血，**因暴驚而得，其脉虚者。靈砂三十粒，人參湯下，三服愈。此證不可錯認作血得熱則流，妄用凉藥誤事。楊仁齋直指方。**養正丹。**又名交泰丹，乃寶林真人谷伯陽方也。却邪輔正，助陽接真。治元氣虧虚，陰邪交蕩，上盛下虚，氣不升降，呼吸不足，頭旋氣短，心怯驚悸，虚煩狂言，盗汗，腹痛腰痛，反胃吐食，霍亂轉筋，欬逆。又治中風涎潮，不省人事，陽氣欲脱，四肢厥冷。傷寒

[一] 研黑：全嬰方論卷四論霍亂「陰陽圓」作「同研無星如墨煤色」。二者義同。

陰虛自汗，氣喘脈沉，婦人產後月候不勻，帶下腹痛，用黑盞一隻，入黑鉛溶汁，次下水銀，次下朱砂末，炒不見星，少頃乃下硫黃末，急攪，有焰以醋灑之，取出研末，糯粉煮糊丸綠豆大，每服二十丸，鹽湯下。四味皆等分。此藥升降陰陽，既濟心腎，神效不可具述。（和劑局方）

雄黃（本經中品）

【釋名】黃金石（本經）、石黃（唐本）、熏黃。〔普曰〕雄黃生山之陽，是丹之雄，所以名雄黃也。〔恭曰〕出石門者名石黃，亦是雄黃，而通名黃金石，石門者為劣。惡者名熏黃，止用熏瘡疥，故名之。〔藏器曰〕今人敲取石黃中精明者為雄黃，外黑者為熏黃。雄黃燒之不臭，熏黃燒之則臭，以此分別。〔權曰〕雄黃金之苗也，故南方近金坑處時有之，但不及西來者真好爾。〔宗奭曰〕非金苗也，有金窟處無雄黃。〔時珍曰〕雄黃入點化黃金用，故名黃金石，非金苗也。

【集解】〔別錄曰〕雄黃生武都山谷、燉煌山之陽，采無時。〔弘景曰〕出武都氐羌也，是為仇池。宕昌亦有之，小劣。燉煌在涼州西數千里甲近來紛擾，皆用石門、始興石黃之好者耳。涼州黃好者作雞冠色，不臭而堅實；其黯黑及虛軟者不好也。〔恭曰〕宕昌、武都者為佳，塊方數寸，明徹如雞冠，或以為枕，服之辟惡。其青黑堅者不入藥用。貞觀年中，以宕州新出有得方數尺者，但重脆不可全致之耳。〔禹錫曰〕按經注云：黃水出零陵縣西北，連巫山溪出雄黃，頗有神異。常以冬月祭祀，鑿石深陰盛自汗，脣青脉沉。婦人産後月候不匀，帶下腹痛。用黑盞一隻，入黑鈆溶汁，次下水銀，次下朱砂末，炒不見星，少頃乃下硫黄末，急攪。有焰，洒醋解之。取出研末，糯粉煮糊丸緑豆大。每服二十丸，鹽湯下。四味皆等分，此藥升降陰陽，既濟心腎，神效不可具述。和劑局方。

雄黄本經中品

【釋名】黄金[一]石本經、石黄唐本、熏黄。【普曰】雄黄生山之陽，是丹之雄，所以名雄黄也。【恭曰】出石門者名石黄，亦是雄黄，而通名黄金石，石門者爲劣爾。惡者名熏黄，止用熏瘡疥，故名之。【藏器曰】今人敲取石黄中精明者爲雄黄，外黑者爲熏黄。雄黄燒之不臭，熏黄燒之則臭，以此分別。【權曰】雄黄，金之苗也。故南方近金冶[二]處時有之，但不及西來者真好爾。【宗奭曰】非金苗也。有金窟處無雄黄。【時珍曰】雄黄入點化黄金用，故名黄金石，非金苗也。

【集解】【别録曰】雄黄生武都山谷、燉煌山之陽，采無時。【弘景曰】武都，氐羌也，是爲仇池。宕昌亦有之，小劣。燉煌在涼州西數千里，近來紛擾，皆用石門、始興石黄之好者耳。涼州黄好者作鷄冠色，不臭而堅實。其黯黑及虚軟者，不好也。【恭曰】宕昌、武都者爲佳，塊方數寸，明澈如鷄冠，或以爲枕，服之辟惡。其青黑堅者，不入藥用。貞觀年中，以宕州新出有得方數尺者，但重脆不可全致之耳。【禹錫曰】水經注云：黄水出零陵縣西北，連巫山溪，出雄黄，頗有神異。常以冬月祭祀，鑿石深

〔一〕金：新修本草卷四雄黄作「食」。證類卷四同。然時珍釋名亦作「金」，恐有意改之，故仍其舊。下文同此不注。
〔二〕冶：原作「治」。今據證類卷四雄黄改。

數丈乃采得之故溪水取名焉又抱朴子云雄黃當得武都
山所出者純而無雜其赤如雞冠光明曄曄者乃可用其但
純黃似雌黃色無光者不任作仙藥可合理病藥耳頌曰今
階州即古武都山中有之形塊如丹砂明澈不夾石其色如
雞冠者真有青黑色而堅者名熏黃有形色似真而氣臭者
名臭黃並不入服食只可療瘡疥其臭以醋洗之便去足以
亂真尤宜辨又階州接西戎界出一種水窟雄黃生於山岩
中有水流處其石名青煙石白鮮石雄黃出其中其塊大者
如胡桃小者如粟豆上有孔竅其色深紅而微紫體極輕虛
而功用勝丹竈家尤貴重之時珍曰武都水窟雄黃北人
以充丹砂但研細色帶黃耳丹房鑑源云雄黃千年化為黃
金武都者上西番次之鐵色者上雞冠次之以沉水銀腳鐵
末上戒了旋有黃衣生者為真一云驗之可以熔蟲死者為
真細嚼口中含湯不臭辣者次之斅曰凡使勿用臭黃氣臭
黑雞黃色如烏雞頭狀藏黃一重黃一重石
並不堪用真雄黃似鷓鴣鳥肝色者為上

【修治】斅曰每雄黃三兩以甘草紫背天葵地膽碧稜花各五
兩細剉東流水入坩鍋中煮三伏時漉出擣如粉水飛
澄去黑者晒乾再研用其內有劫鐵石又號赴矢黃能劫于
鐵並不入藥用思邈曰凡服食用武都雄黃須油煎九日
九夜乃可入藥不爾有毒慎勿生用時珍曰一法用米醋入
蘿蔔汁煮乾用良抱朴子云餌法或以蒸煮或以消石化為
水或以猪脂裹蒸之于赤土下或以松脂和之或以三物鍊
之引之如布白如冰服之令人長生除百病殺三蟲伏火者可點

數丈，方采得之，故溪水取名焉。又抱朴子云：雄黄當得武都山所出者，純而無雜，其赤如鷄冠，光明曄曄者，乃可用。其但純黄似雌黄色、無光者，不任作仙藥，可合理病藥耳。【頌曰】今階州即古武都，山中有之。形塊如丹砂，明澈〔一〕不夾石，其色如鷄冠者真。有青黑色而堅者名熏黄，有形色似真而氣臭者名臭黄，並不入服食，只可療瘡疥。其臭以醋洗之便去，足以亂真，尤宜辨。又階州接西戎界，出一種水窟雄黄，生于山岩中有水流處。其石名青煙石、白鮮石。雄黄出其中，其塊大者如胡桃，小者如粟〔二〕豆，上有孔竅，其色深紅而微紫，體極輕虚而功用更勝，丹竈家尤貴重之。【時珍曰】武都水窟雄黄，北人以充丹砂，但研細色帶黄爾。丹房鑑源云：雄黄千年化爲黄金。武都者上，西番次之。鐵色者上，鷄冠次之。以沉水銀脚鐵末上拭了，旋有黄衣生者爲真。一云：驗之可以熔蟲，死者爲真。細嚼，口中含湯不臭辣者次之。【斆曰】凡使勿用：臭黄，氣臭；黑雞〔三〕黄，色如烏鷄頭；夾膩黄，一重黄，一重石。並不堪用。真雄黄，似鷓鴣鳥肝色者爲上。

【修治】【斆曰】每雄黄三兩，以甘草、紫背天葵、地膽、碧稜花各五兩，細剉，東流水入坩鍋中，煮三伏時，漉出，擣如粉，水飛，澄去黑者，晒乾再研用。其内有劫鐵石，又號赴矢黄，能劫于鐵，並不入藥用。〇【思邈曰】凡服食，用武都雄黄，須油煎九日九夜，乃可入藥。不爾有毒，慎勿生用。【時珍曰】一法：用米醋入蘿蔔汁煮乾用良。【抱朴子曰】餌法：或以蒸煮，或以消石化爲水，或以猪脂裹蒸之于赤土下，或以松脂和之，或以三物鍊之，引之〔四〕如布，白如冰。服之令人長生，除百病，殺三蟲。伏火者，可點

〔一〕澈：原作「徹」。證類卷四雄黄作「澈」。「徹」通「澈」。下文據意定字，不另出注。
〔二〕粟：原作「栗」。今據改同上。
〔三〕雞：原作「雄」。今據改同上。
〔四〕引之：原脱。今據補同上。

鍊成金變鍊成金。

【氣味】苦，平，寒，有毒。【別錄曰：甘，大溫。權曰：辛，有大毒。大明曰：微毒。之才曰：畏南星、地黃、萵苣、五加皮、紫河車、地榆、五葉藤、黃芩、白芷、當歸、地錦、鵞腸草、鷄腸草、苦參、鵞不食草、圓桑、蝸螺，皆可制雄黃。】

【主治】寒熱，鼠瘻惡瘡，疽痔死肌，殺精物惡鬼邪氣百蟲毒，勝五兵。鍊食之，輕身神仙。本經。療疥蟲䘌瘡，目痛，鼻中息肉，及絕筋破骨，百節中大風，積聚癖氣，中惡腹痛鬼疰，殺諸蛇虺毒，解藜蘆毒，悅澤人面。餌服之者，皆飛入腦中，勝鬼神，延年益壽，保中不饑。得銅可作金。別錄。主疥癬風邪，癲癇嵐瘴，一切蟲獸傷。大明。搜肝氣，瀉肝風，消涎積。好古。治瘧疾寒熱，伏暑泄痢，酒飲成癖，驚癇，頭風眩運，化腹中瘀血，殺勞蟲疳蟲。時珍。

【發明】【權曰：雄黃能殺百毒，辟百邪，殺蠱毒。人佩之，鬼神不敢近；入山林，虎狼伏；涉川水，毒物不敢傷。抱朴子曰：帶雄黃入山林，即不畏蛇。】若蛇中人，以少許傅之，登時愈。吳楚之地，暑濕鬱蒸，多毒蟲及射工、沙虱之類，但以雄黃、大蒜等分銅成金，變銀成金。

【氣味】苦，平、寒，有毒。【別録曰】甘，大温。【權曰】辛，有大毒。【大明曰】微毒。【土宿真君曰】南星、地黄、萵苣、五加皮、紫河車、地榆、五葉藤、黄芩、白芷、當歸、地錦、鵝腸草、雞腸草、苦參、鵝不食草、圓桑、猬脂，皆可制雄黄。

【主治】寒熱，鼠瘻惡瘡，疽痔死肌，殺精物惡鬼，邪氣百蟲毒，勝五兵。鍊食之，輕身神仙。本經。療疥蟲䘌瘡，目痛，鼻中息肉，及絶筋破骨，百節中大風，積聚癖氣，中惡腹痛，鬼疰，殺諸蛇虺毒，解藜蘆毒，悦澤人面。餌服之者，皆飛入腦中，勝鬼神，延年益壽，保中不饑。得銅可作金。別録。主疥癬風邪，癲癇嵐瘴，一切蟲獸傷。大明。搜肝氣，瀉肝風，消涎積。好古。治瘧疾寒熱，伏暑泄痢，酒飲成癖，驚癇，頭風眩運，化腹中瘀血，殺勞蟲疳蟲。時珍。

【發明】【權曰】雄黄能殺百毒，辟百邪，殺蠱毒。人佩之，鬼神不敢近。入山林，虎狼伏。涉川水，毒物不敢傷。【抱朴子曰】帶雄黄入山林，即不畏蛇。若蛇中人，以少許傅之，登時愈。吴楚之地，暑濕鬱蒸，多毒蟲及射工、沙虱之類，但以雄黄、大蒜等分，

合搗一丸佩之或巳中者塗之亦良宗奭曰焚之蛇皆遠去
治蛇咬方見石靈脂下唐書云甄立言究習方書爲太常丞
有尼年六十餘患心腹鼓脹身體羸瘦已二年立言胗之曰
腹内有蟲當是誤食髪而然令餌雄黄一劑須臾吐出一蛇
如拇指無目燒之猶有髪氣乃愈又明皇雜録云有黄門奉
使交廣回太醫周顧曰此人腹中有蛟龍上驚問黄門有疾
否曰臣馳馬大庾嶺熱困且渴遂飲澗水竟腹中堅痞如石
周遂以消石雄黄煮服之立吐一物長數寸大如指視之鱗
甲皆具此皆殺蠱毒之驗也頌曰雄黄治瘡瘍尚矣周禮瘍
醫療瘍以五毒攻之鄭康成注云今醫方有五毒之藥作之
合黄堥置石膽丹砂雄黄礬石慈石其中燒之三日三夜其
煙上着雞羽埽取以注創惡肉破骨則盡出也楊億筆談載
楊嵎少時有瘍生于頰連齒輔車外腫若覆甌内潰出膿血
痛楚難忍百療彌年不瘥人令依鄭法燒藥注之少頃朽骨
連牙潰出遂愈信古方攻病之速也黄堥音武即今有蓋瓦
合也時珍曰五毒藥范汪東陽方變爲飛黄散治緩疽惡瘡
蝕惡肉其法取瓦盆一个安雌黄于中丹砂居南慈石居北
曾青居東白石英居西礜石居上石膏次之鍾乳居下雄黄
覆之雲母布於下各二兩末以一盆蓋之羊毛泥固濟作三
尺竈以陳葦燒一日取其飛黄用之夫雄黄乃治瘡殺毒要
藥也而入肝經氣分故肝風肝氣驚癇痰涎頭痛眩運暑瘧
泄痢積聚諸病用之有殊功又能化血爲水而方士乃煉治
服餌神異其說被其毒者多矣按洪邁夷堅志云虞雍公允
文感暑痢連月不瘥忽夢至一處見一人如仙官延之坐壁

合搗一丸佩之。或已中者，塗之亦良。【宗奭曰】焚之，蛇皆遠去。治蛇咬方，見五靈脂下。唐書云：甄立言究習方書，爲太常丞。有尼年六十餘，患心腹鼓脹，身體羸瘦已二年。立言胗之，曰：腹内有蟲，當是誤食髮而然。令餌雄黄一劑，須臾吐出一蛇，如拇指，無目，燒之猶有髮氣，乃愈。又明皇雜録云：有黄門奉使交廣回。太醫周顧曰：此人腹中有蛟龍。上驚，問黄門有疾否？曰：臣馳馬大庾嶺，熱困且渴，遂飲澗水，竟腹中堅痞如石。周遂以消石、雄黄煮服之。立吐一物，長數寸，大如指，視之鱗甲皆具。此皆殺蠱毒之驗也。【頌曰】雄黄治瘡瘍尚矣。周禮：瘍醫，療瘍以五毒攻之。鄭康成注云：今醫方有五毒之藥，作之，合黄堥，置石膽、丹砂、雄黄、礜〔一〕石、慈石其中，燒之三日三夜，其烟上着，鷄羽掃取以注瘡，惡肉破骨則盡出也。楊億筆記載：楊嵎少時，有瘍生于頰，連齒輔車，外腫若覆甌，内潰出膿血，痛楚難忍，百療彌年不瘥。人令依鄭法燒藥注之，少頃，朽骨連牙潰出，遂愈。信古方攻病之速也。黄堥，音武，即今有蓋瓦合也。【時珍曰】五毒藥，范汪東陽方變爲飛黄散，治緩疸惡瘡，蝕惡肉。其法取瓦盆一個，安雌黄于中，丹砂居南，慈石居北，曾青居東，白石英居西，礜石居上，石膏次之，鍾乳居下，雄黄覆之，雲母布於下，各二兩，末。以一盆蓋之，羊毛泥固濟，作三隅竈，以陳葦燒一日，取其飛黄用之。夫雄黄乃治瘡殺毒要藥也，而入肝經氣分，故肝風肝氣、驚癇痰涎、頭痛眩運、暑瘧泄痢、積聚諸病，用之有殊功。又能化血爲水。而方士乃鍊治服餌，神異其説，被其毒者多矣。按洪邁夷堅志云：虞雍公允文感暑痢，連月不瘥。忽夢至一處，見一人如仙官，延之坐。壁

〔一〕礜：原作「礬」。今據證類卷四雄黄、周禮天官「瘍醫」注改。

鬼

間有藥方，其辭云：暑毒在脾，濕氣連腳，不泄則痢，不痢則瘧。獨煉雄黃，蒸餅和藥，別作治瘧。醫家大錯，今依方用雄黃水飛九度，竹筒盛，蒸七次，研末，蒸餅和丸梧子大。每甘草湯下七丸，日三服，果愈。太平廣記載成都劉無名服雄黃長生之說，方士言耳，不可信。

附方 舊十三，新四十九。

卒中邪魔 雄黃末，吹鼻中。集驗方

鬼擊成病 腹中煩滿欲絕。雄黃粉，酒服一刀圭，日三服，化血為水也。孫真人千金方

辟禳魔魅 以雄黃帶頭上，或以棗許繫左腋下，終身不魘。張文仲方

家有邪氣 用真雄黃三錢，水一盞，以東南桃枝咒洒滿屋，則絕迹。勿令婦女見知。集簡方

女人病邪 女人與邪物交通，獨言獨笑，悲思恍惚者。雄黃一兩，松脂二兩，溶化，以虎爪攪之，丸如彈子，夜燒于籠中，令女坐其上，以被蒙之，露頭在外，不過三劑自斷。仍以雄黃、人參、防風、五味子等分為末，每旦井水服方寸匕，取愈。肘後方 ○小冊服法 雄黃、柏子仁各二斤，松脂煉過十斤，合搗為丸，每旦北向服五丸，百日後拘魂制魄，與神人交見。太上玄變經 ○轉女為男 婦人覺有妊，以雄黃一兩，絳囊盛之，養胎轉女成男，取陽精之全于地產也。千金方 ○小兒諸癇 雄黃、朱砂等分為末，每服一錢，豬心血入虀水調下。直指方 ○骨蒸發熱 雄黃末一兩，入小便一升，研如粉，乃取黃理石一枚，方圓一尺者，炭火燒之三食頃，濃淋汁于石上，置薄氈于上，患

間有藥方，其辭云：暑毒在脾，濕氣連脚，不泄則痢，不痢則瘧。獨鍊雄黄，蒸餅和藥。别作治療，醫家大錯。公依方，用雄黄水飛九度，竹筒盛，蒸七次，研末，蒸餅和丸梧子大。每甘草湯下七丸，日三服。果愈。太平廣記載成都劉無名服雄黄長生之説，方士言耳，不可信。

【附方】舊十三，新四十九。**卒中邪魔**。雄黄末吹鼻中。集驗方。**鬼擊成病**。腹中煩滿欲絶。雄黄粉酒服一刀圭，日三服，化血爲水也。孫真人千金方。**辟禳魘魔**。以雄黄帶頭上，或以棗許繫左腋下，終身不魘。張文仲方。**家有邪氣**。用真雄黄三錢，水一盌，以東南桃枝咒洒滿屋，則絶迹。勿令婦女見知。集簡方。**女人病邪**。女人與邪物交通，獨言獨笑，悲思恍惚者。雄黄一兩，松脂二兩，溶化，以虎爪攪之，丸如彈子。夜燒于籠中，令女坐其上，以被蒙之，露頭在外，不過三劑自斷。仍以雄黄、人參、防風、五味子等分爲末，每旦井水服方寸匕，取愈。○肘後方。**小丹服法**。雄黄、柏子仁各二斤，松脂煉過十斤，合搗爲丸，每旦北向服五丸。百日後拘魂制魄，與神人交見。○太上玄變經。**轉女爲男**。婦人覺有妊，以雄黄一兩，絳囊盛之，養胎，轉女成男，取陽精之全于地産也。○千金方。**小兒諸癇**。雄黄、朱砂等分爲末，每服一錢，豬心血入虀水調下。直指方。**骨蒸發熱**。雄黄末一兩，入小便一升，研如粉，乃取黄理石一枚，方圓一尺者，炭火燒之三食頃，濃淋汁于石上。置薄氈于上，患

人脱衣坐之衣被圍住勿令洩氣三五度瘥　外臺秘要

傷寒欬逆　服藥無效雄黄二錢酒一盞煎七分乘熱嗅其氣即止　活人書

傷寒狐惑　蟲蝕下部痛痒不止雄黄半兩燒于瓶中熏其下部　聖惠方

偏頭風病　至靈散用雄黄細辛等分爲末每以一字吹鼻左痛吹右右痛吹左　博濟方

五尸注病　發則痛變無常昏迷沉重纏結臟腑上衝心脇即身中尸鬼接引爲害也雄黄大蒜各一兩杵丸彈子大每熱酒服一丸　肘後方

腹脇痞塊　雄黄一兩白礬一兩爲末麪糊調膏攤紙貼之即見功效未效再貼待大便數百斤之狀乃愈秘方也

集玄方

脇下痃癖　及傷飲食煮黄丸用雄黄一兩巴豆五錢同研入白麪二兩滴水爲丸梧子大每服二十四丸漿水煮三十沸入冷漿水沉冷吞下以利爲度如神　保命集

飲酒成癖　酒藏丸治飲酒過度頭旋惡心嘔吐及酒積停于胃間遇飲即吐久而成癖雄黄皂角子大六个巴豆連皮油十五个蠍梢十五个同研入白麪五兩半滴水丸豌豆大將乾入麩內炒香將一粒放水試之浮則取起收之每服二丸温酒下　和劑局方

髮癥飲油　有飲油五升以來方快者不爾則病此是髮入于胃氣血裹之化爲蟲也雄黄半兩爲末水調服之蟲自出　夏子益奇疾方

癥瘕積聚　去三尺益氣延年却老雄黄二兩爲末水飛九度入新竹筒內以蒸餅一塊塞口蒸七度用好粉脂一兩和丸緑豆大每服七丸酒下日三服　千金方

小腹痛滿　不得小便雄黄末蜜丸塞陰孔中

傷寒

人脱衣坐之，衣被圍住，勿令洩氣，三五度瘥。外臺秘要。**傷寒欬逆**。服藥無效，雄黃二錢，酒一盞，煎七分，乘熱嗅其氣，即止。活人書。**傷寒狐惑**，蟲蝕下部，痛痒不止。雄黃半兩，燒于瓶中，熏其下部。聖惠方。**偏頭風病**。至靈散：用雄黃、細辛等分爲末，每以一字吹鼻，左痛吹右，右痛吹左。博濟方。**五尸注病**。發則痛變無常，昏恍〔一〕沉重，纏結臟腑，上衝心脇，即身中尸鬼接引爲害也。雄黃、大蒜各一兩，杵丸彈子大，每熱酒服一丸。肘後方。**腹脇痞塊**。雄黃一兩，白礬一兩，爲末，麵糊調膏攤貼，即見功效。未效再貼，待大便數百斤之狀乃愈，秘方也。集玄方。**脇下痃癖**及傷飲食。煮黃丸：用雄黃一兩，巴豆五錢，同研，入白麪二兩，滴水爲丸梧子大，每服二十四丸，漿水煮三十沸，入冷漿水沉冷吞下，以利爲度，如神。保命集。**飲酒成癖**。酒癥丸：治飲酒過度，頭旋惡心嘔吐，及酒積停于胃間，遇飲即吐，久而成癖。雄黃皂角子大六個，巴豆連皮油十五個，蠍稍十五個，同研，入白麪五兩半，滴水丸豌豆大，將乾，入麩内炒香。將一粒放水試之，浮則取起收之。每服二丸，温酒下。和劑局方。**髮癥飲油**。有飲油五升以來方快者，不爾則病，此是髮入于胃，氣血裹之，化爲蟲也。雄黃半兩爲末，水調服之，蟲自出。夏子益奇疾方。**癥瘕積聚**。去三尸，益氣延年却老。雄黃二兩爲末，水飛九度，入新竹筒内，以蒸餅一塊塞口，蒸七度，用好粉脂一兩，和丸緑豆大。每服七丸，酒下，日三服。千金方。**小腹痛滿**，不得小便。雄黃末蜜丸，塞陰孔中。傷寒

〔一〕恍：原作「光」。今據肘後方卷一治卒中五尸方改。

類要陰腫如斗痛不可忍雄黃礬石各二兩甘草一尺水五升煮二升浸之肘後方中飲食毒雄黃青黛等分爲末每服二錢新汲水下鄧筆峯方蠱毒蠱脹雄黃生礬等分端午日研化蠟丸梧子大每服七丸念藥王菩薩七遍熟水下蘇東坡良方結陰便血雄黃不拘多少入棗內線繫定煎湯用鉛一兩化汁傾入湯內同煮自早至晚不住添沸湯取出爲末共棗杵和丸梧子大每服三十丸煎黑鉛湯空心下只三服止普濟方暑毒泄痢方見發明下中風舌強正舌散用雄黃荊芥穗等分爲末豆淋酒服二錢濟生寶鑑破傷中風雄黃白芷等分爲末酒煎灌之即甦邵真人經驗方風狗咬傷雄黃五錢麝香二錢爲末酒下作二服救急良方百蟲入耳雄黃燒撚熏之自出十便良方馬汗入瘡雄黃白礬各一錢烏梅三个巴豆一个合研以油調半錢傳之良經驗方蜘蛛傷人雄黃末傳之朝野僉載金瘡內漏雄黃半豆大納之仍以小便服五錢血皆化爲水肘後方杖瘡腫痛雄黃二分密陀僧一分研末水調傳之極妙救急方中藥箭毒雄黃末傳之沸汁出愈外臺秘要解藜蘆毒水服雄黃末一錢外臺小兒痘疔雄黃一錢紫草三錢爲末胭脂汁調先以銀簪挑破搽之極妙痘疹證治白禿頭瘡雄黃豬膽汁和傳之聖濟錄眉毛脫落雄黃末一兩醋和塗之聖濟錄

類要。**陰腫如斗**，痛不可忍。雄黃、礬石各二兩，甘草一尺，水五升，煮二升，浸之。肘後方。**中飲食毒**。雄黃、青黛等分，爲末，每服二錢，新汲水下。鄧筆峰方。**蟲毒蠱毒**。雄黃、生礬等分，端午日研化，蠟丸梧子大。每服七丸，念藥王菩薩七遍，熟水下。蘇東坡良方。**結陰便血**。雄黃不拘多少，入棗内，線繫定，煎湯。用鉛一兩化汁，傾入湯内同煮，自早至晚，不住添沸湯，取出爲末，共棗杵，和丸梧子大。每服三十丸，煎黑鉛湯空心下，只三服止。普濟方。**暑毒泄痢**。方見「發明」下。**中風舌强**。正舌散：用雄黃、荆芥穗等分，爲末。豆淋酒服二錢。衛生寶鑑。**破傷中風**。雄黃、白芷等分，爲末。酒煎灌之，即甦。邵真人經驗方。**風狗咬傷**。雄黃五錢，麝香二錢，爲末，酒下，作二服。救急良方。**百蟲入耳**。雄黃燒撚熏之，自出。十便良方。**馬汗入瘡**。雄黃、白礬各一錢，烏梅三個，巴豆一個，合研，以油調半錢傅之良。經驗方。**蜘蛛傷人**。雄黃末傅之。朝野僉載。**金瘡内漏**。雄黃半豆大，納之，仍以小便服五錢，血皆化爲水。肘後方。**杖瘡腫痛**。雄黃二分，密陀僧一分，研末。水調傅之，極妙。救急方。**中藥箭毒**。雄黃末傅之，沸汁出愈。外臺秘要。**解藜蘆毒**。水服雄黃末一錢。外臺。**小兒痘疔**。雄黃一錢，紫草三錢，爲末，胭脂汁調。先以銀簪挑破，搽之極妙。痘疹證治。**白禿頭瘡**。雄黃、豬膽汁和傅之。聖濟録。**眉毛脱落**。雄黃末一兩，醋和塗之。聖濟録。

日下有愈字一下

白

名一本作用

一本作用

畫

過

筋肉化蟲有蟲如蟹走于皮下作聲如小兒啼爲筋肉之化雄黃雷丸各一兩爲末摻猪肉上炙熱喫盡自安

夏氏奇疾方風痒如蟲成煉雄黃松脂等分研末蜜丸梧子大每飲下十丸日三服百日愈忌酒肉鹽豉

千金方丁瘡惡毒千金方刺四邊及中心以雄黃末傅之神驗◎積德堂方用雄黃蟾酥各五分爲末葱蜜

擣丸小米大以鍼刺破瘡頂插入甚妙廣東惡瘡雄黃一錢半杏仁三十粒去皮輕粉一錢爲末洗淨以雄

猪膽汁調上二三日即愈百發百中天下第一方出武定侯府內積德堂方蛇纏惡瘡雄黃末醋調傅之

普濟方纏喉風痺雄黃磨新汲水一盞服取吐下愈續十全方風熱痛有雄黃乾薑不等分爲末

嗇鼻左痛嗇右右痛嗇左牙齒蟲痛雄黃末和棗肉丸塞孔中類要走馬牙疳臭爛出血雄黃

豆大七粒每粒以淮棗去核包之鐵線串于燈上燒化爲末每以少許摻之去涎以愈爲度全幼心鑑小兒牙

疳雄黃一錢銅綠二錢爲末貼之陳氏小兒方疳蟲蝕鼻雄黃葶藶等分研末臘猪膽和◎槐枝點之

金匱方耳出臭膿雄黃雌黃硫黃等分爲末吹之聖濟方臁瘡日久雄黃二錢陳皮五錢青布

捲作大撚燒烟熏之熱水流出數次愈筆峯雜興鼻準赤色雄黃硫黃各五錢水粉二錢用頭生乳汁調傅

不過三五次愈攝生妙用方

筋肉化蟲。有蟲如蟹走于皮下，作聲如小兒啼，爲筋肉之化。雄黄、雷丸各一兩爲末，摻豬肉上炙熟[一]，喫盡自安。夏氏奇疾方。**風痒如蟲**。成煉雄黄、松脂等分，研末，蜜丸梧子大，每飲下十丸，日三服，百日愈[二]。忌酒肉鹽豉。千金方。**丁瘡惡毒**。千金方：刺四邊及中心，以雄黄末傅之，神驗。○積德堂方：用雄黄、蟾酥各五分，爲末，葱、蜜搗丸小米大，以針刺破瘡頂，插入，甚妙。**廣東惡瘡**。雄黄一錢半，杏仁三十粒去皮，輕粉一錢，爲末，洗净，以雄豬膽汁調上，二三日即愈。百發百中，天下第一方。出武定侯府内。積德堂方。**蛇纏惡瘡**。雄黄末，醋調傅之。普濟方。**纏喉風痺**。雄黄磨新汲水一盞服，取吐、下愈。續十全方。**風熱痛**[三]。用[四]雄黄、乾薑各[五]等分，爲末，嗃鼻，左痛嗃右，右痛嗃左。**牙齒蟲痛**。雄黄末，和棗肉丸，塞孔中。類要。**走馬牙疳**，臭爛出血。雄黄豆大七粒，每粒以淮棗去核包之，鐵線串，于燈上燒[六]化爲末，每以少許摻之，去涎，以愈爲度。全幼心鑑。**小兒牙疳**。雄黄一錢，銅緑二錢，爲末貼之。陳氏小兒方。**疳蟲蝕齒**[七]。雄黄、葶藶等分，研末，臘[八]豬膽和，以[九]槐枝點之。金匱方。**耳出臭膿**。雄黄、雌黄、硫黄等分爲末，吹之。聖濟方。**臁瘡日久**。雄黄二錢，陳艾[一〇]五錢，青布捲作大撚。燒烟熏之，熱水流出，數次愈。筆峰雜興。**鼻準赤色**。雄黄、硫黄各五錢，水粉二錢，用頭生乳汁調傅，不過三五次愈。攝生衆妙[一一]方。

〔一〕熟：原作「热」。今據傳信適用方卷四夏子益治奇疾方改。
〔二〕愈：原作「不」。今據千金方卷二十三惡疾大風第五改。
〔三〕痛：病位不明。普濟方卷六十六牙齒門雄黄散方組與此方同，用法相似，乃治牙疼。
〔四〕用：原作「有」。上注雄黄散原方無此字。錢本等改作「用」，義長，從改。
〔五〕各：原作「不」。據上雄黄散改。
〔六〕燒：原作「澆」。今從江西本改。
〔七〕齒：原作「鼻」。今據金匱卷下小兒疳蟲蝕齒方改。
〔八〕臘：原作「獵」。今據改同上。
〔九〕以：原作「不」。今據改同上。
〔一〇〕艾：原作「皮」。卷四諸瘡門　胻瘡作「艾」。艾撚易燃易卷，義長，今據改。
〔一一〕衆妙：原作「妙用」。今據攝生衆妙方卷九鼻門　赤鼻方改。下同徑改。

…一作次

○薰黃主治惡瘡疥癬殺蟲虱和諸藥薰嗽

附方五新 小便不通 薰黃末豆許內孔中良 崔氏方 卅年呷嗽 薰黃木香莨菪子等分為末羊脂塗青紙上以末鋪之竹筒燒烟吸之 崔氏方 欬嗽薰法 薰黃一兩以蠟紙調捲作筒十枚燒烟吸蟲取吐止一日一薰惟食白粥七日後以羊肉羹補之 千金方 水腫上氣 欬嗽腹脹薰黃一兩款冬花二分熟艾一分以蠟紙鋪艾灑二末于上荻管卷成筒燒烟手吸烟三十口則瘥三日盡一劑百日斷鹽醋 外臺秘要 足甲疽 薰黃蛇皮等分為末以泔洗淨割去甲入肉處傅之一頃痛定神效 近效方

○雌黃 本經中品

釋名 生七水切 時珍曰生山之陰故曰雌黃土宿本草云陽石氣未足者為雌已足者為雄相距五百年而結為石造化有夫婦之道故曰雌雄

集解 別錄曰雌黃生武都山谷與雄黃同山生其陰山有金金精熏則生雌黃采無時 弘景曰今雌黃出武都仇池者謂之武都仇池黃色小赤出扶南林邑者謂之崑崙黃色如金而似雲母甲錯畫家所重既有雌雄之名又同山之陰陽合藥便當以武都為勝仙經無單服法惟以合丹砂雄黃飛鍊為丹爾金精是雌黃銅精是空青而服空青反勝于雌

熏黃。【主治】惡瘡疥癬，殺蟲虱，和諸藥熏嗽。

【附方】新五。小便不通。熏黃末豆許，内孔中，良。崔氏方。卅年呷嗽。熏黃、木香、莨菪子等分爲末，羊脂塗青紙上，以末鋪之，竹筒燒烟，吸之。崔氏方。欬嗽熏法。熏黃一兩，以蠟紙調捲作筒十枚，燒烟吸嚥，取吐止。一日一熏，惟食白粥，七日後以羊肉羹補之。千金方。水腫上氣，欬嗽腹脹。熏黃一兩，款冬花二分，熟艾一分，以蠟紙鋪艾，洒二末于上，荻〔一〕管卷成筒，燒烟〔二〕，吸嚥三十口則瘥。三日盡一劑，百日斷鹽、醋。外臺秘要。手足甲疽。熏黃、蛇皮等分爲末，以泔洗浄，割去甲入肉處，傅之，一頃痛定，神效。近效方。

雌黃本經中品

【釋名】砒七火切。【時珍曰】生山之陰，故曰雌黃。土宿本草云：陽石氣未足者爲雌，已足者爲雄，相距五百年而結爲石。造化有夫婦之道，故曰雌雄。

【集解】【別録曰】雌黃生武都山谷，與雄黃同山生。其陰山有金，金精熏則生雌黃。采無時。【弘景曰】今雌黃出武都仇池者，謂之武都仇池黃，色小赤。出扶南林邑者，謂之崑崙黃，色如金，而似雲母甲錯，畫家所重。既有雌雄之名，又同山之陰陽，合藥便當以武都爲勝。仙經無單服法，惟以合丹砂、雄黃飛鍊爲丹爾。金精是雌黃，銅精是空青，而服空青反勝于雌

〔一〕荻：原作「狄」。外臺卷九熏欬法或作「葦」，或作「荻」。今據改。
〔二〕烟：原作「熄」。今據改同上。

黄，其義難了。斅曰：雌黄一塊重四兩，拆開得千重，軟如爛金者佳。其夾石及黑如鐵色者不可用。時珍曰：按獨孤滔丹房鏡源云：背陰者雌黄也，淄成者即黑色輕乾如焦錫，塊臭黄作者硬而無衣。試法：但于甲上磨之，上色者好。又燒熨斗底以雌劃之，如赤黄線一道者好。舶上來如噀血者上，湘南者次之，青者尤佳。葉子者為上，造化黄金非此不成，亦能柔五金，乾汞，轉硫黄，伏粉霜。又云：雄黄變鐵，雌黄變錫。

修治 斅曰：凡修事勿令婦人、雞、犬、新犯淫人、有患人、不男人、非形人及曾是刑獄臭穢之地，犯之則雌黄黑如鐵色，不堪用也。又損人壽。每四兩用天碧枝、和陽草、粟遂子草各五兩，入瓷鍋中煮三伏時，其色如金汁，一垛在鍋底下，用東流水猛投于中，如此淘三度，去水拭乾，臼中搗篩研如塵用。又曰：雌得芹花立便成庚。芹花一名立起草，形如芍藥，煮雌能住火也。

氣味 辛，平，有毒。別錄曰：大寒。不入湯用。土宿真君曰：芎藭、地黄、獨帚、益母、羊不食草、地榆、五加皮、瓦松、冬瓜汁皆可制伏。又雌見鉛及胡粉則黑。

主治 惡瘡頭禿痂疥，殺毒蟲虱，身癢邪氣諸毒。鍊之久服，輕身增年不老。本經 蝕鼻中息肉，下部䘌瘡，身面白駁，散皮膚死肌，及恍惚邪氣，殺蜂蛇毒。久服令人腦黃，其義難了。【斅曰】雌黃一塊重四兩，拆開得千重，軟如爛金者佳。其夾石及黑如鐵色者，不可用。【時珍曰】按獨孤滔丹房鑑源云：背陰者，雌黃也。溜成者，即黑色輕乾，如焦錫塊。臭黃作者，硬而無衣。試法：但于甲上磨之，上色者好。又燒熨斗底，以雌劃之，如赤黃線一道者好。舶上來如噀血者上，湘南者次之，青者尤佳。葉子者爲上，造化黃金，非此不成。亦能柔五金，乾汞，轉硫黃，伏粉霜。又云，雄黃變鐵，雌黃變錫。

【修治】【斅曰】凡修事，勿令婦人、鷄、犬、新犯淫人、有患人、不男人、非形人，及曾是刑獄臭穢之地；犯之則雌黃黑如鐵色，不堪用也，反損人壽。每四兩，用天碧枝、和陽草、粟遂子草各五兩，入瓷鍋中煮三伏時，其色如金汁一垛在鍋底下。用東流水猛投于中，如此淘三度，去水拭乾，臼中搗篩，研如塵用。又曰：雌得芹花，立便成庾。芹花一名立起草，形如芍藥，煮雌能住火也。

【氣味】辛，平，有毒。【別録曰】大寒。不入湯用。【土宿真君曰】芎藭、地黃、獨帚、益母、羊不食草、地榆、五加皮、瓦松、冬瓜汁，皆可制伏。又雌見鉛及胡粉則黑。【主治】惡瘡頭禿痂疥，殺毒蟲虱，身痒邪氣諸毒。鍊之久服，輕身增年不老。本經。蝕鼻中息肉，下部䘌瘡，身面白駁，散皮膚死肌及恍惚邪氣，殺蜂蛇毒。久服令人腦

證類 圖經

滿別錄治冷痰勞嗽血氣蟲積心腹痛癲癇解毒時珍

發明頌曰雌黃法土故色黃而主脾時珍曰雌黃雄黃同產但以山陽山陰受氣不同分別故服食家重雄黃取其得純陽之精也雌黃則兼有陰氣故爾若夫治病則二黃之功亦彷彿大要皆取其溫中搜肝殺蟲解毒祛邪焉爾

附方舊七新五反胃吐食雌黃一分甘草生半分為末飯丸梧子大以五葉草糯米煎湯服四丸聖濟錄停痰在胃喘息不通呼吸欲絕雌黃一兩雄黃一錢為末化蠟丸彈子大每服一丸半夜時投熱糯米粥中食之濟生方○心痛吐水不下飲食發止不定雌黃二兩醋二斤慢火煎成膏用乾蒸餅和丸梧子大每服七丸薑湯下聖惠方婦人久冷血氣攻心痛不止以雌黃二兩細研醋一升煎濃和丸小豆大每服十五丸醋湯下聖惠方小腹痛滿天行病小腹滿不得小便雌黃末蜜丸納尿孔中入半寸肘後方癲癇瘛瘲眼暗嚼舌雌黃黃丹炒各一兩為末入麝香少許以牛乳汁半升熬成膏和杵千下丸麻子大每溫水服三五丸直指方○肺勞咳嗽雌黃一兩入瓦合內不固濟坐地上以灰培之厚二寸以炭一斤簇定頂火上煆三分去一退火出毒為末蟾酥和丸粟米大每日空心杏仁湯下三丸斗門方久嗽暴嗽金粟丸用葉子雌黃一兩研以紙筋泥固濟小合子一个令乾盛藥水調赤石脂封口更以泥封待乾架在地上炭火十斤簇煆候火消

滿。別録。治冷痰勞嗽，血氣蟲積，心腹痛，癲癇，解毒。時珍。

【發明】【保昇曰】雌黄法土，故色黄而主脾。【時珍曰】雌黄、雄黄同産，但以山陽山陰受氣不同分别。故服食家重雄黄，取其得純陽之精也，雌黄則兼有陰氣故爾。若夫治病，則二黄之功亦仿佛，大要皆取其温中、搜肝殺蟲、解毒祛邪焉爾。

【附方】舊七，新五。反胃吐食。雌〔一〕黄一分，甘草生半分，爲末，飯丸梧子大，以五葉草、糯米煎湯，每服四丸。聖濟録。停痰在胃，喘息不通，呼吸欲絶。雌黄一兩，雄黄一錢，爲末，化蠟丸彈子大。每服一丸，半夜時投熱糯米粥中食之。○濟生方。心痛吐水，不下飲食，發止不定。雌黄二兩，醋二斤，慢火煎成膏，用乾蒸餅和丸梧子大，每服七丸，薑湯下。聖惠方。婦人久冷，血氣攻心，痛不止。以葉子雌黄二兩，細研，醋一升，煎濃，和丸小豆大，每服十五丸，醋湯下。聖惠方。小腹痛滿。天行病，小腹滿，不得小便。雌黄末蜜丸，納尿孔中，入半寸。肘後方。癲癇瘈瘲，眼暗嚼舌。雌黄、黄丹炒各一兩，爲末，入麝香少許，以牛乳汁半升熬成膏，和杵千下，丸麻子大。每温水服三五丸。○直指方。肺勞欬嗽。雌黄一兩，入瓦合内，不固濟，坐地上，以灰培〔二〕之，厚二寸。以炭一斤簇定，頂火煅，三分去一，退火出毒，爲末，蟾〔三〕酥和丸粟米大。每日空心杏仁湯下三丸。斗門方。久嗽暴嗽。金粟丸：用葉子雌黄一兩，研，以紙筋泥固濟小合子一個，令乾，盛藥，水調赤石脂封口，更以泥封，待乾，架在地上，炭火十斤簇煅。候火消

〔一〕雌：原作「雄」。今據聖濟總録卷四十七胃病門改。
〔二〕灰培：原作「火焙」。今據證類卷四雌黄改。
〔三〕蟾：原作「糖」。今據改同上。

三分之一去火候冷取出當如鏡面光明紅色鉢內細研蒸餅丸粟米大每服三丸五丸甘草水服服後睡良久勝金

方

腎消尿數 乾薑半兩以鹽四錢炒黃成顆雌黃一兩半爲末蒸餅和丸綠豆大每服十丸至三十丸空心鹽湯下 聖濟錄

○**小便不禁** 顆塊雌黃一兩半研乾薑半兩鹽四錢同炒薑色黃爲末水和蒸餅丸綠豆太每服十丸至二十丸空心鹽湯下之 經驗方

烏癩蟲瘡 雌黃粉醋和雞子黃調塗之 聖惠方

牛皮頑癬 雌黃末入輕粉和猪膏傅之 直指方

石膏 本經中品

釋名 細理石 別錄 寒水石 綱目 震亨曰火煅細研醋調封丹竈其固密甚於脂膏此蓋兼質與能而得名正與石脂同意時珍曰其文理細密故名細理石其性大寒如水故名寒水石與凝水石同名異物

集解 別錄曰石膏生齊山山谷及齊盧山魯蒙山采無時細理白澤者良黃者令人淋弘景曰二郡之山即青州徐州也今出錢塘縣皆在地中雨後時時自出之如棊子白澈最佳彭城者亦好近道多有而大塊用之不及彼也仙經不須此恭曰石膏方解石大體相似而以未破爲異今市人皆以方解代石膏未見有真石膏也石膏生於石旁其方解不因石而生端然獨處大者如升小者如拳或在土中或生溪水其上皮隨土及水苔色破之方解大者方尺今人以此

三分之一，去火候冷取出，當如鏡面，光明紅色。鉢内細研，蒸餅丸粟米大。每服三丸、五丸，甘草水服。服後睡良久。勝金方。腎消尿數。乾薑半兩，以鹽四錢炒黄成顆，雌黄一兩半，爲末，蒸餅和丸緑豆大，每服十丸至三十丸，空心鹽湯下。○聖濟録。小便不禁。顆塊雌黄一兩半研，乾薑半兩，鹽四錢，同炒薑色黄，爲末，水和蒸餅丸緑豆大，每服十丸至二十丸，空心鹽湯下之。經驗方。烏癩蟲瘡。雌黄粉，醋和鷄子黄調，塗之。聖惠方。牛皮頑癬。雌黄末，入輕粉，和豬膏傅之。直指方。

石膏本經中品

【釋名】細理[一]石別録、寒水石綱目。【震亨曰】火煅，細研醋調，封丹竈，其固密甚於脂膏。此蓋兼質與能而得名，正與石脂同意。【時珍曰】其文理細密，故名細理石。其性大寒如水，故名寒水石，與凝水石同名異物。

【集解】【別録曰】石膏生齊山山谷及齊盧山、魯蒙山，采無時。細理白澤者良，黄者令人淋。【弘景曰】二郡之山，即青州、徐州也。今出錢塘縣，皆在地中，雨後時時自出，取之如棋子，白澈最佳。彭城者亦好。近道多有而大塊，用之不及彼也。仙經不須此。【恭曰】石膏、方解石大體相似，而以未破爲異。今市人皆以方解代石膏，未見有真石膏也。石膏生於石旁。其方解不因石而生，端然獨處，大者如升，小者如拳，或在土中，或生溪水，其上皮隨土及水苔色，破之方解，大者方尺。今人以此

[一] 理：新修本草、證類卷四石膏均無此字，疑時珍以石膏文理細密而增。

爲石膏療風去熱雖同而解肌發汗不如真者也〔承曰〕石膏通亮理如雲母者上文名方解石〔斅曰〕凡使勿用方解石方解雖白不透明其性燥若石膏則出剡州茗山縣義情山其色瑩淨如水精性良善也〔頌曰〕石膏今汾孟虢耀州興元府亦有之生于山石上色至瑩白與方解石肌理形段剛柔絕相類今難得真者用時惜以破之皆作方稜者爲方解石今石膏中時時有瑩澈可愛有縱理而不方解者或以爲石膏然據本草又似長石或又謂青石閒往往有白脉貫徹類肉之膏肪者爲石膏此又本草所謂理石也不知石膏定是何物今且依市人用方解石〔閻孝忠曰〕南方以寒水石爲石膏以石膏爲寒水石正與汴京相反乃大誤也石膏紫白堅硬有墻璧寒水石則軟爛以手可碎外微青黑中有細文又一種堅白全類石膏而敲之成方者名方解石也〔承曰〕陶言錢塘山中雨後時自出今錢塘人鑿山取之甚多搗作齒藥貨用浙人呼爲寒水石入藥最勝他處者〔宗奭曰〕石膏紛辯不決未悉厥理本草只言生齊山盧山蒙山細理白澤者良即知他處者非石膏也〔震亨曰〕本草藥之命名多有意義或以色或以形或以氣或以質或以味或以能或以時是也石膏固濟丹爐苟非有膏豈能爲用此蓋兼質與能而得名昔人以方解爲石膏誤矣石膏味甘而辛本陽明經藥陽明主肌肉其甘也能緩脾益氣止渴去火其辛也能解肌出汗上行至頭又入太陰少陽彼方解石止有體重質堅性寒而已求其有膏而可爲三經之主治者焉在哉〔時珍曰〕石膏有軟硬二種軟石膏大塊生於石中作層如壓扁米糕形每層厚

爲石膏，療風去熱雖同，而解肌發汗不如真者。【大明曰】石膏通亮，理如雲母者上。又名方解石。【斅曰】凡使勿用方解石。方解雖白不透明，其性燥。若石膏則出剡州茗〔一〕山縣義情山，其色瑩淨如水精，性良善也。【頌曰】石膏今汾、孟、虢、耀州，興〔二〕元府亦有之。生于山石上，色至瑩白，與方解石肌理形段剛柔絶相類。今難得真者。用時惟以破之皆作方棱者，爲方解石。今石膏中時時有瑩澈可愛有縱理而不方解者，或以爲石膏，然據本草又似長石。或又謂青石間往往有白脉貫徹類肉之膏肪者爲石膏，此又本草所謂理石也。不知石膏定是何物？今且依市人用方解石爾。【閻孝忠曰】南方以寒水石爲石膏，以石膏爲寒水石，正與汴京相反，乃大誤也。石膏潔白堅硬，有墻壁。寒水石則軟爛，以手可碎，外微青黑，中有細文。又一種堅白全類石膏，而敲之成方者，名方解石也。【承曰】陶言錢塘山中雨後時自出。今錢塘人鑿山取之甚多，搗作齒藥貨用，浙人呼爲寒水石，入藥最勝他處者。【宗奭曰】石膏紛辯不決，未悉厥理。本草只言生齊山、盧山、蒙山，細理白澤者良，即知他處者非石膏也。【震亨曰】本草藥之命名，多有意義，或以色，或以形，或以氣，或以質，或以味，或以能，或以時是也。石膏固濟丹爐，苟非有膏，豈能爲用？此蓋兼質與能而得名。昔人以方解爲石膏，誤矣。石膏味甘而辛，本陽明經藥，陽明主肌肉。其甘也，能緩脾益氣，止渴去火。其辛也，能解肌出汗，上行至頭，又入手〔三〕太陰、手少陽。彼方解石止有體重質堅性寒而已，求其有膏而可爲三經之主治者焉在哉？【時珍曰】石膏有軟、硬二種。軟石膏，大塊生於石中，作層如壓扁米糕形，每層厚

〔一〕茗：原作「若」。今據證類卷四石膏引雷公云改。
〔二〕興：原闕一字。今據證類卷四石膏補。
〔三〕手：原脱。下「少陽」前亦脱此字。今據格致餘論石膏論補。下同不注。

數寸有紅白二色紅者不可服白者潔淨細文短密如束針正如凝成白蠟狀鬆軟易碎燒之即白爛如粉其中明潔色帶微青而文長細如白絲者名理石也與軟石膏乃一物二種碎之則形色如一不可辨矣硬石膏作塊而生直理起稜如馬齒堅白擊之則段段橫解光亮如雲母白石英有牆壁燒之亦易散仍硬不作粉其似硬石膏成塊擊之塊塊方解牆壁光明者名方解石也燒之則姹散亦不爛與硬石膏乃一類二種碎之則形色如一不可辨矣自陶弘景蘇恭大明雷斅蘇頌閻孝忠皆以硬者為石膏軟者為寒水石至朱震亨始斷然以軟者為石膏而後人遵用有驗千古之惑始明矣蓋昔人所謂寒水石者即軟石膏也所謂硬石膏者乃長石也石膏理石長石方解石四種性氣皆寒俱能去大熱結氣但石膏又能解肌發汗為異爾理石即石膏之類長石即方解之類俱可代用各從其類也今人以石膏收豆腐乃昔人所不知

【修治】斅曰凡使石臼中擣成粉羅過生甘草水飛過澄晒篩研用時珍曰古法惟打碎如豆大絹包入湯煮之近人因其性寒火煅過用或糖拌炒過則不妨脾胃

【氣味】辛微寒無毒別錄曰甘大寒好古曰入足陽明手太陰少陽經氣分之才曰雞子為之使惡莽草巴豆馬目毒公畏鐵

數寸。有紅白二色，紅者不可服，白者潔净，細文短密如束針，正如凝成白蠟狀，鬆軟易碎，燒之即白爛如粉。其中明潔，色帶微青而文長細如白絲者，名理石也。與軟石膏乃一物二種，碎之則形色如一，不可辨矣。硬石膏，作塊而生，直理起稜，如馬齒堅白，擊之則段段横解，光亮如雲母、白石英，有墻壁，燒之亦易散，仍硬，不作粉。其似硬石膏成塊，擊之塊塊方解，墻壁光明者，名方解石也，燒之則姹散亦不爛。與硬石膏乃一類二種，碎之則形色如一，不可辨矣。自陶弘景、蘇恭、大明、雷斅、蘇頌、閻孝忠皆以硬者爲石膏，軟者爲寒水石。至朱震亨始斷然以軟者爲石膏，而後人遵用有驗，千古之惑始明矣。蓋昔人所謂寒水石者，即軟石膏也。所謂硬石膏者，乃長石也。石膏、理石、長石、方解石四種，性氣皆寒，俱能去大熱結氣。但石膏又能解肌發汗爲異爾。理石即石膏之類，長石即方解之類，俱可代用，各從其類也。今人以石膏收豆腐，乃昔人所不知。

【修治】【斅曰】凡使，石臼中搗成粉，羅過，生甘草水飛過，澄晒篩研用。【時珍曰】古法惟打碎如豆大，絹包入湯煮之。近人因其性寒，火煅過用，或糖拌炒過，則不妨脾胃。

【氣味】辛，微寒，無毒。【别録曰】甘，大寒。【好古曰】入足陽明、手太陰、少陽經氣分。【之才曰】雞子爲之使。惡莽草、巴豆、馬目毒公。畏鐵。

【主治】中風寒熱，心下逆氣驚喘，口乾舌焦，不能息，腹中堅痛，除邪鬼，產乳，金瘡。本經 除時氣頭痛身熱，三焦大熱，皮膚熱，腸胃中結氣，解肌發汗，止消渴煩逆，腹脹暴氣，喘咽熱，亦可作浴湯。別錄 治傷寒頭痛如裂，壯熱皮如火燥。和葱煎茶，去頭痛。甄權 治天行熱狂，頭風旋，下乳，揩齒益齒。大明 除胃熱肺熱，散陰邪，緩脾益氣。李杲 止陽明經頭痛，發熱惡寒，日晡潮熱，大渴引飲，中暑潮熱，牙痛。元素

【發明】成無己曰：風，陽邪也；寒，陰邪也。風喜傷陽，寒喜傷陰，營衛陰陽，爲風寒所傷，則非輕劑所能獨散，必須輕重之劑同散之，乃得陰陽之邪俱去，營衛之氣俱和。是以大青龍湯以石膏爲使。石膏乃重劑，而又專達肌表也。又云：熱淫所勝，佐以苦甘。知母、石膏之苦甘，以散熱。元素曰：石膏性寒，味辛而淡，氣味俱薄，體重而沉，降也，陰也，乃陽明經大寒之藥，善治本經頭痛牙痛，止消渴中暑潮熱。然能寒胃，令人不食，非腹有極熱者，不宜輕用。又陽明經中熱，發熱惡寒，燥熱，日晡潮熱，肌肉壯熱，小便濁赤，大渴引飲，自汗，苦頭痛之藥，仲景用白虎湯是也。若無以上諸證，勿服之。多有血虛發熱象

【主治】中風寒熱，心下逆氣驚喘，口乾舌焦，不能息，腹中堅痛，除邪鬼，産乳金瘡。本經。除時氣頭痛身熱，三膲大熱，皮膚熱，腸胃中結氣，解肌發汗，止消渴，煩逆腹脹，暴氣喘息〔一〕，咽熱。亦可作浴湯。别録。治傷寒頭痛如裂〔二〕，壯熱皮如火燥。和葱煎茶，去頭痛。甄權。治天行熱狂，頭風旋，下乳，揩齒益齒。大明。除胃熱肺熱，散陰邪，緩脾益氣。李杲。止陽明經頭痛，發熱惡寒，日晡潮熱，大渴引飲，中暑潮熱，牙痛。元素。

【發明】【成無己曰】風，陽邪也；寒，陰邪也。風喜傷陽，寒喜傷陰。營衛陰陽，爲風寒所傷，則非輕劑所能獨散。必須輕重之劑同散之，乃得陰陽之邪俱去，營衛之氣俱和。是以大青龍湯，以石膏爲使。石膏乃重劑，而又專達肌表也。又云：熱淫所勝，佐以苦甘。知母、石膏之苦甘以散熱。【元素曰】石膏性寒，味辛而淡，氣味俱薄，體重而沉，降也，陰也，乃陽明經大寒之藥。善治本經頭痛牙痛，止消渴、中暑、潮熱。然能寒胃，令人不食，非腹有極熱者，不宜輕用。又陽明經中熱，發熱惡寒，燥熱，日晡潮熱，肌肉壯熱，小便濁赤，大渴引飲，自汗，苦頭痛之藥，仲景用白虎湯是也。若無以上諸證，勿服之。多有血虚發熱象

〔一〕息：原脱。今據證類卷四石膏補。
〔二〕裂：原作「烈」。今據改同上。

白虎證及脾胃虛勞形體病證初得之時與此證同醫者不識而誤用之不可勝救也杲曰石膏足陽明藥也故仲景治傷寒陽明證身熱目痛鼻乾不得卧身以前胃之經也胸前肺之室也邪在陽明肺受火制故用辛寒以清肺氣所以有白虎之名又治三膲皮膚大熱入手少陽也凡病脉數不退者宜用之胃弱者不可用宗奭曰孫兆言四月以後天氣熱時宜用白虎但四方氣候不齊歲中運氣不一亦宜兩審其說甚雅時珍曰東垣李氏云立夏前多服白虎湯者令人小便不禁此乃降令太過也陽明津液不能上輸于肺肺之清氣亦不復下降故爾初虞世古今錄驗方治諸蒸病有五蒸湯亦是白虎加人參伏苓地黃葛根因病加減王燾外臺秘要治骨蒸勞熱久嗽用石膏文如束鍼者一斤粉甘草一兩細研如麪日以水調三四服言其無毒有大益乃養命上藥不可忽其賤而疑其寒名醫錄言睦州楊士丞女病骨蒸內熱外寒衆醫不瘥處州吳醫用此方而體遂涼愚謂此皆少壯肺胃火盛能食而病者言也若衰暮及氣虛血虛胃弱者恐非所宜廣濟林訓導年五十病痰嗽發熱或令單服石膏藥至一斤許遂不能食而欬益頻病益甚遂至不起此蓋用藥者之瞀瞀也石膏何與焉楊士瀛云石膏煆過最能收瘡暈不至爛肌按劉跂錢乙傳云宗室子病嘔泄醫用溫藥加喘乙曰病本中熱奈何以剛劑燥之將不得前後溲宜與石膏湯宗室與醫皆不信後二日果來召乙曰仍石膏湯證也竟如言而愈又按古方所用寒水石是凝水石唐宋以來諸方所用寒水石即今之石膏也故寒水石諸方多附于後近人

白虎證，及脾胃虚勞，形體病證，初得之時，與此證同。醫者不識而誤用之，不可勝救也。【杲曰】石膏，足陽明藥也。故仲景治傷寒陽明證，身熱、目痛、鼻乾、不得卧。身以前，胃之經也。胸前，肺之室也。邪在陽明，肺受火制，故用辛寒以清肺氣，所以有白虎之名。又治三焦皮膚大熱，入手少陽也。凡病脉數不退者，宜用之。胃弱者，不可用。【宗奭曰】孫兆言，四月以後天氣熱時，宜用白虎。但四方氣候不齊，歲中運氣不一，亦宜兩審。其説甚雅。【時珍曰】東垣李氏云，立夏前多服白虎湯者，令人小便不禁，此乃降令太過也。陽明津液不能上輸于肺，肺之清氣亦復下降故爾。初虞世古今録驗方，治諸蒸病有五蒸湯，亦是白虎加人參、伏苓、地黄、葛根，因病加減。王燾外臺秘要治骨蒸勞熱久嗽，用石膏文如束鍼者一斤，粉甘草一兩，細研如麪，日以水調三四服。言其無毒有大益，乃養命上藥，不可忽其賤而疑其寒。名醫録言，睦州楊寺〔一〕丞女，病骨蒸内熱外寒，衆醫不瘥，處州吴醫用此方而體遂凉。愚謂此皆少壯肺胃火盛，能食而病者言也。若衰暮及氣虚血虚胃弱者，恐非所宜。廣濟林訓導年五十，病痰嗽發熱。或令單服石膏藥至一斤許，遂不能食，而欬益頻，病益甚，遂至不起。此蓋用藥者之瞀瞀也，石膏何與焉。楊士瀛云：石膏煅過，最能收瘡暈，不至爛肌。按劉跂錢乙傳云：宗室子病嘔泄，醫用温藥加喘。乙曰：病本中熱，奈〔二〕何以剛劑燥之，將不得前後溲，宜與石膏湯。宗室與醫皆不信。後二日果來召。乙曰：仍石膏湯證也。竟如言而愈。又按古方所用寒水石，是凝水石；唐宋以來諸方所用寒水石，即今之石膏也，故寒水石諸方多附于後。近人

〔一〕寺：原作「士」。今據名醫録卷下改。
〔二〕奈：原作「柰」。乃形近而訛，據文義改。

亦以長石、方解石爲寒水石，不可不辨之。

附方 舊四，新十五。

傷寒發狂 踰垣上屋。寒水石二錢，黃連一錢，爲末，煎甘草冷服，名鵲石散。本事方

風熱心躁 口乾狂言，渾身壯熱。寒水石半斤，燒半日，淨地坑內盆合，四面濕土擁起，經宿取出，入甘草末、天竺黃各二兩，龍腦二分，糯米糕丸彈子大，蜜水磨下。集驗方

解中諸毒 方同上。

乳石發渴 寒水石一塊含之，以瘥爲度。聖濟錄

男女陰毒 寒水石不拘多少，爲末，用兩餾飯搗丸栗子大，日乾。每用一丸，炭火煆紅，研，以滾酒調服，飲葱醋湯投之，暖處得汗愈。蔡氏經驗方

集玄方

小兒身熱 石膏一兩，青黛一錢，爲末，糕糊丸龍眼大。每服一丸，燈心湯化下。普濟方

小兒丹毒 寒水石末一兩，和水塗之。

骨蒸勞病 外寒內熱，附骨而蒸也。其根在五臟六腑之中，必因患後得之。骨肉日消，飲食無味，或皮燥而無光。蒸盛之特，四肢漸細，足趺腫起。石膏十兩，研如乳粉，水和服方寸匕，日再，以身涼爲度。外臺秘要

熱盛喘嗽 石膏二兩，甘草炙半兩，爲末。每服三錢，生薑蜜調下。普濟方

痰熱喘嗽 痰涌如泉。石膏、寒水石各五錢，爲末。每人參湯服三錢。保命集

食積痰火 瀉肺火、胃火。白石膏火煆，出火毒，半斤，爲末，醋糊丸梧子大。每服四五十丸，白湯下。丹溪方

胃火牙疼 好軟石膏一兩，火煆，淡酒淬過，爲末，入防風、荆芥、細辛、白芷各五分，爲末。日用揩牙，甚

又以長石、方解石爲寒水石，不可不辨之。

【附方】舊四，新二十五。傷寒發狂，踰垣上屋。寒水石二錢，黄連一錢，爲末。煎甘草冷服，名鵲石散。本事方。風熱心躁，口乾狂言，渾身壯熱。寒水石半斤，燒半日，浄地坑内盆合，四面濕土擁起，經宿取出，入甘草末、天竺黄各二兩，龍腦二分，糯米糕丸彈子大，蜜水磨下。集驗方。解中諸毒。方同上。乳石發渴。寒水石一塊含之，以瘥爲度。聖濟録。男女陰毒。寒水石不拘多少爲末，用兩餾飯搗丸栗子大，日乾，每用一丸，炭火煅紅燒研，以滚酒調服，飲葱醋湯投之，得汗愈。蔡氏經驗必用方。小兒丹毒。寒水石末一兩，和水塗之〔一〕。集玄方。小兒身熱。石膏一兩，青黛一錢，爲末，糕糊丸龍眼大，每服一丸，燈心湯化下。普濟方。骨蒸勞病。外寒内熱，附骨而蒸也。其根在五臟六腑之中，必因患後得之。骨肉日消，飲食無味，或皮燥而無光。蒸盛之時，四肢漸細，足趺〔二〕腫起。石膏十兩，研如乳粉，水和服方寸匕，日再，以身凉爲度。外臺秘要。熱盛喘嗽。石膏二兩，甘草炙半兩，爲末，每服三錢，生薑、蜜調下。普濟方。痰熱喘嗽，痰涌如泉。石膏、寒水石各五錢，爲末，每人參湯服三錢。○保命集。食積痰火。瀉肺火胃火，白石膏火煅，出火毒，半斤，爲末，醋糊丸梧子大，每服四五十丸，白湯下。○丹溪方。胃火牙疼。好軟石膏一兩，火煅，淡酒淬過，爲末，入防風、荆芥、細辛、白芷〔三〕五分，爲末，日用揩牙，甚

〔一〕之：此下原衍「人」。今從江西本删。
〔二〕趺：原作「趺」。今據外臺卷十三虚勞骨蒸方改。
〔三〕白芷：此前多藥無劑量，故此下或脱「各」字。

効保壽堂方

老人風熱內熱目赤頭痛視不見物石膏三兩竹葉五十片沙糖一兩粳米三合水三大盞煎石膏竹葉去滓取二盞煮粥入糖食養老方

風邪眼寒乃風入頭系敗血凝滯不能上下流通故風寒客之而眼寒也石膏煆二兩川芎二兩甘草炙半兩爲末每服一錢蔥白茶湯調下日二服宣明方

頭風涕淚疼痛不已方同上

鼻衄頭痛心煩石膏牡蠣一兩爲末每新汲水服二錢并滴鼻內普濟方

筋骨疼痛因風熱者石膏三錢飛羅麪七錢爲末水和煆紅冷定滚酒化服被蓋取汗連服三日即除根筆峯雜興

雀目夜昏百治不効石膏末每服一錢猪肝一片薄批摻藥在上纏定沙瓶煮熟切食之一日一服明目方

濕溫多汗妄言煩渴石膏炙甘草等分爲末每服二錢匕漿水調下龐安時傷寒論

小便卒數非淋令人瘦石膏半斤搗碎水一斗煮五升每服五合肘後方

小兒吐瀉黄色者傷熱也玉露散用石膏寒水石各五錢生甘草二錢半爲末滚湯調服一錢錢乙小兒方

水瀉腹鳴如雷有火者石膏火煆倉米飯和丸梧子大黃丹爲衣米飲下二十丸不二服効李樓奇方

乳汁不下石膏三兩水二升煮三沸三日飲盡妙子母秘録

婦人乳癰一醉膏用石膏煆紅出火毒研每服三錢温酒下添酒盡醉睡覺再進一服陳日華經驗方

油傷火灼痛不可忍石膏末傅之良梅師方

金瘡出血寒水石瀝青等分爲末乾摻勿

效。保壽堂方。**老人風熱。**內熱，目赤頭痛，視不見物。石膏三兩，竹葉五十片，沙糖一兩，粳米三合，水三大盞，煎石膏、竹葉，去滓，取二盞，煮粥入糖食。養老方。**風邪眼寒。**乃風入頭，係敗血凝滯，不能上下流通，故風寒客之而眼寒也。石膏煅二兩，川芎二兩，甘草炙半兩，爲末，每服一錢，葱白、茶湯調下，日二服。宣明方。**頭風涕淚。**疼痛不已，方同上。**鼻衄頭痛。**心煩。石膏、牡蠣各〔一〕一兩，爲末，每新汲水服二錢，并滴鼻內。普濟方。**筋骨疼痛因風熱者。**石膏三錢，飛羅麪七錢，爲末，水和煅紅，冷定，滚酒化服，被蓋取汗，連服三日，即除根。筆峰雜興。**雀目夜昏。**百治不效。石膏末每服一錢，猪肝一片薄批，摻藥在上纏定，沙瓶煮熟，切食之，一日一服。明目方。**濕温多汗。**妄言煩渴。石膏、炙甘草等分爲末，每服二錢匕，漿水調下。龐安時傷寒論。**小便卒數。**非淋，令人瘦。石膏半斤搗碎，水一斗，煮五升，每服五合。肘後方。**小兒吐瀉。**黄色者，傷熱也。玉露散：用石膏、寒水石各五錢，生甘草二錢半，爲末，滚湯調服一錢。錢乙小兒方。**水瀉腹鳴**如雷有火者。石膏火煅，倉米飯和丸梧子大，黄丹爲衣，米飲下二十丸。不二服，效。李樓奇方。**乳汁不下。**石膏三兩，水二升，煮三沸，三日飲盡，妙。子母秘録。**婦人乳癰。**一醉膏：用石膏煅紅，出火毒，研，每服三錢，温酒下，添酒盡醉。睡覺，再進一服。陳日華經驗方。**油傷火灼。**痛不可忍。石膏末傅之，良。梅師方。**金瘡出血。**寒水石、瀝青等分，爲末，乾摻，勿

〔一〕各：原脱。今據普濟方卷一百八十九諸血門鼻血不止補。

經木　孫堂方　稍**刀瘡傷濕**潰爛不生肌寒水石煅一兩黃丹三錢為末洗敷甚者加龍骨一錢孩兒茶一錢積德堂方**瘡口不斂**生肌肉止疼痛去惡水寒水石燒赤研二兩黃丹半兩為末摻之名紅玉散和劑局方**口瘡咽痛**上膈有熱寒水石煅三兩朱砂三錢半腦子半字為末摻之三因方

附錄

玉火石頌曰密州九仙山東南隅地中出一種石青白而脆擊之內有火謂之玉火石彼醫用之云味甘微辛溫療傷寒發汗止頭目昏眩痛功與石膏等土人以當石膏用之

龍石膏別錄有名未用曰無毒主消渴益壽生杜陵如鐵脂中黃

理

理石 本經中品

釋名肌石別錄**立制石**本經時珍曰理石即石膏之順理而微硬有肌者故曰理石肌石弘景曰仙經時呼為長理石石膽一名立制今此又名立制疑必相亂

集解別錄曰理石如石膏順理而細生漢中山谷及盧山采無時弘景曰漢中屬梁州盧山屬青州今出寧州俗用亦稀恭曰此石夾兩石間如石脈打用之或在上中重疊而生皮黃赤肉白作鍼理文全不似石膏市人或刮削去皮以代寒水石并以當礬石並是假偽今盧山亦無此物見出襄州西汎水側宗奭曰理石如長石但理石如石膏順理而細

經水。積德堂方。刀瘡傷濕，潰爛不生肌。寒水石煅一兩，黄丹二〔一〕錢，爲末，洗敷。甚者加龍骨一錢，孩兒茶一錢。積德堂方。瘡口不斂。生肌肉，止疼痛，去惡水。寒水石燒赤，研，二兩，黄丹半兩，爲末，摻之。名紅玉散。和劑局方。口瘡咽痛，上膈有熱。寒水石煅三兩，朱砂三錢半，腦子半字，爲末摻之〔二〕。三因方。

【附録】玉火石。【頌曰】密州〔三〕九仙山東南隅地中，出一種石，青白而脆，擊之内有火，謂之玉火石。彼醫用之。其味甘、微辛，温。療傷寒發汗，止頭目昏眩痛，功與石膏等，土人以當石膏用之。

龍石膏。【别録有名未用曰】無毒，主消渴，益壽。生杜陵，如鐵脂中黄。

理石本經中品

【釋名】肌石别録、立制石本經。【時珍曰】理石即石膏之順理而微硬有肌者，故曰理石、肌石。【弘景曰】仙經時須〔四〕呼爲長理石。石膽一名立制，今此又名立制，疑必相亂。

【集解】【别録曰】理石如石膏，順理而細，生漢中山谷及盧山，采無時。【弘景曰】漢中屬梁州，盧山屬青州。今出寧州。俗用亦稀。【恭曰】此石夾兩石間如石脉，打用之，或在土中重叠而生。皮正〔五〕赤，肉白，作鍼理文，全不似石膏。市人或刮削去皮，以代寒水石，并以當礜石，並是假僞。今盧山亦無此物，見出襄州西汎水側。【宗奭曰】理石如長石。但理石如石膏，順理而細。

〔一〕二：底本描補「三」字，餘金陵諸本闕一字。今從江西本補。
〔二〕之：下原衍「于」字。今據三因方卷十六口病證治「龍石散」删。
〔三〕州：原作「洲」。今據證類卷四石膏改。
〔四〕須：原脱。今據證類卷四理石補。
〔五〕正：證類卷四理石作「黄」。

其非順理而細者爲長石療亦不相遠時珍曰理石即石膏中之長文細直如絲而明潔色帶微青者唐人謂石膏爲寒水石長石爲石膏故蘇恭言其不似石膏也此石與軟石膏乃一類二色亦可通用詳石膏下

【氣味】甘寒無毒別錄曰辛大寒之才曰滑石爲之使惡麻黄【主治】身熱利胃解煩益精明目破積聚去三蟲本經除營衛中去來大熱結熱解煩毒止消渴及中風痿痺別錄漬酒服療癖令人肥悅蘇恭

【附錄】白肌石別錄有名未用曰味辛無毒主强筋骨止渴不飢陰熱不足一名肌石一名洞石生廣卷山青石間時珍曰按此即理石也其形名氣味主療皆同

長石本經中品

【釋名】方石本經 直石別錄 土石別錄 硬石膏綱目

【集解】別錄曰長石理如馬齒方而潤澤玉色生長子山谷及太山臨淄采無時弘景曰長子縣屬上黨臨淄縣屬青州俗方仙經並無用此者恭曰此石狀同石膏而厚大縱理而長文似馬齒今均州遼坂山有之土人以爲理石頌曰今惟潞州有之如蘇恭所說按本經理石長石二物味効亦別又云理石如石膏順理而細別錄言亦呼爲長理石今灃

其非順理而細者，爲長石。療體亦不相遠。【時珍曰】理石即石膏中之長文細直如絲而明潔[一]，色帶微青者。唐人謂石膏爲寒水石，長石爲石膏，故蘇恭言其不似石膏也。此石與軟石膏一類二色，亦可通用，詳石膏下。

【氣味】甘[二]，寒，無毒。【別録曰】大寒。【之才曰】滑石爲之使，惡麻黄。【主治】身熱，利胃解煩，益精明目，破積聚，去三蟲。本經。除營衛中去來大熱結熱，解煩毒，止消渴及中風痿痺。別録。漬酒服，療癖，令人肥悦。蘇恭。

【附録】白肌石。【別録有名未用曰】味辛，無毒。主强筋骨，止渴不飢，陰熱不足。一名肌石，一名洞石，生廣卷山青石間。【時珍曰】按此即理石也，其形名氣味主療皆同。

長石本經中品

【釋名】方石本經、直石別録、土石別録、硬石膏綱目。

【集解】【別録曰】長石，理如馬齒，方而潤澤，玉色。生長子山谷及太山、臨淄，采無時。【弘景曰】長子縣屬上黨，臨淄縣屬青州。俗方、仙經並無用此者。【恭曰】此石狀同石膏而厚大，縱理而長，文似馬齒。今均州遼坂山有之，土人以爲理石。【頌曰】今惟潞州有之，如蘇恭所説。按本經理石、長石二物，味效亦別。又云：理石似石膏，順理而細。陶隱居言，亦呼爲長理石。今靈

〔一〕潔：原作「絜」。今從江西本改。
〔二〕甘：證類卷四理石此字前有本經文「辛」字。

資州用長理石爲一物醫家相承用者乃似石膏與今路州所出長石無異而諸郡無復出理石者醫方亦不見單用往往呼長石爲長理石時珍曰長石即俗呼硬石膏者狀似軟石膏而塊不扁性堅硬潔白有粗理起齒棱擊之則片片橫碎光瑩如雲母白石英亦有牆壁似方解石但不作方塊爾燒之亦不粉爛而易散方解燒之亦然但烢聲爲異爾昔人以此爲石膏又以爲方解今人以此爲寒水石皆誤矣但與方解乃一類二種故亦名方石氣味功力相同通用無妨唐宋諸方所用石膏多是此石昔醫亦以取效則亦可與石膏通用但不可解肌發汗耳

氣味辛苦寒無毒主治身熱胃中結氣四肢寒厥利小便通血脉明目去翳眇下三蟲殺蠱毒久服不饑本經止消渴下氣除脅肋肺間邪氣別錄

方解石別錄下品

釋名黃石時珍曰敲破塊塊方解故以爲名

集解別錄曰方解石生方山采無時弘景曰本經長石一名方石療熱相似疑即此也恭曰此物大體與石膏相似不附石而生端然獨處大者如升小者如拳甚大者方尺或在土中或生溪水其上皮隨土及水苔色破之方解今人以

寶丹用長理石爲一物。醫家相承用者，乃似石膏，與今潞〔一〕州所出長石無異，而諸郡無復出理石者，醫方亦不見單用，往往呼長石爲長理石。【時珍曰】長石即俗呼硬石膏者，狀似軟石膏而塊不扁，性堅硬潔白，有粗理，起齒稜，擊之則片片橫碎，光瑩如雲母、白石英，亦有墻壁似方解石，但不作方塊爾。燒之亦不粉爛而易散。方解燒之亦然，但烢聲爲異爾。昔人以此爲石膏，又以爲方解，今人以此爲寒水石，皆誤矣。但與方解乃一類二種，故亦名方石，氣味功力相同，通用無妨。唐宋諸方所用石膏，多是此石，昔醫亦以取效，則亦可與石膏通用，但不可解肌發汗耳。

【氣味】辛、苦，寒，無毒。【主治】身熱，胃中結氣，四肢寒厥，利小便，通血脉，明目去翳眇，下三蟲，殺蠱毒。久服不饑。本經。止消渴，下氣，除脇肋肺間邪氣。別録。

方解石 別録下品

【釋名】黄石。【志曰】敲破，塊塊方解，故以爲名。

【集解】【別録曰】方解石生方山，采無時。【弘景曰】本經長石一名方石，療體相似，疑即此也。【恭曰】此物大體與石膏相似〔二〕，不附石而生，端然獨處。大者如升，小者如拳，甚大者方尺。或在土中，或生溪水，其上皮隨土及水苔色，破之方解。今人以

〔一〕潞：原作「路」。今據證類卷四長石改。
〔二〕似：原作「以」。今據證類卷四方解石改。

爲石膏用療風去熱雖同而解肌發汗不及也志曰今沙州大鳥山出者佳頌曰方解石本草言生方山陶隱居疑與長石爲一物蘇恭云療熱不減石膏若然似可通用但主頭風不及石膏也其肌理形段剛柔皆同但以附石不附石爲言豈得功力頓異如雌黄雄黄亦有端然獨處者亦有附石生者不聞別有名號功力相異也時珍曰方解石與硬石膏相似皆光潔如白石英但以敲之段段片碎者爲硬石膏塊塊方稜者爲方解石蓋一類二種亦可通用唐宋諸方皆以此爲石膏今人又以爲寒水石俱不是其性寒治熱之功大抵不能解肌發汗不能如真石膏爲異耳

氣味苦辛大寒無毒之才曰惡巴豆主治胸中留熱結氣黄疸通血脉去蠱毒別錄

滑石本經上品

釋名畫石衍義液石別錄膋石音遼脃石音脆冷石弘景番石別錄共石宗奭曰滑石今之畫石因其軟滑可寫畫也時珍曰滑石性滑利竅其質又滑膩故以名之表畫家用刷紙代粉最白膩滑乃脂膏也因以名之膋乃肉無骨也此物收消膩無破者爲良故有諸名

集解別錄曰滑石生赭陽山谷及太山之陰或掖北白山或卷山采無時弘景曰滑石色正白仙經用之爲泥今出

爲石膏用，療風去熱雖同，而解肌發汗不及也。【志曰】今沙州大鳥〔一〕山出者佳。【頌曰】方解石本草言生方山。陶隱居疑與長石爲一物，蘇恭云療熱不減石膏。若然，似可通用，但主頭風不及石膏也。其肌理形段剛柔皆同，但以附石不附石爲言，豈得功力頓異？如雌黄、雄黄亦有端然獨處者，亦有附石生者，不聞別有名號，功力相異也。【時珍曰】方解石與硬石膏相似，皆光潔如白石英，但以敲之段段片碎者爲硬石膏，塊塊方棱者爲方解石，蓋一類二種，亦可通用。唐宋諸方皆以此爲石膏，今人又以爲寒水石，雖俱不是，而〔二〕其性寒治熱之功，大抵不相遠，惟解肌發汗不能如硬〔三〕石膏爲異耳。

【氣味】苦、辛，大寒，無毒。【之才曰】惡巴豆。【主治】胸中留熱結氣，黄疸，通血脉，去蠱毒。別録。

滑石本經上品

【釋名】畫石衍義、液石別録、膋石音遼、脱石音奪、冷石弘景、番石別録、共石。【宗奭曰】滑石今謂之畫石，因其軟滑可寫畫也。【時珍曰】滑石性滑利竅，其質又滑膩，故以名之。表畫家用刷紙代粉，最白膩。膋乃脂膏也，因以名縣。脱乃肉無骨也。此物取滑膩，無硬者爲良，故有諸名。

【集解】【別録曰】滑石〔四〕生赭陽山谷及太山之陰，或掖北白山，或卷山，采無時。【弘景曰】滑石色正白，仙經用之爲泥。今出

〔一〕鳥：原作「烏」。今據證類卷五方解石改。
〔二〕而：原作「不」。今從江西本改。
〔三〕硬：原作「更」。今從改同上。
〔四〕石：原闕一字。今據證類卷三滑石引「陶隱居曰」補。

湘州始安郡諸處初取軟如泥久漸堅強人多以作冢中明器物赭陽屬南陽依縣屬青州東萊卷縣屬司州榮陽又有冷石小青黃並冷利能發油汚衣物恭曰此石所在皆有嶺南始安出者白如凝脂極軟滑出掖縣者理粗質青有黑點惟可爲器不堪入藥齊州南山神通寺南谷亦大有色青白不佳而滑膩則勝藏器曰始安掖縣所出二石形質既異所用又殊始安者軟滑而白宜入藥東萊者硬濇而青乃作器石也斅曰凡使有多般其白滑石如方解石色如冰白畫石上有白膩文者真也烏滑石似堅畫石上有青白膩文入用亦妙綠滑石性寒有毒不入藥用黃滑石似金顆顆圓畫石上有青黑色者勿用殺人冷滑石青蒼色畫石上作白膩文亦勿用之頌曰今道永萊濠州皆有之凡二種道永州出者白滑如凝脂南越志云膋城縣出膋石即滑石也土人以爲燒器烹魚食是也萊濠州出者理粗質青有黑點亦謂之斑石二種皆可作器甚精好初出軟柔彼人就穴中制作用力殊少也本草所載土地皆是北方而今醫家所用白色者自南方來或云沂州所出甚白佳與本草所云太山之陰相合而彼土不取爲藥今濠州所供青滑石云性寒無毒主心氣濇滯與本經大同小異又張勃吳錄地理志及大康地記云鬱林州布山縣馬湖馬嶺山皆有之甚毒殺人有冷石可以解之石色赤黑味苦有之者磨中并以切齒立蘇一名切齒石今人多用冷石作粉治痱瘡或云即滑石也但味之甘苦不同耳時珍曰滑石廣之桂林各邑及猺峒中皆出之即古之始安也白黑二種功皆相似山東蓬萊縣桂府村所出者

湘州、始安郡諸處。初取軟如泥，久漸堅强，人多以作塚中明器物。赭陽屬南陽，掖縣屬青州東萊，卷縣屬司州滎陽。又有冷石，小青黄，並冷利，能熨油污衣物。【恭曰】此石所在皆有。嶺南始安出者，白如凝〔一〕脂，極軟滑。出掖縣者，理粗質青有黑點，惟可爲器，不堪入藥。齊州南山神通寺南谷亦大有，色青白不佳，而滑膩則勝。【藏器曰】始安、掖縣所出二石，形質既異，所用又殊。始安者軟滑而白，宜入藥。東萊者硬澀而青，乃作器石也。【斅曰】凡使有多般。其白滑石如方解石，色似冰白，畫石上有白膩文者，真也。烏滑石似瑿，畫石上有青白膩文，入用亦妙。緑滑石性寒有毒，不入藥用。黄滑石似金，顆顆圓，畫石上有青黑色者，勿用，殺人。冷滑石青蒼色，畫石上作白膩文，亦勿用之。【頌曰】今道、永、萊、濠州皆有之。凡二種。道、永州出者白滑如凝脂。南越〔二〕志云：膋城〔三〕縣出膋石，即滑石也。土人以爲燒器，烹魚食，是也。萊、濠州出者理粗質青，有黑點，亦謂之斑石。二種皆可作器，甚精好。初出軟柔，彼人就穴中制作，用力殊少也。本草所載土地皆是北方，而今醫家所用白色者，自南方來。或云沂州所出甚白佳，與本草所云太山之陰相合，而彼土不取爲藥。今濠州所供青滑石，云性寒無毒，主心氣澀滯，與本經大同小異。又張勃〔四〕吴録地理志及大康地記云：鬱林州布山縣馬湖、馬嶺山皆有虵，甚毒殺人，有冷石可以解之。石色赤黑，味苦，屑之着瘡中，并以切齒，立蘇，一名切齒石。今人多用冷石作粉，治痱瘡，或云即滑石也，但味之甘苦不同耳。【時珍曰】滑石，廣之桂林各巴及猺峒中皆出之，即古之始安也。白黑二種，功皆相似。山東蓬萊縣桂府村所出者

〔一〕凝：此字及下之「滑」、「掖」原缺左半而作「疑」、「骨」、「夜」。今據證類卷三滑石改。
〔二〕越：原作「城」。今據改同上。
〔三〕城：原作「成」。今據改同上。
〔四〕勃：原作「勅」。今據卷一引據古今經史百家書目改。

亦佳故醫方有桂府滑石與桂林者同稱也今人亦以刻圖書不甚堅牢滑石之根爲不灰木滑石之中有光明黄子爲石腦芝

【修治】斆曰凡用白滑石先以刀刮净研粉以牡丹皮同煮一伏時去牡丹皮取滑石以東流水淘過晒乾用

【氣味】甘寒無毒別録曰大寒之才曰石韋爲之使惡曾青制雄黄

【主治】身熱洩澼女子乳難癃閉利小便蕩胃中積聚寒熱益精氣久服輕身耐饑長年本經通九竅六腑津液去留結止渴令人利中別録燥濕分水道實大腸化食毒行積滞逐凝血解燥渴補脾胃降心火偏主石淋爲要藥震亨療黄疸水腫脚氣吐血衄血金瘡血出諸瘡腫毒時珍

【發明】頌曰古方治淋澀多單使滑石又與石韋同擣末飲服刀圭更駃又主石淋取十二分研粉分作兩服水調下煩熱定即停後服權曰滑石療五淋主産難服其末又末与丹參蜜豬脂爲膏入其月即空心酒下彈丸大臨産倍服令胎滑易生除煩熱心躁元素曰滑石氣温味甘治前陰竅澀不利性沉重能泄上氣令下行故曰滑則利竅不與諸淡滲

亦佳，故醫方有桂府滑石，與桂林者同稱也。今人亦以刻圖書，不甚堅牢。滑石之根爲不灰木。滑石之中有光明黄子爲石腦芝。

【修治】【斅曰】凡用白滑石，先以刀刮净研粉，以牡丹皮同煮一伏時。去牡丹皮，取滑石，以東流水淘過，晒乾用。

【氣味】甘，寒，無毒。【别録曰】大寒。【之才曰】石韋爲之使，惡曾青，制雄黄。

【主治】身熱洩澼，女子乳難，癃閉，利小便，蕩胃中積聚寒熱，益精氣。久服輕身，耐飢長年。本經。通九竅六腑津液，去留結，止渴，令人利中。别録。燥濕，分水道，實大腸，化食毒，行積滯，逐凝血，解燥渴，補脾胃，降心火，偏主石淋爲要藥。震亨。療黄疸，水腫脚氣，吐血衄血，金瘡血出，諸瘡腫毒。時珍。

【發明】【頌曰】古方治淋瀝，多單使滑石。又與石韋同擣末，飲服刀圭，更駃。又主石淋，取十二分研粉，分作兩服，水調下。煩熱定，即停後服。【權曰】滑石療五淋，主産難，服其末。又末與丹參、蜜、豬脂爲膏，入其月即空心酒下彈丸大，臨産倍服，令胎滑易生，除煩熱心躁。【元素曰】滑石氣温味甘，治前陰竅濇不利，性沉重，能泄上氣令下行，故曰滑則利竅，不與諸淡滲藥同好古曰入足太陽經滑能利竅以通水道爲至燥之劑猪苓湯用滑石阿膠同爲滑劑以利水道葱豉生薑同煎去滓澄清以解利淡味滲洩爲勝故解表利小便也若小便自利者不宜用時珍曰滑石利竅不獨小便也上能利毛腠之竅下能利精溺之竅蓋甘淡之味先入于胃滲走經絡遊溢津氣上輸于肺下通膀胱肺主皮毛爲水之上源膀胱司津液氣化則能出故滑石上能發表下利水道爲蕩熱燥濕之劑發表是蕩上中之熱利水道是蕩中下之熱發表是燥上中之濕利水道是燥中下之濕熱散則三焦寧而表裏和濕去則闌門通而陰陽利劉河間之用益原散通治表裏上下諸病蓋是此意但未發出耳

【附方】舊六新十三

益元散 又名天水散太白散六一散解中暑傷寒疫癘飢飽勞損憂愁思慮驚恐悲怒傳染并汗後遺熱勞復諸疾兼解兩感傷寒百藥酒食邪熱毒治五勞七傷一切虛損內傷陰痿驚悸健忘癇瘛煩滿短氣痰嗽肌肉疼痛腹脹悶痛淋閟澀痛服石石淋療身熱嘔吐泄瀉腸澼下痢赤白除煩熱胸中積聚寒熱止渴消蓄水婦人產後損液血虛陰虛熱甚催生下乳治吹乳乳癰牙瘡齒疳此藥大養脾腎之氣通九竅六腑去留結益精氣壯筋骨和血氣通經脈消水穀保真元明耳目安魂定魄強志輕身駐顏延壽耐勞役飢渴乃神驗之仙藥也白滑石水飛過六兩粉甘草一兩爲末每服三錢蜜少許溫水調下實熱用新汲水下解利用葱豉湯下通乳用猪肉麪湯調下催生用香

藥同。【好古曰】入足太陽經，滑能利竅，以通水道，爲至燥之劑。豬苓湯用滑石、阿膠，同爲滑劑以利水道；葱、豉、生薑同煎，去滓澄清以解利。淡味滲洩爲陽，故解表利小便也。若小便自利者，不宜用。【時珍曰】滑石利竅，不獨小便也。上能利毛腠之竅，下能利精溺之竅。蓋甘淡之味，先入于胃，滲走經絡，遊溢津氣，上輸于肺，下通膀胱。肺主皮毛，爲水之上源。膀胱司津液，氣化則能出。故滑石上能發表，下利水道，爲蕩熱燥濕之劑。發表是蕩上中之熱，利水道是蕩中下之熱；發表是燥上中之濕，利水道是燥中下之濕。熱散則三焦寧而表裏和，濕去則闌門通而陰陽利。劉河間之用益原散，通治表裏上下諸病，蓋是此意，但未發出耳。

【附方】舊六，新一十二[一]。益元散。又名天水散、太白散、六一散。解中暑傷寒疫癘，飢飽勞損，憂愁思慮，驚恐悲怒，傳染并汗後遺熱勞復諸疾。兼解兩感傷寒，百藥酒食邪熱毒。治五勞七傷，一切虛損，内傷陰痿，驚悸健忘，癇瘛煩滿，短氣痰嗽，肌肉疼痛，腹脹悶痛，淋閟濇痛，服石石淋。療身熱嘔吐泄瀉，腸澼下痢赤白。除煩熱，胸中積聚寒熱。止渴，消畜水。婦人産後損液，血虛陰虛熱甚，催生下乳。治吹乳乳癰，牙瘡齒疳。此藥大養脾腎之氣，通九竅六腑，去留結，益精氣，壯筋骨，和氣，通經脉，消水穀，保真元，明耳目，安魂定魄，强志輕身，駐顔益壽，耐勞役飢渴，乃神驗之仙藥也。白滑石水飛過六兩，粉甘草一兩，爲末，每服三錢，蜜少許，温水調下。實熱用新汲水下，解利用葱豉湯下，通乳用豬肉麪湯調下，催生用香

[一] 二：底本描改作「三」，餘金陵諸本均作「二」。

油漿下凡難產或死胎不下皆由風熱燥澀結滯緊斂不能舒緩故也此藥力至則結滯頓開而產矣　劉河間傷寒直格

膈上煩熱多渴利九竅滑石二兩搗水三大盞煎二盞去滓入粳米煮粥食　聖惠方

女勞黃疸日晡發熱惡寒小腹急大便溏黑額黑滑石石膏等分研末大麥汁服方寸匕日三小便大利愈腹滿者難治　千金方

傷寒衄血滑石末飯丸梧子大每服十丸微嚼破新水嚥下立止湯晦叔云鼻衄乃當汗不汗所致其血紫黑時不以多少不可止之且服溫和藥調其營衛待血鮮時急服此藥止之也　本事方

乳石發動煩熱煩渴滑石粉半兩水一盞絞白汁頓服　聖惠方

暴得吐逆不下食生滑石末二錢匕溫水服仍以細麪半盞押定　寇氏衍義

氣壅關格不通小便淋結臍下妨悶兼痛滑石粉一兩水調服　廣利方

小便不通滑石末一升以車前汁和塗臍之四畔方四寸乾即易之冬月水和　楊氏產乳

婦人轉脬因過忍小便而致滑石末葱湯調服二錢　聖惠方

妊娠子淋不得小便滑石末水和泥臍下二寸　外臺秘要

伏暑水泄白龍丸滑石火煅過一兩硫黃四錢為末麪糊丸綠豆大每用淡薑湯隨大小服　普濟方

伏暑吐泄或吐或泄或瘧小便赤煩渴玉液散用桂府滑石燒四兩藿香一錢丁香一錢為末米湯服二錢　普濟方

霍亂及瘧方同上

痘瘡狂亂循衣摸床大熱引飲用益原散加朱砂二錢冰片三分麝香一分每

油漿下。凡難産或死胎不下，皆由風熱燥濇，結滯緊斂，不能舒緩故也。此藥力至，則結滯頓開而瘥矣。劉河間傷寒直格。**膈上煩熱多渴。**利九竅。滑石二兩擣，水三大琖，煎二盞，去滓，入粳米煮粥食。聖惠方。**女勞黄疸。**日晡發熱惡寒，小腹急，大便溏黑，額黑。滑石、石膏等分，研末，大麥汁服方寸匕，日三，小便大利愈，腹滿者難治。千金方。**傷寒衄血。**滑石末，飯丸梧子大。每服十丸，微嚼破，新水嚥下，立止。湯晦叔云：鼻衄乃當汗不汗所致。其血紫黑時，不以多少，不可止之，且服温和藥，調其營衛。待血鮮時，急服此藥止之也。本事方。**乳石發動，**煩熱煩渴。滑石粉半兩，水一盞，絞白汁，頓服。聖惠方。**暴得吐逆**不[一]下食。生滑石末二錢匕，温水服，仍以細麪半盞押定。寇氏衍義。**氣壅關格**不通，小便淋結，臍下妨悶兼痛。滑石粉一兩，水調服。廣利方。**小便不通。**滑石末一升，以車前汁和，塗臍之四畔，方四寸，乾即易之。冬月水和。楊氏産乳。**婦人轉脬。**因過忍小便而致。滑石末，葱湯服二錢。聖惠方。**妊娠子淋，**不得小便。滑石末水和，泥臍下二寸。外臺秘要。**伏暑水泄。**白龍丸：滑石火煅過一兩，硫黄四錢，爲末，麪糊丸緑豆大，每用淡薑湯隨大小服。普濟方。**伏暑吐泄。**或吐，或泄，或瘧，小便赤，煩渴。玉液散：用桂府滑石燒四兩，藿香一錢，丁香一錢。爲末。米湯服二錢。普濟方。**霍亂及瘧。**方同上。**痘瘡狂亂，**循衣摸牀，大熱引飲。用益原散，加朱砂二錢，冰片三分，麝香一分，每

〔一〕不：原作「下」。今據證類卷三滑石改。

燈草湯下二三服。王氏痘疹方

風毒熱瘡 遍身出黃水，桂府滑石末傅之。次日愈。先以虎杖、豌豆、甘草等分煎湯洗後乃傅。普濟方

陰下濕汗 滑石一兩，石膏煅半兩，枯白礬少許，研摻之。集簡方

腳趾縫爛 方同上。

杖瘡腫痛 滑石、赤石脂、大黃等分，爲末。茶湯洗淨貼。趙氏經驗方

熱毒怪病 目赤鼻脹，大喘，渾身出斑，毛髮如鐵，乃因中熱毒氣結于下焦。用滑石、白礬各一兩，爲末，作一服，水三碗煎減半，不住飲之。夏子益奇病方

不灰木 宋開寶

【釋名】無灰木 見下

【集解】【志曰】不灰木出上黨，今澤潞山中皆有之，蓋石類也。其色白，如爛木，燒之不然，以此得名。或云滑石之根也，出滑石處皆有之，采無時。【頌曰】要燒成灰，但斫破，以牛乳煮了，黃牛糞燒之，即成灰。【時珍曰】不灰木有木、石二種。石類者其體堅重，或以紙裹蘸石腦油然燈，徹夜不成灰，人多用作小刀靶。開山圖云：徐無山出不灰之木，生火之石。山在今順天府玉田縣東北。庾辛玉冊云：不灰木，陰石也，生西南蠻夷中，黎州、茂州者好，形如針，文全若木，燒之無煙。此皆言石者也。伏深齊地記云：東武城有勝火木，其木經野火燒之不滅，謂之不灰木。楊慎丹鉛錄云：太平寰宇記云：不木俗多爲

燈草湯下二三服。王氏痘疹方。風毒熱瘡，遍身出黄水。桂府滑石末傅之，次日愈。先以虎杖、豌豆、甘草等分，煎湯，洗後乃搽。普濟方。陰下濕汗。滑石一兩，石膏煅半兩，枯白礬少許，研摻之。集簡方。脚指縫爛。方同上。杖瘡腫痛。滑石、赤石脂、大黄等分爲末，茶湯洗净，貼。趙氏經驗方。熱毒怪病。目赤鼻脹，大喘，渾身出斑，毛髮如鐵，乃因中熱毒氣結于下焦。用滑石、白礬各一兩，爲末，作一服。水三盌，煎减半，不住飲之。夏子益奇病方。

不灰木 宋開寶

【釋名】無灰木見下。

【集解】【頌曰】不灰木出上黨，今澤、潞山中皆有之，蓋石類也。其色白如爛木，燒之不然，以此得名。或云滑石之根也，出滑石處皆有之。采無時。【藏器曰】要燒成灰，但斫破，以牛乳煮了，黄牛糞燒之，即成灰。【時珍曰】不灰木有木、石二種。石類者其體堅重，或以紙裹，蘸石腦油然燈，徹夜不成灰，人多用作小刀靶。開山圖云：徐無山出不灰之木，生火之石。山在今順天府玉田縣東北。庚辛玉册云：不灰木，陰石也。生西南蠻夷中，黎州、茂州者好，形如針文全若木，燒之無烟。此皆言石者也。伏琛[一]齊地記云：東武城有勝火木，其木經野火燒之不滅，謂之不灰木。楊慎丹鉛録云：太平寰宇記云，不灰木[二]俗多爲

[一] 琛：原作「深」。今據太平御覽經史圖書綱目改。
[二] 不灰木：原作「不木灰」。今據升菴集卷六十六不灰木火浣布乙正。

銀子燒之成炭而不灰出膠州其莖如蒲草今人束以爲燎謂之萬年火把此皆言木者也時珍常得此火把乃草葉束成而中夾松脂之類一夜僅燒一二寸耳

附錄松石 拾遺曰今處州出一種松石如松幹而實石也或云松久化爲石人多取傍山亭及琢爲枕雖不入藥與不灰相類故附之

氣味甘大寒無毒 獨孤滔曰煮汞結草砂縮三黃匱五金

主治熱疿瘡和棗葉石灰爲粉傅之 開寶 除煩熱陽厥 時珍

發明 時珍曰不灰木性寒而同諸熱藥治陰毒劉河間宣明方治陽絕心腹痞痛金針丸中亦用服之蓋寒熱並用所以調停陰陽也

附方 新四

肺熱欬嗽 臥時盛者不灰木一兩半太陰玄精石二兩甘草炙半兩貝母一兩半天南星白礬水煮過半兩爲末每服半錢薑湯下 聖濟錄

咽喉腫痛 五心煩熱不灰木以牛糞燒赤四兩太陰玄精石煆赤四兩真珠一錢爲末糯米粥丸芡子大每服一丸以生地黃汁粟米泔研化服日二次 聖濟錄

霍亂煩滿 氣逆腹脹手足厥冷不灰木陽起石煆阿魏半兩巴豆去心杏仁去皮各二十五個爲末粟飯丸櫻桃大穿一孔每服一

鋌子，燒之成炭而不灰，出膠州。其葉如蒲草，今人束以爲燎，謂之萬年火把。此皆言木者也。時珍常得此火把，乃草葉束成，而中夾松脂之類，一夜僅燒一二寸耳。

【附録】松石。【頌曰】今處州出一種松石，如松幹而實石也。或云松久化爲石。人多取飾〔一〕山亭及琢爲枕。雖不入藥，與不灰相類，故附之。

【氣味】甘，大寒，無毒。【獨孤滔曰】煮汞，結草砂，煅三黄，匱五金。

【主治】熱疿瘡，和棗葉、石灰爲粉，傅之。開寶。除煩熱陽厥。時珍。

【發明】【時珍曰】不灰木性寒，而同諸熱藥治陰毒。劉河間宣明方，治陽絶心腹痞痛，金針丸中亦用服之。蓋寒熱並用，所以調停陰陽也。

【附方】新四。肺熱欬嗽卧時盛者。不灰木一兩半，太陰玄精石二兩，甘草炙半兩，貝母一兩半，天南星，白礬水煮過半兩，爲末，每服半錢，薑湯下。聖濟録。咽喉腫痛，五心煩熱。不灰木以牛糞燒赤四兩，太陰玄精石煅赤四兩，真珠一錢，爲末，糯米粥丸芡子大，每服一丸，以生地黄汁、粟米泔研化服，日二次。聖濟録。霍亂煩滿，氣逆腹脹，手足厥冷。不灰木、陽起石煅、阿魏各〔二〕半兩，巴豆去心，杏仁去皮，各二十五個，爲末，粟飯丸櫻桃大，穿一孔，每服一

〔一〕飾：原作「傍」。今據證類卷五不灰木改。
〔二〕各：原脱。今據聖濟總録卷三十八霍乱门補。

凡燈上燒燭燼研米薑湯調下以刊爲度聖濟録

陰毒腹痛回陽丹用不灰木煅牡蠣煅高良薑炒川烏頭炮白芍藥各一錢爲末入麝香少許每用一錢男用女唾調塗外腎女用男唾調塗乳上得汗即愈王機微義

五色石脂本經上品

【校正】併入五種石脂

【釋名】時珍曰膏之凝者曰脂此物性粘固濟爐鼎甚良蓋兼體用而名也

【集解】別録曰五色石脂生南山之陽山谷中又曰青石脂生齊區山及海涯黃石脂生嵩高山色如鶯雛黑石脂生潁川陽城白石脂生太山之陰赤石脂生濟南射陽又太山之陰並采無時普曰五色石脂一名五色符青符生南山或海涯黃符生嵩山色如豚腦鴈雛黑符生洛西山空地白符生少室天婁山或太山赤符生少室或太山色絳滑如脂弘景曰今俗惟用赤石白石二脂好者出吳郡亦出武陵建平義陽今義陽者出鄳縣界東八十里狀如豚腦赤者鮮紅可愛隨采復生餘三色石脂無正用但黑石脂入畫用耳恭曰義陽即申州所出乃桃花石非石脂也白石脂今出慈陽諸山勝於餘處者赤石脂今出虢州盧氏縣澤州陵川縣又慈州呂鄉縣宜州諸山亦有並色理鮮膩爲佳二脂太山不聞有之舊出蘇州餘杭山今不收采承曰今蘇州見貢赤白二石脂但入藥不甚佳惟延州山中所出最良揭兩石中取之頌曰白石脂赤石脂今惟潞州出之潞與慈州相近也宗奭曰赤白石脂四方皆有以理膩粘舌綴唇者爲上

丸，燈上燒烟盡，研，米薑湯下，以利爲度。聖濟録。陰毒腹痛。回陽丹：用不灰木煅、牡蠣煅、高良薑炒、川烏頭炮、白芍藥各一錢，爲末，入麝香少許，每用一錢，男用女唾調塗外腎，女用男唾調塗乳上，得汗即愈。玉機微義。

五色石脂本經上品

【校正】併入五種石脂。

【釋名】【時珍曰】膏之凝者曰脂。此物性粘，固濟爐鼎甚良，蓋兼體用而言也。

【集解】【別録曰】五色石脂生南山之陽山谷中。又曰：青石脂生齊區山及海涯。黄石脂生嵩高山，色如鶯雛。黑石脂生潁川陽城。白石脂生太山之陰。赤石脂生濟南、射陽，又太山之陰。並采無時。【普曰】五色石脂一名五色符。青符生南山或海涯。黄符生嵩山，色如豘腦雁雛。黑符生洛西山空地。白符生少室、天婁山或太山。赤符生少室或太山，色絳，滑如脂。【弘景曰】今俗惟用赤石、白石二脂。好者出吴郡，亦出武陵、建平、義陽。義陽者出酈縣界東八十里，狀如豘腦。赤者鮮紅可愛，隨采復生。餘三色石脂無正用，但黑石脂入畫用耳。【恭曰】義陽即申州，所出乃桃花石，非石脂也。白石脂今出慈州〔一〕諸山，勝於餘處者。赤石脂今出虢州盧氏縣、澤州陵川縣，又慈州吕鄉縣、宜州諸山亦有，並色理鮮膩爲佳。二脂太山不聞有之，舊出蘇州、餘杭山，今不收采。【承曰】今蘇州見貢赤白二石脂，但入藥不甚佳。惟延州山中所出最良，揭兩石中取之。【頌曰】白石脂、赤石脂，今惟潞州出之，潞與慈州相近也。【宗奭曰】赤、白石脂四方皆有，以理膩粘舌綴唇者爲上。

〔一〕州：原作「陽」。今據證類卷三白石脂改。

修治〔斅曰〕凡使赤脂研如粉，新汲水飛過三度，晒乾用。〔時珍曰〕亦有火煅水飛者。

氣味五種石脂並甘平。〔大明曰〕並溫無毒。畏黄芩、大黄、官桂。

主治黄疸泄痢腸澼膿血，陰蝕下血赤白，邪氣癰腫疽痔惡瘡頭瘍疥瘙。久服補髓益氣，肥健不饑，輕身延年。五石脂各隨五色補五臟。本經　治泄痢血崩帶下，吐血衄血，澀精淋瀝，除煩，療驚悸，壯筋骨，補虛損。久服悦色。治瘡癤痔漏，排膿。大明

青石脂氣味酸平無毒。〔普曰〕青符：神農甘，雷公酸，無毒；桐君辛，無毒；李當之大寒。

主治養肝膽氣，明目，療黄疸泄痢腸澼，女子帶下百病，及疽痔惡瘡。久服補髓益氣，不饑延年。別錄

黄石脂氣味苦平無毒。〔普曰〕黄符：雷公苦，李當之小寒。〔之才曰〕曾青為之使，惡細辛，畏蜚蠊、黄連、甘草。〔斅曰〕服之忌卯味。

主治養脾氣，安五臟，調中，大人小兒泄痢腸澼下膿血，去白蟲，除黄疸癰疽蟲。久服輕身延年。別錄

【修治】【斅曰】凡使赤脂，研如粉，新汲水飛過三度，晒乾用。【時珍曰】亦有火煅水飛者。

【氣味】五種石脂，並甘、平。【大明曰】並温，無毒。畏黄芩、大黄、官桂。

【主治】黄疸，洩痢腸澼膿血，陰蝕下血赤白，邪氣癰腫，疽痔惡瘡，頭瘍疥瘙。久服補髓益氣，肥健不饑，輕身延年。五石脂各隨五色，補五臟。本經。治洩痢，血崩帶下，吐血衄血，濇精淋瀝，除煩，療驚悸，壯筋骨，補虚損。久服悦色。治瘡癤痔漏，排膿。大明。

青石脂。【氣味】酸，平，無毒。【普曰】青符：神農：甘。雷公：酸，無毒。桐君：辛，無毒。李當之：小〔一〕寒。【主治】養肝膽氣，明目，療黄疸，洩痢腸澼，女子帶下百病，及疸〔二〕痔惡瘡。久服補髓益氣，不饑延年。别録。

黄石脂。【氣味】苦，平，無毒。【普曰】黄符：雷公：苦。李當之：小〔三〕寒。【之才曰】曾青爲之使，惡細辛，畏蜚蠊、黄連、甘草。【斅曰】服之忌卵味。【主治】養脾氣，安五臟，調中。大人小兒洩痢腸澼下膿血，去白蟲，除黄疸癰疽蟲。久服輕身延年。别録。

〔一〕小：原作「大」。今據證類卷三黑石脂改。

〔二〕疸：底本描補，餘金陵諸本爲一字闕。今從江西本補。

〔三〕小：此下三字各金陵本均有不同程度描補。今從江西本補。此後兩行同，不另注。

黑石脂 別錄曰一名石墨一名石涅時珍曰此乃石脂之黑者亦可爲墨其性粘舌與石炭不同南人謂之畫眉石許氏說文云黛畫眉石也

氣味鹹平無毒 吳普曰黑符桐君甘無毒

主治養腎氣強陰主陰蝕瘡止腸澼泄痢療口瘡咽痛久服益氣不饑延年 別錄

白石脂

氣味甘酸平無毒 普曰白符一名隨岐伯雷公酸無毒桐君甘無毒扁鵲辛李當之小寒權曰甘辛杲曰白溫之才曰得厚朴米汁飲止便膿燕屎爲之使惡松脂畏黃芩黃連甘草飛廉馬目毒公

主治養肺氣厚腸補骨髓療五臟驚悸不足心下煩止腹痛下水小腸澼熱溏便膿血女子崩中漏下赤白沃排癰疽瘡痔久服安心不饑輕身長年 別錄 濇大腸 甄權

附方 舊四新二

小兒水痢 形之不勝湯藥白石脂半兩研粉和白粥空肚食之 子母秘錄

小兒滑泄 白龍丸白石脂白龍骨等分爲末水丸黍米大每量大小木瓜紫蘇湯下 全幼心鑑

久泄久痢 白石脂乾薑等分研白沸湯和麪爲稀糊搜之併手丸梧子大每米飲下三十丸 斗門方

兒臍汁出 赤腫

黑石脂。【別録曰】一名石墨，一名石涅。【時珍曰】此乃石脂之黑者，亦可爲墨，其性粘舌，與石炭不同。南人謂之畫眉石。許氏説文云：黛，畫眉石也。【氣味】鹹，平，無毒。【普曰】黑符：桐君：甘，無毒。【主治】養腎氣，强陰，主陰蝕瘡，止腸澼洩痢，療口瘡咽痛。久服益氣，不饑延年。別録。

白石脂。【氣味】甘、酸，平，無毒。【普曰】白符，一名隨。岐伯、雷公：酸，無毒。桐君：甘，無毒。扁鵲：辛。李當之：小寒。【權曰】甘、辛。【杲曰】温。【之才曰】得厚朴，米汁飲，止便膿。燕屎爲之使，惡松脂，畏黄芩。【頌曰】畏黄連、甘草、飛廉、馬目毒公。【主治】養肺氣，厚腸，補骨髓，療五臟驚悸不足，心下煩，止腹痛下水，小腸澼熱，溏便膿血，女子崩中漏下赤白沃，排癰疽瘡痔。久服安心不饑，輕身長年。別録。濇大腸。甄權。

【附方】舊四，新二。小兒水痢，形羸〔一〕，不勝湯藥。白石脂半兩研粉，和白粥空肚食之。子母秘録。小兒滑泄。白龍丸：白石脂、白龍骨等分爲末，水丸黍米大，每量大小，木瓜、紫蘇湯下。全幼心鑑。久泄久痢。白石脂、乾薑等分，研，百沸湯和麪爲稀糊搜之，併手丸梧子大，每米飲下三十丸。斗門方。兒臍汁出赤腫。

〔一〕羸：原作「之」。今據證類卷三白石脂改。

白石脂末熬溫撲之日三度勿揭動韋宙獨行方兒臍血出多啼方同上寇氏衍義粉滓面䵟白石脂六兩白斂十二兩為末雞子白和夜塗旦洗聖濟錄

○赤石脂【氣味】甘酸辛大溫無毒普曰赤符神農雷公甘黃帝扁鵲無毒李當之小寒之才曰畏芫花惡大黃松脂頌曰古人亦單服食云發則心痛飲熱酒不解用綿裹葱豉煮水飲之【主治】養心氣明目益精療腹痛腸澼下痢赤白小便利及癰疽瘡痔女子崩中漏下產難胞衣不出久服補髓好顏色益智不饑輕身延年別錄補五臟虛乏甄權補心血生肌肉厚腸胃除水濕收脫肛時珍

【發明】弘景曰五色石脂本經療體亦相似別錄分條具載今俗惟用赤白二脂斷下痢耳元素曰赤白石脂俱甘酸陽中之陰固脫杲曰降也陽中陰也其用有二固腸胃有收斂之能下胎衣無推蕩之峻好古曰澀可去脫石脂為收斂之劑赤入丙白入庚時珍曰五石脂皆手足陽明藥也其味甘其氣溫其體重其性濇濇而重故能收濕止血而固下甘而溫故能益氣生肌而調中中者腸胃肌肉驚悸黃疸是也下者腸澼泄痢崩帶失精是也五種主療大抵相同故本經

白石脂末熬温，撲之，日三度，勿揭動。韋宙獨行方。兒臍血出，多啼。方同上。寇氏衍義。粉滓面皯。白石脂六兩，白斂十二兩，爲末，鷄子白和，夜塗旦洗。聖濟録。

赤石脂。【氣味】甘、酸、辛，大温，無毒。【普曰】赤符：神農、雷公：甘。黄帝、扁鵲：無毒。李當之：小寒。【之才曰】畏芫花，惡大黄、松脂。【頌曰】古人亦單服食，云發則心痛，飲熱酒不解。用綿裹葱、豉，煮水飲之。【主治】養心氣，明目益精，療腹痛腸澼，下痢赤白，小便利，及癰疽瘡痔，女子崩中漏下，産難，胞衣不出。久服補髓，好顔色，益智不饑，輕身延年。别録。補五臟虚乏。甄權。補心血，生肌肉，厚腸胃，除水濕，收脱肛。時珍。

【發明】【弘景曰】五色石脂，本經療體亦相似，别録分條具載，今俗惟用赤、白二脂斷下痢耳。【元素曰】赤、白石脂俱甘、酸，陽中之陰，固脱。【杲曰】降也，陽中陰也。其用有二：固腸胃有收斂之能，下胎衣無推蕩〔一〕之峻。【好古曰】濇可去脱，石脂爲收斂之劑，赤入丙，白入庚。【時珍曰】五石脂皆手足陽明藥也。其味甘，其氣温，其體重，其性濇。濇〔二〕而重，故能收濕止血而固下；甘而温，故能益氣生肌而調中。中者，腸胃肌肉，驚悸黄疸是也；下者，腸澼泄痢，崩帶失精是也。五種主療，大抵相同。故本經

〔一〕蕩：原作「湯」。今據珍珠囊諸品藥性主治指掌改。
〔二〕濇：原描作「也」，實爲重字符「匕」。江西本徑作「濇」，義長，從改。

不分條目，但云五色隨五色補五臟。別錄雖分五種，而性味主治亦不甚相遠，但以五味配五色爲異，亦是強分爾。赤白二種，一入氣分，一入血分，故時用尚之。張仲景用桃花湯治下痢便膿血，取赤石脂之重澁，入下焦血分而固脱；乾薑之辛温，暖下焦氣分而補虛；粳米之甘温，佐石脂、乾薑而潤腸胃也。

附方舊二，新七。小兒疳瀉赤石脂末，米飲調服半錢，立瘥。加京芎等分，更妙。斗門方。大腸寒滑小便精出。赤石脂、乾薑各一兩，胡椒半兩，爲末，醋糊丸梧子大。每空心米飲下五七十丸。有人病此，熱藥服一斗二升不効，或教服此，終四劑而息。寇氏衍義。赤白下痢赤石脂末，飲服一錢。普濟方。冷痢腹痛下白凍如魚腦。桃花丸：赤石脂煅、乾薑炮等分，爲末，蒸餅和丸。量大小服，日三服。和劑局方。老人氣痢虛冷。赤石脂五兩水飛，白麪六兩，水煮熟，入葱醬作臛，空心食。三四次即愈。養老方。傷寒下痢便膿血不止。桃花湯主之：赤石脂一斤，一半全用，一半末用，乾薑一兩，粳米半升，水七升，煮米熟去滓。每服七合，納末方寸匕，日三服，愈乃止。張仲景方。○痢後脱肛赤石脂、伏龍肝爲末，傅之。一加白礬。錢氏小兒方。反胃吐食絶好赤石脂爲末，蜜丸梧子大。每空腹薑湯下一二十丸。先以巴豆仁一枚，勿令破，以津吞之，後乃服藥。聖惠方。痰飲吐水無時節者，其原因冷飲過度，遂令脾胃氣弱，不能消化飲食，飲食入胃，皆變成冷水，反吐不停。赤石脂散不分條目，但云各隨五色補五臟。别録雖分五種，而性味主治亦不甚相遠，但以五味配五色爲異，亦是强分爾。赤白二種，一〔一〕入氣分，一入血分。故時用尚之。張仲景用桃花湯治下痢便膿血。取赤石脂之重濇，入下焦血分而固脱；乾薑之辛温，暖下焦氣分而補虚；粳米之甘温，佐石脂、乾薑而潤腸胃也。

【附方】舊五，新七。**小兒疳瀉**。赤石脂末，米飲調服半錢，立瘥。加京芎等分，更妙。斗門方。**大腸寒滑**，小便精出。赤石脂、乾薑各一兩，胡椒半兩，爲末，醋糊丸梧子大，每空心米飲下五七十丸。有人病此，熱藥服至一斗二升，不效。或教服此，終四劑而息。寇氏衍義。**赤白下痢**。赤石脂末，飲服一錢。普濟方。**冷痢腹痛**，下白凍如魚腦。桃花丸：赤石脂煅〔二〕，乾薑炮，等分爲末，蒸餅和丸，量大小服，日三服。和劑局方。**老人氣痢**虚冷。赤石脂五兩水飛，白麪六兩，水煮熟，入葱、醬作臛，空心食，三四次即愈。養老方。**傷寒下痢**，便膿血不止。桃花湯主之。赤石脂一斤，一半全用，一半末用，乾薑一兩，粳米半升，水七升，煮米熟去滓，每服七合。内〔三〕末方寸匕，日三服，愈乃止。○張仲景方。**痢後脱肛**。赤石脂、伏龍肝爲末，傅之。一加白礬。錢氏小兒方。**反胃吐食**。絶好赤石脂爲末，蜜丸梧子大，每空腹薑湯下一二十丸。先以巴豆仁一〔四〕枚，勿令破，以津呑之，後乃服藥。聖惠方。**痰飲吐水**無時節者。其原因冷飲過度，遂令脾胃氣弱，不能消化飲食。飲食入胃，皆變成冷水，反吐不停，赤石脂散

〔一〕一：底本經描補作「一」，餘金陵諸本闕一字。今從江西本補。
〔二〕煅：此上原有一字闕。今據局方卷六治瀉痢删。
〔三〕内：原作「細」。今據傷寒論辨少陰病脉證并治改。
〔四〕一：原闕一字。今據聖惠方卷四十七治反胃嘔噦諸方補。

主之赤石脂一斤搗篩服方寸匕酒飲自任稍加至三匕服盡一斤則終身不吐痰水又不下痢補五藏令人肥健有人痰飲服諸藥不效用此遂愈千金翼方

心痛徹背 赤石脂乾薑蜀椒各四分附子炮二分烏頭炮一分爲末蜜丸梧子大先食服一丸不知稍增之張仲景金匱方

經水過多 赤石脂破故帋一兩爲末每服二錢米飲下普濟方

小便不禁 赤石脂煅牡蠣煅各三兩鹽一兩爲末糊丸梧子大每鹽湯下十五丸普濟方

桃花石 唐本草

集解 〔恭〕曰桃花石出申州鍾山縣似赤石脂但舐之不着舌者是也〔別〕曰其狀亦似紫石英色若桃花光潤而重目之可愛〔頌〕曰今信陽州有之形塊似赤石脂紫石英輩采無時陶弘景言赤石脂出義陽者狀如純腦鮮紅可愛蘇恭非之云是桃花石久服肥人令土人以療痢功用亦不相遠〔宗奭〕曰桃花石有赤白二等有赤地淡白點如桃花片者有淡白地有赤點如桃花片者人往往鐫磨爲器用人亦罕服之〔時珍〕曰此即赤白石脂之不粘舌堅而有花點者非別一物也故其氣味功用皆同石脂昔張仲景治痢用赤石脂名桃花湯和劑局方治冷痢有桃花丸皆即此物耳

氣味 甘溫無毒 **主治** 大腸中冷膿血痢久服令人肥悅能食唐本

主之。赤石脂一〔一〕斤，擣篩，服方寸匕，酒飲自任，稍加至三匕。服盡一斤，則終身不吐痰水，又不下痢。補五藏，令人肥健。有人痰飲，服諸藥不效，用此遂愈。千金翼方。心痛徹背。赤石脂、乾薑、蜀椒各四分，附子炮二分，烏頭炮一分，爲末，蜜丸梧子大，先食服一丸。不知，稍增之。張仲景金匱方。經水過多。赤石脂、破故紙各〔二〕一兩，爲末。每服二錢，米飲下。普濟方。小便不禁。赤石脂煅，牡蠣煅，各三兩，鹽一兩，爲末，糊丸梧子大，每鹽湯下十五丸。普濟方。

桃花石 唐本草

【集解】【恭曰】桃花石出申州鍾山縣，似赤石脂，但舐之不着舌者是也。【珣曰】其狀亦似紫石英，色若桃花，光潤而重，目之可愛。【頌曰】今信〔三〕州有之，形塊似赤石脂、紫石英輩，采無時。陶弘景言赤石脂出義陽者，狀如㹠腦，鮮紅可愛。蘇恭非之，云是桃花石，久服肥人。今土人以療痢，功用亦不相遠。【宗奭曰】桃花石有赤、白二等，有赤地淡白點如桃花片者，有淡白地赤點如桃花片者。人往往鎸磨爲器用，人亦罕服之。【時珍曰】此即赤白石脂之不粘舌、堅而有花點者，非别一物也，故其氣味功用皆同石脂。昔張仲景治痢用赤石脂名桃花湯，和劑局方治冷痢有桃花丸，皆即此物耳。

【氣味】甘，温，無毒。【主治】大腸中冷膿血痢。久服令人肥悦能食。唐本。

〔一〕一：原闕一字。今據證類卷三赤石脂補。
〔二〕各：原脱。今據普濟方卷三百三十四婦人諸疾門補。
〔三〕信：下原衍「陽」字。據證類卷四桃花石删。

爐甘石綱目

釋名 爐先生上宿真君曰此物點化爲神藥絕妙九天三清俱尊之曰爐先生非小藥也時珍曰爐火所重其味甘故名

集解 時珍曰爐甘石所在坑冶處皆有川蜀湘東最多而太原澤州陽城高平靈丘融縣及雲南者爲勝金銀之苗也其塊大小不一狀似羊腦鬆如石脂亦粘舌産于金坑者其色微黃爲上産於銀坑者其色白或帶青或帶綠或粉紅赤銅得之即變爲黃今之黃銅皆此物點化也造化指南云爐甘石受黃金白銀之氣熏陶三十年方能結成以大穢浸及砒煮過皆可點化不殊三黃崔昉外丹本草云用銅一斤爐甘石一斤煉之即成鍮石一斤半非石中物取出乎真鍮石生波斯如黃金燒之赤而不黑

修治 時珍曰凡用爐甘石以炭火煅紅童子小便淬七次水洗淨研粉水飛過晒用

氣味 甘溫無毒

主治 止血消腫毒生肌明目去翳退赤收濕除爛同龍腦點治目中一切諸病時珍

發明 時珍曰爐甘石陽明經藥也受金銀之氣故治目病爲要藥時珍常用爐甘石煅淬海螵蛸硼砂各一兩爲細

爐甘石 綱目

【釋名】爐先生。【土宿真君曰】此物點化爲神藥絶妙，九天三清俱尊之曰爐先生，非小藥也。【時珍曰】爐火所重，其味甘，故名。

【集解】【時珍曰】爐甘石所在坑冶處皆有，川蜀、湘東最多，而太原、澤州、陽城、高平、靈丘、融縣及雲南者爲勝，金銀之苗也。其塊大小不一，狀似羊腦，鬆如石脂，亦粘舌。産于金坑者，其色微黄，爲上。産於銀坑者，其色白，或帶青，或帶緑，或粉紅。赤銅得之，即變爲黄，今之黄銅，皆此物點化也。造化指南云：爐甘石受黄金、白銀之氣熏陶，三十年方能結成。以大穢浸及砒煮過，皆可點化，不減〔一〕三黄。崔昉外丹本草云：用銅一斤，爐甘石一斤，鍊之即成鍮石一斤半。非石中物取出乎？真鍮石生波斯，如黄金，燒之赤而不黑。

【修治】【時珍曰】凡用爐甘石，以炭火煆紅，童子小便淬七次，水洗净，研粉，水飛過，晒用。

【氣味】甘，温，無毒。【主治】止血，消腫毒，生肌，明目去翳退赤，收濕除爛。同龍腦點，治目中一切諸病。時珍。

【發明】【時珍曰】爐甘石，陽明經藥也。受金銀之氣，故治目病爲要藥。時珍常用爐甘石煆淬、海螵蛸、硼砂各一兩，爲細

〔一〕減：原作「咸」。今從江西本改。

末以點諸目病甚妙入朱砂五錢則性不粘也

附方新十五

目暴赤腫 爐甘石火煅尿淬風化消等分爲末新水化一粟點之御藥院方

諸般翳膜 爐甘石青礬朴消等分爲末每用一字沸湯化開溫洗日三次宣明方

一切目疾 眞爐甘石半斤用黃連四兩剉豆大銀石器內水二盌煮二伏時去黃連爲末入片腦二錢半研勻罐收每點少許頻用取效○又方爐甘石煅一錢盆消一錢爲末熱湯泡洗

目中諸病 石連光明散治眼中五輪八廓諸證神效爐甘石半斤取如羊腦鴨頭色者以桑柴灰一斗火煅赤研末用雅州黃連各四兩切片煎水浸石澄取粉晒乾用鈆粉二定以亘連水浸過炒之雄黃研末每用甘石鈆粉各三分雄黃一分片腦半分研勻點眼甚妙張氏方

目暗昏花 爐甘石火煅童尿淬七次代赭石火煅醋淬七次黃丹水飛各四兩爲末白沙蜜半斤以銅鐺鍊去白沫更添淸水五六盌熬沸下藥文武火熬至一盌滴水不散以夾帋濾入瓷器收之頻點日用衛生易簡方

爛弦風眼 劉長春方治風眼流淚爛弦白爐甘石四兩火煅童尿淬七次地上出毒三日細研每用椒湯洗目後臥點三四次次早以茶湯洗去甚妙○又方爐甘石一斤火煅黃連四兩煎水淬七次爲末入片腦每用點目○宣明眼科方用爐甘石石膏各一錢海螵蛸三分爲末入片腦麝香各少許收點○衛生易簡方用爐甘石二兩以黃連一兩煎水入童尿半盞再熬下朴

末，以點諸目病，甚妙。入朱砂五錢，則性不粘也。

【附方】新十五。

目暴赤腫。爐甘石火煅尿淬，風化消等分，爲末，新水化一粟點之。御藥院方。

諸般翳膜。爐甘石、青礬、朴消等分，爲末，每用一字，沸湯化開，温洗，日三次。宣明方。

一切目疾。真爐甘石半斤〔一〕，用黄連四兩，剉豆大，銀石器内，水二盌，煮二伏時，去黄連，爲末，入片腦二錢半，研勻罐收。每點少許，頻用取效。○又方：爐甘石煅一錢，盆消一錢，爲末，熱湯泡洗。

目中諸病。石連光明散：治眼中五輪八廓諸證，神效。爐甘石半斤，取如羊腦、鴨頭色者，以桑柴灰一斗，火煅赤研末，用雅州黄連各〔二〕四兩，切片，煎水浸石，澄取粉，晒乾。用鉛粉二定，以二連水浸過，炒之。雄黄研末。每用甘石、鉛粉各三分，雄黄一分，片腦半分，研勻，點眼甚妙。張氏方。

目暗昏花。爐甘石火煅、童尿淬七次，代赭石火煅醋淬七次，黄丹水飛，各四兩，爲末。白沙蜜半斤，以銅鐺鍊去白沫，更添清水五六盌，熬沸下藥，文武火熬至一盌，滴水不散，以夾紙濾入瓷器收之，頻點日用。衛生易簡方。

爛弦風眼。劉長春方：治風眼流淚，爛弦。白爐甘石四兩，火煅童尿淬七次，地上出毒三日，細研。每用椒湯洗目後，臨卧點三四次，次早以茶湯洗去，甚妙。○又方：爐甘石一斤火煅，黄連四兩煎水淬七次，爲末，入片腦，每用點目。○宣明眼科方：用爐甘石、石膏各一錢，海螵蛸三分，爲末，入片腦、麝香各少許，收點。○衛生易簡方用爐甘石二兩，以黄連一兩煎水，入童尿半盞再熬，下朴

〔一〕斤：原作「升」。今從錢本改。
〔二〕各：下文有「二連水」，故疑此前脱一藥名有「連」字之藥。

消一兩，文煎成，以火煅石淬七次，淚淨，為末，入密陀僧末一兩，研勻，挍點之。停耳出汁：爐甘石、礬石各二錢，臘脂半錢，麝香少許，為末，纖淨次之。普濟方

齒疏陷物：爐甘石煆、寒水石等分，為末。每用少許擦牙，忌用刷牙，久久自密。集玄方

漏瘡不合：童尿制爐甘石、牡蠣粉，外塞之，內服滋補藥。雜病治例

下疳陰瘡：爐甘石火煆醋淬五次一兩，孩兒茶三錢，為末，麻油調傅，立愈。通妙邵真人方

陰汗濕痒：爐甘石一分，真蚌粉半分，研粉撲之。直指方

井泉石宋嘉祐

【釋名】時珍曰：性寒如井泉，故名。

【集解】頌曰：井泉石近道處處有之，以出饒陽郡者為勝。生田野中間，穿地深丈餘得之。形如土色，圓方長短大小不等，內實而外圓，重重相疊，采無時。又一種如黃石者，時人多指為井泉石，非是。須白深州城西二十里劉家村出之。

【修治】斅曰：凡用細研水飛過，不爾令人淋。

【氣味】甘，大寒，無毒。【主治】諸熱，解心臟熱結，熱嗽，小兒熱疳，雀目青盲，眼赤腫痛，消腫毒。得決明、菊花，療小兒眼疳生翳膜。

消一兩又熬成。以火煅石淬七次，洗净爲末，入密陀僧末一兩研匀，收點之。聤〔一〕耳出汁。爐甘石、礬石各二錢，臙脂半錢，麝香少許，爲末，繳净吹之。普濟方。齒疏陷物。爐甘石煅、寒水石等分，爲末，每用少許擦牙，忌用刷牙，久久自密。集玄方。漏瘡不合。童尿制爐甘石、牡蠣粉，外塞之。内服滋補藥。雜病治例。下疳陰瘡。爐甘石火煅醋淬五次一兩，孩兒茶三錢，爲末，麻油調傅，立愈。通妙邵真人方。陰汗濕痒。爐甘石一分，真蚌粉半分，研粉撲之。直指方。

井泉石 宋嘉祐

【釋名】【時珍曰】性寒如井泉，故名。

【集解】【禹錫曰】井泉石，近道處處有之，以出饒陽郡者爲勝。生田野中間，穿地深丈餘得之。形如土色，圓方長短大小不等，内實而外圓，重重相叠，采無時。又一種如薑石者，時人多指爲井泉石，非是。【頌曰】深州城西二十里，劇家村出之。

【修治】【禹錫曰】凡用，細研水飛過。不爾，令人淋。

【氣味】甘，大寒，無毒。【主治】諸熱，解心臟熱結。熱嗽，小兒熱疳，雀目青盲，眼赤腫痛，消腫毒。得决明、菊花，療小兒眼疳生翳膜。

〔一〕聤：原作「停」。今據普濟方卷五十五耳門「紅棉散」改。

得大黄卮子治眼瞼腫赤（嘉祐）

【附方】新四

膀胱熱閉小便不快。井泉石、海金沙、車前子、滑石各一兩，爲末。每服二錢，蜜湯下。聖濟録

風毒赤目 井泉石半兩，井中苔焙、穀精草一兩，豉焙一合，爲末。每服二錢，空心井華水服。聖濟録

搐搦 俗名雞爪風。舒筋散：用井泉石四兩，另研；天麻酒浸、木香各一兩，人參、川芎、官桂、丁香各半兩，爲末。每服三錢，大豆淋酒調下，出汗即愈。宣明方

癧瘍瘙痒 腦子半錢，井泉石三兩，寒水石煅四兩，爲末撲之。聖濟録

無名異（宋開寶）

【釋名】時珍曰：無名異，廋詞也。

【集解】志曰：無名異出大食國，生於石上，狀如黑石炭。番人以油鍊如黳石，嚼之如餳。頌曰：今廣州山石中及宜州八里龍濟山中亦有之。黑褐色，大者如彈丸，小者如黑石子，采無時。奭曰：無名異形似石炭，味別。時珍曰：生川廣深山中，而桂林極多，一包數百枚，小黑石子也，似蛇黄而色黑。近處山中亦時有之。用以煮蟹，殺腥氣；煎煉桐油，收水氣；塗剪剪燈，則燈自斷也。

【氣味】甘，平，無毒。頌曰：鹹，寒。伏硫黄。

【主治】金瘡折傷內損，止痛，生肌肉

得大黄、卮子，治眼瞼腫赤。嘉祐。

【附方】新四。膀胱熱閉〔一〕，小便不快。井泉石、海金沙、車前子、滑石各一兩，爲末，每服二錢，蜜湯下。聖濟録。風毒赤目。井泉石半兩，井中苔焙半兩〔二〕，穀精草一兩，豉焙一合，爲末，每服二錢，空心井華水服。聖濟録。産後搐搦。俗名鷄爪風。舒筋散：用井泉石四兩另研，天麻酒浸、木香各一兩，人參、川芎、官桂、丁香各半兩，爲末，每服三錢，大豆淋酒調下，出汗即愈。宣明方。痓痱瘙痒。井泉石生三兩，寒水石煅四兩，腦子半錢，爲末撲之。聖濟録。

無名異 宋開寶

【釋名】【時珍曰】無名異，廋詞也。

【集解】【志曰】無名異出大食國，生於石上，狀如黑石炭〔三〕。番人以油鍊如黳石，嚼之如餳。【頌曰】今廣州山石中及宜州南〔四〕八里〔五〕龍濟山中亦有之。黑褐色，大者如彈丸，小者如墨〔六〕石子，采無時。【斆曰】無名異形似石炭，味别。【時珍曰】生川、廣深山中，而桂林極多，一包數百枚，小黑石子也，似蛇黄而色黑，近處山中亦時有之。用以煮蟹，殺腥氣。煎煉桐油，收水氣。塗剪剪燈，則燈自斷也。

【氣味】甘，平，無毒。【頌曰】鹹，寒。伏硫黄。【主治】金瘡折傷内損，止痛，生肌肉。

〔一〕閉：原作「閑」。今從江西本改。
〔二〕半兩：原脱。今據聖濟總録卷一百五目積年赤「穀精草散」補。
〔三〕炭：原作「灰」。今據證類卷三無名異改。
〔四〕南：原脱。今據補同上。
〔五〕里：原作「星」。今據改同上。
〔六〕墨：原作「黑」。今據改同上。

開寶消腫毒癰疽，醋摩傅之。大明收濕氣。時珍

【發明】時珍曰：按雷斅炮炙論序云：無名止楚，截指而似去甲毛。崔昉外丹本草云：無名異，陽石也。昔人見山鷄被網損其足，脫去，銜一石摩其損處，遂愈而去。乃取其石理傷折，大效，人因傳之。

【附方】新十。打傷腫痛：無名異為末，酒服，趕下四肢之末，血皆散矣。集驗方損傷接骨：無名異、甜瓜子各一兩，乳香、沒藥各一錢，為末。每服五錢，熱酒調服。小兒三錢。服畢以黃米粥塗紙上，摻左顧牡蠣末裹之，竹篦夾住。多能鄙事臨杖預報：無名異末，臨時溫服三五錢，則杖不甚痛，亦不甚傷。談埜翁試效方赤瘤丹毒：無名異末，葱汁調塗立消。簡便方痔漏腫痛：無名異炭火煆紅，米醋淬七次，為細末。以溫水洗瘡，綿裹筋頭填末入瘡口，數次愈。簡便方天泡濕瘡：無名異末，井華水調服之。普濟方臁瘡潰爛：無名異、虢丹細研，清油調搽，濕則乾搽之。濟急方股陰㾷癧：無名異一錢，麝香一字，研，酒半盞，午後空腹服立效。多能鄙事拳毛倒睫：無名異末，紙卷作撚，點燈吹殺，熏之，睫自起。保命集消渴引飲：無名異一兩，黃連二兩，為末，蒸餅丸綠豆大。每服百丸，以茄根、蠶繭煎湯送下。聖濟錄腳氣痛楚：無名異末，化牛皮膠調塗之，頻換。衛生易簡方

開寶。消腫毒癧疽，醋摩傳之。蘇頌。收濕氣。時珍。

【發明】【時珍曰】按雷斅炮炙論序云：無名止楚，截指而似去甲毛。崔昉外丹本草云：無名異，陽石也。昔人見山鷄被網〔一〕損其足，脱去，御一石摩其損處，遂愈而去。乃取其石理傷折，大效，人因傳之。

【附方】新十。打傷腫痛。無名異爲末，酒服，趕下四肢之末，血皆散矣。集驗方。損傷接骨。無名異、甜瓜子各一兩，乳香、没藥各一錢，爲末，每服五錢，熱酒調服，小兒三錢。服畢，以黄米粥塗紙上，摻左顧牡蠣末裹之，竹篦夾住。○多能鄙事。臨杖預服〔二〕。無名異末，臨時温服三五錢，則杖不甚痛，亦不甚傷。談埜翁試效方。赤瘤丹毒。無名異末，葱汁調塗立消。簡便方。痔漏腫痛。無名異炭火煅紅，米醋淬七次，爲細末，以温水洗瘡，綿裹筯頭填末入瘡口，數次愈。簡便方。天泡濕瘡。無名異末，井華水調服之。普濟方。臁瘡潰爛。無名異、虢丹細研，清油調搽，濕則乾搽之。濟急方。股陰㾦癧。無名異二錢，麝香一字，研，酒半盌，午後空腹服，立效。○多能鄙事。拳毛倒睫。無名異末，紙卷作撚，點燈吹殺熏之，睫自起。保命集。消渴引飲。無名異一兩，黄連二兩，爲末，蒸餅丸緑豆大，每服百丸，以茄根、蠶繭煎湯送下。聖濟録。脚氣痛楚。無名異末，化牛皮膠調塗之，頻換。衛生易簡方。

〔一〕網：原作「絙」。今從江西本改。
〔二〕服：原作「報」，不通。德生堂方「神讓散」，含無名異等藥，治打著不痛，臨受杖時先服。故「報」當爲「服」之形誤，因改。

蜜栗子綱目

集解 時珍曰蜜栗子生川廣江湖金坑中狀似蛇黄而有刺上有金線纏之色紫褐亦無名異之類也丹爐家采作五金匱藥制三黄

主治金瘡折傷有效時珍

石鍾乳本經上品

釋名 留公乳別錄 虛中吳普 蘆石別錄 鵝管石綱目 夏石別錄 黄石砂藥性 時珍曰石之津氣鍾聚成乳滴溜成石故名石鍾乳蘆與鵝管象其空中之狀也

集解 別錄曰石鍾乳生少室山谷及太山采無時 普曰生太山山谷陰處岸下溜汁所成如乳汁黄白色空中相通二月三月采陰乾 弘景曰第一出始興而江陵及東境名山石洞亦皆有惟通中輕薄如鵝翎管碎之如爪甲中無鴈齒光明者為善長挺乃有一二尺者色黄以苦酒洗刷則白 仙經少用而俗方所重 恭曰第一始興其次廣連澧朗郴等州者雖厚而光潤可愛餌之並佳今峽州青溪房州三洞出者亞于始興自餘非其土地不可輕服多發淋渴止可擣篩白練裹之合諸藥草浸酒服之陶云有一二尺者謬說也 思邈曰凡乳石必須土地清白光潤羅紋鳥翮蟬翼一切皆成白者

蜜栗子綱目

【集解】【時珍曰】蜜栗子生川、廣、江、浙金坑中，狀如蛇黄而有刺，上有金線纏之，色紫褐，亦無名異之類也。丹爐家采作五金匱藥，制三黄。

【主治】金瘡折傷，有效。時珍。

石鍾乳本經上品

【釋名】留公乳別録、虚中吴普、蘆石別録、鵝管石綱目、夏石別録、黄石砂藥性。【時珍曰】石之津氣，鍾聚成乳，滴溜成石，故名石鍾乳。蘆與鵝管，象其空中之狀也。

【集解】【別録曰】石鍾乳生少室山谷及太山，采無時。【普曰】生太山山谷陰處岸下，溜汁〔一〕所成，如乳汁，黄白色，空中相通，二月三月采，陰乾。【弘景曰】第一出始興，而江陵及東境名山石洞亦皆有。惟通中輕〔二〕薄如鵝翎管，碎之如爪甲，中無雁〔三〕齒、光明者爲善。長挺乃有一二尺者。色黄，以苦酒洗刷則白。仙經少用，而俗方所重。【恭曰】第一始興，其次廣、連、澧、朗、郴等州者，雖厚而光潤可愛，餌之並佳。今峽州、青溪、房州三洞出者，亞于始興。自餘非其土地，不可輕服。多發淋渴，止可擣篩，白練裹之，合諸藥草浸酒服之。陶云有一二尺者，謬説也。【思邈曰】乳石必須土地清白光潤，羅紋、鳥翮、蟬翼一切皆成，白者

〔一〕汁：原作「汗」。今據證類卷三石鐘乳改。
〔二〕輕：原字類「怪」。今據改同上。
〔三〕雁：原作「鴈」。今據改同上。

可用其非土地者慎勿服之殺人甚於鴆毒〔志曰〕别本注云
此乳生於深洞幽穴皆龍蛇潛伏或龍蛇毒氣或洞口陰陽
不均或通風氣鴈齒濡或黃或赤乳無潤澤或煎鍊火色不
調一煎已後不易水則生火毒服即令人發淋又乳有三種
石乳者其山洞純石以石津相滋陰陽交備蟬翼紋成其性
溫竹乳者其山洞遍生小竹以竹津相滋乳如竹狀其性平
茅山之乳者其山有土石相雜遍生茅草以茅津相滋爲乳
乳色稍黑而滑潤其性微寒一種之中有上中下色皆以光
澤爲好餘處亦有不可輕信〔炳曰〕如蟬翅者上爪甲者次鵞
管者下明白而薄者可服〔頌曰〕今道州江華縣及連英韶階
峽州山中皆有之生嵓穴陰處溜山液而成空中相通長者
六七寸如鵞翎管狀色白微紅唐李補闕鍊乳法云取韶州
鍾乳無問厚薄但令顏色明淨光澤者即堪入鍊惟黃赤二
色不任用柳宗元書亦云取其色之美而已不必惟土之信
是此藥所重惟在明白者不必如上所說數種也今醫家但
以鵞管中空者爲最又本經中品載殷孼云鍾乳根也孔公
孼殷孼根也石花石牀並與殷孼同又有石腦亦鍾乳之類
凡此五種醫家亦復稀用但用鍾乳爾〔時珍曰〕按范成大桂
海志所說甚詳明云桂林接宜融山洞穴中鍾乳甚多仰視
石脉涌起處即有乳牀白如玉雪石液融結成者乳牀下垂
如倒數峯小山峯端漸銳且長如冰柱柱端輕薄中空如鵞
翎乳水滴瀝不已且滴且凝此乳之最精者以竹管仰承取
之鍊治家又以鵞管之端尤
輕明如雲母爪甲者爲勝

錬

可用。其非土地者，慎勿服之，殺人甚於鴆〔一〕毒。【志曰】别本注云：凡乳生於深洞幽穴，皆龍蛇潛伏，或龍蛇毒氣，或洞口陰陽不均，或通風氣，雁齒濇，或黄或赤，乳無潤澤，或煎鍊火色不調，一煎已後不易水，則生火毒，服即令人發淋。又乳有三種：石乳者，其山洞純石，以石津相滋，陰陽交備，蟬翼紋成，其性温；竹乳者，其山洞遍生小竹，以竹津相滋，乳如竹狀，其性平；茅山之乳者，其山有土石相雜，遍生茅草，以茅津相滋爲乳，乳色稍黑而滑潤，其性微寒。一種之中，有上中下色，皆以光澤爲好。餘處亦有，不可輕信。【炳曰】如蟬翅者上，爪甲者次，鵝管者下。明白而薄者可服。【頌曰】今道州江華縣及連、英、韶、階、峽州山中皆有之。生嵓穴陰處，溜山液而成，空中相通，長者六七寸〔二〕，如鵝翎管狀，色白微紅。唐李补闕鍊乳法云：取韶州鍾乳，無問厚薄，但令顔色明净光澤者，即堪入鍊，惟黄、赤二色不任用。柳宗元書亦云：取其色之美而已，不必惟土之信。是此藥所重，惟在明白者，不必如上所説數種也。今醫家但以鵝管中空者爲最。又本經中品載殷孽云：鍾乳根也。孔公孽，殷孽根也。石花、石牀並與殷孽同。又有石腦，亦種乳之類。凡此五種，醫家亦復稀用，但用鍾乳爾。【時珍曰】按范成大桂海志所説甚詳明。云桂林接宜、融山洞穴中，鍾乳甚多。仰視石脉涌起處，即有乳牀，白如玉雪，石液融結成者。乳牀下垂，如倒數峰小山，峰端漸鋭且長如冰柱，柱端輕薄中空如鵝翎。乳水滴瀝不已，且滴且凝，此乳之最精者，以竹管仰承取之。鍊治家又以鵝管之端，尤輕明如雲母爪甲者爲勝。

〔一〕鴆：原作「鵶」。今據千金方卷二十四解五石毒改。
〔二〕寸：原字缺損。今據證類卷三石鍾乳補正。

長 證類

本草綱目石部▶卷之九

【修治】斅曰凡使勿用頭粗厚并尾大者爲孔公石不用色黑
及經大火驚過并久在地上收者曾經藥物制者並不
得用須要鮮明薄而有光潤者似鵝翎筒子爲上有長五六
寸者凡修事法鍾乳八兩用沉香零陵香藿香甘松白茅各
一兩水煮過再煮汁方用煮乳一伏時漉出以甘草紫背天
葵各二兩同煮漉出拭乾緩火焙之入臼杵粉篩過入鉢中
令有力少壯者二三人不住研三日三夜勿歇然後以水飛
澄過絹籠於日中曬乾入鉢再研二萬遍乃以瓷盒收之
【慎微】曰太清經煉鍾乳法取好細末置金銀器中瓦一片密
蓋勿令泄氣蒸之自然化作水也李補闕鍊乳法見後
【氣味】甘溫無毒普曰神農辛桐君黄帝醫和甘扁鵲甘無毒
權曰有大毒之才曰蛇牀爲之使惡牡丹玄
石牡蒙畏紫石英䕡草忌羊血時珍曰相感志云服乳石忌
參术犯者多死土宿真君曰鍾乳産于陽洞之內陽氣所結
伏之可柔五金麥門冬獨蒜韭實
胡葱胡荽猫兒眼草皆可伏之
【主治】欬逆上氣明目益精安五臟通百節利九竅下乳汁本經
益氣補虛損療脚弱疼冷下焦傷竭強陰久服延年益壽好
顏色不老令人有子不鍊服之令人淋別錄主泄精寒嗽壯元
氣益陽事通聲藥性補五勞七傷大明補髓治消渴引飲青霞

【修治】【斅曰】凡使勿用頭粗厚并尾大者，爲孔公石，不用。色黑及經大火驚過，并久在地上收者，曾經藥物制者，並不得用。須要鮮明、薄而有光潤者，似鵝翎筒子爲上，有長五六寸者。凡修事法：鍾乳八兩，用沈香、零陵香、藿香、甘松、白茅各一兩，水煮過，再煮汁，方用煮乳，一伏時漉出。以甘草、紫背天葵各二兩同煮，漉出拭乾，緩火焙之，入臼杵粉，篩過入鉢中。令有力少壯者二三人不住研，三日三夜勿歇。然後以水飛澄過，絹籠於日中晒乾，入鉢再研二萬遍，乃以瓷盒收之。【慎微曰】太清經鍊鍾乳法：取好細末置金銀器中，瓦一片密蓋，勿令洩氣，蒸之，自然化作水也。李補闕鍊乳法見後。

【氣味】甘，温，無毒。【普曰】神農：辛。桐君、黄帝、醫和：甘。扁鵲：甘，無毒。【權曰】有大毒。【之才曰】蛇牀爲之使。惡牡丹、玄石、牡蒙。畏紫石英、蘘[一]草。忌羊血。【時珍曰】相感志云：服乳石，忌參、术，犯者多死。【土宿真君曰】鍾乳産於陽洞之内，陽氣所結，伏之可柔五金。麥門冬、獨蒜、韭實、胡葱、胡荽、猫兒眼草，皆可伏之。

【主治】欬逆上氣，明目益精，安五臟，通百節，利九竅，下乳汁。本經。益氣，補虚損，療脚弱疼冷，下焦傷竭，强陰。久服延年益壽，好顏色，不老，令人有子。不鍊服之，令人淋。别録。主泄精寒嗽，壯元氣，益陽事，通聲。甄權。補五勞七傷。大明。補髓，治消渴引飲。青霞子。

[一] 蘘：原作「蓑」。今據證類卷三石鐘乳改。

【發明】慎微曰柳宗元與崔(連)州書云草木之生也依於土有
居山之陰陽或近水或附石其性移焉況石鍾乳直產
於石石之精粗踈密尋尺特異而穴之上下土之厚薄石之
高下不可知則其依而產者固不一性然由其精密而出者
則油然而清(炯)然而輝其竅滑以夷其肌廉以微食之使人
榮華温柔其氣宣流生胃通腸壽考康寧其粗踈而下者則
奔突結澀乍大乍小色如枯骨或類死灰奄顇不發叢齒積
類重濁頑璞食之使人偃蹇壅鬱泄火生風戟喉痒肺幽關
不聰心煩喜怒肝舉氣剛不能平和故君子慎取其色之美
而不必惟土之信以求其至精凡為此也震亨曰石鍾乳為
慓悍之劑內經云石藥之氣悍仁哉言也凡藥氣之偏者可
用於暫而不可久夫石藥又偏之甚者也自唐時太平日久
膏粱之家惑於方士服食致長生之說以石藥體厚氣厚習
以成俗迨宋至今猶未已也斯民何辜受此氣悍之禍而莫
之能救哀哉本草讚其久服延年之功柳子厚又從而述美
之予不得不深言也時珍曰石鍾乳乃陽明經氣分藥也其
氣慓疾令陽氣暴充飲食倍進而形體壯盛昧者得此自慶
益肆淫泆精氣暗損石氣獨存孤陽愈熾久之營衛不從發
為淋渴變為癰疽是果乳石之過耶抑人之自取耶凡人陽
明氣衰用此合諸藥以救其衰疾平則止夫何不可五穀五
肉久嗜不已猶有偏絕之弊況石藥乎種樹書云凡果樹作
穴納鍾乳末少許固密則子多而味美納少許於老樹根皮
間則樹復茂信然則鍾乳益氣令人有子之說亦可類推但
恐嗜欲者未獲其福而先受其禍也然有稟賦異常之人又

【發明】【慎微曰】柳宗元與崔連州書云：草木之生也依於土，有居山之陰陽，或近木，或附石，其性移焉。況石鍾乳直產於石，石之精粗疏密，尋尺特異，而穴之上下，土之厚薄，石之高下不可知，則其依而產者，固不一性。然由其精密而出者，則油然而清，炯〔一〕然而輝，其竅滑以夷，其肌廉以微。食之使人榮華温柔，其氣宣流，生胃通腸，壽考康寧。其粗疏而下者，則奔突結澀，乍大乍小，色如枯骨，或類死灰，淹頓〔二〕不發，叢齒積纇〔三〕，重濁頑璞。食之使人偃蹇壅鬱，泄火生風，戟喉痒肺，幽關不聰，心煩喜怒，肝舉氣剛，不能平和。故君子慎取其色之美，而不必惟土之信，以求其至精，凡爲此也。【震亨曰】石鍾乳爲慓悍之劑。内經云：石藥之氣悍，仁哉言也。凡藥氣之偏者，可用於暫而不可久，夫石藥又偏之甚者也。自唐時太平日久，膏粱之家惑於方士服食致長生之説，以石藥體厚氣厚，習以成俗，迨宋至今，猶未已也。斯民何辜，受此氣悍之禍而莫之能救，哀哉！本草讚其久服延年之功，柳子厚又從而述美之，予不得不深言也。【時珍曰】石鍾乳乃陽明經氣分藥也，其氣慓疾，令陽氣暴充，飲食倍進，而形體壯盛。昧者得此自慶，益肆淫泆，精氣暗損，石氣獨存，孤陽愈熾。久之營衛不從，發爲淋渴，變爲癰疽。是果乳石之過耶？抑人之自取耶？凡人陽明氣衰，用此合諸藥以救其衰，疾平則止，夫何不可？五穀五肉久嗜不已，猶有偏絶之弊，況石藥乎？種樹書云：凡果樹作穴，納鍾乳末少許固密，則子多而味美。納少許於老樹根皮間，則樹復茂。信然，則鍾乳益氣、令人有子之説，亦可類推。但恐嗜欲者未獲其福，而先受其禍也。然有稟賦異常之人，又

〔一〕炯：原作「泪」。今據證類卷三石鍾乳改。
〔二〕淹頓：原作「奄頓」。今據改同上。
〔三〕纇：原字似「類」。今據改同上。

砂母　音丹砂

不可熱一而論張杲醫說載武帥雷世賢多侍妾常餌砂母鍾乳日夜煎鍊以濟其欲其妾父苦寒泄不嗜食求丹十粒服之即覺臍腹如火少焉熱狂投井中救出遍身發紫泡數日而死而世賢服餌千計了無病惱異哉沈括筆談載夏英公性豪侈而稟賦異於人纔睡即身冷而僵如死者常服仙茅鍾乳硫黃莫知紀極每晨以鍾乳粉入粥食之有小吏竊食遂發疽死此與終身服附子無恙者同一例也沈括又云醫之為術苟非得之于心未見能臻其妙也如服鍾乳當終身忌朮朮能動鍾乳也然有藥勢不能蒸須要其動而激發者正如火少必借風氣鼓之而後發火盛則鼓之反為害此自然之理也凡服諸藥皆宜倣此又十便良方云凡服乳人服乳三日即三日補之服乳十日即十日補之欲食以牛羊麋鹿等骨煎汁任意作羹食之勿食倉米臭肉及犯房事一月後精氣滿盛百脈流通身體覺熱遊臍肉起此為得力可稍近房事不得頻數令藥氣頓竭彌更害人戒之慎之名之為乳以其狀人之乳也與神丹相配與凡石迥殊故乳稱石語云上士服石服其精下士服石服其滓滓之與精其力懸也此說雖明決然須真病命門火衰者宜之否則當審

【附方】新一

李補闕服乳法 主五勞七傷欬逆上氣治寒嗽通音聲明目益精安五臟通百節利九竅下乳汁益氣補虛損療腳弱疼冷下焦傷竭強陰久服延年益壽不老令人有子取韶州鍾乳無問厚薄但顏色明淨光澤者即堪入鍊惟黃赤二色不任用置於金銀器中大鐺著水沉器煮之令如魚眼沸水減即添乳少三日三夜乳

不可執一而論。張杲醫説載：武帥雷世賢多侍妾，常餌砂、母、鍾乳，日夜煎鍊，以濟其欲。其妾父苦寒泄不嗜食，求丹十粒服之，即覺臍腹如火，少焉熱狂，投井中，救出，遍身發紫泡，數日而死。而世賢服餌千計，了無病惱，異哉！沈括筆談載：夏英公性豪侈，而稟賦異於人。纔睡即身冷而僵如死者，常服仙茅、鍾乳、硫黄，莫知紀極。每晨以鍾乳粉入粥食之。有小吏竊食，遂發疽死。此與終身服附子無恙者，同一例也。沈括又云：醫之爲術，苟非得之于心，未見能臻其妙也。如服鍾乳，當終身忌朮，朮能動鍾乳也。然有藥勢不能蒸，須要其動而激發者。正如火少必借風氣鼓之而後發，火盛則鼓之反爲害。此自然之理也。凡服諸藥，皆宜倣此。又十便良方云：凡服乳人，服乳三日，即三日補之；服乳十日，即十日補之。欲飽食，以牛、羊、麞、鹿等骨煎汁，任意作羹食之。勿食倉米、臭肉，及犯房事。一月後精氣滿盛，百脉流通，身體覺熱，遶臍肉起，此爲得力。可稍近房事，不得頻數，令藥氣頓竭，彌更害人，戒之慎之。名之爲乳，以其狀人之乳也。與神丹相配，與凡石迥殊，故乳稱石。語云：上士服石服其精，下士服石服其滓。滓之與精，其力遠也。此説雖明快，然須真病命門火衰者宜之，否則當審。

【附方】新十一。

李補闕服乳法。主五勞七傷，欬逆上氣，治寒嗽，通音聲，明目益精，安五臟，通百節，利九竅，下乳汁，益氣，補虚損，療脚弱疼冷，下焦傷竭，强陰。久服延年益壽不老，令人有子。取韶州鍾乳，無問厚薄，但顔色明浄光澤者即堪入鍊，惟黄赤二色不任用。置於金銀器中，大鐺着水，沉器煮之，令如魚眼沸，水減即添。乳少三日三夜，乳多七日七夜候乾色變黃白即熟如疑生更煮滿十日最佳取出去水更以清水煮半日其水色清不變即止乳無毒矣入瓷鉢中玉槌着水研之覺乾澁即添水常令如稀米泔狀研至四五日揩之光膩如書中白魚便以水洗之不隨水落者即熟落者更研乃澄取暴乾每用一錢半溫酒空腹調下蒸泥丸散用其煮乳黃濁水切勿服服之損人咽喉傷肺令人頭痛或下利不止其有犯者但食猪肉解之孫真人千金方

鍾乳煎治風虛勞損腰脚無力補益强壯用鍾乳粉鍊成者三兩以夾練袋盛之牛乳一大升煎減三之一去袋飲乳分二服日一作不吐不利虛冷人微溏無苦一袋可着三十度即力盡別作袋每煎訖須濯淨令通氣其鍾乳淨和麩餵鷄生子食之此崔尚書方也孫真人千金翼

乳酒安五臟通百節利九竅主風虛補下膲益精明目鍊成粉五兩以夾練袋盛之清酒六升瓶封湯內煮減三之二取出添滿封七日日飲三合忌房事葱豉生食硬食外臺秘要

鍾乳丸治丈夫衰老陽絕肢冷少氣減食腰疼脚痺下氣消食和中長肌鍾乳粉二兩菟絲子酒浸焙石斛各一兩吳茱萸湯泡七次炒半兩為末煉蜜和丸梧子大每服七丸空心溫酒或米湯下日二服服訖行數百步覺胸口熱稍定即食乾飯豆醬忌食粗臭惡食及聞尸穢等氣初服七日勿爲陽事過七日乃可行不宜傷多服過半劑覺有功乃續服此曹公卓方也和劑局方

元氣虛寒方見陽起石下

一切勞嗽胸膈痞滿焚香透膈散用鵝管石雄黃佛耳草款冬花等分為末每用一錢安

多七日七夜，候乾，色變黄白即熟。如疑生，更煮滿十日最佳。取出，去水，更以清水煮半日，其水色清不變即止，乳無毒矣。入瓷鉢中，玉槌着水研之。覺乾濇，即添水，常令如稀米泔狀。研至四五日，揩之光膩，如書中白魚，便以水洗之。不隨水落者即熟，落者更研，乃澄取暴乾。每用一錢半，温酒空腹調下，兼和丸散用。其煮乳黄濁水，切勿服。服之損人咽喉，傷肺，令人頭痛，或下利不止。其有犯者，但食猪肉解之。孫真人千金方。**鍾乳煎**。治風虚勞損，腰脚無力，補益强壯。用鍾乳粉鍊成者三兩，以夾練袋盛之，牛乳一大升，煎減三之一，去袋飲乳，分二服，日一作。不吐不利，虚冷人微溏無苦。一袋可煮三十度，即力盡，別作袋。每煎訖，須濯净，令通氣。其滓和麪餵鷄，生子食之。此崔尚書方也。孫真人千金翼。**鍾乳酒**。安五臟，通百節，利九竅，主風虚，補下膲，益精明目。鍾乳鍊成粉五兩，以夾練袋盛之，清酒六升，瓶封，湯内煮減三之二，取出添滿，封七日，日飲三合。忌房事、葱、豉、生食、硬食。外臺秘要。**鍾乳丸**。治丈夫衰老，陽絶肢冷，少氣減食，腰疼脚痺，下氣消食，和中長肌。鍾乳粉二兩，兔絲子酒浸焙、石斛各一兩，吴茱萸湯泡七次炒半兩，爲末，煉蜜和丸梧子大。每服七丸，空心温酒或米湯下，日二服。服訖行數百步，覺胸口熱，稍定，即食乾飯、豆醬。忌食粗臭惡食及聞尸穢等氣。初服七日，勿爲陽事，過七日乃可行，不宜傷多。服過半劑，覺有功，乃續服。此曹公卓方也。和劑局方。**元氣虚寒**。方見陽起石下。**一切勞嗽**，胸膈痞滿。焚香透膈散：用鵝管石、雄黄、佛耳草、款冬花等分，爲末。每用一錢，安

香爐上焚之，以筒吸烟入喉中，一日二次。宣明方

肺虚喘急 連綿不息。生鍾乳粉光明者五錢，蠟三兩化和，飯甑內蒸熟，研丸梧子大。每溫水下一丸。聖濟錄

吐血損肺 鍊成鍾乳粉，每服二錢，糯米湯下，立止。十便良方

大腸冷滑 不止。鍾乳粉一兩，肉豆蔻煨半兩，為末，煮棗肉丸梧子大。每服七十丸，空心米飲下。濟生方

乳汁不通 氣少血衰，脉濇不行，故乳少也。鍊成鍾乳粉二錢，濃煎漏盧湯調下。或與通草等分為末，米飲服方寸七，日三次。外臺秘要

精滑不禁 大腑溏泄，手足厥冷。方見陽起石下。

孔公孽 本經中品

【釋名】孔公石 綱目 通石 別錄 時珍曰：孔竅空通，附垂于石，如木之芽孽，故曰孔公孽，而俗訛為孔公蘗。曰此孽次于鍾乳，狀如牛羊角，中有孔通，故名通石。別錄誤以此為殷孽之根，而俗猶呼為孔公蘗，是也。

【集解】別錄曰：孔公孽，殷孽根也。青黃色，生梁山山谷。弘景曰：梁山屬馮翊郡，此即今鍾乳牀也。亦出始興，皆大塊打破之。凡鍾乳之類有三種，同一體。從石室上汁溜積久盤結者為鍾乳牀，即孔公孽也。其以次小巃嵸者為殷孽，大如牛羊角，長一二尺，今人呼此為孔公孽也。殷孽復溜，輕好者為鍾乳。雖同一類，而療體各異，貴賤懸殊。三種同根，而所生各處，當是隨其土地為勝爾。保昇曰：鍾乳之類凡五種：鍾乳、殷孽、孔公孽、石牀、石花也。雖同一體，而主療各異。頌曰：孔公孽

香爐上焚之，以筒吸烟入喉中，一日二次。宣明方。**肺虚喘急**，連綿不息。生鍾乳粉光明者五兩〔一〕，蠟三兩化，和飯甑内蒸熟，研丸梧子大。每温水下一丸。聖濟録。**吐血損肺**。鍊成鍾乳粉，每服二錢，糯米湯下，立止。十便良方。**大腸冷滑**不止。鍾乳粉一兩，肉豆蔻煨半兩，爲末，煮棗肉丸梧子大。每服七十丸，空心米飲下。濟生方。**乳汁不通**。氣少血衰，脉濇不行，故乳少也。鍊成鍾乳粉二錢，濃煎漏蘆湯調下。或與通草等分爲末，米飲服方寸匕，日三次。外臺秘要。**精滑不禁**，大府溏泄，手足厥冷，方見陽起石下。

孔公孽本經中品

【釋名】孔公石綱目、**通石**。【時珍曰】孔竅空通，附垂于石，如木之芽孽，故曰孔公孽，而俗訛爲孔公爾。【恭曰】此孽次于鍾乳，狀如牛羊角，中有孔通，故名通石。别録誤以此爲殷孽之根，而俗猶呼爲孔公孽是也。

【集解】【别録曰】孔公孽，殷孽根也。青黄色，生梁山山谷。【弘景曰】梁山屬馮翊郡，此即今鍾乳牀也。亦出始興，皆大塊，打破之。凡鍾乳之類有三種，同一體。從石室上汁溜積久盤結者，爲鍾乳牀，即孔公孽也。其以次小巃嵸者爲殷孽，大如牛羊角，長一二尺，今人呼此爲孔公孽也。殷孽復溜，輕好者爲鍾乳。雖同一類，而療體各異，貴賤懸殊。三種同根，而所生各處，當是隨其土地爲勝爾。【保昇曰】鍾乳之類凡五種：鍾乳、殷孽、孔公孽、石牀、石花也。雖同一體，而主療各異。【頌曰】孔公孽、

〔一〕兩：原作「兩」。今據聖濟總録卷四十九肺藏門改。

殷孽既是鍾乳同生，則有孽處皆當有乳，今不聞有之，豈用之既寡，則采者亦稀乎。抑時人不知孽中有乳，不盡采，且不能盡究也。恭曰：孔公孽次于鍾乳牀，陶誤以爲殷孽之根。殷孽即孔公孽之根。俗人乃以孔公孽爲殷孽，陶亦依之，以孔公孽爲鍾乳牀，非矣。時珍曰：以薑石通石二名推之，則似附石生而粗者爲殷孽，接殷孽而生以漸空通者爲孔公孽，接孔公孽而生者爲鍾乳。當從蘇恭之説爲優。蓋殷孽如人之乳根，孔公孽如乳房，鍾乳如乳頭也。

【氣味】辛，溫，無毒。普曰：神農辛，岐伯鹹，扁鵲酸，無毒。大明曰：甘。甄權曰：甘，有小毒。之才曰：木蘭爲之使，惡細辛、术，忌羊血。

【主治】傷食不化，邪結氣，惡瘡疽瘻痔，利九竅，下乳汁。本經　男子陰瘡，女子陰蝕，及傷食病，常欲眠睡。別錄　主腰冷膝痺毒氣，能使喉聲圓亮。甄權　輕身充肌。青霞子

【發明】弘景曰：三孽不堪丸散，止可水煮湯，并酒漬飲之，甚療脚弱脚氣。

【附方】新一。風氣脚弱：孔公孽二斤，石斛五兩，酒二斗，浸服。肘後方

殷孽 本經中品

【釋名】薑石 時珍曰：殷，隱也。生于石上，隱然如木之孽也。恭曰：此即孔公孽根也。盤結如薑，故名薑石。俗人乃以

殷孽既是鍾乳同生，則有孽處皆當有乳，今不聞有之。豈用之既寡，則采者亦稀乎？抑時人不知孽中有乳，不盡采乎？不能盡究也。【恭曰】孔公孽次于鍾乳，別録誤以爲殷孽之根。殷孽即孔公孽之根，俗人乃以孔公孽爲殷孽。陶氏依之，以孔公孽爲鍾乳牀，非矣。【時珍曰】以薑石、通石二名推之，則似附石生而粗者，爲殷孽。接殷孽而生，以漸空通者，爲孔公孽。接孔公孽而生者，爲鍾乳。當從蘇恭之説爲優。蓋殷孽如人之乳根，孔公孽如乳房，鍾乳如乳頭也。

【氣味】辛，温，無毒。【普曰】神農：辛。岐伯：鹹。扁鵲：酸，無毒。【大明曰】甘，煖。【權曰】甘，有小毒。【之才曰】木蘭爲之使，惡細辛、术，忌羊血。

【主治】傷食不化，邪結氣惡，瘡疽瘻痔，利九竅，下乳汁。本經。男子陰瘡，女子陰蝕，及傷食病，常欲眠睡。別録。主腰冷膝痺毒氣，能使喉聲圓亮。甄權。輕身充肌。青霞子。

【發明】【弘景曰】二孽不堪丸散，止可水煮湯，并酒漬飲之，甚療脚弱脚氣。

【附方】新一。風氣脚弱。孔公孽二斤，石斛五兩，酒二斗，浸服。肘後方。

殷孽 本經中品

【釋名】薑石。【時珍曰】殷，隱也。生于石上，隱然如木之孽也。【恭曰】此即孔公孽根也，盤結如薑，故名薑石。俗人乃以

孔公孽為之誤矣詳孔公孽下

【集解】別録曰殷孽鍾乳根也生趙国山谷又梁山及南海采無時弘景曰趙国屬冀州亦出始興

【氣味】辛温無毒之才曰惡防巳畏术【主治】爛傷瘀血洩痢寒熱鼠瘻癥瘕結氣脚冷疼弱本經療筋骨弱并痔瘻及下乳汁別録

【發明】見孔公孽下

【附録】石牀唐本草恭曰味甘温無毒酒漬服與殷孽同功一名乳牀一名逆石一名石笋生鍾乳堂中采無時鍾乳水滴下凝積生如笋狀久漸與上乳相接為柱也陶謂孔公孽為乳牀非也殷孽孔公孽在上石牀石花在下性雖同上下有別 石花唐本草恭曰味甘温無毒主腰脚風冷漬酒服與殷孽同功一名乳花生乳穴堂中乳水滴石上散如霜雪者三月九月采之大明曰壯筋骨助陽道●宗奭曰石花白色圓如覆大馬杓上有百十枝每枝各槎牙分岐如鹿角上有細文起以指撩之錚錚然有聲其體甚脆不禁觸擊多生海中石上世方難得家中曾得一本本條所注皆非是時珍曰石花是鍾乳滴于石上迸散日久積成如花者蘇恭所說甚明寇宗奭所說乃是海中石梅石柏之類亦名石花不入藥用非本草石花正自誤矣 石骨恭曰石骨服之力勝鍾乳似骨如玉堅潤生五石脂中

孔公孽爲之，誤矣。詳孔公孽下。

【集解】【别録曰】殷孽，鍾乳根也。生趙國山谷，又梁山及南海，采無時。【弘景曰】趙國屬冀州。亦出始興。

【氣味】辛，温，無毒。【之才曰】惡防己，畏术。【主治】爛傷瘀血，洩痢寒熱，鼠瘻，癥瘕結氣，脚冷疼弱。本經。熏筋骨弱并痔瘻，及下乳汁。别録。

【發明】見孔公孽下。

【附録】石牀唐本草。【恭曰】味甘，温，無毒。酒漬服，與殷孽同功。一名乳牀，一名逆石，一名石笋。生鍾乳堂中，采無時。鍾乳水滴下凝積，生如笋狀，久漸與上乳相接爲柱也。陶謂孔公孽爲乳牀，非也。殷孽、孔公孽在上，石牀、石花在下，性體雖同，上下有别。

石花唐本草。【恭曰】味甘，温，無毒。主腰脚風冷，漬酒服，與殷孽同功。一名乳花。生乳穴堂中，乳水滴石上，散如霜雪者。三月、九月采之。【大明曰】壯筋骨，助陽道。○【宗奭曰】石花白色，圓如覆大馬杓，上有百十枝，每枝各槎牙分岐如鹿角。上有細文起，以指撩之，錚錚然有聲。其體甚脆，不禁觸擊。多生海中石上，世方難得，家中曾得一本。本條所注皆非是。【時珍曰】石花是鍾乳滴于石上迸散，日久積成如花者。蘇恭所説甚明。寇宗奭所説乃是海中石梅、石柏之類，亦名石花，不入藥用，非本草石花，正自誤矣。

石骨。【恭曰】石骨，服之力勝鍾乳，似骨，如玉堅潤，生五石脂中。

土殷孽（別錄下品）

【釋名】土乳（唐本）志曰：此則土脂液也。生於土穴，狀如殷孽，故名。

【集解】別錄曰：生高山厓上之陰，色白如脂，采無時。弘景曰：此猶似鍾乳、孔公孽之類，故亦有孽名，但在厓上爾，今不知用。恭曰：此即土乳也。出渭州鄣縣三交驛西北坡平地上窟中，見有六十餘坎，昔人采處。土人云：服之亦同鍾乳而不發熱。陶及本草云生厓上，非也。時珍曰：此即鍾乳之生於山厓土中者，南方名山多有之，人亦掘為石山貨之，充坑不知其為土鍾乳也。

【氣味】鹹，平，無毒。【主治】婦人陰蝕，大熱乾痂。（別錄）

石腦（別錄中品）

【釋名】石飴餅（別錄）、石芝（綱目）、化公石。時珍曰：其狀如結脂，故名。昔有化公服此，又名化公石。

【集解】別錄曰：石腦生名山土中，采無時。弘景曰：此石亦鍾乳之類，形如曾青而白色黑斑，而軟易破。今茅山東及西平山並有之，鑿土龕取出。恭曰：出徐州宋里山，初在爛石中，入土一丈以下得之，大如鵝卵，或如棗許，觸着即散如麪，黃白色，土人號為握雪礬石，云服之長生。保昇曰：蘇恭引握雪礬石為注，非矣。時珍曰：按抱朴子內篇云：石腦芝生滑石中

土殷孽 別録下品

【釋名】土乳唐本。【志曰】此則土脂液也。生於土穴，狀如殷孽，故名。

【集解】【别録曰】生高山厓上之陰，色白如脂，采無時。【弘景曰】此猶似鍾乳、孔公孽之類，故亦有孽名，但在厓上爾，今不知用。【恭曰】此即土乳也。出渭州鄣縣三交驛西北坡平地土窟中，見有六十餘坎，昔人采處。土人云：服之亦同鍾乳而不發熱。陶及本草云「生厓上」，非也。【時珍曰】此即鍾乳之生於山厓土中者，南方名山多有之。人亦掘爲石山，貨之充玩，不知其爲土鍾乳也。

【氣味】鹹，平，無毒。【主治】婦人陰蝕，大熱乾痂。别録。

石腦 别録中品

【釋名】石飴餅别録、石芝綱目、化公石。【時珍曰】其狀如結腦，故名。昔有化公服此，又名化公石。

【集解】【别録曰】石腦生名山土中，采無時。【弘景曰】此石亦鍾乳之類，形如曾青而白色，黑斑而軟，易破。今茅山東及西平山並有之，鑿土龕取出。【恭曰】出徐州宋里山，初在爛石中，入土一丈以下得之，大如鷄卵，或如棗許，觸着即散如麪，黄白色。土人號爲握雪礜石，云服之長生。【保昇曰】蘇恭引握雪礜石爲注，非矣。【時珍曰】按抱朴子内篇云：石腦芝生滑石中，赤如石中黃子狀但不皆有耳打破大滑石千計乃可得一枚初破之在石中五色光明而自得服一升得長生乃石芝之也別錄所謂石腦及諸仙服食當是此物也蘇恭所說本是石腦而又以注握雪礜石誤矣握雪乃石上之液與此不同見後本條

氣味甘溫無毒**主治**風寒虛損腰脚疼痺安五臟益氣別錄

發明弘景曰俗方不見用仙經有劉君導仙散用之又真誥云李整采服療風痺虛損而得長生梁肅曰隋時化公所服亦名石腦時珍曰真誥載茅伯真在北横山服石腦時時使人身熱而不渴即此

石髓拾遺

集解藏器曰石髓生臨海華蓋山石窟土人采取澄淘如泥作丸如彈子有白有黃彌佳時珍曰按列仙傳言卬疏煮石髓服即此也仙經云神仙五百年一開石髓出服之長生王烈入山見石裂得髓食之因撮少許與嵇康化為青石抱朴子云蒼茲國北大山中有如膏者流出成川行數里入地狀如醍醐服之齒髮更生病人服之皆愈方鎮編年錄云高艮為并州刺史一日見砌間沫出以手撮塗老吏面皺皮頓改如少年色髮以為神藥問承天道士道士曰此名地脂食之不死乃發砌無所見此數說皆近石髓也

亦如石中黄子狀，但不皆有耳。打破大滑石千計，乃可得一枚。初破之，在石中五色光明而自得，服一升得長生，乃石芝也。别録所謂石腦及諸仙服食，當是此物也。蘇恭所説本是石腦，而又以注握雪礬石，誤矣。握雪乃石上之液，與此不同。見後本條。

【氣味】甘，温，無毒。【主治】風寒虚損，腰脚疼痺，安五臟，益氣。别録。

【發明】【弘景曰】俗方不見用，仙經有劉君導仙散用之。又真誥云：李整采服，療風痹虚損，而得長生。【恭曰】隋時化公所服，亦名石腦。【時珍曰】真誥載姜伯真在大横山服石腦，時時使人身熱而不渴，即此。

石髓 拾遺

【集解】【藏器曰】石髓生臨海華蓋山石窟。土人采取，澄淘如泥，作丸如彈子，有白有黄彌佳。【時珍曰】按列仙傳言，卬疏煮石髓服，即鍾乳也。仙經云：神山〔一〕五百年一開，石髓出，服之長生。王列入山見石裂，得髓食之，因撮少許與嵇康，化爲青石。北史云：龜兹國北大山中，有如膏者，流出成川，行數里入地，狀如醍醐，服之齒髮更生，病人服之皆愈。方鎮編年録云：高展爲并州判官，一日見砌間沫出，以手撮塗老吏面，皺皮頓改，如少年色。展以爲神藥，問承天道士。道士曰：此名地脂，食之不死。乃發砌，無所見。此數説皆近石髓也。

〔一〕山：原作「仙」。今據太平廣記卷九王烈引神仙經改。

〔氣味〕甘溫無毒〔主治〕寒熱羸瘦無顏色積聚心腹脹滿食飲不消皮膚枯槁小便數疾癖塊腹內腸鳴下痢腰脚疼冷痺壅宜寒瘦人藏器

石腦油宋嘉祐〔校正〕併入拾遺石漆

〔釋名〕石油綱目 石漆拾遺 猛火油 雄黃油 硫黃油綱目

〔集解〕禹錫曰石腦油宜以瓷器貯之不可近金銀器雖至完密直爾透過道家多用作方不甚須宗奭曰真者難收多滲蝕器物入藥最少燒鍊家研生砒入油再研如膏入坩鍋內花蓋置火上候油泣盡乃出之又研又入油又上火鍊之砒即伏矣時珍曰石油所出不一出陝之肅州鄜州延州延長及雲南之緬甸廣之南雄者自石岩流出與泉水相雜汪汪而出肥如肉汁土人以草挹入缶中黑色頗似淳漆作雄硫氣土人多以然燈甚明得水愈熾不可入食其烟甚濃沈存中宦西時掃其烟作墨光黑如漆勝于松烟張華博物志載延壽縣南山石泉注為溝其水有脂挹取着器中始黃後黑如凝膏然之極明謂之石漆段成式酉陽雜俎載高奴縣有石脂水膩浮水上如漆采以膏車及然燈康譽之昨夢錄載猛火油出高麗東自然石熱所出液也惟真琉璃器可貯之入水消滴烈焰遽發餘力入水魚鼈皆死邊人用以禦敵

【氣味】甘，温，無毒。【主治】寒熱，羸瘦，無顏色，積聚，心腹脹滿，食飲不消，皮膚枯槁，小便數疾，癖塊，腹内腸鳴，下痢，腰脚疼冷，性壅，宜寒瘦人。藏器。

石腦油宋嘉祐

【校正】併入拾遺石漆。

【釋名】石油綱目、石漆拾遺、猛火油、雄黄油、硫黄油綱目。

【集解】【禹錫曰】石腦油宜以瓷器貯之。不可近金銀器，雖至完密，直爾透過。道家多用，俗方不甚須。【宗奭曰】真者難收，多滲蝕器物。入藥最少。燒鍊家研生砒入油，再研如膏，入坩鍋内，瓦蓋置火上，俟油泣盡出之，又研，又入油，又上火鍊之，砒即伏矣。【時珍曰】石油所出不一，出陜之肅州、鄜州、延州、延長，及雲南之緬甸，廣之南雄者，自石岩流出，與泉水相雜，汪汪而出，肥如肉汁。土人以草挹入缶中，黑色頗似淳漆，作雄硫氣。土人多以然燈，甚明，得水愈熾，不可入食。其烟甚濃。沈存中宦西時，掃其煤作墨，光黑如漆，勝于松烟。張華博物志載：延壽縣南山石泉注爲溝，其水有脂。挹取着器中，始黄後黑如凝膏，然之極明，謂之石漆。段成式酉陽雜俎載：高奴縣有石脂水，膩浮水上如漆。采以膏車及然燈。康譽之昨夢録載：猛火油出高麗東，日烘石熱所出液也，惟真琉璃器可貯之。入水涓滴，烈焰遽發，餘力入水，魚鼈皆死。邊人用以禦敵。

此按諸皆石腦油也國朝正德末年嘉州開鹽井偶得油水可以照夜其光加倍沃之以水則焰彌甚撲之以灰則滅作雄硫氣土人呼為雄黄油亦曰硫黄油近復開出數井官司主之此亦石油但出于井爾蓋皆地產雄硫石脂諸石源脉相通故有此物王冰謂龍火得濕而焰遇水而燔光焰詣天物窮方止正是此類皆陰火也

【附錄】地溲 時珍曰清潙流水及引水灌田之次多有之形狀如油又如泥色如黄金甚腥烈冬月收取以柔鐵燒赤投之二三次剛可切玉

【氣味】辛苦有毒 獨孤滔曰化鉛制砒

【主治】小兒驚風化涎可和諸藥作丸散 品祐 塗瘡癬蟲癩治鍼箭入肉藥中用之 時珍

【發明】時珍曰石油氣味與雄硫同故殺蟲治瘡其性走竄諸器皆滲惟瓷器琉璃不漏故錢乙治小兒驚熱膈實嘔吐痰涎銀液丸中用和水銀輕粉龍腦蠍尾白附子諸藥為丸不但取其化痰亦取其能透經絡走關竅也

石炭 綱目

【釋名】煤炭 石墨 鐵炭 烏金石 綱目 焦石 時珍曰石炭即烏金石上古以書字謂之石墨今俗呼為煤炭煤墨音相近也拾遺記記言焦石如炭營末錄言康州有焦石穴即此也

此數説皆石腦油也。國朝正德末年，嘉州開鹽井，偶得油水，可以照夜，其光加倍。沃之以水則焰彌甚，撲之以灰則滅。作雄硫氣，土人呼爲雄黄油，亦曰硫黄油。近復開出數井，官司主之。此亦石油，但出于井爾。蓋皆地産雄、硫、石脂諸石，源脉相通，故有此物。王冰謂龍火得濕而焰，遇水而燔，光焰詣天，物窮方止，正是此類，皆陰火也。

【附録】地溲。【時珍曰】溝澗流水，及引水灌田之次，多有之。形狀如油，又如泥，色如黄金，甚腥烈。冬月收取，以柔鐵燒赤投之，二三次，剛可切玉。

【氣味】辛，苦，有毒。【獨孤滔曰】化銅，制砒。【主治】小兒驚風，化涎，可和諸藥作丸散。嘉祐。塗瘡癬蟲癩，治鍼箭入肉藥中用之。時珍。

【發明】【時珍曰】石油氣味與雄、硫同，故殺蟲治瘡。其性走竄，諸器皆滲，惟瓷器、琉璃不漏。故錢乙治小兒驚熱膈實，嘔吐痰涎，銀液丸中，用和水銀、輕粉、龍腦、蠍尾、白附子諸藥爲丸，不但取其化痰，亦取其能透經絡、走關竅也。

石炭綱目

【釋名】煤炭、石墨、鐵炭、烏金石綱目、焦石。【時珍曰】石炭即烏金石，上古以書字，謂之石墨，今俗呼爲煤炭，煤墨音相近也。拾遺記記言焦石如炭，嶺表録言康州有焦石穴，即此也。

集解時珍曰石炭南北諸山産處亦多昔人不用故識之者少今則人以代薪炊爨煆鍊鐵石大為民利土人皆鑿山為穴橫入十餘丈取之有大塊如石而光有跡散如炭末者俱作硫黄氣以酒噴之則解入藥用堅塊如石者昔人言夷陵黑土為劫灰者即此跡散者也孝經援神契云王者德至山陵則出墨丹水經言石炭可書然之難盡烟氣中人酉陽雜俎云無勞縣出石墨爨之彌年不消夷堅志云彰德南郭村井中産石墨宜陽縣有石墨山淅川縣有石墨洞燕之西山楚之荊州興國州江西之廬山袁州豐城贛州皆産石炭可以炊爨並此石也又有一種石墨舐之粘舌可書字畫眉名畫眉石者即黑石脂也見石脂下

附録然石時珍曰曹叔雅異物志云豫章有石黄色而理疏以水灌之便熱可以烹鼎冷則雨灌張華謂之然石高安亦有之

氣味甘辛温有毒時珍曰人有中煤氣毒者昏瞀至死惟飲冷水即解獨孤滔曰去錫暈制三黄䃃砂濇石

主治婦人血氣痛及諸瘡毒金瘡出血小兒痰癎時珍

附方新五

金瘡出血急以石炭末厚傅之瘡深不宜速合者加滑石醫學集成

誤吞金銀及錢在腹中不下者光明石炭一杏核大硫黄一皂子大為末酒下普濟方

腹中積滯烏金石即鐵炭也三

【集解】【時珍曰】石炭南北諸山産處亦多，昔人不用，故識之者少。今則人以代薪炊爨，煅錬鐵石，大爲民利。土人皆鑿山爲穴，横入十餘丈取之。有大塊如石而光者，有疏散如炭末者，俱作硫黄氣，以酒噴之則解。入藥用堅塊如石者。昔人言夷陵黑土爲劫灰者，即此疏散者也。孝經援神契云：王者德至山陵，則出黑〔一〕丹。水經言：石炭可書，然之難盡，烟氣中人。酉陽雜俎云：無勞縣出石墨，爨之彌年不消。夷堅志云：彰德南郭村井中産石墨。宜陽縣有石墨山。汧陽縣有石墨洞。燕之西山，楚之荆州、興國州，江西之廬山、袁州、豐〔二〕城、贛州，皆産石炭，可以炊爨。並此石也。又有一種石墨，舐之粘舌，可書字、畫眉，名畫眉石者，即黑石脂也。見石脂下。

【附録】然石。【時珍曰】曹叔雅異物志云：豫章有石，黄色而理疏，以水灌之便熱，可以烹鼎，冷則再灌。張華謂之然石。高安亦有之。

【氣味】甘、辛，温，有毒。【時珍曰】人有中煤氣毒者，昏瞀至死，惟飲冷水即解。【獨孤滔曰】去錫暈，制三黄、硇砂、消石。

【主治】婦人血氣痛及諸瘡毒，金瘡出血，小兒痰癎。時珍。

【附方】新五。金瘡出血。急以石炭末厚傅之。瘡深不宜速合者，加滑石。醫學集成。誤吞金銀及錢，在腹中不下者。光明石炭一杏核大，硫黄一皂子大，爲末，酒下。普濟方。腹中積滯。烏金石即鐵炭也，三

〔一〕黑：原作「墨」。今據御覽卷九百八十五藥部引孝經援神契改。
〔二〕豐：原作「澧」。江西無「澧城」。江西本等作「豊」，錢本作「豐」，義長，從錢本改。

兩，白然銅爲末，醋熬一兩，當歸一兩，大黃童尿浸晒一兩，爲末，每服二錢，紅花酒十盞，童尿半盞同調，食前服，日二服。張子和儒門親事

月經不通 巴豆去油，如綠豆大三丸，以烏金石末一錢，調湯送下，即通。衞生易簡方

産後兒枕 刺痛。黑白散：用烏金石燒酒淬七次，寒水石煅爲末，等分，每用粥飲服一錢半，即止，未止再服。潔古保命集

石灰 本經中品

釋名 石堊弘景 堊灰本經 希灰別錄 鍛石日華 白虎綱目 礦灰綱目

集解 別錄曰：石灰生中山川谷。弘景曰：近山生石，青白色，作竈燒竟，以水沃之，即熱蒸而解。俗名石堊。頌曰：所在近山處皆有之，燒青石爲灰也。又名石鍛。有風化、水化二種：風化者，取鍛了石置風中自解，此爲有力；水化者，以水沃之，熱蒸而解，其力差劣。時珍曰：今人作窰燒之，一層柴或煤炭一層在下，上累青石，自下發火，層層自焚而散。入藥惟用風化、不夾石者良。

氣味 辛，溫，有毒。大明曰：甘，無毒。獨孤滔曰：伏雄黃、硫黃、硇砂，去錫暈。

主治 疽瘍疥瘙，熱氣惡瘡，癩疾死肌墮眉，殺痔蟲，去黑子息

兩，自然銅爲末，醋熬一兩，當歸一兩，大黄童尿浸晒一兩，爲末，每服二錢，紅花酒十盞，童尿半盞，同調，食前服，日二服。張子和儒門事親〔一〕。月經不通。巴豆去油，如緑豆大三丸，以烏金石末一錢，調湯送下，即通。衛生易簡方。産後兒枕刺痛。黑白散：用烏金石燒酒淬七次，寒水石煅爲末，等分，每用粥飲服一錢半，即止，未止再服。潔古保命集。

石灰本經中品

【釋名】石堊弘景、堊灰本經、希灰别録、鍛石日華、白虎綱目、礦灰綱目。

【集解】【别録曰】石灰生中山川谷。【弘景曰】近山生石，青白色，作竈燒竟，以水沃之，即熱蒸而解。俗名石堊。【頌曰】所在近山處皆有之，燒青石爲灰也。又名石鍛。有風化、水化二種：風化者，取鍛了石置風中自解，此爲有力；水〔二〕化者，以水沃之，熱蒸而解，其力差劣。【時珍曰】今人作窰燒之，一層柴或煤炭一層在下，上累青石，自下發火，層層自焚而散。入藥惟用風化，不夾石者良。

【氣味】辛，温，有毒。【大明曰】甘，無毒。【獨孤滔曰】伏雄黄、硫黄、硇砂，去錫暈。

【主治】疽瘍疥瘙，熱氣惡瘡，癩〔三〕疾死肌墮眉，殺痔蟲，去黑子息

〔一〕事親：原作「親事」。據儒門事親乙正。
〔二〕水：原作「人」。今據證類卷五石灰改。
〔三〕癩：原作「癎」。今據改同上。

鹿活草　活鹿　即天名精

肉本經療髓骨疽別錄治瘑疥蝕惡肉止金瘡血甚良甄權生肌長肉吐血白癜癧瘍瘢疵痔瘻瘿贅疣子婦人粉刺産後陰下能合解酒酸治酒毒暖水臓治氣大明墮胎保昇散血定痛止水瀉血痢白帶白淫收脫肛陰挺消積聚結核貼口喎黑鬚髮時珍

發明弘景曰石灰性至烈人以度酒飲之則腹痛下利古今多以構冢用捍水而辟蟲故古冢中水洗諸瘡皆即差恭曰別錄及今人用療金瘡止血大效若五月五日采蘩縷葛葉鹿活草槲葉芍藥地黄葉蒼耳葉青蒿葉合石灰擣為團如鷄卵暴乾末以療瘡生肌大效神驗權曰正金瘡血和鷄子白敗船茹甚良不入湯飲頌曰古方多用合百草團末治金瘡殊勝今醫家或以臘月黄牛膽汁溲和納入膽中風乾研用更勝草葉者古方以諸草雜石灰熬煎點瘀痣黑子丹竈家亦用之時珍曰石灰止血神品也但不可着水着水即爛肉

附方舊十四新三十二

人落水死裹石灰納下部中水出盡即活千金方

痰厥氣絶心頭尚温者千年石灰一合水　盞煎滾去清水再用一盞煎熬滾澄清灌之少頃痰下自不集玄方

中風口喎

肉。本經。療髓骨疽。別録。治癌疥，蝕惡肉。止金瘡血，甚良。甄權。生肌長肉，止〔一〕血，白癜癧瘍，瘢疵痔瘻，癭贅疣子，婦人粉刺，産後陰不能合。解酒酸，治酒毒，暖水臟，治氣。大明。墮胎。保昇。散血定痛，止水瀉血痢，白帶白淫，收脱肛陰挺，消積聚結核，貼口喎，黑鬚髮。時珍。

【發明】【弘景曰】石灰性至烈，人以度酒飲之，則腹痛下利。古今多以構冢，用捍水而辟蟲。故古冢中水洗諸瘡，皆即瘥。【恭曰】別録及今人用療金瘡，止血大效。若五月五日采繁縷、葛葉、鹿活草、槲葉、芍藥、地黄葉、蒼耳葉、青蒿葉，合石灰擣爲團如鷄卵，暴乾，末，以療瘡生肌，大妙神驗。【權曰】止金瘡血，和鷄子白、敗船茹，甚良。不入湯飲。【頌曰】古方多用合百草團末，治金瘡殊勝。今醫家或以臘月黄牛膽汁搜和，納入膽中風乾研用，更勝草藥者。古方以諸草雜石灰熬煎，點疣〔二〕痣黑子，丹竈家亦用之。【時珍曰】石灰，止血神品也。但不可着水，着水即爛肉。

【附方】舊十四，新三十二。人落水死。裹石灰納下部中，水出盡即活。千金方。痰厥氣絶心頭尚温者。千年石灰一合，水一〔三〕盞，煎滚去清水，再用一盞煎極滚，澄清灌之，少頃痰下自甦〔四〕。集玄方。中風口喎。

〔一〕止：原作「吐」。今據證類卷五石灰改。
〔二〕疣：原作「瘵」。今據改同上。
〔三〕一：原闕一字。今從江西本補。
〔四〕甦：原作「不」。江西本同，義不通。錢本作「甦」，義長，今從改。

新石灰醋炒調如泥塗之左塗右右塗左立便牽正寇氏衍義風牙腫痛二年石灰細辛等分研搽即止
普濟方蟲牙作痛礦灰沙糖和塞孔中普濟方風蟲牙痛百年陳石灰為末四兩蜂蜜三兩和
勻塩泥固濟火煆一日研末擦牙神效名神仙失笑散張三丰方乾霍亂病千年石灰沙糖水調服二錢或
淡醋湯亦可名落盞湯摘玄方偏墜氣痛陳石灰炒五倍子山梔子等分為末麪和醋調敷之一夜即消
醫方摘要婦人血氣方見獸部豬血下產後血渴不煩者新石灰一兩黃丹半錢渴時漿水
調服一錢名桃花散張潔古活法機要白帶白淫風化石灰一兩白伏苓三兩為末糊丸梧子大每服二三
十丸空心米飲下絕妙集玄方水瀉不止方同上酒積下痢石灰五兩水和作團黃泥包煆
一日夜去泥為末醋糊丸梧子大每服三十丸薑湯空心下摘玄方血痢十年石灰三升熬黃水一斗投
之澄清一服一升日三服崔知悌方虛冷脫肛石灰燒熱故帛裹坐冷即易之聖惠方產門不
閉產後陰道不閉或陰脫出石灰一斗熬黃以水二斗投之澄清熏肘後方產門生合不開用銅錢磨
利割開以陳石灰傅之即愈通變方腹脇積塊風化石灰半斤瓦器炒極熱入大黃末一兩炒紅取起入
桂末半兩略燒入米醋和成膏攤絹上貼之內服消塊藥甚效丹溪心法瘧疾寒熱一日一發或二三發

新石灰醋炒，調如泥塗之，左塗右，右塗左，立便牽正。寇氏衍義。**風牙腫痛**。二年石灰、細辛等分，研，搽即止。普濟方。**蟲牙作痛**。礦灰，沙糖和，塞孔中。普濟方。**風蟲牙痛**。百年陳石灰爲末四兩，蜂蜜三兩，和〔一〕勻，鹽泥固濟，火煅一日，研末，擦牙神效。名神仙失笑散。張三丰〔二〕方。**乾霍亂病**。千年石灰，沙糖水調服二錢，或淡醋湯亦可。名落盞湯。摘玄方。**偏墜氣痛**。陳石灰炒、五倍子、山巵子等分，爲末，麪和醋調，敷之，一夜即消。醫方摘要。**婦人血氣**。方見獸部猪血下。**産後血渴**不煩者。新石灰一兩，黄丹半錢，渴時漿水調服一錢。名桃花散。張潔古活法機要。**白帶白淫**。風化石灰一兩，白伏苓三兩，爲末，糊丸梧子大，每服二三十丸，空心米飲下，絶妙。集玄方。**水瀉不止**。方同上。**酒積下痢**。石灰五兩，水和作團，黄泥包，煅一日夜，去泥爲末，醋糊丸梧子大，每服三十丸，薑湯空心下。摘玄方。**血痢十年**。石灰三升熬黄，水一斗投之，澄清，一服一升，日三服。崔知悌方。**虚冷脱肛**。石灰燒熱，故帛裹坐，冷即易之。聖惠方。**産門不閉**。産後陰道不閉，或陰脱出。石灰一斗熬黄，以水二斗投之，澄清熏〔三〕。肘後方。**産門生合**不開。用銅錢磨利割開，以陳石灰傅之，即愈。通變方。**腹脇積塊**。風化石灰半斤，瓦器炒極熱，入大黄末一兩，炒紅，取起，入桂末半兩，略燒，入米醋和成膏，攤絹上貼之。内服消塊藥，甚效。丹溪心法。**瘧疾寒熱**，一日一發或二三發，

〔一〕和：原作「不」。今據萬應方卷一改。
〔二〕丰：原作「伴」。今據改同上。
〔三〕澄清熏：證類卷五石灰引肘後方作「適寒温入水中坐」。

或三月一發。古城石灰一二錢，頭垢、五靈脂各一錢，研末，飯丸皂子大。每服一丸，五更無根水下，即止。集玄方

老小暴嗽　石灰一兩，蛤粉四錢，爲末，蒸餅丸豌豆大，焙乾。每服三十丸，温齏汁下。普濟方

卒暴吐血　石灰于刀頭上燒研，井水下二錢。普濟方

髮落不止　乃肺有勞熱，瘙痒。用石灰三升，水拌炒焦，酒三升浸之。每服三合，常令酒氣相接，則新髮更生，神驗。千金方

染髮烏鬚　礦灰一兩，水化開七日，用鉛粉一兩研勻，好醋調搽，油紙包一夜。先以皂角水洗淨，乃用。集玄方

身面疣目　苦酒漬石灰六七日，取汁頻滴之，自落。千金方

面黶疣痣　水調礦灰一盞，好糯米全者，半插灰中，半在外，經宿米色變如水精。先以針微撥動，點少許于上，半日汁出，剔去藥，不得着水，二日而愈也。集玄方

疣痣瘤贅　石灰一兩，用桑灰淋汁熬成膏，刺破點之。普濟方○

癰疽瘀肉　石灰半斤，蕎麥稭灰半斤，淋汁煎成霜，密封。每以針畫破，塗之，自腐。普濟方

疔瘡惡腫　石灰、半夏等分，研末傳之。普濟方

腦上癰癤　石灰入飯內搗爛，合之。李樓奇方

痰核紅腫　寒熱，狀如瘰癧。石灰火煅爲末，以白果肉同搗，貼之。蜜調亦可。活人心統

痄腮腫痛　醋調石灰傅之。簡便方○

多年惡瘡　多年石灰研末，雞子清和成塊，煅過再研，薑汁調傅。救急方

瘻瘡不合　古冢中石灰，厚傅之。千金方

痔瘡有蟲　古石灰、川烏頭炮等分，爲末，燒飯丸梧子大。每服二三十丸，白服下。

或三日一發。古城石灰二錢，頭垢、五靈脂各一錢，研末，飯丸皂子大，每服一丸，五更無根水下，即止。集玄方。**老小暴嗽**。石灰一兩，蛤粉四錢，爲末，蒸餅丸豌豆大，焙乾。每服三十丸。温虀汁下。普濟方。**卒暴吐血**。石灰于刀頭上燒，研，井水下二錢。普濟方。**染髮落不止**。乃肺有勞熱，瘙痒。用石灰三升，水拌炒焦。酒三斗浸之。每服三合，常令酒氣相接，則新髮更生，神驗。千金方。**染髮烏鬚**。礦灰一兩，水化開，七日，用鉛粉一兩研勻，好醋調搽，油紙包一夜。先以皂角水洗净乃用。集玄方。**身面疣目**。苦酒漬石灰，六七日，取汁頻滴之，自落。千金方。**面黶疣痣**。水調礦灰一盞，好糯米全者，半插灰中，半在灰外，經宿米色變如水精。先以針微撥動，點少許于上，經半日汁出，剔去藥，不得着水，二日而愈也。集玄方。**疣痣留贅**。石灰一兩，用桑灰淋汁熬成膏，刺破點之。○普濟方。**癧疽瘀肉**。石灰半斤，蕎麥稭灰半斤，淋汁煎成霜，密封，每以針畫破塗之，自腐。普濟方。**疔瘡惡腫**。石灰、半夏等分，研末，傅之。普濟方。**腦上癧瘤**。石灰入飯内搗爛，合之。李樓奇方。**痰核紅腫**，寒熱，狀如瘰癧。石灰火煅爲末，以白果肉同搗，貼之，蜜調亦可。活人心統。**痄腮腫痛**。醋調石灰傅之。○簡便方。**多年惡瘡**。多年石灰研末，鷄子清和成塊，煅過再研，薑汁調傅。救急方。**瘻瘡不合**。古冢中石灰厚傅之。千金方。**痔瘡有蟲**。古石灰、川烏頭炮，等分，爲末，燒飯丸梧子大，每服二三十丸，白服下〔一〕。

〔一〕白服下：保命集卷下痔疾論該方服法爲「食前酒或米飲下」。

活法機要　疥瘡有蟲石灰淋汁洗之數次孫真人方　血風濕瘡千年陳石灰研摻痛即止瘡即愈神效藺氏方　火燄丹毒醋和石灰塗之或同青靛塗摘玄方　卒發風疹醋漿和石灰塗之隨手滅元希聲侍郎祕方也外臺秘要　夏月痱疱石灰煅一兩蛤粉二兩甘草一兩研撲之集玄方　湯火傷灼年久石灰傅之或加油調肘後方　杖瘡腫痛新石灰麻油調搽甚妙集簡方　刀刃金瘡石灰裹之定痛止血又速愈瘡深不宜速合者入少滑石傅之肘後方　誤吞金銀或錢在腹內不下石灰硫黃一皂子大同研為末酒調服之孫用和秘寶方　馬汗入瘡石灰傅之摘玄方　螻蛄咬人醋和石灰塗之聖惠方　蚯蚓咬人其毒如大風眉鬚皆落以石灰水浸之良經驗方

○古墓中石灰名地龍骨主治頑瘡瘻瘡膿水淋漓斂諸瘡口棺下者尤佳時珍

○艌船油石灰名水龍骨主治金瘡跌撲傷損破皮出血及諸瘡瘻止血殺蟲時珍

附方新三　軟癤不愈爛船底油石灰研末油調傅之胡氏方　丁臁瘡艌船灰牛糞燒烟重

活法機要。**疥瘡有蟲**。石灰淋汁，洗之數次。孫真人方。**血風濕瘡**。千年陳石灰研搽，痛即止，瘡即愈，神效。蘭〔一〕氏方。**火焰丹毒**。醋和石灰塗之，或同青靛塗。摘玄方。**卒發風瘮**。醋漿和石灰塗之，隨手滅。元希聲侍郎秘方也。外臺秘要。**夏月痱疱**。石灰煅一兩，蛤粉二兩，甘草一兩，研，撲之。集玄方。**湯火傷灼**。年久石灰傅之，或加油調。肘後方。**杖瘡腫痛**。新石灰，麻油調搽，甚妙。集簡方。**刀刃金瘡**。石灰裹之，定痛止血，又速愈。瘡深不宜速合者，入少滑石傅之。肘後方。**誤吞金銀**或錢，在腹内不下。石灰，硫黄一皂子大，同研爲末，酒調服之。孫用和秘寶方。**馬汗入瘡**。石灰傅之。摘玄方。**螻蛄咬人**。醋和石灰塗之。聖惠方。**蚯蚓咬人**，其毒如大風，眉鬚皆落。以石灰水浸之，良。經驗方。

古墓中石灰。**名地龍骨**。【主治】頑瘡瘻瘡，膿水淋漓，斂諸瘡口。棺下者尤佳。時珍。

艌船油石灰。**名水龍骨**。【主治】金瘡跌撲傷損，破皮出血，及諸瘡瘻，止血殺蟲。時珍。

【附方】新三。**軟癤不愈**。爛船底油石灰，研末，油調傅之。胡氏方。**下體癬瘡**。艌船灰、牛糞，燒烟熏

〔一〕蘭：據卷一引據古今醫家書目載「藺氏經驗方」，疑爲「藺」之訛。

之一日一次卽安醫方摘玄血風臁瘡船上舊油灰將泥作釜火煆過研末入輕粉少許苦茶洗淨傅之忌食發物部眞人經驗方

石麪（綱目）

【集解】時珍曰：石麪不常生，亦瑞物也。或曰饑荒則生之。唐玄宗天寶三載，武威番禾縣醴泉涌出，石化爲麪，貧民取食之。憲宗元和四年，山西雲、蔚、代三州山谷間石化爲麪，人取食之。宋眞宗祥符五年四月，慈州民飢，鄉寧縣山生石脂如麪，可作餅餌。仁宗嘉祐七年三月，彭城地生麪。五月，鍾離縣地生麪。哲宗元豐三年五月，青州臨朐、益都石皆化麪，人取食之。收采於此，以備食者考求云。

【氣味】甘，平，無毒。【主治】益氣調中，食之止饑。時珍

浮石（日華）【校正】併入拾遺水花

【釋名】海石（綱目）水花

【集解】時珍曰：浮石乃江海間細沙水沫凝聚，日久結成者。狀如水沫及鍾乳石，有細孔如蛀窠，白色，體虛而輕。今皮作家用磨皮垢甚妙。海中者味鹹，入藥更良。抱朴子云：燒泥爲瓦，燔木爲炭，水沫爲浮石，此皆去其柔脆，變爲堅剛也。交

之，一日一次，即安。醫方摘玄。血風臁瘡。船上舊油灰，將泥作釜，火煅過研末，入輕粉少許，苦茶洗净傅之。忌食發物。邵真人經驗方。

石麪綱目

【集解】【時珍曰】石麪不常生，亦瑞物也。或曰饑荒則生之。唐玄宗天寶三載，武威番禾縣醴泉涌出，石化爲麪，貧民取食之。憲宗元和四年，山西雲、蔚、代三州山谷間，石化爲麪，人取食之。宋真宗祥符五年四月，慈州民飢，鄉寧縣山生石脂如麪，可作餅餌。仁宗嘉祐七年三月，彭城地生麪；五月，鍾離縣地生麪。哲宗元豐三年五月，青州臨朐、益都石皆化麪，人取食之。搜集於此，以備食者考求云。

【氣味】甘，平，無毒。【主治】益氣調中，食之止饑。時珍。

浮石日華

【校正】併入拾遺水花。

【釋名】海石綱目、水花。

【集解】【時珍曰】浮石乃江海間細沙、水沫凝聚，日久結成者。狀如水沫及鍾乳石，有細孔如蛀窠，白色，體虚而輕。今皮作家用磨皮垢甚妙。海中者味鹹，入藥更良。【抱朴子云】燒泥爲瓦，燔木爲炭，水沫爲浮石，此皆去其柔脆，變爲堅剛也。交

州記云海中有浮石輕虛可以磨脚煮水飲之止渴即此也

氣味鹹平無毒時珍曰不寒

主治煮汁飲止渴治淋殺野獸毒大明　止欬弘景　去目瞖宗奭　清金降火消積塊化老痰震亨　消癭瘤結核疝氣下氣消瘡腫時珍

發明藏器曰水花主遠行無水止渴和苦栝樓為丸每旦服二十丸永無渴也震亨曰海石治老痰積塊鹹能軟堅也時珍曰浮石乃水沫結成色白而體輕其質玲瓏肺之象也氣味鹹寒潤下之用也故入肺除上焦痰熱止欬嗽而軟堅清其上源故又治諸淋按俞琰席上腐談云肝屬木當浮而反沈肺屬金當沈而反浮何也肝實而肺虛也故石入水則沈而南海有浮水之石木入水則浮而南海有沈水之香虛實之反如此

附方二新十一

欬嗽不止浮石末湯服或蜜丸服肘後方

消渴引飲本事方浮石青黛等分麝香少許為末溫湯服一錢○又方白浮石蛤粉蟬殼等分為末鯽魚膽汁七個調服三錢神效直指方

血淋砂淋小便澀痛用黃爛浮石為末每服二錢生甘草煎湯調服直指方

石淋破血浮石滿一手為末以水三升酢一升和煮二升澄清每服一升傳信適用方

小腸疝氣莖縮囊腫者直指方用白浮石為末每服二錢水

州記云「海中有浮石，輕虚可以磨脚，煮水飲之止渴」，即此也。

【氣味】鹹，平，無毒。【時珍曰】不〔一〕寒。【主治】煮汁飲，止渴，治淋，殺野獸毒。大明。止欬。弘景。去目瞖。宗奭。清金降火，消積塊，化老痰。震亨。消瘤癭結核疝氣，下氣，消瘡腫。時珍。

【發明】【藏器曰】水花主遠行無水，止渴，和苦栝樓爲丸，每旦服二十丸，永無渴也。【震亨曰】海石治老痰積塊，鹹能軟堅也。【時珍曰】浮石乃水沫結成，色白而體輕，其質玲瓏，肺之象也。氣味鹹寒，潤下之用也。故入肺除上焦痰熱，止欬嗽而軟堅。清其上源，故又治諸淋。按俞〔二〕琰席上腐談云：肝〔三〕屬木，當浮而反沈，肺屬金，當沈而反浮，何也？肝實而肺虚也。故石入水則沈，而南海有浮水之石。木入水則浮，而南海有沈水之香。虚實之反如此。

【附方】新十二。欬嗽不止。浮石末湯服，或蜜丸服。肘後方。消渴引飲。本事方：浮石、舶上青黛等分，麝香少許，爲末，温湯服一錢。〇又方：白浮石、蛤粉、蟬殼等分，爲末，鯽魚膽汁七個，調服三錢，神效。血淋砂淋，小便澀痛。用黄爛浮石爲末，每服二錢，生甘草煎湯調服。直指方。石淋破血。浮石滿一手，爲末，以水三升，酢一升，和煮二升，澄清，每服一升。傳信適用方。小腸疝氣，莖縮囊腫者。直指方用浮石爲末，每服二錢，木

〔一〕不：下文「發明」時珍曰「鹹寒」，故「不」字或衍。後世諸本或改作「小」、「大」，終無的據。
〔二〕俞：原作「余」。今據卷一引據古今經史百家書目改。
〔三〕肝：原作「肚」。按五行屬性，此當爲「肝」。江西本亦作「肝」，今從改。

通赤狀苓麥門冬煎湯調下〇丹溪方海石香附等分為末每服二錢茜草汁調下

頭核腦痺頭枕後生痰核正者為腦側者為痺用輕虛白浮石燒存性為末入輕粉少許麻油調掃塗之勿用手按即漲或加焙乾黃牛糞尤好亦治頭瘡直指方〇

底耳有膿海浮石一兩沒藥一錢麝香一字為末綿包塞之普濟方

疳瘡不愈海浮石燒紅醋淬數次二兩金銀花一兩為末每服二錢半水煎服病在上食後在下食前一年者半年愈儒門事親

疔瘡發背白浮石半兩沒藥二錢半為末醋糊丸梧子大每服六七丸臨卧冷酒下普濟方

諸般惡瘡方同上

【附錄】暈石拾遺藏器曰生海底狀如薑石紫褐色極緊似石是鹹水結成自然生暈味鹹無毒主石淋磨汁飲之亦燒赤投酒中飲

石芝綱目

【集解】葛洪曰芝有石木草菌肉五類各近百種道家有石芝圖石芝者石象芝也生于海隅名山島嶼之涯有積石處其狀如肉有頭尾四足如生物附於大石赤者如珊瑚白者如截肪黑者如澤漆青者如翠羽黃者如紫金皆光明洞徹大者十餘斤小者三四斤須齋祭取之擣末服其類有七明九光芝生臨水高山石崖之間狀如盤盌不過徑尺有莖

通、赤伏[一]苓、麥門冬煎湯調下。○丹溪方：用海石、香附等分，爲末，每服二錢，薑汁調下。頭核腦痺。頭枕後生痰核，正者爲腦，側者爲痺。用輕虛白浮石燒存性，爲末，入輕粉少許，麻油調，掃塗之。勿用手按，即漲。或加焙乾黄牛糞尤好。亦治頭瘡。○直指方。底耳有膿。海浮石一兩，没藥一錢，麝香一字，爲末，繳净吹之。普濟方。疳瘡不愈。海浮石燒紅、醋淬數次二兩，金銀花一兩，爲末，每服二錢半，水煎服。病在上食後，在下食前。一年者，半年愈。儒門事親。疔瘡發背。白浮石半兩，没藥二錢半，爲末，醋糊丸梧子大，每服六七丸，臨卧，冷酒下。普濟方。諸般惡瘡。方同上。

【附録】暈石拾遺。【藏器曰】生海底，狀如薑石，紫褐色，極緊似石，是鹹水結成，自然生暈。味鹹，寒，無毒。主石淋，磨汁飲之，亦燒赤，投酒中飲。

石芝綱目

【集解】【葛洪曰】芝有石、木[二]、草、菌、肉五類，各近百種。道家有石芝圖。石芝者，石象芝也。生于海隅名山島嶼之涯有積石處。其狀如肉，有頭尾四足如生物，附於大石。赤者如珊瑚，白者如截肪，黑者如澤漆，青者如翠羽，黄者如紫金，皆光明洞徹。大者十餘斤，小者三四斤，須齋祭取之，擣末服。其類有七明九光芝，生臨水高山石厓之間。狀如盤盌，不過徑尺，有莖

[一] 伏：原作「狀」。今據直指方卷十八腎氣證治改。
[二] 木：原作「本」。今據抱朴子内篇卷十一仙藥改。

連綴之起三四寸有七孔者名七明九孔者名九光光皆如
星百步內夜見其光常以秋分伺之搗服方寸匕入口則翕
然身熱五味甘美得盡一斤長生不老可以夜視也玉脂芝
生于有玉之山玉膏流出百千年凝而成芝有鳥獸之形色
無常彩多似山玄玉蒼玉及水精得而末之以無心草汁和之
須臾成水服至一升長生也石蜜芝生少室石戶中有深谷
不可過但望見石蜜從石上入石偃蓋中良久輒有一滴
得服一合亦長生不老也石桂芝生石穴中有枝條似桂樹而
實石也高尺許光明而味辛〔時珍曰〕神仙之說渺茫不知有
無然其所述之物則非無也貴州普定分司署內有假山山
間有樹根幹枝條皆石而中有葉如榴嫋嫋茂翠開花似桂
微黃嘉靖丁巳僉事焦希程賦詩紀之以比康干斷松化石
之事而不知其名時珍按圖及抱朴子之說此乃石桂芝也
海邊有石梅枝幹橫斜石柏葉如側柏亦是石桂之類云
【主治】諸芝搗末或化水服令人輕身長生不老葛洪

連綴之，起三〔一〕四寸。有七孔者名七明，九孔者名九光。光皆如星，百步内夜見其光。常以秋分伺之，擣服方寸匕，入口則翕然身熱，五味甘美。得盡一斤，長生不老，可以夜視也。玉脂芝，生于有玉之山。玉膏流出，百千年凝而成芝。有鳥獸之形，色無常彩，多似玄玉、蒼玉及水精。得而末之，以無心草汁和之，須臾成水。服至一升，長生也。石蜜芝生少室石户中。有深谷不可過，但望見石蜜從石户上入石偃蓋中，良久輒有一滴。得服一升，長生不老也。石桂芝生石穴中，有枝條似桂樹而實石也。高尺許，光明而味辛。【時珍曰】神仙之説，渺茫不知有無。然其所述之物，則非無也。貴州普定分司署内有假山，山間有樹，根幹枝條皆石，而中有葉如榴，裊裊茂翠，開花似桂微黄。嘉靖丁巳，僉事焦希程賦詩紀之，以比康干斷松化石之事，而不知其名。時珍按圖及抱朴子之説，此乃石桂芝也。海邊有石梅，枝幹横斜，石柏，葉如側柏，亦是石桂之類云。

【主治】諸芝擣末，或化水服，令人輕身，長生不老。葛洪。

〔一〕三：原闕一字。今據抱朴子内篇卷十一仙藥補。

本草綱目石部第十卷

石之四　石類下三十九種

陽起石本經　慈石本經　玄石別錄　代赭石本經
禹餘粮本經　太一餘粮本經　石中黃子唐本
空青本經　曾青本經　綠青本經　扁青本經
白青本經　綠膚青　碧石青附　石膽本經 即膽礬　礜石本經
特生礜石別錄　握雪礜石唐本　砒石開寶
土黃綱目　金星石嘉祐 金石附　婆娑石開寶
礞石嘉祐　花乳石嘉祐　白羊石圖經　金牙石別錄
金剛石綱目 石砮附　越砥石別錄 即磨刀石
薑石唐本　麥飯石圖經　水中白石拾遺　河砂拾遺
杓上砂綱目　石燕唐本　石蟹開寶　石蛇圖經

本草綱目石部目録第十卷

石之四　石類下三十九種

陽起石本經　慈石本經　玄石別録　代赭石〔一〕本經

禹餘粮本經　太一餘粮本經　石中黄子唐本

空青本經　曾青本經　緑青本經　扁青本經

白青本經○緑膚青、碧石青附　石膽本經○即膽礬　礜石本經

特生礜石別録　握雪礜石唐本　砒石開寶

土黄綱目　金星石〔二〕嘉祐○金石附　婆娑石開寶

礞石嘉祐　花乳石嘉祐　白羊石圖經　金牙石別録

金剛石〔三〕綱目　越砥石別録○即磨刀石

薑石唐本　麥飯石圖經　水中白石拾遺　河砂拾遺

杓上砂綱目　石燕唐本　石蟹開寶　石蛇圖經

〔一〕代赭石：本卷正文此藥附録「玄黄石」内容。

〔二〕金星石：正文此名後原有「附銀星石」四字。

〔三〕金鋼石：本卷正文此後有「砭石」一藥。

石蠶開寶　石鼈綱目　蛇黄唐本　霹靂碪拾遺

雷墨綱目

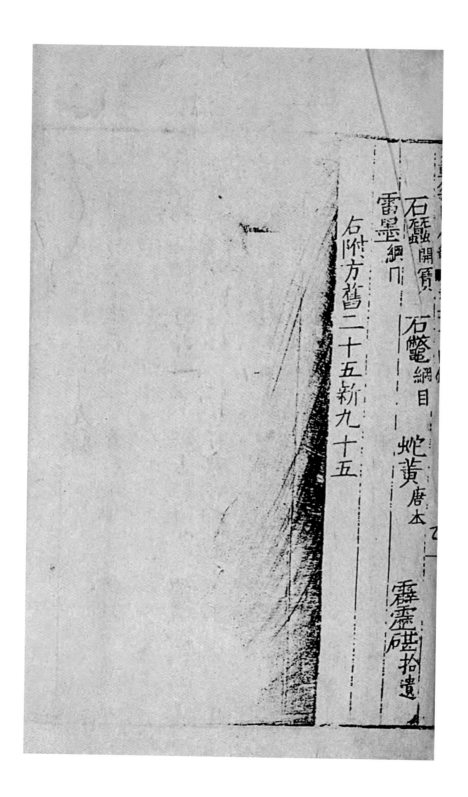

右附方舊二十五新九十五

石蠶開寶　石鼈綱目　蛇黄唐本　霹靂碪拾遺

雷墨綱目

右附方舊二十五，新九十五。

本草綱目第十卷　石部三

石之四　石類下三十九種

陽起石（本經中品）

【釋名】羊起石（別錄）白石（本經）石生（別錄）（時珍曰以能命名）

【集解】（別錄曰陽起石生齊山山谷及琅琊或雲山雲母根也采無時普曰生太山弘景曰此所出與雲母同而甚似雲母但厚實爾今從乃出益州與礬石同處色小黃黑即礬石雲母根未知何者是俗用乃稀仙經服之恭曰此石以白色肌理似殷孽仍夾帶雲母滋潤者爲良故本經一名白石今用純黑如炭者誤矣雲母之黑者名雲膽服之損人則黑陽起石亦必惡矣今齊山在齊州西北無陽起石石乃在齊山西北六七里盧山出之本經雲山或盧字訛也太山沂州惟有黑者白者獨出齊州珣曰太山所出黃者絕佳邢州鵲山出白者亦好頌曰今惟出齊州他處不復有齊州惟一土山石出其中彼人謂之陽起山其山常有溫暖氣雖盛冬大雪徧境獨此山無積白蓋石氣熏蒸使然也山惟一穴官中常禁閉至初冬則州發丁夫遣人監取歲月積久其穴益深鑽鑿他石得之甚難以白色明瑩若狼牙者爲上亦有挾他石作塊者不堪每歲采擇上供之餘州中貨之不爾無由得也貨者雖多而精好者亦難得舊說是雲母根其中猶帶雲）

本草綱目石部第十卷

石之四　石類下三十九種

陽起石本經中品

【釋名】羊起石別録、白石本經、石生。【時珍曰】以能命名。

【集解】【别録曰】陽起石生齊山山谷及琅琊或雲山，雲母根也。采無時。【普曰】生太山。【弘景曰】此所出與雲母同，而甚似雲母，但厚異爾。今用[一]乃出益州，與礬石同處，色小黄黑。但礬石、雲母根未知何者是？俗用乃稀，仙經服之。【恭曰】此石以白色肌理似殷孽，仍夾帶雲母滋潤者爲良，故本經一名白石。今用純黑如炭者，誤矣。雲母之黑者名雲膽，服之損人，則黑陽起石亦必惡矣。今齊山在齊州西北，無陽起石。石乃在齊山西北六七里盧山出之。本經「雲山」或「盧」字訛也。太山、沂州惟有黑者，白者獨出齊州。【珣曰】太山所出黄者絶佳，邢州鵲山出白者亦好。【頌曰】今惟出齊州，他處不復有。齊州惟一土山，石出其中，彼人謂之陽起山。其山常有温暖氣，雖盛冬大雪徧境，獨此山無積白，蓋石氣熏蒸使然也。山惟一穴，官中常禁閉。至初冬則州發丁夫，遣人監取。歲月積久，其穴益深，鑱鑿他石，得之甚難。以白色明瑩若狼牙者爲上，亦有挾他石作塊者不堪。每歲采擇上供之餘，州中貨之，不爾無由得也。貨者雖多而精好者亦難得。舊説是雲母根，其中猶帶雲

〔一〕用：原作「從」。今據證類卷四陽起石改。

用今不復見此矣古方服食不見用者今補下藥多便之[illegible]珍曰今以雲頭兩脚輕鬆如狼牙者爲佳其鋪茸茁角者不[illegible]佳王建平典術乃云黄白而亦重厚者佳雲母之根也庚[illegible]玉冊云陽起陽石也齊州揀金山出者勝其尖似箭鏃者[illegible]強如狗牙者力微置大雪中倏然没者爲眞

修治〔大明曰〕凡入藥燒後水煅用之凝白者佳〔時珍曰〕凡用火中煅赤酒淬七次研細水飛過日乾亦有用燒酒浸過同樟腦入罐升煉取粉用者

氣味鹹微溫無毒〔普曰〕神農扁鵲酸無毒桐君雷公岐伯鹹無毒李當之小寒〔權曰〕甘平〔之才曰〕桑螵蛸爲之使惡澤瀉菌桂雷丸石葵蛇蛻皮畏兎絲子忌羊血不入湯

主治崩中漏下破子臟中血癥瘕結氣寒熱腹痛無子陰痿不起補不足〔本經〕療男子莖頭寒陰下濕癢去臭汗消水腫久服不飢令人有子〔別錄〕補腎氣精乏腰疼膝冷濕痺子宮久冷冷癥寒瘕止月水不定〔甄權〕治帶下溫疫冷氣補五勞七傷〔大明〕補命門不足〔好古〕散諸熱腫〔時珍〕

母，今不復見此矣。古方服食不見用者，今補下藥多使〔一〕之。【時珍曰】今以雲頭雨脚、輕鬆如狼牙者爲佳，其鋪茸茁角者不佳。建平王〔二〕典術乃云黄白而赤重厚者佳，雲母之根也。庚辛玉册云：陽起，陽石也。齊州揀金山出者勝，其尖似箭鏃者力强，如狗牙者力微，置大雪中倏然没者爲真。

【修治】【大明曰】凡入藥燒後水煅用之，凝白者佳。【時珍曰】凡用火煅赤，酒淬七次，研細水飛過，日乾。亦有用燒酒浸過，同樟腦入罐升煉，取粉用者。

【氣味】鹹，微温，無毒。【普曰】神農、扁鵲：酸，無毒。桐君、雷公、岐伯：鹹，無毒。李當之：小寒。【權曰】甘，平。【之才曰】桑螵蛸爲之使，惡澤瀉、菌桂、雷丸、石葵、蛇蜕皮，畏兔絲子，忌羊血，不入湯。【主治】崩中漏下，破子臟中血，癥瘕結氣，寒熱腹痛，無子，陰痿不起，補不足。本經。療男子莖頭寒，陰下濕痒，去臭汗，消水腫。久服不飢，令人有子。別録。補腎氣精乏，腰疼膝冷濕痺，子宫久冷，冷癥寒瘕，止月水不定。甄權。治帶下，温疫冷氣，補五勞七傷。大明。補命門不足。好古。散諸熱腫。時珍。

〔一〕使：原作「便」。今據證類卷四陽起石改。

〔二〕建平王：原作「王建平」。今據隋書經籍志乙正。

發明 宗奭曰：男子婦人下部虛冷，腎氣之絕，子臟久寒者，須水飛用之。凡石藥冷熱皆有毒，亦宜斟酌。時珍曰：陽起石，右腎命門氣分藥也，下焦虛寒者宜用之，然亦非久服之物。張子和儒門事親云：喉痹，相火急速之病也，相火，龍火也，宜以火逐之。一男子病纏喉風腫，表裏皆藥不能下，以凉藥灌入鼻中，下十餘行，外以陽起石燒赤，伏龍肝等分細末，日以新汲水調掃百遍，三日熱始退，腫始消，此亦從治之道也。

附方 新三。

丹毒腫痒 陽起石煅研，新水調塗。儒門事親。

元氣虛寒 精滑不禁，大腑溏泄，手足厥冷。陽起石煅研，鍾乳粉各等分，酒煮附子末同麪糊丸梧子大，每空心米飲服五十丸，以愈爲度。濟生方。

陰汗 陽起石煅爲末，每服二錢，鹽湯下。普濟方。

慈石

本經中品

釋名 玄石本經 處石別錄 熁鐵石衍義 吸鍼石 藏器曰：慈石取鐵，如慈母之招子，故名。時珍曰：石之不慈者，不能引鐵，謂之玄石，而別錄復出玄石于後。

集解 別錄曰：慈石生太山川谷及慈山山陰，有鐵處則生其陽。采無時。弘景曰：今南方亦有，好者能懸吸鐵，虛連三爲佳。仙經、丹房、黃白術中多用之。藏器曰：出雄州北山。頌曰：今慈州、徐州及南海傍山中皆有之，慈州者歲貢最佳，能吸

【發明】【宗奭曰】男子婦人下部虚冷，腎氣乏絶，子臟久寒者，須水飛用之。凡石藥冷熱皆有毒，亦宜斟酌。【時珍曰】陽起石，右腎命門氣分藥也，下焦虚寒者宜用之，然亦非久服之物。張子和儒門事親云：喉痹，相火急速之病也。相火，龍火也，宜以火逐之。一男子病纏喉風腫，表裏皆作〔一〕，藥不能下。以涼藥灌入鼻中，下十餘行。外以陽起石燒赤、伏龍肝等分，細末，日以新汲水調掃百遍。三日熱始退，腫始消。此亦從治之道也。

【附方】新三。丹毒腫痒。陽起石煅研，新水調塗。儒門事親。元氣虚寒，精滑不禁，大腑溏泄〔二〕，手足厥冷。陽起石煅研、鍾乳粉各等分，酒煮附子末同麪糊丸梧子大，每空心米飲服五十丸，以愈爲度。濟生方〔三〕。陰痿陰汗。陽起石煅爲末，每服二錢，鹽酒下。普濟方。

慈石本經中品

【釋名】玄石本經、處石別録、熁鐵石衍義、吸鍼石。【藏器曰】慈石取鐵，如慈母之招子，故名。【時珍曰】石之不慈者，不能引鐵，謂之玄石，而別録復出玄石于後。

【集解】【別録曰】慈石生太山川谷及慈山山陰，有鐵處則生其陽。采無時。【弘景曰】今南方亦有好者。能懸吸鐵，虚連三爲佳〔四〕。仙經丹房黄白術中多用之。【藏器曰】出相〔五〕州北山。【頌曰】今磁〔六〕州、徐州及南海傍山中皆有之。慈〔七〕州者歲貢最佳，能吸

〔一〕作：原脱。今據儒門事親卷三喉舌緩急砭藥不同解補。
〔二〕溏泄：原作「唐世」。今據濟生方卷一虚損改。
〔三〕方：原作「市」。今據改同上。
〔四〕能懸吸鐵虚連三爲佳：證類卷四磁石作「能懸吸針虚連三四爲佳」。
〔五〕相：原作「雄」。今據證類卷四磁石改。
〔六〕磁：原作「慈」。今據改同上。元和志卷十五磁州（今河北磁縣）：「以縣西九十里有慈山，出磁石，因取爲名」。
〔七〕慈：證類卷四磁石載「圖經曰」同。元和志卷十二慈州（今山西吉縣）：「州内有慈烏戍，因以爲名」，未言産磁石。然圖經云其歲貢磁石，且出「慈州磁石」圖，故仍其舊。

鐵處連綴十鐵或一二斤刀器回轉不落者尤良采無時其石中有孔孔中有黄赤色其上有細毛功用更勝按南州異物志云漲海崎頭水淺而多慈石徼外大舟以鐵葉錮之者至此皆不得過以此言之海南所出尤多也斅曰凡使勿誤用玄中石并中麻石此二石俱似慈石只是吸鐵不得中麻石心有赤皮粗是鐵山石也誤服令人生惡瘡不可療真慈石一斤四面吸鐵一斤者此名延年沙四面只吸鐵八兩者名續未石四面吸五兩者名慈石宗奭曰慈石其毛輕紫石上頗澀可吸連鐵俗謂之熁鐵石其玄石即慈石之黑色者慈磨鍼鋒則能指南然常偏東不全南也其法取新纊中獨縷以半芥子許蠟綴于鐵腰無風處垂之則鍼常指南以鍼橫貫燈心浮水上亦指南然常偏丙位蓋丙為大火庚辛受其制物理相感爾土宿真君曰鐵受太陽之氣始生之初石產焉一百五十年而成慈石之二百年孕而成鐵

【脩治】斅曰凡修事一斤用五花皮一鎰地榆一鎰故綿十五兩二件並剉于石上搥碎作二三十塊將石入瓷瓶中下草藥以東流水煮三日夜漉出拭乾布裹再搥細乃碾如塵水飛過再碾用宗奭曰入藥須火燒醋淬研末水飛或醋煮三日夜

【氣味】辛寒無毒權曰鹹有小毒大明曰甘澀平藏器曰性溫云寒誤也之才曰柴胡為之使殺鐵毒消金惡牡丹莽草畏黄石脂獨孤滔曰伏丹砂養汞去銅暈

【主治】周痺風濕肢節中痛不可

鐵虛連數十鐵〔一〕，或一二斤刀器，回轉不落者尤良。采無時。其石中有孔，孔中有黄赤色，其上有細毛，功用更勝。按南州〔二〕異物志云：漲海崎頭水淺而多慈石，徼外大舟以鐵葉固之者，至此皆不得過。以此言之，海南所出尤多也。【斅曰】凡使勿誤用玄中石并中麻石。此二石俱似慈石，只是吸鐵不得。而中麻石心有赤，皮粗，是鐵山石也。誤服令人生惡瘡，不可療。真慈石一片，四面吸鐵一斤者，此名延年沙。四面只吸鐵八兩者，名續采〔三〕石。四面吸五兩者，名慈石。【宗奭曰】慈石其毛輕紫，石上頗濇，可吸連鐵，俗謂之熁鐵石。其玄石即慈石之黑色者，慈磨針〔四〕鋒，則能指南，然常偏東，不全南也。其法取新纊中獨縷，以半芥子許蠟綴于針〔五〕腰，無風處垂之，則鍼常指南。以鍼横貫燈心，浮水上，亦指南。然常偏丙位，蓋丙爲大火，庚辛受其制，物理相感爾。【土宿真君曰】鐵受太陽之氣，始生之〔六〕初石産焉。一百五十年而成慈石，又二百年孕而成鐵。

【脩治】【斅曰】凡修事一斤，用五花皮一鎰，地榆一鎰，故〔七〕綿十五兩，三〔八〕件並剉。于石上槌碎作二三十塊。將石入瓷瓶中，下草藥，以東流水煮三日夜，漉出拭乾，布裹再槌細，乃碾如塵，水飛過，再碾用。【宗奭曰】入藥須火燒醋淬，研末水飛。或醋煮三日夜。

【氣味】辛，寒，無毒。【權曰】鹹，有小毒。【大明曰】甘、濇，平。【藏器曰】性温，云寒誤也。【之才曰】柴胡爲之使，殺鐵毒，消金，惡牡丹、莽草，畏黄石脂。【獨孤滔曰】伏丹砂，養汞，去銅暈。【主治】周痺風濕，肢節中痛，不可

〔一〕數十鐵：證類卷四磁石作「十數針」。
〔二〕州：原作「川」。今據改同上。
〔三〕采：證類（晦明軒本）卷四磁石作「未」，其他版本或有作「末」、「夫」者，莫衷一是。
〔四〕針：原作「鐵」。今據衍義卷五磁石改。
〔五〕針：原作「鐵」。據改同上。
〔六〕之：下原衍一「之」字。今據江西本删。
〔七〕故：原作「取」。今據證類卷四磁石改。
〔八〕三：原作「二」。今據改同上。

持物洗洗酸消除大熱煩滿及耳聾本經養腎臟強骨氣益精除煩通關節消癰腫鼠瘻頸核喉痛小兒驚癇鍊水飲之亦令人有子別錄補男子腎虛風虛身強腰中不利加而用之甄權治筋骨羸弱補五勞七傷眼昏除煩躁小兒誤吞鍼鐵等即研細末以筋肉莫令斷與末同吞下之大明明目聰耳止金瘡血時珍

發明宗奭曰養腎氣填精髓腎虛耳聾目昏者皆用之藏器曰重可去怯慈石鐵粉之類是也時珍曰慈石法水色黑而入腎故治腎家諸病而通耳明目一士子頻病目漸覺昏暗生翳時珍用東垣羌活勝風湯加減法與服而以磁朱丸佐之兩月遂如故蓋慈石入腎鎮養真精使神水不外移朱砂入心鎮養心血使邪火不上侵而佐以神麴消化滯氣生熟並用溫養脾胃發生之氣乃道家黃婆媒合嬰奼之理制方者宜窺造化之奧乎方見孫真人千金方但云明目百歲可讀細書而未發出藥微義也孰謂古方不可治今病耶獨孤滔云慈石乃堅頑之物無融化之氣止可假其而服食不可久服渣滓必有大患夫藥以治病中病則止砒硇猶可餌服何獨慈石不可服耶慈石既鍊末亦無堅頑之

持物，洗洗酸消，除大熱煩滿及耳聾。本經。養腎臟，强骨氣，益精除煩，通關節，消癰腫，鼠瘻頸核，喉痛，小兒驚癇。鍊水飲之，亦令人有子。別録。補男子腎虛風虛。身强，腰中不利，加而用之。甄權。治筋骨羸弱，補〔一〕五勞七傷，眼昏，除煩躁。小兒誤吞鍼鐵等，即研細末，以筋肉莫令斷，與末同吞，下之。大明。明目聰耳，止金瘡血。時珍。

【發明】【宗奭曰】養腎氣，填精髓，腎虛耳聾目昏者皆用之。【藏器曰】重可去怯，慈石、鐵粉之類是也。【時珍曰】慈石法水，色黑而入腎，故治腎家諸病而通耳明目。一士子頻病目，漸覺昏暗生翳。時珍用東垣羌活勝風湯加減法與服，而以磁硃丸佐之。兩月遂如故。蓋慈石入腎，鎮養真精，使神水不外移。朱砂入心，鎮養心血，使邪火不上侵。而佐以神麴，消化滯氣，生熟並用，温養脾胃發生之氣，乃道家黄婆媒合嬰姹之理，制方者宜窺造化之奥乎。方見孫真人千金方〔二〕神麴丸，但云明目，百歲可讀細書，而未發出藥微義也，孰謂古方不可治今病耶。獨孤滔云：慈石乃堅頑之物，無融化之氣，止可假其氣〔三〕服食，不可久服渣滓，必有大患。夫藥以治病，中病則止。砒、硇猶可餌服，何獨慈石不可服耶？慈石既鍊末，亦匪堅頑之

〔一〕補：原作「鋪」。今據證類卷四磁石改。
〔二〕千金方：原作「十金石」。今據千金方卷六目病「神麴丸」改。
〔三〕氣：原作「而」。今據丹房鏡源卷下雜論篇改。

物性有所者能得病情而中的亦淮南萬畢術云慈石懸井亡人自歸註云以亡人衣裹慈石懸于井中逃人自反也

【附方】舊三新十二

耳卒聾閉 熁慈石半錢入病耳內鐵砂末入不病耳內自然通透直指方

腎虛耳聾 真慈石一豆大穿山甲燒存性研一字新綿塞耳內口含生鐵一塊覺耳中如風雨声即通濟生方

老人耳聾 慈石一斤擣末水淘去赤汁綿裹之猪腎一具細切以水五斤煑石取二斤入腎下鹽豉作羹食之米煑粥食亦可養老方

老人虛損 風濕腰肢痺痛慈石三十兩白石英二十兩搥碎瓮盛水二斗浸于露地每日取水作粥食經年氣力強盛顏如童子養老方

陽事不起 慈石五斤研清酒漬二七日每服三合日三夜一千金

眼昏內障 慈朱丸治神水寬大漸散昏如霧中行漸覩空花物成二體久則光不收及內障神水淡綠淡白色者真慈石火煅醋淬七次二兩朱砂一兩神麴生用二兩為末更以神麴末一兩煑糊加蜜丸梧子大每服二十丸空心飯湯下服後俯視不見仰視漸覩星月此其効也亦治心火乘金水衰反制之病久病累發者服之永不更作倪維德原機啓微集

小兒驚癇 慈石鍊水飲之聖濟錄

子宮不收 名瘣疾痛不可忍慈石丸用慈石酒浸煅研末米糊丸梧子大每臥時滑石湯下四十丸次早用慈石散米湯服二錢散用慈石酒浸半兩鐵粉二錢半當歸五錢為末

大腸脫肛 直指方慈石半兩火煅醋淬七次為末每空心米飲服一錢○簡便方用

物，惟在用者能得病情而中的爾。淮南萬畢術云：慈石懸井，亡人自歸。註云：以亡人衣裹慈石懸于井中，逃人自反也。

【附方】舊三，新一十二。**耳卒聾閉**。熁鐵石半錢，入病耳内，鐵砂末入不病耳内，自然通透。直指方。**腎虚耳聾**。真慈石一豆大，穿山甲燒存性研一字，新綿裹了[一]塞耳内，口含生鐵一塊，覺耳中如風雨聲即通。濟生方。**老人耳聾**。慈石一斤搗末，水淘去赤汁，綿裹之，猪腎一具，細切，以水五斤煮石，取二斤，入腎，下鹽豉作羹食之。米煮粥食亦可。養老方。**老人虚損**，風濕，腰肢痺痛。慈石三十兩，白石英二十兩，搥碎甕盛，水二斗浸[二]于露地，每日取水作粥食，經年氣力强盛，顔如童子。養老方。**陽事不起**。慈石五斤研，清酒漬二七日，每服三合，日三夜一。千金。**眼昏内障**。慈朱丸：治神水寬大漸散，昏如霧露中行，漸覩空花，物成二體，久則光不收，及内障，神水淡緑、淡白色者。真慈石火煅醋淬七次二兩，朱砂一兩，神麴生用三兩，爲末。更以神麴末一兩煮糊，加蜜丸梧子大，每服二十丸，空心飯湯下。服後俯視不見，仰視微見星月，此其效也。亦治心火乘金、水衰反制之病。久病累發者服之，永不更作。倪維[三]德原機啓微集。**小兒驚癇**。慈石鍊水飲之。聖濟録。**子宫不收**，名瘣疾，痛不可忍。慈石丸：用慈石酒浸煅，研末，米糊丸梧子大，每卧時滑石湯下四十丸。次早用慈石散，米湯服二錢。散用慈石酒浸半兩，鐵粉二錢半，當歸五錢，爲末。**大腸脱肛**。直指方：慈石半兩，火煅醋淬七次，爲末。每空心米飲服一錢。○簡便方用

[一] 裹了：原脱。今據濟生續方卷二耳評治通耳法補。
[二] 浸：原作「淚」。今據養老奉親書食治老人諸疾方改。
[三] 维：原作「微」。今據醫藏目録正法函改。

慈石末麪糊調塗鰤上入後洗六 **金瘡腸出** 納入以慈石滑石各三兩為末米飲服方寸匕日再劑消了

鬼遺方 **金瘡血出** 慈石末傅之止痛斷血 千金方 **誤吞鐵鍼** 真慈石棗核大鑽孔綫穿吞拽之立出 錢相公篋中方 **丁腫熱毒** 慈石末酢和封之拔根立出 外臺秘要 **諸般腫毒** 慈石三錢金銀藤四兩黄丹八兩香油一斤如常熬膏貼之 乾坤秘韞

磁石毛 氣味鹹溫無毒 主治補絕傷益陽道止小便白數治腰脚去瘡瘻長肌膚令人有子宜入酒 藏器曰本經言石不言毛毛石功狀殊也

玄石 別錄中品

釋名 玄水石別錄 處石 時珍曰玄以色名

集解 別錄曰玄石生太山之陽山陰有銅銅者雌鐵者雄 弘景曰本經慈石一名玄石別錄又出玄石一名處石名既同療體又相似而寒溫銅鐵畏惡有異俗方不用亦無識者不知與磁石相類否 恭曰此物鐵液也慈石中有細孔孔中黄赤色初破好者能拾鐵吸鐵無孔而光澤純黑者玄石也不能拾鐵療體亦劣于慈石 頌曰今北番以慈石作丸物其塊多光澤吸鐵無力疑即此玄石也醫方罕用 時珍曰慈石生山之陰有鐵處玄石生山之陽有銅處雖形相以而則不

本草綱目石部 卷十

慈石末，麪糊調塗顖上，入後洗去。**金瘡腸出。**納入，以慈石、滑石各三兩爲末，米飲服方寸匕，日再。劉涓子鬼遺方。**金瘡血出。**慈石末傅之，止痛斷血。千金方。**誤吞鍼鐵。**真慈石棗核大，鑽孔線穿吞，拽之立出。錢相公篋中方。**丁腫熱毒。**慈石末，酢和封之，拔根立出。外臺秘要。**諸般腫毒。**吸鐵石三錢，金銀藤四兩，黄丹八兩，香油斤，如常熬膏，貼之。乾坤秘韞。

磁石毛。【氣味】鹹，温，無毒。【主治】補絶傷，益陽道，止小便白數，治腰脚，去瘡瘻，長肌膚，令人有子，宜入酒。【藏器曰】本經言石不言毛，毛、石功狀殊也。

玄石 別録中品

【釋名】玄水石別録、**處石。**【時珍曰】玄以色名。

【集解】【別録曰】玄石生太山之陽，山陰有銅。銅者雌，鐵者雄。【弘景曰】本經慈石一名玄石。別録又出玄石，一名處石。名既同，療體又相似，而寒温、銅鐵、畏惡有異。俗方不用，亦無識者，不知與磁石相類否。【恭曰】此物鐵液也。慈石中有細孔，孔中黄赤色，初破好者能拾鐵吸鐵〔一〕。其無孔而光澤純黑者，玄石也，不能拾，療體亦劣于慈石。【頌曰】今北番以慈石作禮物，其塊多光澤，吸鐵無力，疑即此玄石也。醫方罕用。【時珍曰】慈石生山之陰有鐵處，玄石生山之陽有銅處，雖形相似，性則不

〔一〕拾鐵吸鐵：證類卷四玄石引唐本注作：「連十針、一斤鐵。刀亦被迴轉。」

同故玄石不能吸鐵

氣味鹹溫無毒之才曰畏松脂柏實菌桂

主治大人小兒驚癇女子絕孕小腹冷痛少精身重服之令人有子別錄

代赭石本經下品

釋名須丸本經血師別錄土朱綱目鐵朱別錄曰出代郡者名代赭出姑幕者名須丸時珍曰赭赤色也代即鴈門也今俗呼為土朱鐵朱管子云山上有赭其下有鐵々朱之名或緣此不獨因其形色也

集解別錄曰代赭生齊國山谷赤紅青色如雞冠有澤染爪甲不渝者良采無時弘景曰是代郡城門下赤土也江東久絕俗用乃疏而為仙方之要與戎鹽鹵鹹皆是急須也恭曰此石多從代州來云山中采得非城門下土也今齊州亭山出赤石其色有赤紅青者其赤者亦如雞冠且潤澤土人惟采以丹楹柱而紫色且暗與代州出者相似古來用之今靈州鳴沙縣界河北平地掘深四五尺得者皮上赤滑中紫如雞肝大勝齊代所出者頌曰今河東汴東山中亦有之古方紫丸治小兒用代赭云無真以左顧牡蠣代使乃知真者難得今醫家所用多擇取大塊其上文頭有如浮漚丁者為勝謂之丁頭代赭北山經云少陽之山中多美赭西山經云石脆之山灌水出焉中有流赭以塗牛馬無病郭璞注云赭

同，故玄石不能吸鐵。

【氣味】鹹，温，無毒。【之才曰】惡〔一〕松脂、柏〔二〕實、菌桂。【主治】大人小兒驚癇，女子絶孕，小腹冷痛，少精身重。服之令人有子。別録。

代赭石本經下品

【釋名】須丸本經、血師別録、土朱綱目、鐵朱。【別録曰】出代郡者名代赭，出姑幕者名須丸。【時珍曰】赭，赤色也。代，即雁門也。今俗呼爲土朱、鐵朱。管子云：山上有赭，其下有鐵。鐵朱之名或緣此，不獨因其形色也。

【集解】【別録曰】代赭生齊國山谷，赤紅青色，如雞冠有澤，染爪甲不渝者良。采無時。【弘景曰】是代郡城門下赤土也。江東久絶，俗用乃疏，而爲仙方之要，與戎鹽、鹵鹹皆是急須。【恭曰】此石多從代州來，云山中采得，非城門下土也。今齊州亭山出赤石，其色有赤紅青者。其赤者亦如雞冠且潤澤，土人惟采以丹楹柱，而紫色且暗，與代州出者相似，古來用之。今靈州鳴沙縣界河北，平地掘深四五尺得者，皮上赤滑，中紫如雞肝，大勝齊、代所出者。【頌曰】今河東、京〔三〕東山中亦有之。古方紫丸治小兒用代赭，云無真，以左顧牡〔四〕蠣代使，乃知真者難得。今醫家所用，多擇取大塊，其上文頭有如浮漚丁者爲勝，謂之丁頭代赭。北山經云：少陽之山，中多美赭。西山經云：石脆之山，灌水出焉。中有流赭，以塗牛馬無病。郭璞注云：赭，

〔一〕惡：原作「畏」。今據證類卷四玄石改。
〔二〕柏：原作「拍」。據改同上。
〔三〕京：原字類「汴」。今據證類卷五代赭石改。
〔四〕牡：原作「牲」。據改同上。

赤土也今人以塗牛角云辟惡時珍曰赭石處處山中有之
以西北出者為良宋時虔州歲貢萬斤崔昉外丹本草云代
赭陽石也與太乙餘粮並生山峽中研之作朱色可點書
又可罨金益色赤張華以赤土拭寶劍倍益精明即此也

【修治】斅曰凡使研細以臘水重重飛過水面上有赤色如薄
雲者去之乃用細茶脚湯煮一伏時取出又研一萬匝
以淨鐵鐺燒赤下白蜜蠟一兩待化投新汲水沖之再煮一
二十沸取出晒乾用時珍曰今人惟煅赤以醋淬三次或七
次研水飛過用取其相制并為肝經血分引用也
蘇恭云代赭以酒醋煮之插鐵釘于內攪之成汁

【氣味】苦寒無毒別錄曰甘權曰甘辛之才曰畏天雄附子乾薑為之使

【主治】鬼疰賊風蠱毒殺精物惡鬼腹中毒邪氣女子赤沃漏下本經帶下百病產難胞不出墮胎養血氣除五臟血脈中熱血痹血瘀大人小兒驚氣入腹及陰痿不起別錄安胎建脾止反胃吐血鼻衄月經不止腸風痔瘻瀉痢脫精遺溺夜多小兒驚癇疳疾金瘡長肉辟鬼魅大明

【發明】好古曰代赭入手少陰足厥陰經怯則氣浮重所以鎮之代赭之重以鎮虛逆故張仲景治傷寒汗吐下後心

赤土也。今人以塗牛角，云辟惡。【時珍曰】赭石處處山中有之，以西北出者爲良。宋時虔州歲貢萬斤。崔昉外丹本草云：代赭，陽石也。與太乙餘粮並生山峽中。研之作朱色，可點書，又可罨金益色赤。張華以赤土拭寶劍，倍〔一〕益精明，即此也。

【脩治】【斅曰】凡使研細，以臘水重重飛過，水面上有赤色如薄雲者去之。乃用細茶脚湯煮一伏時，取出又研一萬匝。以净鐵鐺燒赤，下白蜜蠟一兩，待化，投新汲水冲之，再煮一二十沸，取出晒乾用。【時珍曰】今人惟煅赤，以醋淬三次或七次，研，水飛過用，取其相制，并爲肝經血分引用也。相感志云：代赭以酒醋煮之，插鐵釘于内，扇之成汁。

【氣味】苦，寒，無毒。【别録曰】甘。【權曰】甘，平。【之才曰】畏天雄、附子。乾薑爲之使。【主治】鬼疰賊風蠱毒，殺精物惡鬼，腹中毒邪氣，女子赤沃漏下。本經。帶下百病，産難胞不出，墮胎，養血氣，除五臟血脉中熱，血痺血瘀〔二〕，大人小兒驚氣入腹，及陰痿不起。别録。安胎建脾，止反胃吐血鼻衄，月經不止，腸風痔瘻，瀉痢脱精，遺溺夜多，小兒驚癇疳疾，金瘡長肉，辟鬼魅。大明。

【發明】【好古曰】代赭入手少陰、足厥陰經。怯則氣浮，重所以鎮之。代赭之重，以鎮虚逆。故張仲景治傷寒汗吐下後心

〔一〕倍：原作「陪」。今據晉書卷三十六張華傳改。
〔二〕瘀：原作「痢」。今據證類卷五代赭改。

下痞鞕噫氣不除者旋覆代赭湯主之用旋覆花三兩代赭石一兩人參二兩生薑五兩甘草三兩半夏半斤大棗十二枚水一斗煑六升去滓再煎三升溫服一升日三服　時珍曰代赭乃肝與包絡二經血分藥也故所主治皆二經血分之病昔有小兒瀉後眼上三日不乳目黃如金氣將絕有名醫曰此慢肝驚風也宜治肝用水飛代赭石末每服半錢冬瓜仁煎湯調下果愈

附方舊二新一十四

哮呷有聲臥睡不得土朱末米醋調時時進一二服普濟方

傷寒無汗代赭石乾薑等分為末熱醋調塗兩手心合掌握定夾于大腿內側溫覆汗出乃愈傷寒蘊要

嬰兒瘧疾無計可施代赭石五枚煅紅醋淬朱砂五分砒霜一豆大同以帋包七重打濕煨乾入麝香少許為末香油調一字塗鼻尖上及眉心四肢神應保幼大全

急慢驚風弔眼撮口搐搦不定代赭石火燒醋淬十次細研水飛日乾每服一錢或半錢煎真金湯調下連進三服兒脚脛上有赤斑即是驚氣已出病當安也無斑點者不可治直指方

慢肝驚風方見發明

小腸疝氣代赭石火煅醋淬為末每白湯服二錢壽域方

腸風下血血師一兩火煅米醋淬盡醋一升搗羅如麪每服一錢白湯下斗門方

吐血衄血方同

墮胎下血不止代赭石末一錢生地黃汁半盞調日三五次以瘥為度聖濟錄

婦人血崩赭石火醋淬

下痞鞕〔一〕，噫氣不除〔二〕者，旋覆代赭湯主之。用旋覆花三兩，代赭石一兩，人參二兩，生薑五兩，甘草三兩，半夏半斤，大棗十二枚。水一斗，煮六升，去滓，再煎三升，温服一升，日三服。【時珍曰】代赭乃肝與包絡二經血分藥也，故所主治皆二經血分之病。昔有小兒瀉後眼上，三日不乳，目黄如金，氣將絶。有名醫曰：此慢肝驚風也，宜治肝。用水飛代赭石末，每服半錢，冬瓜仁煎湯調下，果愈。

【附方】舊二，新一十四。**哮呷有聲**，卧睡不得。土朱末，米醋調，時時進一二服。普濟方。**傷寒無汗**。代赭石、乾薑等分爲末，熱醋調塗兩手心，合掌握定，夾于大腿内側，温覆汗出乃愈。傷寒蘊要。**嬰兒瘧疾**。無計可施。代赭石五枚煅紅醋淬，朱砂五分，砒霜一豆大，同以紙包七重，打濕煨乾，入麝香少許爲末。香油調一字，塗鼻尖上及眉心、四肢，神應。保幼大全〔三〕。**急慢驚風**〔四〕。弔眼撮口，搐搦不定。代赭石火燒醋淬十次，細研水飛，日乾，每服一錢，或半錢，煎真金湯調下，連進三服。兒脚脛上有赤斑，即是驚氣已出，病當安也。無斑點者不可治。直指方。**慢肝驚風**。方見「發明」。**小腸疝氣**。代赭石火煅醋淬，爲末，每白湯服二錢。壽域〔五〕方。**腸風下血**。血師一兩，火煅，米醋淬，盡醋一升，擣羅如麪，每服一錢，白湯下。斗門。**吐血衄血**。方同。**墮胎下血不止**。代赭石末一錢，生地黄汁半盞調，日三五次，以瘥〔六〕爲度。聖濟録。**婦人血崩**。赭石火煅〔七〕醋淬

〔一〕鞕：原作「鞭」。今據傷寒論辨太陽病脉證并治下改。
〔二〕除：原作「深」。今據改同上。
〔三〕全：原作「金」。今據卷一引據古今醫家書目改。
〔四〕風：原作「慼」。今從江西本改。
〔五〕域：原作「戚」。今據卷一引據古今醫家書目改。
〔六〕瘥：原作「産」。今據聖濟總録卷一百五十八妊娠門改。
〔七〕煅：原闕一字。今從江西本補。

七次爲末白湯服二錢（普濟方）赤眼腫閉 土朱二分石膏一分爲末新汲水調傅眼頭尾及太陽穴（直指方）喉痺腫痛 紫朱煮汁飲（普濟方）牙宣有䘌 土朱荆芥同研揩之三日（普濟方）諸丹熱毒 土朱青黛各二錢滑石荆芥各一錢爲末每服一錢半蜜水調下仍外傅之（直指方）一切瘡癤 土朱虢丹牛皮膠等分爲末好酒一盌沖之澄清服以渣傅之乾再上（集玄方）百合病發已汗下後 百合七个擘破泉水浸一宿赭一兩滑石三兩泉水二鍾煎一鍾入百合汁再煎一鍾溫服（傷寒蘊要）

【附錄】藏器曰出淄川北海山谷土石中如赤土代赭之類土人以當朱呼爲赤石一名零陵恐是代赭之類味甘平溫無毒主驚恐身熱邪氣鎮心久服令人眼明悅澤 時珍曰此亦也方代赭耳故其功遠不甚相遠也

禹餘糧（本經上品）

【釋名】白餘糧 時珍曰石中有細粉如麪故曰餘糧俗呼爲太禹餘糧見太一下〔弘景曰〕會稽山中出者甚多彼人云昔太禹會稽于此餘糧者本爲此爾

【集解】別錄曰禹餘糧生東海池澤及山島中或池澤中〔弘景〕曰今多出東陽形如鵝鴨卵外有殼重疊中有黃細末如蒲黃無沙者佳近年茅山鑿地大得之極精好狀如牛黃重重甲錯其佳處乃紫色靡靡如麪嚼之無復磣仙經服食

七次，爲末，白湯服二錢。普濟方。赤眼腫閉。土朱二分，石膏一分，爲末，新汲水調傅眼頭尾及太陽穴。直指方。喉痺腫痛。紫朱煮汁飲。普濟方。牙宣有蠹。土朱、荆芥同研，揩之三日。普濟方。諸丹熱毒。土朱、青黛各二錢，滑石、荆芥各一錢，爲末，每服一錢半，蜜水調下，仍外傅之。直指方。一切瘡癤。土朱、虢丹、牛皮膠等分，爲末，好酒一盌冲之，澄清服，以渣傅之，乾再上。朱氏集驗方。百合病發，已汗下復發者。百合七個擘破，泉水浸一宿，赭一兩，滑石三兩，泉水二鍾，煎一鍾，入百合汁，再煎一鍾，温服。傷寒藴要。

【附録】玄黄石〔一〕。【藏器曰】出淄川、北海山谷土石中，如赤土、代赭之類，土人以當朱，呼爲赤石，一名零陵，恐是代赭之類。味甘，平、温，無毒。主驚恐，身熱邪氣，鎮心。久服令人眼明悦澤。【時珍曰】此亦他方代赭耳，故其功效〔二〕不甚相遠也。

禹餘粮本經上品

【釋名】白餘粮。【時珍曰】石中有細粉如麪，故曰餘粮，俗呼爲太一〔三〕禹餘粮。見太一下。【承曰】會稽山中出者甚多。彼人云昔大禹會稽于此，餘粮者本爲此爾。

【集解】【别録曰】禹餘粮生東海池澤，及山島中或池澤中。【弘景曰】今多出東陽，形如鵝鴨卵，外有殻重疊，中有黄細末如蒲黄，無沙者佳。近年茅山鑿地大得之，極精好，狀如牛黄，重重甲錯。其佳處乃紫色靡靡如麪，嚼之無復磣〔四〕，仙經服食

〔一〕玄黄石：原脱。此下内容出證類卷三玄黄石，故據補。
〔二〕效：原作「遠」。今從江西本改。
〔三〕一：原闕一字。今從江西本補。
〔四〕磣：原作「嗲」。今據證類卷三禹餘粮引圖經改。

用之。南人又呼平澤中一種藤，葉如菝葜，根作塊有節，似菝葜而色赤，味似薯蕷，謂爲禹餘糧。此與生池澤者復有影響。或疑今石即是太一也。〔頌曰〕今惟澤州、潞州有之。舊說形如鵞鴨卵，外有殼。今圖上者全是山石之形，都不作卵狀，與舊說小異。采無時。張華博物志言扶海洲上有節草，其實食之如大麥，名自然穀，亦名禹餘糧。世傳禹治水，棄其所餘食于江中，而爲藥，則節草與此異物同名也。生池澤者同種乎。〔時珍曰〕禹餘糧乃石中黃粉，生于池澤。其生山谷者爲太一餘糧。本文明白。陶引藤生禹餘糧，蘇引草生禹餘糧，雖名同而實不同，殊爲迂遠。詳太一餘糧下。

【修治】〔弘景曰〕凡用，細研，水淘，取汁澄之。勿令有沙土也。〔斅曰〕見太一下。

【氣味】甘，寒，無毒。〔別錄曰〕平。〔權曰〕鹹。〔之才曰〕牡丹爲之使，伏五金，制三黃。

【主治】欬逆寒熱煩滿，下赤白，血閉癥瘕，大熱。鍊餌服之，不飢，輕身延年。本經。療小腹痛結煩疼。別錄。主崩中。甄權。治邪氣及骨節疼，四肢不仁，痔瘻等疾。久服耐寒暑。大明。催生，固大腸。時珍。

【發明】〔成無己曰〕重可去怯，禹餘糧之重，爲鎮固之劑。〔時珍曰〕禹餘糧，手足陽明血分重劑也。其性濇，故主下焦前後諸病。李知先詩曰：下焦有病人難會，須用餘糧赤石脂。抱朴子云：禹餘糧丸，日再服，三日後，令人多氣力，負擔遠行，身輕用之。南人又呼平澤中一種藤，葉如菝葜，根作塊有節，似菝葜而色赤，根形〔一〕似薯蕷，謂爲禹餘粮，此與生池澤者復有仿佛。或疑今石即是太一也。【頌曰】今惟澤州、潞州有之。舊説形如鵝鴨卵，外有殼。今圖上者全是山石之形，都不作卵狀，與舊説小異。采無時。張華博物志言：扶海洲上有蒒草，其實食之如大麥，名自然穀，亦名禹餘粮，世傳禹治水棄其所餘食于江中而爲藥。則蒒草與此異物同名，抑與生池澤者同種乎？【時珍曰】禹餘粮乃石中黄粉，生于池澤；其生山谷者，爲太一餘粮。本文明白。陶引藤生禹餘粮，蘇引草生禹餘粮，雖名同而實不同，殊爲迂遠。詳太一餘粮下。

【修治】【弘景曰】凡用，細研水洮，取汁澄之，勿令有沙土也。【斅曰】見太一下。

【氣味】甘，寒，無毒。【別録曰】平。【權曰】鹹。【之才曰】牡丹爲之使。伏五金，制三黄。【主治】欬逆，寒熱煩滿，下赤白，血閉癥瘕，大熱。鍊餌服之，不飢輕身延年。本經。療小腹痛結煩疼。別録。主崩中。甄權。治邪氣及骨節疼，四肢不仁，痔瘻等疾。久服耐寒暑。大明。催生，固大腸。時珍。

【發明】【成無己曰】重可去怯，禹餘粮之重，爲鎮固之劑。【時珍曰】禹餘粮手足陽明血分重劑也。其性濇，故主下焦前後諸病。李知先詩曰：下焦有病人難會，須用餘粮、赤石脂。抱朴子云：禹餘粮丸日再服，三日後令人多氣力，負擔遠行，身輕

〔一〕根形：原作「味」。今據證類卷三禹餘粮改。

不極其方藥多不錄

附方 舊三新六

大腸欬嗽 欬則遺矢者赤石脂禹餘糧湯主之方可下潔古家珍

冷勞腸泄 不止神效太一丹禹餘糧四兩火煅醋淬烏頭一兩冷水浸一夜去皮臍焙爲末醋糊丸梧子大每食前溫水下五十丸聖惠

傷寒下痢 不止心下痞硬利在下焦者赤石脂禹餘糧湯主之赤石脂禹餘糧各一斤並碎之以水六升煮取一升去滓分再服仲景傷寒論要

赤白帶下 禹餘糧火煅醋淬乾薑等分赤下乾薑減半爲末空心服二錢匕勝金方

崩中漏下 青黃赤白使人無子禹餘糧煅研赤石脂煅研牡蠣煅研烏賊骨伏龍肝炒桂心等分爲末溫酒服方寸匕日服忌蔥蒜張文仲備急方

盲腸氣痛 婦人少腹痛禹餘糧爲末每米飲服二錢日二服極効衛生易簡方

産後煩躁 禹餘糧一枚狀如酸餡者入地埋一半緊築炭灰一斤煅之濕土罨一宿打破去外面石取裏面細者研水淘五七度日乾再研萬遍用甘草湯服二錢一服立効經驗方

身面瘢痕 禹餘糧半夏等分爲末雞子黃和傅先以布拭赤勿見風日三十日十年者亦滅聖濟錄

大風癘疾 眉髮落落遍身頑痺禹餘糧二斤白礬一斤青鹽一斤爲末罐子固濟炭火一秤煅之從辰至戌候冷研粉埋土中三日取出每一兩入九蒸九暴炒熟胡麻末三兩每服二錢荊芥茶下日二服聖惠方

不極。其方藥多不録。

【附方】舊三，新六。大腸欬嗽，欬則遺矢者。赤石脂禹餘粮湯主之。方同下。潔古家珍。冷勞腸泄不止。神效太一丹：禹餘粮四兩，火煅醋淬，烏頭一兩，冷水浸一夜，去皮臍焙，爲末，醋糊丸梧子大，每食前温水下五丸。聖惠方〔一〕。傷寒下痢不止，心下痞鞕〔二〕，利在下焦者。赤石脂禹餘粮湯主之。赤石脂、禹餘粮各一斤，並碎之，水六升，煮取二升，去滓，分再服。仲景傷寒論要。赤白帶下。禹餘粮火煅醋淬，乾薑等分，赤下乾薑減半，爲末，空心服二錢匕。勝金方。崩中漏下，青黄赤白，使人無子。禹餘粮煅研，赤石脂煅研，牡蠣煅研，烏賊骨，伏龍肝炒，桂心，等分爲末，温酒服方寸匕，日二〔三〕服。忌葱、蒜。張文仲備急方。育腸氣痛，婦人少腹痛。禹餘粮爲末，每米飲服二錢，日二服，極效。衛生易簡方。産後煩躁。禹餘粮一枚，狀如酸餡者，入地埋一半緊築，炭灰一斤煅之。濕土罨一宿，打破，去外面石，取裏面細者研，水淘五七度，日乾，再研萬遍。用甘草湯服二錢，一服立效。經驗方。身面瘢痕。禹餘粮、半夏等分，爲末，雞子黄和傅。先以布拭赤，勿見風，日三。十日，十年者亦滅。聖濟録。大風癘疾，眉髮墮〔四〕落，遍身頑痺。禹餘粮二斤，白礬一斤，青鹽一斤，爲末。罐〔五〕子固濟〔六〕，炭火一秤煅之，從辰至戌。候冷研粉，埋土中三日取出。每一兩，入九蒸九暴炒熟胡麻末三兩。每服二錢，荆芥茶下，日二服。聖惠方。

〔一〕方：原作「丸」。神效太一丹見聖惠方卷二十八治冷勞諸方，今據改。
〔二〕鞕：原作「靳」。今據傷寒論辨太陽病脉證并治中改。
〔三〕二：原脱。今據千金方卷四赤白帶下崩中漏下第三補。
〔四〕墮：原作「落」。今據聖惠方卷二十四治大風鬢眉墮落諸方改。
〔五〕罐：原作「錐」。今據改同上。
〔六〕濟：原作「齊」。今據改同上。

太一餘糧（本經上品）

【釋名】石腦（本經）禹哀（吳普）藏器曰太一者道之宗源太者大也一者道也大道之師即理化神君禹之師也師常服之故有太一之名張司空云還遝石中黃子鬼物禽獸守之不可妄得會稽有地名鬱出餘糧土人掘之以物請買所請有數依數必得此頗有神豈非太一乎

【集解】別錄曰太一餘糧生太山山谷九月采【普曰】生太山上有甲甲中有白白中有黃如雞子黃色采無時弘景曰本草有太一餘糧禹餘糧兩種治體猶同而今世惟有禹餘糧不復識太一登真隱訣長生酒鎮丸云太一禹餘糧定六府鎮五臟合其二名莫辨何者的是今人亦總呼為太一禹餘糧有人于銅官采空青于石坎大得黃赤色石極似今之餘糧而色過赤好疑此是太一也彼人呼為雌黃塗物正如雌黃恭曰太一餘糧及禹餘糧乃一物而以精粗為名爾其殼若瓷方圓不定初在殼中未凝結猶是黃水名石中黃子久凝乃有數色或青或白或赤或黃年多變赤因赤漸紫紫及赤者俱名太一其諸色通謂禹餘糧今太山不見采得而會稽下邳澤潞州諸山皆有陶云黃赤色號者太一然無疑累球計的稱救曰此使勿誤用石中黃乃卵石黃三石具所似具石中黃句真赤黑真米淡澀韜卵石真味酸令諸中不內有子一澀不甚用若誤餌之令人腸乾太一餘糧乘明如石輕般使砂如□兼重思如業子雌黃乳宗奭曰太一餘糧

太一餘粮本經上品

【釋名】石腦、本經。禹哀。吴普〔一〕。【藏器曰】太一者，道之宗源。太者大也，一者道也。大道之師，即理化神君，禹之師也。師嘗服之，故有太一之名。張司空云：還魂石中黄子，鬼物禽獸守之，不可妄得。會稽有地名蓼，出餘粮。土人掘之，以物請買，所請有數，依數必得。此猶有神，豈非太一乎？

【集解】【别録曰】太一餘粮生太山山谷，九月采。【普曰】生太山。上有甲，甲中有白，白中有黄，如雞子黄色。采無時。【弘景曰】本草有太一餘粮、禹餘粮兩種，治體相同。而今世惟有禹餘粮，不復識太一。登真隱訣長生四鎮丸云，太一禹餘粮，定六府，鎮五臟。合其二名，莫辨何者的是？今人亦總呼爲太一禹餘粮。有人于銅官采空青于石坎，大得黄赤色石，極似今之餘粮，而色過赤好，疑此是太一也。彼人呼爲雌黄，塗物正如雄色。【恭曰】太一餘粮及禹餘粮，乃一物而以精粗爲名爾。其殼若瓷，方圓不定。初在殼中未凝結，猶是黄水，名石中黄子。久凝乃有數色，或青或白，或赤或黄。年多變赤，因赤漸紫。紫及赤者，俱名太一。其諸色通謂禹餘粮。今太山不見采得，而會稽、王屋、澤、潞州諸山皆有。陶云黄赤色，疑是太一。然無殼裹，殊非的稱。【斅曰】凡使，勿誤用石中黄并卵石黄，二石真相似。其石中黄向〔二〕裹赤黑黄，味淡微跙。卵石黄味酸。箇箇如卵〔三〕，内有子一塊，不堪用。若誤餌之，令人腸乾。太一餘粮看即如石，輕敲便碎如粉〔四〕，兼重重如葉子雌黄也。【宗奭曰】太一餘粮，

〔一〕普：原作「晉」。證類卷三太一餘粮作「吴氏」，卷一歷代諸家本草「吴氏本草魏吴普」，今據改。
〔二〕向：原作「句」。今據證類卷三太一餘粮改。
〔三〕箇箇如卵：原作「个箇卬卬」。今據改同上。
〔四〕粉：原爲墨丁。今據補同上。

是用其殼也故入藥須火燒醋淬石中黃是殼中乾者及細末者石中黃水是未成餘粮黃濁水也〇時珍曰按別錄言禹餘粮生東海池澤及山島中太一餘粮生太山山谷石中黃出餘粮處有之乃殼中未成餘粮黃濁水也據此則三者一物也但以上池澤者爲禹餘粮生于山谷者爲太一餘粮其中水黃濁者爲石中黃水其凝結如粉者爲餘粮凝結如石者爲石中黃其說本明而注者臆度反致紊晦晉宋以來不分山谷池澤所産故通呼爲太一禹餘粮而蘇恭復以紫赤色者爲太一諸色爲禹餘粮皆由未加詳究本文也寇宗奭又謂方乃用石殼爲禹餘粮然不察未成餘粮黃濁水之文也其說粗礦不入藥亦非正理又云太一禹餘粮陰石也所在有之片片層疊深紫色中有黃土名曰石黃其性陽熱冬月有餘粮處其雪先消云林石譜云磁州所出山出石石中有黃土呼之爲太一餘粮色紫黑質粗大小扁圓外多粘綴碎石條大黃土即空處可貯水爲硯滴丹方鑑云五色餘粮及石中黃皆可乾汞出金色

【修治】斅曰凡修事用黑豆五合黃精五合水二斗煮取五升置瓷鍋中下餘粮四兩煮之旋添汁盡爲度其藥氣自然香如新米搗了又研一萬杵方用

【氣味】甘平無毒【普曰】神農岐伯雷公甘平李當之小寒扁鵲甘無毒〇之才曰杜仲爲之使畏貝母菖蒲鐵落

【主治】欬逆上氣癥瘕血閉漏下除邪氣肢節不利久服耐寒

是用其殼也，故入藥須火燒醋淬。石中黄是殼中乾者及細末者。石中黄水，是未成餘粮黄濁水也。【時珍曰】按別録言，禹餘粮生東海池澤及山島，太一餘粮生太山山谷，石中黄出餘粮處有之，乃殼中未成餘粮黄濁水也。據此則三者一物也。生于池澤者爲禹餘粮，生于山谷者爲太一餘粮，其中水黄濁者爲石中黄水，其凝〔一〕結如粉者爲餘粮，凝乾如石者爲石中黄。其説本明，而注者臆度，反致義晦。晉宋以來，不分山谷、池澤所産，故通呼爲太一禹餘粮。而蘇恭復以紫赤色者爲太一，諸色爲禹餘粮。皆由未加詳究本文也。寇宗奭及醫方乃用石殼爲禹餘粮，殊不察未成餘粮黄濁水之文也。其殼粗頑不入藥。庚辛玉册云：太一禹餘粮，陰石也，所在有之。片片層疊，深紫色。中有黄土，名曰石黄。其性最熱，冬月有餘粮處，其雪先消。雲林石譜云：鼎州祈闍山出石，石中有黄土，目之爲太一餘粮。色紫黑，礧塊〔二〕大小圓扁，外多粘綴碎石，滌去黄土，即空虚可貯水爲硯滴。丹方鑑源〔三〕云：五色餘粮及石中黄，皆可乾汞〔四〕，出金色。

【修治】【斅曰】凡修事，用黑豆五合，黄精五合，水二斗，煮取五升。置瓷鍋中，下餘粮四兩煮之。旋添，汁盡爲度，其藥氣自然香如新米，搗了，又研一萬杵，方用。

【氣味】甘，平，無毒。【普曰】神農、岐伯、雷公：甘，平。李當之：小寒。扁鵲：甘，無毒。【之才曰】杜仲爲之使。畏貝母、菖蒲、鐵落。**【主治】**欬逆上氣，癥瘕血閉漏下，除邪氣，肢節不利。久服耐寒

〔一〕凝：原作「疑」。今從江西本改。下一「凝」字同，不另注。
〔二〕塊：原作「瑰」。今從改同上。
〔三〕丹房鑑源：原作「丹方鑑」。今據下文出丹房鑑源改。
〔四〕汞：原作「未」。今據丹房鑑源卷上諸黄篇石中黄改。

暑不飢輕身飛行千里神仙本經治大飽絕力身重別錄益脾安臟氣雷斅定六腑鎮五臟弘景

【發明】時珍曰禹餘糧太一餘糧石中黃水性味功用皆同但入藥有精粗之等爾故服食家以黃水為上太一次之禹餘糧又次之列仙傳言巴戎赤斧上華山餌禹餘糧即此

石中黃子唐本草

【釋名】宗奭曰子當作水既云黃濁水焉得名子

【集解】恭曰此禹餘糧殼中未成餘糧黃濁水也出餘糧處有之頌曰今河中府中條山谷出之其石形如麪劑紫黑色石皮內黃色者謂之中黃葛洪抱朴子云石中黃子所在有之沁水山尤多在大石中其石常潤濕不燥打其石有數十重見之赤黃溶溶如雞子之在殼中也即當飲之不爾便堅凝如石不中服也破一石中多者有一升少者數合可頓服之奭曰石中乾者及細末者當名餘糧不當名石中黃詳本文未成餘糧四字可見時珍曰余糧乃石中已成細粉也石中黃則堅凝如石者也石中黃水則未凝者也故雷斅言一用餘糧勿用石中黃是矣

【氣味】甘平無毒【主治】久服輕身延年不老唐本

暑不飢，輕身飛行千里，神仙。本經。治大飽絶力身重。别録。益脾，安臟氣。雷斅。定六腑，鎮五臟。弘景。

【發明】【時珍曰】禹餘粮、太一餘粮、石中黄水，性味功用皆同，但入藥有精粗之等爾。故服食家以黄水爲上，太一次之，禹餘粮又次之。列仙傳言「巴戎赤斧上華山，餌禹餘粮」，即此。

石中黄子 唐本草

【釋名】【宗奭曰】子當作水。既云黄濁水，焉得名子？

【集解】【恭曰】此禹餘粮殼中未成餘粮黄濁水也。出餘粮處有之。【頌曰】今惟河中府中條山谷出之。其石形如麪劑，紫黑色。石皮内黄色者，謂之中黄。葛洪抱朴子云：石中黄子所在有之，沁水山尤多。在大石中，其石常潤濕不燥。打其石有數十重，見之赤黄溶溶，如雞子之在殼中也。即當未〔一〕堅時飲之。不爾，便漸堅凝如石，不中服也。破一石中，多者有一升，少者數合，可頓服之。【機曰】石中乾者及細末者，當名餘粮，不當名石中黄。詳本文「未成餘粮」四字可見。【時珍曰】餘粮乃石中已凝細粉也，石中黄則堅凝如石者也。石中黄水則未凝者也。故雷斅〔二〕云，用餘粮勿用石中黄，是矣。

【氣味】甘，平，無毒。【主治】久服輕身延年不老。唐本。

〔一〕未：原作「木」。今據證類卷三石中黄子改。
〔二〕斅：原殘。今據證類卷三太一餘粮引雷公云補。

空青（本經上品）

【釋名】楊梅青。時珍曰空言質青言色楊梅言似也

【集解】別錄曰空青生益州山谷及越巂山有銅處銅精熏則生空青其腹中空三月中采亦無時能化銅鐵鉛錫作金弘景曰越巂屬益州益州諸郡無復有恐久不采之故也今出銅官者色最鮮深出始興者弗如涼州高平郡有空青山亦甚多今空青但圓實如鐵珠無空腹者皆鑿土石中取之而以合丹成則化鉛爲金諸石藥中惟此最貴醫方乃稀用之而多充畫色殊爲可惜恭曰出銅處兼有諸青但空青爲難得今出蔚州蘭州宣州梓州宣州者最好塊段細時有腹中空者蔚州蘭州者片塊大色極深無空腹者陶氏所謂圓實如鐵珠者乃白青也大明曰空青大者如雞子小者如相思子其青厚如荔枝殼其內有漿酸甜藏器曰銅之精華大者即空綠次即空青也頌曰今饒信州亦時有之狀若楊梅故名楊梅青其腹中空破之有漿者絕難得宗奭曰真宗常詔取空青中有水者久而方得其楊梅青信州穴山而取極難得治翳極有功中亦或有水者用與空青同第有優劣爾時珍曰張果玉洞要訣云空青似楊梅受赤金之精甲乙陰靈之氣近泉而生久而含潤新從坎中出鑽破中有水久即乾如珠金星粲粲庚辛冊云空青陰石也產上饒似鍾乳者佳大片含紫色有光采次出蜀嚴道及北代山生金坎中生生不已故青爲之丹有如拳大及卵形者中空有水如油

空青本經上品

【釋名】楊梅青。【時珍曰】空言質，青言色，楊梅言似也。

【集解】【別録曰】空青生益州山谷，及越嶲山有銅處。銅精熏則生空青，其腹中空。三月中采，亦無時。能化銅鐵鈆錫作金。【弘景曰】越嶲屬益州。益州諸郡無復有，恐久不采之故也。今出銅官者色最鮮深，出始興者弗如。涼州西〔一〕平郡有空青山亦甚多。今空青但圓實如鐵珠無空腹者，皆鑿土石中取之，而以合丹，成則化鈆爲金。諸石藥中，惟此最貴。醫方乃稀用之，而多充畫色，殊爲可惜。【恭曰】出銅處兼有諸青，但空青爲難得。今出蔚州、蘭州、宣州、梓州。宣州者最好，塊段細，時有腹中空者。蔚州、蘭州者片塊大，色極深，無空腹者。陶氏所謂圓實如鐵珠者，乃白青也。【大〔二〕明曰】空青大者如鷄子，小者如相思子，其青厚如荔枝殼，其内有漿，酸甜。【藏器曰】銅之精華，大者即空緑，次即空青也。【頌曰】今饒、信州亦時有之，狀若楊梅，故名楊梅青。其腹中空，破之有漿者，絶難得。【宗奭曰】真宗常〔三〕詔取空青中有水者，久而方得。其楊梅青，信州穴山而取，極難得，治翳〔四〕極有功，中亦或有水者，用與空青同，第有優劣爾。【時珍曰】張果玉洞要訣云：空青似楊梅，受赤金之精，甲乙陰靈之氣，近泉而生，久而含潤。新從坎中出，鑽破中有水，久即乾如珠，金星燦燦。庚辛玉册云：空青，陰石也。産上饒，似鍾乳者佳，大片含紫色有光采。次出蜀嚴道及北代山，生金坎中，生生不已，故青爲之丹。有如拳大及卵形者，中空有水如油，

〔一〕西：原作「高」。今據證類卷三空青改。
〔二〕大：原作「天」。今據改同上。
〔三〕常：據類證卷三空青，當作「嘗」。然古代「常」「嘗」互通，故不改。
〔四〕翳：原作「醫」。今據證類卷三空青改。

治肓立効出銅坑者亦佳甚畫又有楊梅青石青皆是一休而氣有精粗點化以曾青為上空青次之楊梅青又次之造化指南云銅得紫陽之氣而生綠綠二百年而生石綠銅始生中焉曾空二青則石綠之得道者均謂之鑛又二百年得青陽之氣化為鍮石觀此諸說則空青有金坑銅坑二種或大如拳卵小如豆粒或成片塊或若楊梅雖有精粗之異皆以有漿為上不空無漿者為下也方家以藥塗銅物生青刮下僞作空青者終是銅青非石綠之得道者也

「氣味」甘酸寒無毒別錄曰大寒權曰畏兎絲子酒浸酢拌制過乃可變化「主治」青肓耳聾明目利九竅通血脈養精神益肝氣久服輕身延年本經療目赤痛去膚翳止淚出利水道下乳汁通關節破堅積令人不忘志高神仙別錄治頭風鎮肝瞳人破者得再見物甄權鑽孔取漿點多年青肓內障翳膜養精氣其殼摩翳大明中風口喎不正以豆許含嚥甚効時珍出范汪方

「發明」保昇曰空青法木故色青而主肝頌曰治眼翳障爲最要之藥時珍曰東方甲乙是生肝膽其氣之清者爲肝血其精英爲膽汁開竅于目而五臟之英皆因而注之爲神瞳膽汁充則目明減則目昏銅亦青陽之氣所生其氣之清

治盲立效。出銅坑者亦佳，堪畫。又有楊梅青、石青，皆是一體，而氣有精粗。點化以曾青爲上，空青次之，楊梅青又次之。造化指南云：銅得紫陽之氣而生緑，緑二百年而生石緑，銅始生其中焉。曾、空二青，則石緑之得道者，均謂之鑛。又二百年得青陽之氣，化爲鍮石。觀此諸説，則空青有金坑、銅坑二種，或大如拳、卵，小如豆粒，或成片塊，或若楊梅。雖有精粗之異，皆以有漿爲上，不空無漿者爲下也。方家以藥塗銅物生青，刮下僞作空青者，終是銅青，非石緑之得道者也。

【氣味】甘、酸，寒，無毒。【別録曰】大寒。【權曰】畏兔絲子。酒浸醋拌制過，乃可變化。【主治】青盲耳聾，明目，利九竅，通血脉，養精神，益肝氣。久服輕身延年。本經。療目赤痛，去膚翳，止淚出，利水道，下乳汁，通關節，破堅積。令人不忘，志高神仙。別録。治頭風，鎮肝。瞳人破者，得再見物。甄權。鑽孔取漿，點多年青盲内障翳膜，養精氣。其殼摩翳。大明。中風口喎不正，以豆許含嚥，甚效。時珍，出范汪〔一〕方。

【發明】【保昇曰】空青法木，故色青而主肝。【頌曰】治眼翳障爲最要之藥。【時珍曰】東方甲乙，是生肝膽，其氣之清者爲肝血，其精英爲膽汁，開竅于目，而五臟之英皆因而注之爲神。膽汁充則目明，汁減則目昏。銅亦青陽之氣所生，其氣之清

〔一〕汪：原作「王」。今據外臺卷十四風口喎方改。

者爲綠猶肝血也其精英爲空青之漿猶膽汁也其爲治目神藥蓋亦以類相感應耳至于空者埋土中三五日自有漿水

附方 舊二新三

眼目肮肮 不明空青少許漬露一宿點之千金方

黑翳覆瞳 空青礬石燒各一兩貝子四枚研細日點聖濟錄

膚翳昏暗 空青二錢蕤仁去皮一兩片腦三錢細研日點聖濟錄

一切目疾 雀目赤目青肓內外障翳風眼用此覺目中涼冷爲驗楊梅青洗淨胡黃連洗各二錢半槐芽未出時勿語采之入青竹筒內垂于大月二德方候乾勿見雞犬爲末一錢半爲末入龍腦一字密收每卧時嗽口仰頭吹一字入兩鼻內便睡隔夜便用聖濟錄

中風口喎 見主治

曾青 本經上品

釋名 時珍曰曾音層其青層層而生故名或云其生從實至空從空至層故曰曾青也

集解 別錄曰曾青生蜀中山谷及越巂采無時能化金銅普曰生蜀郡石山其山有銅處曾青出其陽青者銅之精弘景曰此說與空青同山療體亦相似今銅官更無曾青惟出始興形累累如黃連相綴色理小類空青甚難得而貴仙經少用之化金之事法同空青志曰出蔚州者好鄂州者次之餘州並不任用時珍曰但出銅處年古即生形如黃連相綴又如蚯引屎方稜色深如波斯青黛層層而生打之如金聲者爲眞造化指南云曾青生銅礦中乃石綠之得道者厥

者爲緑，猶肝血也；其精英爲空青之漿，猶膽汁也。其爲治目神藥，蓋亦以類相感應耳。石中空者，埋土中三五日，自有漿水。

【附方】舊二，新三。眼目䀮䀮不明。空青少許，漬露一宿，點之。千金方。黑翳覆瞳。空青、礬石燒各一兩，貝子四枚，研細，日點。聖濟録。膚翳〔一〕昏暗。空青二錢，蕤仁去皮一兩，片腦三錢，細研，日點。聖濟録。一切目疾。雀目、赤目、青盲、内外障翳、風眼用此，覺目中凉冷爲驗。楊梅青洗净，胡黄連洗，各二錢半；槐芽，日未出時勿語采之，入青竹筒内，垂于天、月二德方，候乾，勿見雞犬，爲末，一錢半。爲末，入龍腦一字密收。每卧時，漱口仰頭，吹一字入兩鼻内便睡，隔夜便用。聖濟録。中風口喎。見「主治」。

曾青本經上品

【釋名】【時珍曰】曾，音層。其青層層而生，故名。或云其生從實至空，從空至層，故曰曾青也。

【集解】【别録曰】曾青生蜀中山谷及越嶲。采無時。能化金銅。【普曰】生蜀郡石山。其山有銅處，曾青出其陽。青者銅之精。【弘景曰】舊説與空青同山，療體亦相似。今銅官更無曾青，惟出始興〔二〕。形累累如黄連相綴，色理相類空青，甚難得而貴，仙經少用之。化金之事，法同空青。【恭曰】出蔚州者好，鄂州者次之，餘州並不任用。【時珍曰】但出銅處，年古即生。形如黄連相綴，又如蚯蚓〔三〕屎，方稜，色深如波斯青黛，層層而生，打之如金聲者爲真。造化指南云：層青生銅礦中，乃石緑之得道者。肌

〔一〕翳：原作「醫」。今據普濟方卷八十目生膚翳「磨翳膏」改。
〔二〕興：原作「與」。今據證類卷三曾青改。
〔三〕蚓：原作「引」。今從江西本改。

膺。得東方正色，可以合鍊大丹，煞化與三黃齊。

軀。衡山記云：山有曾青岡，出曾青，可合仙藥。

【修治】斅曰：凡使，勿用夾石及銅青。每一兩要紫背天葵、甘草、青芝草三件，乾濕各一鎰，細剉，放瓷堝內，安青于中，東流水二鎰，緩緩煮之，五晝夜，勿令水火失時。取出，以東流水浴過，研乳如粉用。

【氣味】酸，小寒，無毒。之才曰：畏菟絲子。獨孤滔云：曾青住火成膏，可結汞制丹砂，蓋含金氣所生也，須酒醋漬煮用。葛洪曰：曾青塗鐵，色赤如銅。

【主治】目痛，止淚出，風痺，利關節，通九竅，破癥堅積聚。久服輕身不老。本經 養肝膽，除寒熱，殺白蟲，療頭風腦中寒，止煩渴，補不足，盛陰氣。別錄

【發明】時珍曰：曾青治目，義同空青。古方辟邪太乙神精丹用之。蘇頌治積聚留飲有曾青丸，並見古今錄驗方，藥多不錄。

【附方】新三。

班瘡入目 不退者。曾青一錢，丹砂二錢，爲末，蠐螬五枚，搗汁和點。聖濟錄

風熱目病 曾青散：治一切風熱毒氣上攻，目赤或爛，怕日羞明，隱澀眵淚，或痒或痛。曾青四兩，蔓荊子二兩，白薑炮、防風各一兩，爲末。每以少許搐鼻中，立有効。和劑局方

耳內惡瘡 曾青五錢，雄黃七錢半，黃芩二錢五分，爲末摻

膚得東方正色，可以合鍊大丹，點化與三黄齊驅〔一〕。衡山記云：山有層青岡，出層青，可合仙藥。

【修治】【斅曰】凡使勿用夾石及銅青。每一兩要紫背天葵、甘草、青芝草三件，乾濕各一鎰，細剉，放瓷堝内，安青于中。東流水二鎰，緩緩煮之，五晝夜，勿令水火失時。取出以東流水浴過，研乳如粉用。

【氣味】酸。小寒，無毒。【之才曰】畏兔絲子。【獨孤滔云】曾青住火成膏，可結汞，制丹砂，蓋含金氣所生也。須酒醋漬煮用。【葛洪曰】曾青塗鐵，色赤如銅。

【主治】目痛，止淚出，風痺，利關節，通九竅，破癥堅積聚。久服輕身不老。本經〔二〕。養肝膽，除寒熱，殺白蟲，療頭風腦中寒，止煩渴，補不足，盛陰氣。别録。

【發明】【時珍曰】曾青治目，義同空青。古方辟邪太乙神精丹用之，扁鵲治積聚留飲有層青丸，並見古今録驗方，藥多不録。

【附方】新三。班瘡入目不退者。曾青一錢，丹砂二錢，爲末，蠐螬五枚，搗汁和點。聖濟録。風熱目病。曾青散：治一切風熱毒氣上攻，目赤或爛，怕日羞明，隱澁眵淚，或痒或痛。曾青四兩，蔓荆子二兩，白薑炮、防風各一兩，爲末，每以少許搐〔三〕鼻中，立有功效。和劑局方。耳内惡瘡。曾青五錢，雄黄七錢半，黄芩二錢五分，爲末，傅

〔一〕驅：原作「軀」。江西本、錢本等同。今據文義改。
〔二〕本經：證類卷三曾青乃别録藥，此出處當誤。
〔三〕搐：原作「畜」。今據局方卷七治眼目疾「曾青散」改。

之實衔
生

綠青 本經上品

釋名 石綠唐本 大綠綱目

集解 別錄曰綠青生山之陰穴中色青白弘景曰此即用畫綠色者亦出空青中相挾帶今畫工呼爲碧青而呼空青作綠青正相反矣恭曰綠青即扁青也畫工呼爲石綠其碧青即白青也不入畫用頌曰舊不著所出州土但云生山之陰穴中次空青條上云生益州山谷及越嶲山有銅處此物當是生其山之陰爾今出韶州信州其色青白畫工用爲綠色者極有大塊其中青白花文可愛信州人琢爲腰帶器物及婦人服飾其入藥當用顆塊如乳香者佳宗奭曰其色黑綠色者佳時珍曰石綠陰石也生銅坑中乃銅之祖氣也銅得紫陽之氣而生綠綠久則成石謂之石綠而銅生於中與空青曾青同一根源也今人呼爲大綠范成大桂海志云石綠銅之苗也出廣西右江有銅處生石中質如石者名石綠一種脆爛如碎土者名泥綠品最下大明會典云青綠石礦淘淨綠一十一兩四錢踏色綠每礦一斤淘淨綠一十兩八錢碙砂一斤燒造碙砂綠一十五兩五錢

氣味 時珍曰有小毒

主治 益氣止洩痢療鼽鼻別錄吐風痰甚效蘇頌

之。衛生寶鑒。

緑青本經〔一〕上品

【釋名】石緑唐本、大緑綱目。

【集解】【別録曰】緑青生山之陰穴中，色青白。【弘景曰】此即用畫緑色者，亦出空青中，相挾帶。今畫工呼爲碧青，而呼空青作緑青，正相反矣。【恭曰】緑青即扁青也，畫工呼爲石緑。其碧青即白青也，不入畫用。【頌曰】舊不著所出州土，但〔二〕云生山之陰穴中。次空青條上云，生益州山谷及越嶲山有銅處，此物當是生其山之陰爾。今出韶州、信州。其色青白，畫工用爲緑色者。極有大塊，其中青白花文可愛，信州人琢爲腰帶器物及婦人服飾。其入藥，當用顆塊如乳香者佳。【宗奭曰】其色黑緑色者佳。【時珍曰】石緑，陰石也。生銅坑中，乃銅之祖氣也。銅得紫陽之氣而生緑，緑久則成石，謂之石緑。而銅生於中，與空青、曾青同一根源也。今人呼爲大緑。范成大桂海志云：石緑，銅之苗也，出廣西右江有銅處。生石中，質如石者，名石緑。一種脆爛如碎土者，名泥緑，品最下。大明會典云：青緑石礦一斤〔三〕，淘净緑一十一兩四錢。暗色緑石〔四〕礦一斤，淘净緑一十兩八錢。硇砂一斤，燒造硇砂緑一十五兩五錢。

【氣味】【時珍曰】有小毒。【主治】益氣，止洩痢，療鼽鼻。別録。吐風痰甚效。蘇頌。

〔一〕本經：證類卷三緑青乃別録藥，此出處當誤。
〔二〕但：原作「旦」。今據證類卷三緑青改。
〔三〕一斤：原脱。今據明會典卷一百五十七補。
〔四〕石：原作「每」。今據改同上。

發明 頌曰今醫家多用吐風痰其法揀上色精好者研篩水飛再研如風痰欲吐取二三錢同生龍腦三四豆許研匀以生薄荷汁合酒温調服之偃卧須臾涎自口角流出乃愈不嘔吐其功速于他藥今人用之比比皆效故著之 宗奭曰同砒吐作上涎藥驗則驗矣亦能損心肺 時珍曰痰在上宜吐之在下宜利之亦須詳人之虛實強弱而察其脈乃可攻之初虞世有金虎碧霞之戒此意也金虎丹治風痰用天雄膩粉諸藥者

附方 新四

急驚昏迷不省人事石綠四兩輕粉一錢爲末薄荷汁入酒調一字服取吐 全嬰方

痰迷悶 碧霞丹用石綠十兩烏頭尖附子尖蠍梢各七十箇爲末糊丸芡子大每服一丸薄荷汁入酒半合化下須臾吐出痰涎 和劑局方

小兒疳瘡 腎疳鼻疳頭瘡耳瘡久不差者石綠白芷等分爲末先以甘草水洗瘡拭淨傅之一日愈 集玄方

腋下胡臭 石綠三錢輕粉一錢濃醋調塗五次斷根 集玄方

扁青 本經上品

釋名 石青 綱目 大青 時珍曰扁以形名

集解 別錄曰扁青生朱崖山谷武都朱提采無時 弘景曰撰音罕見在南海中仙經方部無用者首曰生當邵 恭曰此即綠青也朱崖巴南及林邑扶南舶上來者形塊大如拳其色又青腹中亦時有空者武昌者片塊小而色更佳簡

【發明】【頌曰】今醫家多用吐風痰。其法揀上色精好者研篩，水飛再研。如風痰眩悶，取二三錢同生龍腦三四豆許研勻，以生薄荷汁合酒温調服之。偃卧須臾，涎自口角流出乃愈。不嘔吐，其功速于他藥，今人用之比比皆效，故著之。【宗奭曰】同硇砂作吐上涎藥，驗則驗矣，亦能損心。【時珍曰】痰在上宜吐之，在下宜利之，亦須觀人之虚實强弱而察其脉，乃可投之。初虞世有金虎、碧霞之戒，正此意也。金虎丹治風痰，用天雄、膩粉諸藥者。

【附方】新四。**急驚昏迷**，不省人事。石緑四兩，輕粉一錢，爲末，薄荷汁入酒調一字服，取吐。全嬰方。**風痰迷悶**。碧霞丹：用石緑十兩，烏頭尖、附子尖、蠍稍各七十箇，爲末，糊丸芡子大，每服一丸，薄荷汁入酒半合化下，須臾吐出痰涎。和劑局方。**小兒疳瘡**。腎疳、鼻疳、頭瘡、耳瘡久不差者。石緑、白芷等分爲末。先以甘草水洗瘡，拭净傅之，一日愈。集玄方。**腋下胡臭**。石緑三錢，輕粉一錢，濃醋調塗，五次斷根。集玄方。

扁青本經上品

【釋名】石青綱目、大青。【時珍曰】扁以形名。

【集解】【別録曰】扁青生朱厓山谷、武都、朱提，采無時。【弘景曰】朱提，音殊匙，在南海中。仙經、俗〔一〕方都無用者。【普曰】生蜀郡。【恭曰】此即緑青也。朱厓已南及林邑、扶南舶上來者，形塊大如拳，其色又青，腹中亦時有空者。武昌者，片塊小而色更佳。簡

〔一〕俗：原闕一字。今據證類卷三扁青補。

洲梓州者形扁作片而色淺時珍曰張華言即綠青者非也
今之石青是矣繪畫家用之其色青翠不渝俗呼爲大青楚蜀諸處亦有之而今貨石青者有天青大青西夷回回青佛頭青種種不同而回青尤貴本草所載扁青層青碧青白青皆其類耳

氣味甘平無毒普曰神農雷公小寒無毒主治目痛明目折跌癰腫金瘡不瘳破積聚解毒氣利精神久服輕身不老本經去寒熱風痺及丈夫莖中百病益精別錄治丈夫內絶令人有子吐音吐風痰癲癇平肝時珍

附方新一頑痰不化石青一兩石綠半兩並水飛爲末麪糊丸綠豆大每服十丸溫水下吐去痰一二盞不損人瑞竹堂方

白青本經上品

釋名碧青唐本魚目青

集解別錄曰白青生豫章山谷采無時可消爲銅劍辟五兵弘景曰醫方不用市無賣者仙經三十六水方中時有

州、梓州者，形扁作片而色淺。【時珍曰】蘇恭言「即緑青」者，非也，今之石青是矣。繪畫家用之，其色青翠不渝，俗呼爲大青，楚、蜀諸處亦有之。而今貨石青者，有天青、大青、西夷回回青、佛頭青，種種不同，而回青尤貴。本草所載扁青、層青、碧青、白青，皆其類耳。

【氣味】甘，平，無毒。【普曰】神農、雷公：小寒，無毒。【主治】目痛明目，折跌癰腫，金瘡不瘳，破積聚，解毒氣，利精神。久服輕身不老。本經。去寒熱風痺，及丈夫莖中百病，益精。别録。治丈夫内絶，令人有子。吴〔一〕普。吐風痰癲癇，平肝。時珍。

【附方】新一。頑痰不化。石青一兩，石緑半兩，並水飛爲末，麪糊丸緑豆大，每服十丸，温水下。吐去痰一二盌，不損人。瑞竹堂方。

白青本經上品

【釋名】碧青唐本、魚目青。

【集解】【别録曰】白青生豫章山谷，采無時。可消爲銅劍，辟〔二〕五兵。【弘景曰】醫方不用，市無賣者，仙經三十六水方中時有

〔一〕吴：原作「吐」。今據證類卷三扁青掌禹錫引「吴氏」改。
〔二〕辟：原作「碎」。今據證類卷三白青改。

涸陶劑之法在九元子術中恭曰此即陶氏所云空青圓
如鐵珠色白而腹不空者是也研之色白如碧亦謂之碧青
不入畫用無空青時亦用之名魚目青以形似魚目故也今
出簡州梓州者好時珍曰此即石青之屬色深者為石青淡
者為碧青也今繪彩家亦用范子計然云白青出弘農豫章
新淦青色者善淮南萬畢術云白青得鐵即化為銅也

氣味甘酸鹹平無毒普曰神農甘平雷公鹹無毒主治明目利九竅耳聾
心下邪氣令人吐殺諸毒三蟲久服通神明輕身本經

附錄 綠膚青別錄曰味辛鹹平無毒主蟲毒及蛇菜肉諸毒惡瘡不可久服令人瘦一名推青一名推石生
益州山谷弘景曰俗方仙經無用人亦不識 碧石青別錄曰味甘無毒主明目益精去白癜延年

石膽本經上品

釋名 膽礬綱目 黑石本經 畢石本經 君石當之 銅勒吳普 立制石時珍曰膽以色
味命名俗因其似礬呼為膽礬

集解別錄曰石膽生秦州羌道山谷大石間或羌里句青山二月庚子辛丑日采其為石也青色多白文易破狀似
空青能化鐵為銅合成金銀弘景曰仙經時用俗方甚少此藥殆絕今人時有采者其色青綠狀如琉璃而有白文易破

須處。銅劍之法，在九元子術中。【恭曰】此即陶氏所云「空青，圓如鐵珠色白而腹不空者」是也。研之色白如碧，亦謂之碧青，不入畫用。無空青時亦用之，名魚目青，以形似魚目故也。今出簡州、梓州者好。【時珍曰】此即石青之屬，色深者爲石青，淡者爲碧青也。今繪彩家亦用。范子計然云：白青出弘農、豫章[一]、新淦，青色者善。淮南萬畢術云：白青得鐵，即化爲銅也。

【氣味】甘、酸、鹹，平，無毒。【普曰】神農：甘，平。雷公：鹹，無毒。【主治】明目，利九竅，耳聾，心下邪氣，令人吐，殺諸毒三蟲。久服通神明輕身。本經。

【附録】緑膚青。【別録曰】味辛、鹹，平，無毒。主蟲毒及蛇菜肉諸毒惡瘡。不可久服，令人瘦。一名推青，一名推石。生益州山谷。【弘景曰】俗方、仙經無用，人亦不識。

碧石青。【別録曰】味甘，無毒。主明目益精，去白癬，延年。

石膽本經上品

【釋名】膽礬綱目、黑石本经、畢石本經、君石當之、銅勒吳普、立制石。【時珍曰】膽以色味命名，俗因其似礬，呼爲膽礬。

【集解】【別録曰】石膽生秦州羌道山谷大石間，或羌里句青山。二月庚子、辛丑日采。其爲石也，青色多白文，易破，狀似空青。能化鐵爲銅，合成金銀。【弘景曰】仙經時用，俗方甚少，此藥殆絶。今人時有采者，其色青緑，狀如琉璃而有白文，易破

[一] 章：此後原有一字闕。今據藝文類聚卷八十一删。

折梁州信都無復有俗乃以青色礬石當之殊無髣髴恭曰此物出銅處有之形似曾青兼綠相間味極酸苦磨鐵作銅色此是真者出蒲州虞鄉縣東亭谷窟及薛集窟中有塊如雞卵者爲真陶云以琉璃者乃絳礬也比來人亦以充之又以醋揉青礬爲之並僞矣頌曰今惟信州鉛山縣有之生於銅坑中采得煎鍊而成又有自然生者尤爲珍貴並深碧色今南方醫人多使之又著其說云石膽最上出蒲州大者如拳小者如桃栗擊之縱橫解皆成疊文色青見風久則綠擊破其中亦青其次出上饒曲江銅坑間者粒細有廉稜如釵股米粒本草言僞者以醋揉青礬爲之全不然但取粗惡石膽合消石銷溜而成之塊大色淺渾渾無脉理擊之則碎無廉稜者是也亦氣挾石者乃削取石膽床溜造時投消石中乃凝則相着也時珍曰石膽出蒲州山穴中鴨觜色者爲上俗呼膽礬出羌里者色少黑次之信州者又次之此物乃生於石其經煎鍊者即多僞也但以火燒之成汁者必僞也塗於鐵及銅上燒之紅者真也又以銅器盛水投少許入中及不青碧數日不異者真也玉洞要訣云石膽陽石也出嵩窟及蕭州中條山稟靈石異氣形如琵琶具性流通精感入石能化五金變化無窮沈括筆談載鉛山有苦泉流爲澗挹水熬之則成膽礬所熬之釜久亦化爲銅也此乃煎熬作僞非真石膽也不可入藥

○**氣味**酸辛寒有毒普曰神農酸小寒李當之大寒桐君辛有毒扁鵲苦無毒大明曰酸濇無毒權曰有

折。梁州、信都無復有，俗乃以青色礬當之，殊無仿佛。【恭曰】此物出銅處有之，形似曾青，兼緑相間，味極酸苦，磨鐵作銅色，此是真者。出蒲州虞鄉縣東亭谷窟及薛集窟中，有塊如雞卵者爲真。陶云似琉璃者，乃絳礬也，比來人亦以充之。又以醋揉青礬爲之，並僞矣。【頌曰】今惟信州鉛山縣有之。生於銅坑中，采得煎鍊而成。又有自然生者，尤爲珍貴。並深碧色。今南方醫人多使之。又著其説云：石膽最上出蒲州，大者如拳，小者如桃栗，擊之縱横解，皆成叠文，色青，見風〔一〕久則緑，擊破，其中亦青。其次出上饒、曲江銅坑間者，粒細有廉稜，如釵股米粒。本草言「僞者以醋揉青礬爲之」，全不然。但取粗惡石膽，合消石銷溜而成之。塊大色淺，渾渾無脉理，擊之則碎無廉稜者是也。亦有〔二〕挾石者，乃削取石膽牀，溜造時投消石中，及〔三〕凝則相着也。【時珍曰】石膽出蒲州山穴中，鴨觜色者爲上，俗呼膽礬；出羌里者，色少黑次之；信州者又次之。此物乃生于石，其經煎鍊者，即多僞也。但以火燒之成汁者，必僞也。塗于鐵及銅上燒之紅者，真也。又以銅器盛水，投少許入中，及不青碧，數日不異者，真也。玉洞要訣云：石膽，陽石也。出嵩岳及蒲州中條山。禀靈石異氣，形如瑟瑟，其性流通，精感入石，能化五金，變化無窮。沈括筆談載：鉛山有苦泉，流爲澗，挹水熬之，則成膽礬。所熬之釜，久亦化爲銅也。此乃煎熬作僞，非真石膽也，不可入藥。

【氣味】酸、辛，寒，有毒。【普曰】神農：酸，小寒。李當之：大寒。桐〔四〕君：辛，有毒。扁鵲：苦，無毒。【大明曰】酸、濇，無毒。【權曰】有

〔一〕風：原作「用」。今據證類卷三石膽改。
〔二〕有：原作「氣」。今據補正同上。
〔三〕及：原作「乃」。今據改同上。
〔四〕桐：右傍殘損。今據補正同上。

大寒之才曰水英為之使畏牡桂菌桂芫花辛夷白薇

主治明目目痛金瘡諸癇痙女子陰蝕痛石淋寒熱崩中下血諸邪毒氣令人有子鍊餌服之不老久服增壽神仙本經散癥積欬逆上氣及鼠瘻惡瘡別錄治虫牙鼻內息肉大明帶下赤白面黃女子臟急蘇恭入吐風痰藥最快蘇頌

發明時珍曰石膽氣寒味酸而辛入少陽膽經其性收斂上行能涌風熱痰涎發散風木相火又能殺蟲故治咽喉口齒瘡毒有奇功也周密齊東野語云密過南浦有老醫授治喉痹極速垂死方用真鴨觜膽礬末醋調灌之大吐膠痰數升即瘥臨汀一老兵妻苦此絕水粒三日矣如法用之即瘥屢用無不立驗神方也又周必大僧傳錄云治蠱脹多求師授方有用浦川信州膽礬明亮如翠琉璃似鴨觜者米醋焚以君臣之藥服之勝于鐵砂鐵娥蓋膽礬乃銅之精液味辛酸入肝膽制脾鬼故也安城魏清臣歷科黑丸子消腫甚妙不傳即用此者

附方舊五新一十五

老小風痰膽礬末一錢小兒一字溫醋湯調下立吐出涎便醒譚氏小兒方

女人頭運天地轉動名曰心眩非血風也膽子礬一兩細研用胡餅劑子一箇按平一指厚以篦子勒成骰子

大毒。【之才曰】水英爲之使。畏牡桂、菌桂、芫花、辛夷、白微。【主治】明目目痛，金瘡，諸癇痓，女子陰蝕痛，石淋寒熱，崩中下血，諸邪毒氣，令人有子。鍊餌服之，不老。久服，增壽神仙。本經。散癥積，欬逆上氣，及鼠瘻惡瘡。別録。治蟲牙，鼻内息肉。大明。帶下赤白，面黄，女子臟急。蘇恭。入吐風痰藥最快。蘇頌。

【發明】【時珍曰】石膽氣寒，味酸而辛，入少陽膽經。其性收斂上行，能涌風熱痰涎，發散風木相火，又能殺蟲，故治咽喉口齒瘡毒有奇功也。周密齊東野語云：密過南浦，有老醫授治喉痺極速垂死方：用真鴨觜膽礬末，醋調灌之，大吐膠痰數升，即瘥。臨汀一老兵妻苦此，絶水粒三日矣，如法用之即瘥。屢用無不立驗，神方也。又周必大陰德録云：治蠱脹及水腫秘方，有用蒲州、信州膽礬明亮如翠琉璃似鴨觜者，米醋煮，以君臣之藥服之，勝于鐵砂、鐵蛾。蓋膽礬乃銅之精液，味辛酸，入肝膽制脾鬼〔一〕故也。安城魏清臣腫科黑丸子，消腫甚妙，不傳，即用此者。

【附方】舊五，新一十五。老小風痰。膽礬末一錢，小兒一字，温醋湯調下，立吐出涎，便醒。譚氏小兒方。女人頭運。天地轉動，名曰心眩，非血風也。膽子礬一兩，細研，用胡餅劑子一箇，按平一指厚，以篦子勒成骰子，

〔一〕入肝膽制脾鬼：永類鈐方卷三引陰德録同。普濟方卷一百九十四水病门轉引時改作「補肝膽利脾胃」，義長。

大塊勿界斷于冠上焙乾每服一錢子為末燈心竹茹湯調下許學士本事方喉痹喉風二聖散用鴨觜膽礬二錢半白殭蠶炒五錢研每以少許吹之吐涎濟生方齒痛及落研細石膽以人乳和膏擦之日三四次止痛復生齒百日後復故乃止每日以新汲水漱淨王燾外秘要口舌生瘡衆療不差膽礬半兩入銀鍋內火煅赤出毒一夜細研每以少許傅之吐去酸涎水二三次瘥勝金方走馬牙疳北棗一枚去核入鴨觜膽礬紙包煅赤出火毒研末傅之追涎楊起簡便方小兒齒疳鴨觜膽礬一錢匙上煅紅麝香少許研勻傅齦上立效活幼口議小兒鼻疳蝕爛膽礬燒烟盡研末摻之一二日愈集簡方風眼赤爛膽礬三錢燒研泡湯日洗明目經驗方百虫入耳膽礬末和醋灌之即出千金方風犬咬毒膽礬末傅之立愈濟急方一切諸毒膽子礬末糯米糊丸如雞頭子大以朱砂為衣仍以朱砂養之冷水化一丸服立愈勝金方挑生蠱毒背口痛者膽礬二錢茶清泡服即吐出嶺南衛生方腋下胡臭膽礬半生半熟入膩粉少許為末每用半錢以自然薑汁調塗十分熱痛乃止數日一用以愈為度黎居士簡易方赤白癜風膽礬牡蠣粉各半兩生研醋調摩之聖濟錄甲疽腫痛石膽一兩燒烟盡研末傅之不過四五度瘥梅師方痔瘡熱腫鴨觜青膽礬煅研蜜水調傅可以消脫直指方腫毒

大塊勿界斷，于瓦上焙乾，每服一骰子，爲末，燈心竹茹湯調下。許學士本事方。**喉痺喉風**。二聖散：用鴨觜膽礬二錢半，白僵蠶炒五錢，研，每以少許吹之，吐涎。濟生方。**齒痛及落**。研細石膽，以人乳和膏擦之，日三四次，止痛，復生齒，百日後復故乃止。每日以新汲水漱净。王燾外臺〔一〕秘要。**口舌生瘡**，衆療不差。膽礬半兩，入銀鍋内火煅赤，出毒一夜，細研，每以少許傅之，吐去酸涎〔二〕水，二三次瘥。勝金方。**走馬牙疳**。北棗一枚去核，入鴨觜膽礬〔三〕，紙包煅赤，出火毒，研末傅之，追涎。楊起簡便方。**小兒齒疳**。鴨觜膽礬一錢，匙上煅紅，麝香少許，研勻，傅齦上，立效。活幼口議。**小兒鼻疳**蝕爛。膽礬燒烟盡，研末摻之，一二日愈。集簡方。**風眼赤爛**。膽礬三錢，燒研，泡湯日洗〔四〕。明目經驗方〔五〕。**百蟲入耳**。膽礬末和醋灌之，即出。千金方。**風犬咬毒**。膽礬末傅之，立愈。濟〔六〕急方。**一切諸毒**。膽子礬末，糯米糊丸如雞頭子大，以朱砂爲衣，仍以朱砂養之，冷水化一丸服，立愈。勝金方。**挑生蠱毒**，胸口痛者，膽礬二錢，茶清泡服，即吐出。嶺南衛生方。**腋下胡臭**。膽礬半生半熟，入膩粉少許，爲末，每用半錢，以自然薑汁調塗，十分熱痛乃止。數日一用，以愈爲度。黎居士簡易方。**赤白癜風**。膽礬、牡蠣粉各半兩，生研，醋調，摩之。聖濟録。**甲疽腫痛**。石膽一兩，燒烟盡，研末，傅之，不過四五度瘥。梅師方。**痔瘡熱腫**。鴨觜青膽礬煅研，蜜水調〔七〕傅，可以消脱。直指方。**腫毒**

〔一〕臺：原闕一字。今據卷一引據古今醫家書目補。
〔二〕涎：原作「延」。今從江西本改。后二「涎」字同，不另注。
〔三〕礬：原作「樊」。今據經驗奇效單方卷下小兒改。
〔四〕洗：原作「先」。今從江西本改。
〔五〕明目經驗方：此方溯源，出明明目神驗方明目洗眼藥類
〔六〕濟：原作「齊」。今從改同上。
〔七〕調：原作「詷」。今從改同上。

不破膚礬瘡各少許石點之　直指方楊梅毒瘡醋調膽礬末搽之痛甚者加乳香沒藥出惡水一二

上即乾〇又方膽礬白礬水銀各三錢半研不見星入香油津唾各少許和勻坐帳內取藥塗兩足心以兩手心對足心

摩擦良久再塗再擦盡即臥汗出或大便去垢口出穢涎為驗每一次強者用四錢弱者二錢連用三日外服疏風散并

澡洗劉氏經驗方

礜石 本經下品

【釋名】白礜石　太白石別錄　立制石本經　青介石　固羊石本經　石鹽別錄　澤乳吳普　鼠鄉普　時珍曰礜義不解許氏說文云礜毒石也西山經云皋塗之山有白石其名曰礜可以毒鼠郭璞注云鼠食則死蠶食而肥則鼠鄉之意以此

【集解】別錄曰礜石生漢中山谷及少室采無時當之曰或生少室或生魏興十二月采弘景曰今蜀漢亦有而好者出南康南野溪及彭城界中洛陽縣南塹又湖東新寧及零陵皆有白礜石能柔金以黃泥包炭火燒之一日一夕則解可用丹房及黃白術多用之柔白此石能拒火久燒但解散不可奪其堅今市人乃取潔白理石當之燒即為灰也壞川武當西遼坂名礜石谷即是真出處少室有粒細理不如漢中者頌曰今潞州階州亦有之時珍曰詳見特生礜石下

不破。膽礬、雀屎各少許，點之。直指方。楊梅毒瘡。醋調膽礬末搽之。痛甚者，加乳香、没藥。出惡水，一二上即乾。○又方：膽礬、白礬、水銀各三錢半，研不見星，入香油、津唾各少許，和勻。坐帳内，取藥塗兩足心，以兩手心對足心摩擦，良久再塗再擦，盡即卧。汗出，或大便去垢，口出穢涎爲驗。每一次，强者用四錢，弱者二錢，連用三日。外服疏風散，并澡洗。劉氏經驗方。

礜石本經下品

【釋名】白礜石、太白石別録、立制石本經、青介石、固羊石本經、石鹽〔一〕別録、澤乳吴普、鼠鄉吴普。【時珍曰】「礜」義不解。許氏説文云：礜，毒石也。西山經云：皋塗之山，有白石，其名曰礜，可以毒鼠。郭璞注云：鼠食則死，蠶食而肥，則鼠鄉之意以此。

【集解】【別録曰】礜石生漢中山谷及少室，采無時。【當之曰】或生少室，或生魏興，十二月采。【弘景曰】今蜀漢亦有，而好者出南康南野溪及彭城界中、洛陽城〔二〕南塹。又湘〔三〕東新寧及零陵皆有。白礜石，能柔金。以黄泥包，炭火燒之，一日一夕則解，可用。丹房及黄白術多用之。【恭曰】此石能拒火，久燒但解散，不可脱其堅。今市人乃取潔白理石當之，燒即爲灰也。今漢川武當西遼坂名「礜石谷」，即是真出處。少室有粒細理，不如漢中者。【頌曰】今潞〔四〕州、階州亦有之。【時珍曰】詳見特生礜石下。

〔一〕石鹽：證類卷五礜石原作「食鹽」。然綱目卷二藥名同異此名與礜石同名，可知乃時珍有意改之，故仍其舊。
〔二〕洛陽城：原作「汶陽縣」。今據證類卷五礜石改。
〔三〕湘：原作「湖」。今據改同上。
〔四〕潞：原字漫漶。今據補正同上。

【氣味】辛，大熱，有毒。別錄曰甘生溫熟熱普曰神農岐伯辛有毒桐君黃帝甘有毒權曰甘有小毒詔刃爲之使惡羊血不入湯之才曰得火良棘針爲之使惡馬目毒公鶩屎虎掌細辛畏水金

【主治】寒熱鼠瘻，蝕死肌，風痺，腹中堅癖邪氣。本經除熱明目，下氣，除膈中熱，止消渴，益肝氣，破積聚，痼冷腹痛，去鼻中息肉。久服令人筋攣。火鍊百日，服一刀圭。不鍊服，則殺人及百獸。別錄除胸膈間積氣，去冷濕風痺，瘙痒積年者。甄權

【發明】弘景曰常取生礜石納水令水不冰如此則生者性亦大熱矣張仲景云生用破人心肝恭曰此藥攻擊積冷之病爲良若以餘物代之療病無效正爲此也宗奭曰治久積及久病腹冷用功直須慎用其毒不可試也時珍曰礜石性氣與砒石相近蓋亦其類也古方礜石礬石常相渾書蓋二字相似故誤耳然礬石性寒無毒礜石性熱有毒不可不審陸農師云礜石之力十倍鍾乳按洪容齋隨筆云王子敬靜息帖言礜石深是可疑凡喜散者輒發癰蓋散者寒食散也古人多服之中有礜石性熱有毒故云深可疑也劉表在荊州與王粲登鄣山見一岡不生百草粲曰此必古冢其人在世服生礜石熱不出外故草木焦滅表掘之果有礜石滿塋又今洛水不冰下亦有礜石人謂之溫洛是也取此石

【氣味】辛，大熱，有毒。【别録曰】甘，生温、熟熱。【普曰】神農、岐伯：辛，有毒。桐君、黄帝：甘，有毒。【權曰】甘，有小毒。鈆丹爲之使。惡羊血，不入湯。【之才曰】得火良。棘針爲之使。惡馬目毒公、鶩屎、虎掌、細辛，畏水。【主治】寒熱鼠瘻，蝕死肌，風痺，腹中堅癖邪氣。本經。除熱明目，下氣，除膈中熱，止消渴，益肝氣，破積聚，痼冷腹痛，去鼻中息肉，久服令人筋攣。火鍊百日，服一刀圭。不鍊服，則殺人及百獸。别録。除胸膈間積氣，去冷濕風痺、瘙痒積年者。甄權。

【發明】【弘景曰】常取生礜石納水，令水不冰，如此〔一〕則生者性亦大熱矣。【張仲景云】生用，破人心肝。【恭曰】此藥攻擊積冷之病爲良。若以餘物代之，療病無效，正爲此也。【宗奭曰】治久積及久病腹冷有〔二〕功，直須慎用，其毒不可試也。【時珍曰】礜石性氣與砒石相近，蓋亦其類也。古方礜石、礬石常相渾混書，蓋二字相似〔三〕，故誤耳。然礬石性寒無毒，礜石性熱有毒，不可不審。陸農師云：礜石之力，十倍鍾乳。按洪容齋隨筆云：王子敬静息貼言「礜石深是可疑」。凡喜散者輒發癰，蓋散者，寒食散也，古人多服之，中有礜石，性熱有毒，故云深可疑也。劉表在荆州，與王粲登鄣山，見一岡不生百草。粲曰：此必古冢，其人在世服生礜石，熱不出外，故草木焦滅。表掘之，果有礜石滿塋。又今洛水不冰，下亦有礜，古人謂之温洛是也。取此石

〔一〕此：下原有一字闕。今據證類卷五礜石删。
〔二〕有：原作「用」。今據改同上。
〔三〕似：原作「以」。今從錢本改。

安甕中水亦不氷文爲伏卵取石置巢中以助溫氣其性如此豈可服予兄文安公嗜食餳者湯三益教服礜石九已而飮啖日進遂加意服之越十月而毒作血發自是數數不止竟至精液皆竭而死時珍竊謂文安之病必是礜石毒發蓋亦因其徒啖自恃厚味房勞縱恣無忌以致精竭而死夫因惑食而服石食既進則病去藥當止矣而猶服之不已特藥妄作是采藥之罪歟

附方新一　風冷脚氣白礜石煅一斤酒三斗漬三日稍稍飮之　肘后方

特生礜石別錄下品

釋名　蒼礜石　蒼石別錄　鼠毒　恭曰特生礜石一名蒼礜石梁州礜石亦有青者漢中人亦以毒鼠不入方用　宗奭曰礜石特生礜石止是一物但以特生不特生爲異耳所謂特生者不附著他石爲特爾今用者絶少　時珍曰礜石有蒼白二種而蒼者多特生故此云一名蒼礜石別錄蒼石係重出矣其功療皆相同今併爲一

集解　別錄曰特生礜石一名蒼礜石生西域采無時又曰蒼石生西域采無時　弘景曰舊說鸛巢中者佳鸛常入水冷故取以壅卵令熱今不可得恐出漢中者其外形紫赤色內白如霜中央有臼狀形如齒者佳又出荊州新城郡房陵縣縹白赤者爲好亦先以黃土包燒一日亦可納斧孔中燒之合玉壺諸丹凡仙經不言特生止是白礜石耳恭曰陶說中者鸛之

安甕中，水亦不冰。文鸛伏卵，取石置巢中，以助温氣，其性如此，豈可服？予兄文安公鎮金陵，秋暑減食。醫者湯三益教服礜石丸。已而飲啖日進，遂加意服之。越十月而毒作，衄血斗餘。自是數數不止，竟至精液皆竭而死。時珍竊謂洪文安之病，未必是礜石毒發。蓋亦因其健啖自恃，厚味房勞，縱恣無忌，以致精竭而死。夫因減〔一〕食而服石，食既進則病去，藥當止矣。而猶服之不已，恃藥妄作，是果藥之罪歟？

【附方】新一。風冷脚氣。白礜石煆二斤，酒三斗，漬三日，稍稍飲〔二〕之。肘後方。

特生礜石 别録下品

【釋名】蒼礜石、蒼石别録、鼠毒。【恭曰】特生礜石，一名蒼礜石。梁州礜石亦有青者，漢中人亦以毒鼠，不入方用。【宗奭曰】礜石、特生礜石止是一物，但以特生、不特生爲異耳〔三〕。所謂特生者，不附着他石爲特爾，今用者絶少。【時珍曰】礜石有蒼、白二種，而蒼者多特生，故此云一名蒼礜石，則别録蒼石係重出矣。其功療皆相同，今併爲一。

【集解】【别録曰】特生礜石一名蒼礜石，生西域，采無時。又曰：蒼石生西域，采無時。【弘景曰】舊説鸛〔四〕巢中者佳。鸛常入水冷，故取以壅卵〔五〕令熱。今不可得。惟出漢中者，其外形紫赤色，内白如霜，中央有臼，狀形如齒者佳。又出荆州新城郡房陵縣縹白色〔六〕者爲好。亦先以黄土包燒一日，亦可納斧孔中燒之，合玉壺諸丸。仙經不言特生，止是白礜石耳。【恭曰】陶説中如

〔一〕減：原作「感」。今據上文「秋暑減食」改。
〔二〕飲：原作「故」。今據肘後方卷三治風毒脚弱痹滿上氣方改。
〔三〕耳：原作「用」。今據證類卷五礜石改。
〔四〕鸛：原作「鵲」。今據證類卷五特生礜石改。下一「鸛」字同，不另注。
〔五〕卵：原作「卬」。今據改同上。
〔六〕色：原作赤。今據改同上。

閙白形者並是今出梁川北馬道戍澗中亦有之形塊小于白礜石而明緻粒大數倍乃如小豆許其白礜粒細如粟米耳今房陵漢川州荊州與白礜石同處有色青者是也〔宗奭〕曰博物志言鸛伏卵取礜石入巢助暖方家得此石乃眞鸛氏以注特生礜石則二石是一物明矣但屢檢鸛巢無此石況礜石焉得處處有之若鸛入水冷故取此石則鸕鷀之類皆食于水亦自然生化繁息此則乃俗士之言未嘗究其實而窮其理也〔時珍曰〕礜石有數種白礜石蒼礜石紫礜石紅皮礜石桃花礜石金星礜石銀星礜石特生礜石俱是一物但以形色立名其性皆熱毒並可毒鼠制汞惟蒼白二色入藥用諸礜生于山則草木不生霜雪不積生于水則水不冰東或有溫泉其氣之熱可知矣庚辛玉冊云礜陽石也生山谷水中濯出似礬有文理橫截在中者為佳伏火制砂汞其狀頗與方解石相似但投水不冰水者為眞其出金穴中者名握雪礜石

〔氣味〕甘溫有毒〔之才曰〕火鍊之良畏水〔主治〕明目利耳腹內絕寒破堅結及鼠瘻殺百蟲惡獸久服延年別錄蒼石主寒熱下氣瘻蝕殺禽獸別錄

〔發明〕〔時珍曰〕別錄言礜石久服令人筋攣特生礜石久服延年丹書亦云礜石化為水能伏水銀鍊入長生藥此皆

齒臼形者正是。今出梁州，北馬道戍澗中亦有之。形塊小于白礜石，而肌粒大數倍，乃如小豆許。其白礜粒細如粟米耳。今房陵、漢川、均州、荆州與白礜石同處，有色青者，是也。【宗奭曰】博物志言，鸛伏卵，取礜石入巢助暖，方家得此石乃真。陶氏以注特生礜石，則二石是一物明矣。但屢檢鸛巢無此石，况礜石焉得處處有之？若鸛入水冷故取此石，則鸕鷀之類皆食于水，亦自然生化繁息。此則乃俗士之言，未嘗究其實而窮其理也。【時珍曰】礜石有數種，白礜石、蒼礜石、紫礜石、紅皮礜石、桃花礜石、金星礜石、銀星礜石、特生礜石俱是一物，但以形色立名。其性皆熱毒，並可毒鼠制汞，惟蒼、白二色入藥用。諸礜生于山，則草木不生，霜雪不積；生于水則水不冰凍，或有温泉，其氣之熱可知矣。庚辛玉册云：礜，陽石也，生山谷水中，濯出似礬，有文理横截在中者爲佳。伏火，制砂汞。其狀頗與方解石相似，但投水不冰者爲真。其出金穴中者，名握雪礜石。

【氣味】甘，温有毒。【之才曰】火鍊之良，畏水。【主治】明目利耳，腹内絶寒，破堅結及鼠瘻，殺百蟲惡獸。久服延年。別録。蒼石：主寒熱下氣瘻蝕，殺禽獸。別録。

【發明】【時珍曰】別録言，礜石久服令人筋攣，特生礜石久服延年。丹書亦云，礜石化爲水，能伏水銀，鍊入長生藥。此皆

方士謬說也與服砒石求長生之義同其死而無悔者乎

握雪礜石（唐本草）

【集解】恭曰握雪礜石出徐州宋里山入土丈餘於爛土石間得之細散如麪黃白色土人號爲握雪礜石一名化石一名石腦云服之長生時珍曰謹按獨孤滔丹房鑑源云握雪礜石出山灘澤盛寒時有髓生于石上可采一分結永十兩又按南宮從岣嶁神書云石液即丹礬之髓液也此石出衡陽山灘澤中或在山或在木色白而粗燸至冬月有脂液出其上旦則見日而伏當于日未出時以銅刀刮置器內火煅通赤取出楮汁爲丸其液沾處便如鐵色以液一銖制水銀四兩器中火之立乾但此液亦不多得乃神理所惜求時須用白雞清酒祭之此石韓山嵓皆出而有脂液者惟此函難又蘇本古蘗越集亦言丹山礬十兩可乾汞一兩此乃人格物之精發天地之祕也據三書所引則握雪礜石乃石之液非土中石腦也蘇恭所說自是石腦其說與別錄及陶弘景所注石腦相合不當復注于此又按諸書或作礜石或作礬石未知孰是古書二字每每訛混以理推之似是礬石礜石有毒礬石無毒故也

【氣味】甘溫無毒【主治】痼冷積聚輕身延年多食令人熱唐本治大風瘡時珍

方士謬説也，與服砒石、汞長生之義同，其死而無悔者乎？

握雪礜石 唐本草

【集解】【恭曰】握雪礜石出徐州宋里山。入土丈餘，於爛土石間得之。細散〔一〕如麪，黄白色。土人號爲握雪礜石，一名化公〔二〕石，一名石腦，云服之長生。【時珍曰】謹按獨孤滔丹房鑑源云：握雪礜石出曲灘澤〔三〕。盛寒時有髓生于石上，可采。一分結汞十兩。又按：南宮從岣嶁神書云：石液，即丹礬之脂液也。此石出襄陽曲灘澤中，或在山，或在木〔四〕，色白而粗糯。至冬月有脂液出其上，旦則見，日而伏。當于日未出時，以銅刀刮置器内，火煅通赤，取出，楮汁爲丸，其液沾處便如鐵色。以液一銖，制水銀四兩，器中火之立乾。但此液亦不多得，乃神理所惜，采時須用白鷄、清酒祭之。此石華山、嵩山皆出，而有脂液者，惟此曲灘。又熊太古冀越集亦言：丹山礬十兩，可乾汞十兩。此乃人格物之精，發天地之秘也。據三書所引，則握雪礜石乃石之液，非土中石腦也。蘇恭所説，自是石腦。其説與別録及陶弘景所注石腦相合，不當復注于此。又按：諸書或作礜石，或作礬石，未知孰是。古書二字每每訛混。以理推之，似是礬石。礜石有毒，礬石無毒故也。

【氣味】甘，温，無毒。【主治】痼冷積聚，輕身延年。多食令人熱。唐本。治大風瘡。時珍。

〔一〕散：證類卷五握雪礜石作「軟」。
〔二〕公：原闕一字。今據證類卷五握雪礜石補。
〔三〕澤：丹房鑑源卷中諸石篇第六作「驛」。未詳孰是。
〔四〕木：錢本等作「水」。詳下文「脂液出其上」，似與在水不合。

砒石（宋開寶）

釋名 信石 人言（綱目） 生者名砒黃鍊者名砒霜 時珍曰砒性猛如貔故名惟出信州故人呼爲信石而又隱信字爲人言

集解 頌曰砒霜不著所出郡縣今近銅山處亦有之惟信州者佳其塊有甚大者色如鵝子黃明徹不雜此類本處自是難得之物一兩大塊眞者人競作之不啻下金古服食方中亦載用之必得此類乃可入藥其市肆所蓄片如細屑亦夾土石入藥服之爲害不淺承曰信州玉山有砒井官中封禁甚嚴生不夾石者色赤甚于雄黃以冷水磨解熱毒近火即殺人所謂不啻金價者此也今市貨者取山中夾砂石者燒烟飛作白霜乃碎屑而芒刺其傷火多者塊大而微黃所謂如鵝子色明徹者此也古方並不入藥惟燒煉丹石家用之近人多以治瘧但以瘧本傷暑而此物生者能解熱毒也今俗醫不究其理即以所燒霜服之必大吐下因此幸有安者遂爲所損極多不可不慎初燒霜時人在上風十餘丈外立下風所近草木皆死又以和飯毒鼠死鼠猫犬食之亦死毒過于射罔遠矣衡山所出一種力差劣于信州者宗奭曰今信鑿坑井下取之其坑常封鎖坑中有濁綠水先絞水盡然後下鑿取生砒謂之砒黃色如牛肉或有淡白路謂石非石謂土非土磨酒飲治積[illegible]有火便有毒不可造次服也取法將生砒就置火上以器覆之令烟上飛着器凝結纍然

砒石宋開寶

【釋名】信石、人言綱目。生者名砒黄，鍊者名砒霜。【時珍曰】砒，性猛如貔，故名。惟出信州，故人呼爲信石，而又隱「信」字爲「人言」。

【集解】【頌曰】砒霜不着所出郡縣，今近銅山處亦有之，惟信州者佳。其塊有甚大者，色如鵝子黄，明徹不雜。此類本處自是難得之物，一兩大塊真者，人競珍〔一〕之，不啻于金。古服食方中亦載用之，必得此類，乃可入藥。其市肆所畜片如細屑，亦夾土石，入藥服之，爲害不淺。【承曰】信州玉山有砒井，官中封禁甚嚴。生不夾石者，色赤甚于雄黄，以冷水磨，解熱毒，近火即殺人，所謂「不啻金價」者此也。今市貨者，取山中夾砂石者，燒烟飛作白霜，乃碎屑而芒刺，其傷火多者，塊大而微黄，所謂如鵝子色明徹者此也。古方並不入藥，惟燒煉丹石家用之。近人多以治瘧，但以瘧本傷暑，而此物生者能解熱毒也。今俗醫不究其理，即以所燒霜服之，必大吐下，因此幸有安者，遂爲所損極多，不可不慎。初燒霜時，人在上風十餘丈外立，下風所近草木皆死。又以和飯毒鼠，死鼠猫犬食之亦死，毒過于射罔遠矣。衡山所出一種，力差劣于信州者。【宗奭曰】今信礬坑井下取之。其坑常封鎖〔二〕，坑中有濁緑水，先絞水盡，然後下鑿取。生砒謂之砒黄，色如牛肉，或有淡白路，謂石非石，謂土非土。磨酒飲，治癖積氣〔三〕。見〔四〕火便有毒，不可造次服也。取法：將生砒就置火上，以器覆之，令烟上飛，着器凝結。纍然

〔一〕珍：原作「作」。今據證類卷五砒霜改。
〔二〕鎖：原作「銷」。今據改同上。
〔三〕癖積氣：原作「積裁」。今據衍義卷六砒霜改。
〔四〕見：原作「有」。今據改同上。

下垂如乳尖者入藥為勝平短者次之大塊乃是下等片如細屑者極下也時珍曰此乃錫之苗故新錫器盛酒日久能殺人者為有砒毒也生砒黃以赤色者為良熟砒霜以白色者為良

修治 斅曰凡使用以小瓷瓶盛後入紫背天葵石龍芮二味火煆從巳至申便用甘草水浸從申至子出拭乾入瓶再煆別研三万下用時珍曰草家皆言生砒輕見火則毒甚而雷氏治法用火煆今所用多是飛鍊者蓋皆欲求速效不惜其毒也曷若用生者為愈乎

氣味 苦酸暖有毒 時珍曰辛酸大熱有大毒大明曰畏綠豆冷水醋入藥醋煮殺毒用土宿真君曰砒石用草制鍊出金花成汁化銅乾汞青鹽鶴頂草消石蒜水蓼常山益母獨帚木律菖蒲三角酸鵝不食草波稜萵苣皆能伏砒

主治 砒黃治瘧疾腎氣帶之辟蚤虱 大明 冷水磨服解熱毒治痰壅 陳承 磨服治癖積氣 宗奭 除齁喘積痢爛肉蝕瘀腐瘰癧 時珍

○砒霜療諸瘧風痰在胸膈可作吐藥不可久服傷人 開寶 治婦人血氣衝心痛落胎 大明 蝕癰疽敗肉枯痔殺虫殺人及禽

下垂如乳尖者入藥爲勝，平短者次之，大塊乃是下等，片如細屑者極下也。【時珍曰】此乃錫之苗，故新錫器盛酒日久能殺人者，爲有砒毒也。生砒黄以赤色者爲良，熟砒霜以白色者爲良。

【修治】【斅曰】凡使用，以小瓷瓶盛，後入紫背天葵、石龍芮二味，火煅從巳至申，便用甘草〔一〕水浸，從申至子，出拭乾，入瓶再煅，别研三萬下用。【時珍曰】草〔二〕家皆言生砒輕見火則毒甚，而雷氏治法用火煅，今所用多是飛錬者，蓋皆欲求速效，不惜其毒也，曷若用生者爲愈乎？

【氣味】苦、酸，暖，有毒。【時珍曰】辛、酸，大熱，有大毒。【大明曰】畏緑豆、冷水、醋。入藥醋煮殺毒用。【土宿真君曰】砒石用草制，錬出金花成汁，化銅乾汞。青鹽、鶴頂草、消石、蒜、水蓼、常山、益母、獨帚、木律、菖蒲、三角酸、鵝不食草、波稜、萵苣，皆能伏砒。

【主治】砒黄：治瘧疾腎氣，帶之辟蚤虱。大明。冷水磨服，解熱毒，治痰壅。陳承。磨服，治癖積氣。宗奭。除齁喘積痢，爛肉，蝕瘀腐瘰癧。時珍。○砒霜：療諸瘧，風痰在胸膈，可作吐藥。不可久服，傷人。開寶。治婦人血氣衝心痛，落胎。大明。蝕癰疽敗肉，枯痔，殺蟲，殺人及禽

〔一〕草：原作「從」。今據證類卷五砒霜改。

〔二〕草：據上文砒見火則毒之説，疑「草」字前脱「本」字。

獸時珍

發明

宗奭曰砒霜瘧家用或過剤則吐瀉兼作須煎綠豆汁
兼冷水飲之徐純門瘧丹多用砒霜大毒之藥本草濁
主誌麂風疾任肓膈可作吐藥益以往之至烈大能燥疾乏
雉有稟痰之功大湯留氣四胃虛者以耳戒之時珍曰此乃
大熱大毒之藥而砒霜之毒尤烈鼠雀食少許即死猶大食
鼠雀亦殆人脈至一錢許亦死雖鉤吻射罔之力不過如此
而宋人著本草不其言其甚何哉此亦古者礜石之一種也
若得酒及燒酒則腐爛腸胃頃刻殺人雖綠豆冷水亦難解矣
今之收瓶酒者往往以砒煙熏瓶則酒不壞其亦嗜利不仁
者哉飲酒潛受其毒者徒歸咎於酒耳此物不入湯飲惟入
丹丸凡痰瘧及齁喘用此真有劫病立地之効但須冷水吞
之不可飲食杯勺之物靜卧一日或一夜亦不作吐少物引
發即作吐也其燥烈純熱之苫與燒酒焰消同氣寒疾濕痰
彼其物而佛斷蛸開故也介烟火家用少許則爆声更大急
烈之性可知矣此藥亦止宜于山野藜藿之人若喘酒膏淋
者非甚所乃效亦再行不慎口忿收兩凡頭齊及諸痞畀血
者不可用此其毒入經必殺人芐樓背方云一婦病心痛數
平不愈一醫用人言半分茶末一分白湯調下吐痰血一兜而
愈得日華子治婦
人血氣心痛之旨乎

附方舊五新十

中風痰壅四肢不收昏憒若醉砒霜如綠豆大研新汲水調下少許以熱水投之大吐即

獸。時珍。

【發明】【宗奭曰】砒霜瘧家用，或過劑，則吐瀉兼作，須煎緑豆汁兼冷水飲之。【劉〔一〕純曰】瘧丹多用砒霜大毒之藥。本草謂主諸瘧風痰〔二〕在胸膈，可作吐藥。蓋以性之至烈，大能燥痰也。雖有燥痰之功，大傷胃〔三〕氣，脾胃虚者，切宜戒之。【時珍曰】砒乃大熱大毒之藥，而砒霜之毒尤烈。鼠雀食少許即死，猫犬食鼠雀亦殆，人服至一錢許亦死。雖鉤吻、射罔〔四〕之力，不過如此，而宋人著本草不甚言其毒，何哉？此亦古者礜石之一種也。若得酒及燒酒，則腐爛腸胃，頃刻殺人，雖緑豆冷水亦難解矣。今之收瓶酒者，往往以砒烟熏瓶，則酒不壞，其亦嗜利不仁者哉！飲酒潛受其毒者，徒歸咎於酒耳。此物不入湯飲，惟入丹丸。凡痰瘧及齁喘用此，真有劫病立地之效。但須冷水吞之，不可飲食杯勺之物，静卧一日或一夜，亦不作吐。少物引發，即作吐也。其燥烈純熱之性，與燒酒、焰消同氣，寒疾濕痰被其劫而怫鬱頓開故也。今烟火家用少許，則爆聲更大，急烈之性可知矣。此藥亦止宜于山野藜藿之人。若嗜酒膏粱者，非其所宜，疾亦再作，不慎口慾故爾。凡頭瘡及諸瘡見血者，不可用此。其毒入經必殺人。李樓奇方云：一婦病心痛數年不愈。一醫用人言半分，茶末一分，白湯調下，吐瘀血一塊而愈。得日華子治婦人血氣心痛之旨乎？

【附方】舊五，新十。**中風痰壅**，四肢不收，昏憒若醉。砒霜如緑豆大，研，新汲水調下少許，以熱水投之，大吐即

〔一〕劉：原作「徐」。此下文字出劉純玉機微義卷七瘧門「痎瘧」按語，今據改。

〔二〕痰：原作「疾」。今據玉機微義卷七瘧門改。本段引文下一「痰」字同，徑改不注。

〔三〕胃：原作「胸」。今據改同上。

〔四〕罔：原作「岡」。今從錢本改。

愈未比丹
服聖惠方
寒熱瘧疾
原貞宗秘寶用信砒二兩研粉寒水
石二兩別遺用生鐵銚一茴錆石禾
後錆號存上又汊石木蓋之厚盞定豬鍋香條蜜封十餘
東炭火一作服丈時飲條黑時聚候冷剝綫上砒末乳細
粟米飯丸綠豆大辰砂爲衣每用四丸小兒一二丸發日
早以服茶情下一日不傳食熱物人患女人一礬入口中
女人患男人著藥入ㄩ中○本事用人言一着綠豆末一
兩爲木無根井水止粉丸大黃丹衣陰就發錢五更冷冬
下五七丸○衛小實鑑一可金用言醋煮硫日綠豆等分
爲末研一豆許用紅絹包之柔絲定每薄下黃粒新皴水
笠己合下治瘧聖藥也○醫礬元九轉靈砂一用砒霜黃
丹紫州東各一錢爲木掛黑豆一粒水浸丹研泥和丸
役了綠百柔末三様大每服一二丸簽日五後向東無根
本下紫河草綠豆黑豆昔解砂毒丶本草椎更不二散用
砒一錢麵二兩和勻昔油一斤煎色以草帝度
丞油入茶三兩爲末每服一錢發早夆茶下壓
一切積痢
遠霜黃丹等分黨和收旋丸綠
呈人每半欲下三丸營齊方
休息下痢
經一二年不痊
贏漫長滑雄搖
成泥者爲末黃丹各半酉化蠶入以柳滌覺焦叫與全ㄴ
條收起杖之母旋丸梧子大冷水下小泥香半大和劑
局
方
腳疼腰痛
那上方用
冷水下
婦人血氣
痛方兒
明下
走馬牙疳
甍齊
蠶石
謝綠等分爲末澀爲上貼之其功神○又方砒霜半用諸
鍘卸㯭盐內盛時乾剜下用栗不遊褒皎擠糙味㪍敢掛

愈。未吐再服。聖惠方。**寒熱痁疾**。孫貞宗〔一〕秘寶方用信砒二兩研粉，寒水石三兩別搗末。用生鐵銚一箇，鋪石末，後鋪砒在上，又以石末蓋之。厚盞覆定，醋糊紙條密封十餘重，炭火一斤煅之。待紙條黑時取出，候冷，刮琖上砒末乳細，粟米飯丸緑豆大，辰砂爲衣。每用三四丸，小兒一二丸，發日早以臘茶清下，一日不得食熱物。男人患，女人着藥入口中；女人患，男人着藥入口中。○本事方用人言一錢，緑豆末一兩，爲末，無根井水丸緑豆大，黄丹爲衣，陰乾。發日五更冷水下五七丸。○衛生寶鑑一剪金：用人言醋煮、硫黄、緑豆等分，爲末。每一豆許，用紅絹包之，采絲扎定。每剪下一粒，新汲水空心吞下，治瘧聖藥也。○醫壘〔二〕元戎九轉靈砂丹：用砒霜、黄丹、紫河車各一錢，爲末，雄黑豆一百粒，水浸一夜，研泥，和丸梧子、緑豆、黍米三樣大。每服一二十丸，發日五更向東，無根水下。紫河車、緑豆、黑豆，皆解砒毒也。○本草權度不二散：用砒一錢，麪二兩，和匀，香油一斤煎黄色，以草紙壓去油，入茶三兩，爲末。每服一錢，發日早冷茶下。**一切積痢**。砒霜、黄丹等分，蠟和收，旋丸緑豆大。每米飲下三丸。普濟方。**休息下痢**，經一二年不瘥，羸瘦衰弱。砒霜成塊者爲末、黄蠟〔三〕各半兩，化蠟入砒，以柳條攪〔四〕焦則換，至七條，取起收之。每旋丸梧子大，冷水送下。小兒，黍米大。和劑局方。**脾〔五〕疼腰痛**。即上方，用冷水下。**婦人血氣**心痛。方見「發明」下。**走馬牙疳**。惡瘡，砒石、銅緑等分，爲末，攤紙上貼之，其效如神。○又方：砒霜半兩，醋調如糊，盌內盛，待乾刮下。用粟米大，綿裹安齒縫，來日取出，

〔一〕孫貞宗：下方出證類卷五砒霜所引「孫尚藥」，即孫用和。「貞宗」乃誤名。
〔二〕壘：原作「纍」。今據卷一引據古今醫家書目改。
〔三〕蠟：原作「丹」。今據局方卷六治瀉痢「縛虎圓」改。
〔四〕攪：原作「覺」。今據改同上。
〔五〕脾：原作「胛」。今據改同上。

有蟲自死，久患者不過三月即愈。普濟方

項上瘰癧　州砒黄研末，濃墨汁丸梧子大，銚內炒乾，竹筒盛之。每用針破，將藥半丸貼之，自落。蝕盡爲度。壺花方

痰喘齁䶎　方見穀部豉下

一切漏瘡　有孔，用信石新瓦火煅，研末，以津調少許於帋撚上，插入蝕去惡管。漏多勿齊上，最妙。救急易方

土黃　綱目

修治　時珍曰：用砒石一兩，木鼈子仁、巴豆仁各半兩，硇砂二錢，爲末，用木鼈子油、石腦油和成一塊，油紙裹，埋土坑內四十九日取出，劈作小塊，瓷器收用。

氣味　辛，酸，熱，有毒。獨孤滔曰：土黃制雄黃。

主治　枯瘤贅痔，乳食瘻癧并諸瘡，惡肉。時珍

金星石　宋嘉祐　附銀星石

集解　頌曰：金星石、銀星石並出濠州、并州，采無時。二石主療大體相以。宗奭曰：二石治大風疾，別有法，須燒用之。金星石生於蒼石內，外有金色麩片；銀星石有銀色麩片。又一種深青色堅潤，中有金色如麩片者，不入藥用，工人碾爲器，或婦人首飾用。時珍曰：金星有數種，蘇頌所說二石，武當山亦有之。或云金星出膠東，銀星出鴈門，蓋亦礞石之類也。茲

有蟲自死。久患者不過三日即愈。普濟方。項上瘰癧。信[一]州砒黄研末，濃墨汁丸梧子大，銚内炒乾，竹筒盛之。每用針破，將藥半丸貼之，自落，蝕盡爲度。靈苑方。痰喘齁鮐。方見穀部豉下。一切漏瘡有孔。用信石，新瓦火煆，研末，以津調少許於紙撚上，插入，蝕去惡管。漏多勿齊上。最妙。救急易方。

土黄 綱目

【修治】【時珍曰】用砒石二兩，木鼈子仁、巴豆仁各半兩，硇砂二錢，爲末，用木鼈子油、石腦油和成一塊，油裹，埋土坑内，四十九日取出，劈作小塊，瓷器收用。

【氣味】辛、酸，熱，有毒。【獨孤滔曰】土黄制雄黄。

【主治】枯瘤贅痔，乳食瘻癧并諸瘡惡肉。時珍。

金星石 宋嘉祐　銀星石[二]

【集解】【頌曰】金星石、銀星石並出濠州、并州，采無時。二石主療大體相似。【宗奭曰】二石治大風疾，别有法，須燒用之。金星石生於蒼石内，外有金色麩片，銀星石有銀色麩片。又一種深青色堅潤，中有金色如麩片者，不入藥用。工人碾爲器，或婦人首飾用。

【時珍曰】金星有數種。蘇頌所説二石，武當山亦有之。或云金星出膠東，銀星出雁門，蓋亦礞石之類也。寇

[一] 信：原闕一字。今據證類卷五砒霜補。

[二] 銀星石：此前原有「附」字，本卷目録無此附録藥，正文乃與「金星石」同條糅合，故删「附」字。

宗奭所説二石治大風者，今考三惠方大風門皆作金星礬石，蘇恭則以是礬石之類。方謐源礬石治中亦載二礬石名，似與蘇説者不同。且金星礬無毒，主熱涎血病；礬石則有毒，主風瘡疾。觀此則金星、銀星入藥各有二種矣。又歙州硯石亦有金星、銀星者，壙州亦出金星石，皆可作硯。翡翠石能磨金，亦名金星石，北皆名同物異也。劉河間宣明方黠服藥方中用金精石、綠精石，不知即是金星、銀星否也。

氣味甘，寒，無毒。

主治脾肺壅毒及肺損吐血嗽血，下熱涎，解衆毒嘉祐。水磨少許服，鎮心神不寧，亦治骨哽時珍。

附方新二。

吐血嗽血肺損者。金星石、銀星石、玄精石、不灰木、羊起石、雲母石等分，用坩鍋一箇，鋪冬月水牛糞一二寸，鋪藥一層，鋪灰二寸，又藥一層，重重如此，以灰蓋之，鹽泥固濟，用炭一秤，火煅一日夜，埋土中一夜，取出藥，去灰爲末。每一兩入龍腦、麝香各半錢，阿膠二錢半炒。每服一錢，糯米湯下，日三服。聖惠方。

大風蟲瘡有五色蟲，取下。諸石丸：用金星礬石、銀星礬石、雲母石、禹餘粮石、滑石、陽起石、慈石、寒水石、密陀僧、自然銅、龍涎石等分，擣碎，瓶盛，鹽泥固濟之，炭火十斤煅過，爲末，醋糊丸小豆大。每服十五丸，白花蛇酒下，一日三服，以愈爲度。太平聖惠方。

宗奭所説二石治大風者，今考聖惠方大風門，皆作金星礜石、銀星礜石，則似是礜石之類。丹房〔一〕鑑源礜石篇中，亦載二石名，似與蘇説者不同。且金星、銀星無毒，主熱涎血病。礜石則有毒，主風癩疾。觀此，則金星、銀星入藥，各有二種矣。又歙州硯石，亦有金星、銀星者。璚州亦出金星石，皆可作硯。翡翠石能屑金，亦名金星石。此皆名同物異也。劉河間宣明方點眼藥方中用金精石、銀精石，不知即此金星、銀星否也。

【氣味】甘，寒，無毒。【主治】脾肺壅毒及肺損吐血嗽血，下熱涎，解衆毒。嘉祐。水磨少許服，鎮心神不寧，亦治骨哽。時珍。

【附方】新二。吐血嗽血肺損者。金星石、銀星石、玄精石、不灰木、羊起石、雲母石等分。用甘鍋一箇，鋪冬月水牛糞一二寸，鋪藥一層，鋪灰二寸，又藥一層，重重如此，以灰蓋之，鹽泥固濟。用炭一秤，火煅一日夜，埋土中一夜，取出藥塊，去灰爲末。每一兩入龍腦、麝香各半錢，阿膠二錢半炒。每服一錢，糯米湯下，日三服。聖惠方。大風蟲瘡。有五色蟲取下。諸石丸：用金星礜石、銀星礜石、雲母石、禹餘粮石、滑石、陽起石、慈石、凝水石、密陀僧、自然銅、龍涎石等分，擣碎瓶盛，鹽泥固濟之。炭火十斤，煅過爲末，醋糊丸小豆大。每服十五丸，白花蛇酒下，一日三服，以愈爲度。太平聖惠方。

〔一〕房：原作「方」。今據卷一引據古今醫家書目改。

【附録】金石拾遺藏器曰味甘溫無毒主久羸瘦不能食無顏色油膩御令令人健壯益陽有暴熱脫髮服之十八臺山清泉寺石中金屑下赤褐色也

婆娑石開寶

【釋名】摩挲石時珍曰姚西溪叢話云舶船過產石山下變其石以手捫之故曰摩挲不然存

【集解】志曰婆娑石生南海胡人采得之其石綠色無斑點有金星磨成乳汁者為上又有豆斑石雖亦解毒而功力不及復有深綠有文理磨鐵成銅色人多以此為之非真也驗法以水磨點雞冠熱血當化成水是也宗奭曰石如淡色石綠間微有金星者佳又有豆斑石亦如此石但有黑斑點無金星者[illegible]山胡人尤珍貴之以金裝飾作指彄帶之每欲食及食罷輒含吮數次以防毒今人有得指面許塊則價直百金也時珍曰庚辛玉冊云摩挲石陽石也出三佛齊無南介山五色奔時其石有光焰其水下滾如前船過其下人以刀斧擊取烘之作硫黃氣以形如黃龍齒而堅重者為佳盧山金伏三黃制鉛汞

【氣味】甘淡寒無毒

【主治】解一切藥毒瘴疫熱悶頭痛開寶

【附録】金石拾遺。【藏器曰】味甘，温，無毒。主久羸瘦，不能食，無顔色，補腰脚冷，令人健壯，益陽，有暴熱脱髮，飛鍊服之。生五臺山清凉寺，石中金屑，作赤褐色也。

婆娑石宋開寶

【釋名】摩挲石。【時珍曰】姚西溪叢話云：舶船過産石山下，愛其石，以手捫之，故曰摩挲。不知然否？

【集解】【志曰】婆娑石生南海，胡人采得之。其石緑色，無班點，有金星，磨成乳汁者爲上。又有豆班石，雖亦解毒，而功力不及。復有鄂緑，有文理，磨鐵成銅色，人多以此爲之，非真也。驗法，以水磨點雞冠熱血，當化成水是也。【宗奭曰】石如淡色石緑，間微有金星者佳。又有豆班石，亦如此石，但有黑班點，無金星。【頌曰】胡人尤珍貴之，以金裝飾作指彄帶之。每欲食及食罷，輒含吮數次以防毒。今人有得指面許塊，則價直百金也。【時珍曰】庚辛玉册云：摩挲石，陽石也。出三佛齊。海南有山，五色聳峙，其石有光焰。其水下滚如箭，船過其下，人以刀斧擊取。燒之作硫黄氣。以形如黄龍齒而堅重者爲佳。匱五金，伏三黄，制鉛汞。

【氣味】甘、淡，寒，無毒。

【主治】解一切藥毒，瘴疫熱悶頭痛。開寶。

礞石宋嘉祐

【釋名】青礞石時珍曰其色濛濛然故名

【集解】時珍曰礞石江北諸山往往有之以盱山出者爲佳有青白二種以青者爲佳堅細而青黑打開中有白星點煅後則星黃如麩金其無星點者不入藥用通城縣一山產之工人以爲器物

【修治】時珍曰用大坩鍋一箇以礞石四兩打碎入消石四兩拌勻炭火十五斤簇定煅至消盡其石色如金爲度取出研末水飛去消毒晒乾用

【氣味】甘鹹平無毒

【主治】食積不消留滯臟腑宿食癥塊久不瘥小兒食積羸瘦婦人積年食癥攻刺心腹得巴豆硇砂大黃荊三稜作丸服良嘉祐治積痰驚癇欬嗽喘急時珍

【發明】時珍曰青礞石氣平味鹹其性下行陰也沉也乃厥陰之藥肝經風木太過來制脾土氣不運化積滯生痰壅塞上中二焦變生風熱諸病故宜此藥重墜制以消石其性疎快使木平氣下而痰積通利諸證自除湯衡嬰孩寶鑑言

礞石宋嘉祐

【釋名】青礞石。【時珍曰】其色濛濛然，故名。

【集解】【時珍曰】礞石，江北諸山往往有之，以盱山出者爲佳。有青、白二〔一〕種，以青者爲佳。堅細而青黑，打開中有白星點，煅後則星黄如麩金。其無星點者，不入藥用。通城縣一山産之，工人以爲器物。

【修治】【時珍曰】用大坩鍋一箇，以礞石四兩打碎，入消石四兩拌匀。炭火十五斤簇定，煅至消盡，其石色如金爲度。取出研末，水飛去消毒，晒乾用。

【氣味】甘、鹹，平，無毒。

【主治】食積不消，留滯臟腑，宿食癥塊久不瘥。小兒食積羸瘦，婦人積年食癥，攻刺心腹。得巴豆、硇砂、大黄、荆三稜作丸服良。嘉祐。治積痰驚癇，欬嗽喘急。時珍。

【發明】【時珍曰】青礞石氣平味鹹，其性下行，陰也，沉也，乃厥陰之藥。肝經風木太過，來制脾土，氣不運化，積滯生痰，壅塞上中二焦，變生風熱諸病，故宜此藥重墜。制以消石，其性疏快，使木平氣下，而痰積通利，諸證自除。汤衡嬰孩寶書言，

〔一〕二：原作「三」。今從錢本改。

礞石乃治驚利痰之聖藥。此痰在水上，以石末糝之，痰即隨水而下，則其沉墜之性可知。然止可用之救急，氣弱脾虛者不宜久服。楊士瀛謂其功能利痰，而性非胃家所好，如慢驚之類，皆宜佐以木香。而王隱君則謂痰爲百病，不論虛實寒熱，槩用滾痰丸通治百病，豈理也哉。朱丹溪言一老人忽病目盲，乃大虛證，一醫與礞石藥服之，至夜而死。吁！此乃盲醫虛虛之過，礞石豈殺人者乎？況目盲之病與礞石並不相干。

附方 新四。

滾痰丸 通治痰爲百病，惟水瀉胎前產後者不可服。礞石、焰硝各二兩，煅過研飛，曬乾一兩，大黃酒蒸八兩，黃芩酒洗八兩，沉香五錢，爲末，水丸梧子大。常服一二十丸，欲利大便則服一二百丸，溫水下。王隱君養生主論。

一切積病 金寶神丹：治一切虛冷久積，滑泄久痢，癖塊，血刺心腹，下痢，及婦人崩中漏下。青礞石半斤爲末，消石末二兩，堝內鋪頭蓋底，按實，炭火二十斤煅過取出，入赤石脂末二兩，滴水丸芡子大，候乾，入坩堝內小火煅紅，收之。每服一丸至二三丸，空心溫水下，以少食壓之。久病瀉痢加至五七丸。楊氏家藏方。

急慢驚風 奪命散：治急慢驚風，痰涎壅塞咽喉，命在須臾，服此墜下風痰，乃治驚利痰之聖藥也。真礞石一兩，焰硝一兩，同煅過爲末。每服半錢或一錢。急驚痰熱者，薄荷自然汁入生蜜調下；慢驚脾虛者，木香湯入熟蜜調下。亦或雪糕丸綠豆大，每服二三丸。湯氏嬰孩寶書。

小兒急驚 青礞石磨水服。衛生方。

礞石乃治驚利痰之聖藥。吐痰在水上，以石末糝之，痰即隨水而下，則其沉墜之性可知。然止可用之救急，氣弱脾虚者，不宜久服。楊士瀛謂其功能利痰，而性非胃家所好。如慢驚之類，皆宜佐以木香。而王隱君則謂痰爲百病，不論虚實寒熱，概用滾痰丸通治百病，豈理也哉。朱丹溪言：一老人忽病目盲，乃大虚證，一醫與礞石藥服之，至夜而死。吁！此乃盲醫虚虚之過，礞石豈殺人者乎？况目盲之病，與礞石並不相干。

【附方】新四。滾痰丸。通治痰爲百病，惟水瀉、雙娠者不可服。礞石、焰硝各二兩，煅過研飛，晒乾，一兩，大黄酒蒸八兩，黄芩酒洗八兩，沉香五錢。爲末，水丸梧子大，常服一二十丸，欲利大便則服一二百丸，温水下。王隱君養生主論。一切積病。金寶神丹：治一切虚冷久積，滑泄久痢，癖塊，血刺心腹，下痢，及婦人崩中漏下。青礞石半斤爲末，消石末二兩，坩鍋内鋪頭蓋底，按實。炭火二十斤，煅過取出，入赤石脂末二兩，滴水丸芡子大。候乾，入坩鍋内，小火煅紅，收之。每服一丸至二三丸，空心温水下，少食〔一〕壓之。久病瀉痢，加至五七丸。楊氏家藏方。急慢驚風。奪命散：治急慢〔二〕驚風，痰涎壅塞咽喉，命在須臾，服此墜下風痰，乃治驚利痰之聖藥也。真礞石一兩，焰硝一兩，同煅過爲末，每服半錢或一錢。急驚痰熱者，薄荷自然汁入生蜜調下。慢驚脾虚者，木香湯入熟蜜調下。亦或雪糕丸緑豆大，每服二三丸。湯氏嬰孩寶書。小兒急驚。青礞石磨水服。衛生方。

〔一〕食：原作「許」。今據楊氏家藏方卷五积聚方改。
〔二〕慢：原作「漫」。今據此上主治「急慢驚風」改。

花乳石 宋嘉祐

【釋名】花蘂石 宗奭曰黃石中間有淡白點以此得花之名圖經作花蘂石是取其色黃也

【集解】禹錫曰花乳石出陝華諸郡色正黃形之大小方圓無定 頌曰出陝州閿鄉體至堅重色如硫黃形塊有極大者陝西人鐫為器用采無時 時珍曰玉冊云花乳石陰石也生代州山谷中有五色可代丹砂匱藥蜀中汶山彭縣亦有之

【脩治】時珍曰凡入丸散以罐固濟頂火煅過出火毒研細水飛晒乾用

【氣味】酸濇平無毒

【主治】金瘡出血刮末傅之即合仍不作膿又療婦人血運惡血嘉祐 治一切失血傷損內漏目翳 時珍

【發明】頌曰花蘂石古方未有者近世以合硫黃同銀研末傅金瘡其效如神人有瘡卒中金刃不及煅治者但刮末傅之亦效 時珍曰花蘂石舊無氣味今嘗試之其氣平其味濇而酸蓋厥陰經血分藥也其功專于止血能使血化為水酸以收之也而又能下死胎落胞衣去惡血惡血化則胎與胞無阻滯之患矣東垣所謂胞衣不出濇劑可以下之故赤石脂亦能下胞胎與此同義葛可久治吐血出升斗有花蘂石散和劑局方治諸血及損傷金瘡胎產有花蘂石散皆

花乳石宋嘉祐

【釋名】花蕊石。【宗奭曰】黃石中間有淡白點，以此得花之名。圖經作花蕊石，是取其色黃也。

【集解】【禹錫曰】花乳石出陝、華諸郡。色正黃，形之大小方圓無定。【頌曰】出陝州閿鄉，體至堅重，色如硫黃，形塊有極大者，陝西人鐫爲器用，采無時。【時珍曰】玉册云：花乳石，陰石也。生代州山谷中，有五色，可代丹砂匱藥。蜀中汶山、彭縣亦有之。

【脩治】【時珍曰】凡入丸散，以罐固濟，頂火煅過，出火毒，研細水飛晒乾用。

【氣味】酸、濇，平，無毒。

【主治】金瘡出血，刮末傅之即合，仍不作膿。又療婦人血運惡血。嘉祐。治一切失血，傷損內漏，目瞖。時珍。

【發明】【頌曰】花蕊石古方未有用〔一〕者。近世以合硫黃〔二〕同煅〔三〕研末，傅金瘡，其效如神。人有倉〔四〕卒中金刃，不及煅治者，但刮末傅之亦效。【時珍曰】花蕊石舊無氣味。今嘗試之，其氣平，其味濇而酸，蓋厥陰經血分藥也。其功專于止血，能使血化爲水，酸以收之也。而又能下死胎，落胞衣，去惡血，惡血化則胎與胞無阻滯之患矣。東垣所謂胞衣不出，濇劑可以下之，故赤石脂亦能下胞胎，與此同義。葛可久治吐血出升斗有花蕊石散，和劑局方治諸血及損傷金瘡胎産有花蕊石散，皆

〔一〕用：原脱。今據證類卷五花乳石補。
〔二〕黃：此下原有一字闕。今據删同上。
〔三〕煅：原作「銀」。今據改同上。
〔四〕倉：原作「瘡」。今據改同上。

云能化血爲水則此石之功蓋非尋常草木之比也

附方 舊一新五

花蘂石散 治五内崩損噴血出斗升用此治之花蘂石煅存性研如粉以童子小便一鍾男入酒一半女入醋一半煎温食後調服三錢甚者五錢能使瘀血化爲黄水後以獨參湯補之葛可久十藥神書

花蘂石散 治一切金刃箭鏃傷及打撲傷損狗咬至死者急以藥摻傷處其血化爲黄水再摻便活更不疼痛如内損血入臟腑煎童子小便入酒少許熱調一錢服立效畜牲抵傷腸出不損者急納入桑白皮線縫之摻藥血止立活婦人産後敗血不盡血運惡血奔心胎死腹中胎衣不下至死但心頭温暖者急以童子小便調服一錢取下惡物如豬肝終身不患血風血氣若膈上有血化爲黄水即時吐出或隨小便出甚効硫黄四兩花蘂石一兩並爲粗末拌匀以膠泥固濟日乾瓦罐一箇盛之泥封口焙乾安在四方磚上磚上書八卦五行字用炭一秤簇匝從巳午時自下生火煅至炭消冷定取出爲細末瓶收用和劑局方

金瘡出血 方見主治

多年障翳 花蘂石水飛焙防風川芎藭甘菊花白附子牛蒡子各一兩甘草炙半兩爲末每服半錢臘茶下衛生家寶方

脚縫出水 好黄丹入花乳石末摻之談野翁試效方

白羊石 宋圖經

云能化血爲水。則此石之功，蓋非尋常草木之比也。

【附方】新五。**花蕊石散**。治五内崩損，噴血出斗升，用此治之。花蕊石煅存性，研如粉。以童子小便一鐘，男入酒一半，女入醋一半，煎温，食後調服三錢，甚者五錢。能使瘀血化爲黄水，後以獨參湯補之。葛可久十藥神書。**花蕊石散**。治一切金刃箭鏃傷及打撲傷損，狗咬至死者，急以藥摻傷處，其血化爲黄水，再摻便活，更不疼痛。如内損血入臟腑，煎童子小便，入酒少許，熱調一錢服，立效。畜牲抵傷，腸出不損〔一〕者，急納入，桑白皮線縫之，摻藥，血止立活。婦人産後敗血不盡，血運，惡血奔心，胎死腹中，胎衣不下，至死，但心頭温暖者，急以童子小便調服一錢，取下惡物如豬肝，終身不患血風血氣。若膈上有血，化爲黄水，即時吐出，或隨小便出，甚效。硫黄四兩，花蕊石一兩，並爲粗末拌匀，以膠泥固濟，日乾，瓦罐一箇盛之，泥封口，焙乾，安在四〔二〕方磚上，磚上書八卦五行字。用炭一秤簇匝，從巳午時自下生火，煅至炭消，冷定取出，爲細末，瓶收用。和劑局方。**金瘡出血**。方見「主治」。**多年障翳**。花蕊石水飛焙、防風、川芎藭、甘菊花、白附子、牛蒡子各一兩，甘草炙半兩，爲末，每服半錢，臘茶下。衛生家寳方。**脚縫出水**。好黄丹，入花乳石末，摻之。談野翁試效方。

白羊石 宋圖經

〔一〕不損：原字缺損不清。今據局方卷八治瘡腫傷方補正。
〔二〕四：原作「西」。今據改同上。

【集解】頌曰生兖州白羊山春中掘地采之以白瑩者爲良又有黑羊石生兖州宫山之西亦春中掘地采之以黑色有牆壁光瑩者爲上

【氣味】淡生凉熟熱無毒

【主治】解藥毒黑羊石同（蘇頌）

金牙石（別録下品）

【釋名】黄牙石（時珍曰象形）

【集解】別録曰金牙生蜀郡如金色者良弘景曰今出蜀漢似粗金大如碁子而方又有銅牙亦相似但外黑内色小淺不入藥用恭曰金牙離本處入土水中久皆黑色不可謂之銅牙也此出漢中金牙湍湍兩岸石間打出者内即金色岸頹入水久者皆黑近南山溪谷茂州維州亦有勝于漢中者頌曰今雍州亦有之時珍曰崔昉本草云金牙石陽石也生川陝山中似蜜栗子有金點形者妙聖濟經治癧風大方中用金牙石銀牙石銀牙恐即金牙石之白色者爾方書皆無言及者黏潤之

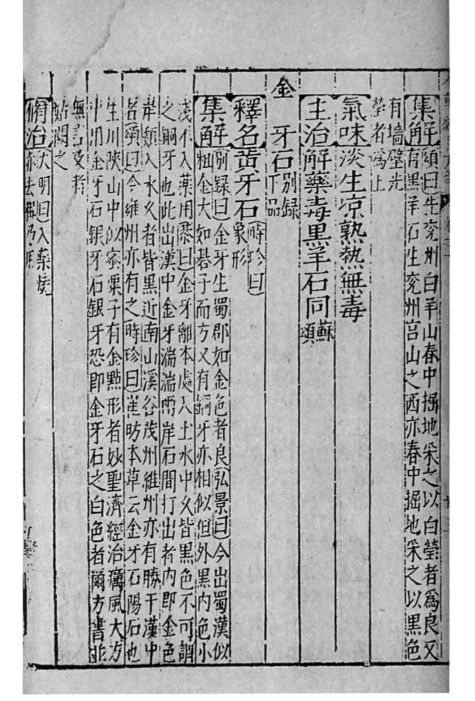

【脩治】大明曰入藥燒赤去粗乃淬

【集解】【頌曰】生兖州白羊山，春中掘地采之，以白瑩者爲良。又有黑羊石，生兖州宫山之西，亦春中掘地采之，以黑色、有墻壁、光瑩者爲上。

【氣味】淡，生凉、熟熱，無毒。

【主治】解藥毒。黑羊石同。蘇頌。

金牙石 別録下品

【釋名】黄牙石。【時珍曰】象形。

【集解】【別録曰】金牙生蜀郡，如金色者良。【弘景曰】今出蜀漢，似粗金，大如棋子而方。又有銅牙亦相似，但外黑，内色小淺，不入藥用。【恭曰】金牙離本處，入土水中，久皆黑色，不可謂之銅牙也。此出漢中金牙湍，湍兩岸石間打出者，内即金色，岸摧〔一〕入水，久者皆黑。近南山溪谷、茂州、維州亦有，勝于漢中者。【頌曰】今雍州亦有之。【時珍曰】崔昉本草云：金牙石，陽石也。生川、陝山中，似蜜栗〔二〕子，有金點形者妙。聖濟經治癧風大方中，用金牙石、銀牙石。銀牙恐即金牙石之白色者爾，方書並無言及者，姑闕之。

【修治】【大明曰】入藥，燒赤去粗汁〔三〕乃用。

〔一〕摧：原作「頽」。今據證類卷五金牙改。
〔二〕栗：原作「粟」。今據卷九蜜栗子改。
〔三〕汁：原脱。今據證類卷五金牙補。

【氣味】鹹，平，無毒。〔大明曰〕甘，平。

【主治】鬼疰毒蠱諸疰。別錄。治一切冷風氣，筋骨攣急，腰脚不遂。燒浸酒服。甄權。熨腰膝，補水臟，驚悸，小兒驚癇。大明。

【發明】〔弘景曰〕金牙惟酒散及五疰丸用之，餘方少用。〔頌曰〕葛洪肘後方治風毒厥，有大小金牙酒，但浸其汁飲之。孫思邈千金方治風毒及鬼疰，南方瘴氣，傳尸等，各有大小金牙散之類是也。小金牙酒主風疰百病，虛勞濕冷，緩弱不仁，不能行步，近人用之多效，故著其法云：金牙、細辛、莽草、防風、地膚子、地黃、附子、茵蕷、續斷、蜀椒、蒴藋根各四兩，獨活一斤，十二物，金牙搗末，別盛練囊，餘皆薄切，同入一大囊，以清酒四兩漬之，密器泥口，四宿酒成，溫服二合，日二次，取效。

金剛石《綱目》

【釋名】金剛鑽。〔時珍曰〕其砂可以鑽玉補瓷，故謂之鑽。

【集解】〔時珍曰〕金剛石出西番天竺諸國。葛洪抱朴子云：扶南出金剛，生水底石上，如鍾乳狀，體似紫石英，可以刻玉。人沒水取之，雖鐵椎擊之亦不能傷，惟羚羊角扣之，則灌然冰泮。丹房鏡源云：紫背鉛能碎金剛鑽。周密齊東野語云：玉人攻玉，以恒河之砂，以金剛鑽鏤之，其形如鼠矢，青黑色如石如鐵。相傳出西域及回紇高山頂上，鷹隼粘帶食入腹中

【氣味】鹹，平，無毒。【大明曰】甘，平。

【主治】鬼疰毒蠱諸疰。別録。治一切冷風氣，筋骨攣急，腰脚不遂，燒，浸酒服。甄權。煖腰膝，補水臟，驚悸，小兒驚癇。大明。

【發明】【弘景曰】金牙惟酒、散及五疰丸用之，餘方少用。【頌曰】葛洪肘後方，治風毒厥，有大小金牙酒，但浸其汁飲之。孫思邈千金方治風毒及鬼疰、南方瘴〔一〕氣、傳尸等，各有大小金牙散之類是也。小金牙酒主風疰百病，虛勞濕冷，緩弱不仁，不能行步，近人用之多效。故著其法云：金牙、細辛、莽草、防風、地膚子、地黄、附子、茵蕷、續斷、蜀椒、蒴藋根各四兩，獨活一斤，十二物。金牙擣末，别盛練囊，餘皆薄切，同入一大囊，以清酒四兩漬之，密器泥口，四宿酒成。温服二合，日二次，取效。

金剛石 綱目

【釋名】金剛鑽。【時珍曰】其砂可以鑽玉補瓷，故謂之鑽。

【集解】【時珍曰】金剛石出西番、天竺諸國。葛洪抱朴子云：扶南出金剛，生水底石上，如鍾乳狀，體似紫石英，可以刻玉。人没水取之，雖鐵椎擊之亦不能傷。惟羚羊角扣之，則漼然冰泮。丹房鑑源云：紫背鉛能碎金剛鑽。周密齊東野語云：玉人攻玉，以恒河之砂，以金剛鑽鏤之，其形如鼠矢，青黑色如石如鐵。相傳出西域及回紇高山頂上，鷹隼粘帶食入腹中，

〔一〕瘴：原作「障」。今據證類卷五金牙改。

作

遺黄于河北砂磧間未知然否玄中記云大秦國出金剛一名削玉刀大者長尺許小者如稻黍着環中可以刻玉觀此則金剛有甚大者番僧以充佛牙是也欲辨真僞但燒赤淬醋中如故不酥碎者爲真若覺鈍則瑕赤冷定即粉碎故西方以金剛喻佛性羚羊角喻煩惱十洲記載西海流砂有昆吾石治之則劍如鐵光明如水精割玉如泥此亦金剛之大者也又獸有貘及齧鐵狡兎皆能食鐵其糞俱可爲兵切玉詳見獸部貘下

【主治】磨水塗湯火傷作釵鐶服佩辟邪惡毒氣時珍

砭石 音邊 綱目

【釋名】鍼石

【集解】時珍曰東山經云高氏之山鳧麗之山皆多鐵石郭璞注云可爲砭鍼也素問異法方宜論云東方之域魚鹽之地海濱傍水其病爲癰瘍其治宜砭石故砭石亦從東方來王冰注云砭石如玉可以爲鍼蓋古者以石爲鍼季世以鍼代石今人又以瓷鍼刺病亦砭之遺意也但砭石無識者豈即石砮之屬爲之歟

【附錄】石砮 時珍曰石砮出肅愼國人以枯木爲矢青石爲鏃施毒中人即死石生山中禹貢荆州梁州皆貢砮即此石也又南方藤州以青石爲刀劍如銅鐵婦人用作環玦琉球國人墾田以石爲刀長尺餘皆此類也【主治】

遺糞于河北砂磧間，未知然否。玄中記云：大秦國出金剛，一名削玉刀，大者長尺許，小者如稻黍，着環中，可以刻玉。觀此則金剛有甚大者，番僧以充佛牙是也。欲辨真僞，但燒赤淬醋中，如故不酥碎者爲真。若覺鈍，則煅赤，冷定即鋭也。故西方以金剛喻佛性，羚羊角喻煩惱。十洲記載西海流砂有昆吾石，治之則劍如鐵〔一〕，光明如水精，割玉如泥，此亦金剛之大者也。又獸有貘及齧鐵、狡兔，皆能食鐵，其糞俱可爲兵切玉，詳見獸部貘下。

【主治】磨水塗湯火傷。作釵鐶服佩，辟邪惡毒氣。時珍。

砭石音邊○綱目

【釋名】鍼石。

【集解】【時珍曰】案東山經云：高氏之山，鳧麗之山，皆多鐵〔二〕石。郭璞注云：可爲砭鍼也。素問異法方宜論云：東方之域，魚鹽之地，海濱傍水，其病爲瘡瘍，其治宜砭石，故砭石亦從東方來。王冰注云：砭石如玉，可以爲鍼。蓋古者以石爲鍼，季世以鍼代石，今人又以瓷鍼刺病，亦砭之遺意也。但砭石無識者，豈即石砮之屬爲之歟。

【附録】石砮。【時珍曰】石砮出肅慎。國人以枯木爲矢，青石爲鏃，施毒，中人即死。石生山中。禹貢荆州、梁州皆貢砮，即此石也。又南方藤州以青石爲刀劍，如銅鐵，婦人用作環玦。琉璃國人墾田，以石爲刀，長尺餘。皆此類也。【主治】

〔一〕治之則劍如鐵：御覽卷八百十三鐵引十洲記：「治其石成鐵作劍」。
〔二〕鐵：山海經卷四東山經作「箴」。

刺百病癰腫。

越砥 別録 中品

釋名 磨刀石藏器 羊肝石綱目 礪石（時珍曰）尚書荊州厥貢砥礪，注云：砥以細密爲名，礪以粗糲爲稱。俗稱者爲羊肝石，因形色也。（弘景曰）越砥，今細礪石也，出臨平。

氣味 甘，無毒。

主治 目盲，止痛，除熱瘙本經。磨汁點目，除障翳。燒赤投酒飲，破血瘕痛切藏器。

礪石 主治 破宿血，下石淋，除結瘕，伏鬼物惡氣。燒赤投酒中飲之。人言蹋之患帶下，未知所由藏器。

磨刀垽 一名龍白泉粉 主治 傳蠼螋尿瘡有效藏器。塗瘰癧結核時珍。

薑石 唐本草

釋名 礓礫石（時珍曰）薑石以形名。或作礓礫。邵伯溫云：天有至戾，地有至幽，石類得之則爲礓礫是也。俗作刺百病癰腫。

越砥 別録中品

【釋名】磨刀石藏器、羊肝石綱目、礪石。【時珍曰】尚書：荆州厥貢砥礪。注云：砥以細密爲名，礪以粗糲爲稱。俗稱者爲羊肝石，因形色也。【弘景曰】越砥，今細礪石也。出臨平。

【氣味】甘，無毒。

【主治】目盲，止痛，除熱瘙。本經。磨汁點目，除障翳。燒赤投酒飲，破血瘕痛〔一〕。藏器。

礪石。【主治】破宿血，下石淋，除結瘕，伏鬼物惡氣，燒赤投酒中飲之。人言蹋之患帶下，未知所由。藏器。

磨刀垽一名龍白泉粉。【主治】傅蠼螋尿瘡，有效。藏器。塗瘰癧結核。時珍。

薑石 唐本草

【釋名】礓礫石。【時珍曰】薑石以形名。或作礓礫。邵伯温云：天有至戾，地有至幽，石類得之，則爲礓礫是也。俗作

〔一〕痛：下原有「切」字。證類卷四礪石「痛後」接「功效極同」，故「切」乃「功」之誤，因删。

頭礰

【集解】恭曰：薑石所在有之，生土石間，狀如薑，有五種，以色白而爛不磣者良，齊州歷城東者好，采無時。宗奭曰：所作皆有須，不見日色，旋取微白者佳。

【氣味】鹹，寒，無毒。【主治】熱豌豆瘡，丁毒等腫。唐本

【附方】舊二，新三。丁毒腫痛：白薑石末，和雞子清傅之，乾即易。丁自出，神驗。崔氏方　乳癰腫大：如盌，腫痛。方同上。外臺秘要　產後脹衝：氣噎。礓礰石、代赭石等分，爲末，醋糊丸梧子大。每服三五十丸，醋湯下。潔古保命集　通身水腫：薑石燒赤，納黑牛尿中，熱服，日飲一升。千金方

麥飯石 宋圖經

【釋名】時珍曰：象形。

【集解】時珍曰：李迅云：麥飯石處處山溪中有之。其石大小不等，或如拳，或如鵝卵，或如盞，或如餅，大略狀如握聚一團麥飯，有粒點如豆如米，其色黃白。但於溪間麻石中尋有此狀者即是。古方云曾作磨磑者佳，誤矣。此石不可作磨。若無此石，但以舊麪磨近齒處石代之，取其有麥性故耳。

硗礰。

【集解】【恭曰】薑石所在有之，生土石間，狀如薑，有五種，以色白而爛不磣者良，齊州〔一〕歷城東者好，采無時。【宗奭曰】所在皆有，須不見日色旋取，微白者佳。

【氣味】鹹，寒，無毒。【主治】熱豌豆瘡，丁毒等腫。唐本。

【附方】舊二，新三。丁毒腫痛。白薑石末，和雞子清傅之，乾即易，丁自出，神驗。崔氏方。乳癰腫大。如盌腫痛，方同上。外臺秘要。産後脹衝，氣噎。硗礰石、代赭石等分，爲末，醋糊丸梧子大。每服三五十丸，醋湯下。潔古保命集。通身水腫。薑石燒赤，納黑牛尿中，熱服，日飲一升。千金方。

麥飯石 宋圖經

【釋名】【時珍曰】象形。

【集解】【時珍曰】李迅云：麥飯石處處山溪中有之。其石大小不等，或如拳，或如鵝卵，或如盞，或如餅，大略狀如握聚一團麥飯，有粒點如豆如米，其色黄白，但於溪間麻石中尋有此狀者即是。古方云，曾作磨者佳，誤矣。此石不可作磨。若無此石，但以舊麪磨近齒處石代之，取其有麥性故耳。

〔一〕州：原作「城」。今據證類卷五薑石改。

【氣味】甘溫無毒

【主治】一切癰疽發背時珍

【發明】頌曰大凡石類多主癰疽世傳麥飯石膏治發背瘡甚
効乃中岳山人呂子華秘方裴員外啗之以名第河南
尹魯之以重刑出寧絕榮宅守死不傳其方取此石碎如棊
子炭火燒赤投米醋中浸之如此十次研末篩細入乳鉢內
用數人更碾五七日要細如麪四兩鹿角一具要生取連
腦骨者其自脫者不堪用每二三寸截之炭火燒令烟盡即
止為末研細二兩白斂生研末二兩用三年米醋入銀石器
內煎令魚目沸旋旋入藥在內竹杖子不住攪熬一二時久
稀稠得所傾在盆內待冷以紙蓋收勿令塵入用時以鵝翎
拂膏于腫上四圍赤處盡塗之中留錢大洩氣如未有膿即
內消已作頭即撮小已潰即排膿如湍水若病久肌肉爛落
見出筋骨者即塗細布上帖之乾即易逐日瘡口收斂但中
膈不穴者即無不瘥已潰者用時先以豬蹄湯洗去膿血故
帛挹乾乃用藥其瘡切忌手觸動嫩肉仍不可以口氣吹風
及腋氣月經有孕人見之合藥亦忌此等初時一日一洗一
換十日後二日一換此藥要極細方有効若不細塗之即極
痛也此方孫真人千金月令已有之但不及此詳悉耳又北
齊馬嗣明治楊遵彥背瘡取粗黃石如鵝卵大者猛火燒赤
納濃醋中當有屑落醋中再燒再淬石至盡取屑日乾搗篩
極細末和醋塗之立愈劉禹錫傳信方謂之鍊石法用傅瘡

【氣味】甘，温，無毒。

【主治】一切癰疽發背。時珍。

【發明】【頌曰】大凡石類多主癰疽。世傳麥飯石膏，治發背瘡甚效，乃中岳山人呂子華秘方。裴員外啗之以名第，河南尹脅之以重刑，呂寧絶榮望，守死不傳其方。取此石碎如棊子，炭火燒赤，投米醋中浸之，如此十次，研末篩細，入乳鉢内，用數人更碾五七日，要細膩如麪，四兩。鹿角一具，要生取連腦骨者，其自脱者不堪用，每二三寸截之，炭火燒令烟盡即止，爲末研細，二兩。白斂生研末，二兩。用三年米醋入銀石器内，煎令魚目沸，旋旋入藥在内，竹杖子不住攪，熬一二時久，稀稠得所，傾在盆内，待冷以紙蓋收，勿令塵入。用時，以鵝翎拂膏，于腫上四圍赤[一]處盡塗之，中留錢大洩氣。如未有膿即内消，已作頭即撮小，已潰即排膿如湍水。若病久肌肉爛落，見出筋骨者，即塗細布上帖之，乾即易，逐日瘡口收斂。但中[二]隔不穴者，即無不瘥。已潰者，用時先以猪蹄湯洗去膿血，故帛挹乾，乃用藥。其瘡切忌手觸動，嫩肉仍不可以口氣吹風，及腋氣、月經、有孕人見之，合藥亦忌此等。初時一日一洗一换，十日後二日一换。此藥要極細方有效。若不細，塗之即極痛也。此方孫真人千金月令已有之，但不及此詳悉耳。又北齊馬嗣明治楊遵彦背瘡，取粗黄石如鵝卵大者，猛火燒赤，納濃醋中，當有屑落醋中，再燒再淬，石至盡，取屑日乾，擣篩極細末，和醋塗之，立愈。劉禹錫傳信方謂之「鍊石法」，用傳瘡

[一] 赤：原作「亦」。今從張本改。

[二] 中：原字漫漶。今據證類卷五薑石補正。

腫。无不愈。

水中白石（拾遺）

【集解】時珍曰：此石處處溪澗中有之，大者如雞子，小者如指頭，有黑、白二色，入藥用白小者。

【主治】食魚鱠多，脹滿成瘕，痛悶，日漸羸弱。取數十枚，燒赤投五升水中七遍，熱飲。如此三五度，當利出瘕也。又燒淬水中，納鹽三合，洗風瘙癮疹。藏器

治背上忽腫如盤，不識名者，取一二盌，燒熱投水中，頻洗之，立瘥。蘇頌

【發明】時珍曰：昔人有煮石爲糧法，即用此石也。其法用胡葱汁或地榆根等煮之，即熟如芋，謂之石羹。抱朴子云：洛陽道士董威，辟穀方用防風、甘草之屬十許種爲散，先服三方寸匕，乃吞石子如雀卵十二枚，足百日不食，氣力顔色如故。欲食，則飲葵湯下去石子。又有赤龍血、青龍膏，皆可煮石。又有引石散，投方寸匕，可煮白石子一斗，立熟如芋，可食。

河砂（拾遺）

【釋名】砂，小石也。字從少石，會意。

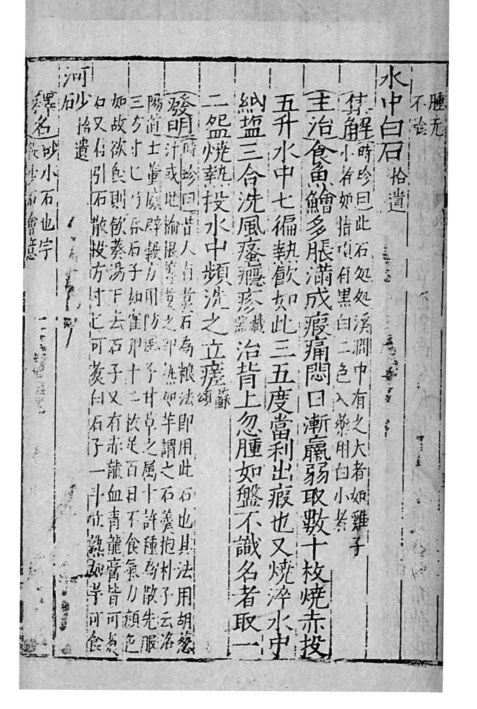

腫無不驗。

水中白石 拾遺

【集解】【時珍曰】此石處處溪澗中有之。大者如雞子，小者如指頂，有黑白二色，入藥用白小者。

【主治】食魚鱠多，脹滿成瘕，痛悶，日漸羸弱。取數十枚燒赤，投五升水中七徧，熱飲。如此三五度，當利出瘕也。又燒淬水中，納鹽三合，洗風瘙癮疹。藏器。治背上忽腫如盤，不識名者。取一二盌，燒熱投水中，頻洗之，立瘥。蘇頌。

【發明】【時珍曰】昔人有煮石爲粮法，即用此石也。其法用胡葱汁或地榆根等煮之，即熟如芋，謂之石羹。抱朴子云：洛陽道士董威辟穀方：用防風、莧〔一〕子、甘草之屬十許種爲散，先服三方寸匕，乃吞石子如雀卵十二枚。足百日，不食，氣力顏色如故。欲食，則飲葵湯，下去石子。又有赤龍血、青龍膏，皆可煮石。又有引石散，投方寸匕，可煮白石子一斗，立熟如芋，可食。

河砂〔二〕 拾遺

【釋名】砂，小石也。字從少石，會意。

〔一〕莧：原脱。今據抱朴子内篇卷十五雜應補。
〔二〕河砂：證類卷三原作「六月河中諸熱砂」。

主治石淋，取細白沙三升炒熱，以酒三升淋汁，服一合，日再服。又主絞腸沙痛，炒赤，冷水淬之，澄清，服一二合。時珍　風濕頑痺不仁，筋骨攣縮，冷風癱緩，血脉斷絶。六月取河砂，烈日暴令極熱，伏坐其中，冷即易之。取熱徹通汗，隨病用藥。切忌風冷勞役。藏器

附方新一

人溺水死。白沙炒，覆死人面上下，惟露七孔，冷濕即易。千金

杓上砂 綱目

集解 時珍曰：此淘米杓也。有木杓、瓢杓，皆可用。

主治面上風粟，或青或黄赤，隱暗澀痛，及人唇上生瘡者，本家杓上刮去唇砂一二粒即安。又婦人吹乳，取砂七枚，溫酒送下，更以炊帚枝通乳孔。此皆莫解其理。時珍

石燕 唐本草

【主治】石淋，取細白沙三升炒熱，以酒三升淋汁，服一合，日再服。又主絞腸沙痛，炒赤，冷水淬之，澄清，服一二合。時珍。風濕頑痺不仁，筋骨攣縮，冷風癱緩，血脉斷絶。六月取河砂，烈日暴令極熱，伏坐其中，冷即易之。取熱徹通汗，隨病用藥。切忌風冷勞役。藏器。

【附方】新一。人溺水死。白沙炒，覆死人面上下，惟露七孔，冷濕即易。千金。

杓上砂綱目

【集解】【時珍曰】此淘米杓也。有木杓、瓢杓，皆可用。

【主治】面上風粟，或青或黄赤，隱暗澀痛，及人唇上生瘡者，本家杓上刮去唇砂一二粒，即安。又婦人吹乳，取砂七枚，温酒送下，更以炊帚枝通乳孔。此皆莫解其理。時珍。

石燕唐本草

【集解】李勣曰石燕出零陵恭曰永州祁陽縣西北一十里有土岡上掘深丈餘取之形似蚶而小堅重如石也俗云因雷雨則自石穴中出隨雨飛墮者妄也頌曰祁陽縣江畔沙灘上有之或云生洞中凝僵似石者佳采無時宗奭曰石燕如蜆蛤之狀色如土堅重如石既無羽翼焉能飛出其言近妄時珍曰石燕有二一種是此乃石類也狀類燕而有文圓大者為雄長小者為雌一種是鍾乳穴中石燕似蝙蝠者食乳汁能飛乃禽類也見禽部禽石燕食乳食之補助与鍾乳同功故方書助陽藥多用之俗人不知往往用此石為助陽藥刊于方冊誤矣

【氣味】甘涼無毒

【主治】淋疾煮汁飲之婦人難產兩手各把一枚立驗唐本療眼目障翳諸般淋瀝久患消渴臟腑頻瀉腸風痔瘻年久不瘥面色虛黃飲食無味婦人月水湛濁赤白帶下多年者每日磨汁飲之一枚用三日以此為準亦可為末水飛過每日服半錢至一錢米飲服至一月諸疾悉平時珍

【發明】時珍曰石燕性涼乃利竅行濕熱之物宋人修本草以食鍾乳禽石燕混收入此石燕下故世俗誤傳此石能

【集解】【李勣曰】石燕出零陵。【恭曰】永州祁陽縣西北一十里有土岡上，掘深丈餘取之。形似蚶而小，堅重如石也。俗云因雷雨則自石穴中出，隨雨飛墮者，妄也。【頌曰】祁陽縣江畔沙灘上有之。或云生洞中，凝僵似石者佳，采無時。【宗奭曰】石燕如蜆蛤之狀，色如土，堅重如石。既無羽翼，焉能飛出？其言近妄。【時珍曰】石燕有二：一種是此，乃石類也，狀類燕而有文，圓大者爲雄，長小者爲雌。一種是鍾乳穴中石燕，似蝙蝠者，食乳汁，能飛，乃禽類也，見「禽部」。禽石燕食乳，食之補助，與鍾乳同功，故方書助陽藥多用之。俗人不知，往往用此石爲助陽藥，刊于方册，誤矣。

【氣味】甘，凉，無毒。

【主治】淋疾，煮汁飲之。婦人難産，兩手各把一枚，立驗。唐本。療眼目障瞖，諸般淋瀝，久患消渴，臟腑頻瀉，腸風痔瘻，年久不瘥，面色虚黄，飲食無味。婦人月水湛濁，赤白帶下多年者，每日磨汁飲之。一枚用三日，以此爲準。亦可爲末，水飛過，每日服半錢至一錢，米飲服。至一月，諸疾悉平。時珍。

【發明】【時珍曰】石燕性凉，乃利竅行濕熱之物。宋人修本草，以食鍾乳禽石燕混收入此石燕下。故世俗誤傳此石能助陽不知其正相反也。

附方 舊三新七

傷寒尿澀 小腹脹滿。石燕爲末，葱白湯調半錢服，脹通爲度。聖惠方

小便淋痛 石燕子七枚，搗黍米大，新桑根白皮三兩，剉，拌勻，分作七帖。每帖用水一盞，煎七分，空心午前各一服。簡要濟衆方

血淋心煩 石燕子、商陸、赤小豆、紅花等分，爲末。每服一錢，葱白湯調下。聖惠方

久年腸風 石燕磨水常服，勿歇。靈苑方

赤白帶下 多年不止。石燕一枚，磨水服，立效。徐氏家傳方

襁褓吐乳 欬嗽久不愈。石燕子爲末，以蜜調少許塗脣上，日三五次。衛生寶鑑

拳毛倒睫 石燕子一雌一雄，磨水點搽眼。先以鑷子摘去拳毛，乃點藥，後以黃連水洗之。乾坤生意

牢牙止痛 石燕三對，火煅醋淬七次，青鹽、乳香各一兩，細辛半兩，爲末，揩之，荊芥湯漱口。一方去乳香、細辛，加麝香。

齒疎不堅 石燕子五對，火煅米醋淬七次，爲末，青鹽、麝香各少許，研勻，日用揩牙後，以溫酒漱嚥之。元遺山方

服石發動 石燕子七箇，打碎，水三升，煮二升，頻頻淋洗，以瘥爲度。聖濟方

石蟹 宋開寶

集解 志曰：石蟹生南海，云是尋常蟹爾。年月深久，水沫相著，因化成石，每遇海潮即飄出。又有一種入洞穴年深者

助陽，不知其正相反也。

【附方】舊三，新七。傷寒尿濇，小腹脹滿。石燕爲末，葱白湯調半錢，脹通爲度。聖惠方。小便淋痛。石燕子七枚，搗黍米大，新桑根白皮三兩剉〔一〕，拌勻，分作七帖，每帖用水一盞，煎七分，空心、午前各一服。簡要濟衆方。血淋心煩。石燕子、商陸、赤小豆、紅花等分，爲末。每服一錢，葱白湯調下。聖惠方。久年腸風。石燕磨水，常服勿歇。靈苑方。赤白帶下，多年不止。石燕一枚，磨水服，立效。徐氏家傳方。襁褓吐乳，欬嗽久不愈。石燕子爲末，以蜜調少許，塗脣上，日三五次。衛生寶鑑。拳毛倒睫。石燕子一雌一雄，磨水點搽眼。先以鑷子摘去拳毛，乃點藥，後以黄連水洗之。乾坤生意。牢牙止痛。石燕三對，火燒醋淬七次，青鹽、乳香各一兩，細辛半兩，爲末。揩之，荆芥湯漱口。一方去乳香、細辛，加麝香。齒疏不堅。石燕子五對，火煅米醋淬七次，爲末，青鹽、麝香各少許，研勻。日用揩牙後，以温酒漱嚥〔二〕之。元遺山方。服石發動。石燕子七箇，打碎，水三升，煮二升，頻頻淋洗，以瘥爲度。聖濟方。

石蟹 宋開寶

【集解】【志曰】石蟹生南海，云是尋常蟹爾，年月深久，水沫相着，因化成石，每遇海潮即飄〔三〕出。又有一種，入洞穴年深者

〔一〕剉：原作「到」。今據證類卷五石燕改。
〔二〕酒漱嚥：原作「酒嗽燕」。普濟方卷七十牢牙石燕子散作「温酒漱，吐出，不吐無妨」。今據此改「酒漱」二字，并據「不吐無妨」之義及「燕」字音形，改「燕」爲「嚥」。
〔三〕飄：原作「瓢」。今據證類卷四石蟹改。

亦然皆細研水飛入諸藥相助用之【頌曰】近海州郡皆有之
體質石也而都與蟹相似但有泥與粗石相着爾【時珍曰】按
顧玠海槎錄云崖州榆林港內半里許土極細膩最寒但蟹
入則不能運動片時成石矣人獲之名石蟹置之几案云能
明目也復有石鰕似鰕出海邊石魚似魚出相山縣石魚山
並不入藥用一統志言鳳翔汧陽縣西有山魚鷹捶地破石
得之云可
辟蠹也

【氣味】鹹寒無毒

【主治】青盲目淫膚翳丁翳漆瘡開寶解一切藥毒幷蠱毒天行
熱疾催生落胎療血運並熱水磨服大明醋摩傅癰腫熟水磨
服解金石毒蘇頌

【附方】新一

喉痺腫痛石蟹磨水飲幷塗喉外　聖濟錄

石蛇 宋圖經

【集解】【頌曰】石蛇出南海水旁山石間其形盤屈如蛇無首尾
內空紅紫色以左盤者良又似車螺不知何物所化大
抵與石蟹同類功用亦相近【宗奭曰】石蛇色如古墻上土盤
結如查梨大空中兩頭巨細一等不與石蟹同類蟹則真蟹

亦然。皆細研水飛，入諸藥相助用之。【頌曰】近海州郡皆有之。體質石也，而都與蟹相似，但有泥與粗石相着爾。【時珍曰】按顧玠海槎録云：崖州榆林港内半里許，土極細膩，最寒，但蟹入則不能運動，片時成石矣。人獲之名石蟹，置之几案，云能明目也。復有石鰕似鰕，出海邊。石魚似魚，出湘山縣石魚山，並不入藥用。一統志言，鳳翔汧陽縣西有山魚隴，掘〔一〕地破石得之，云可辟蠹也。

【氣味】鹹，寒，無毒。

【主治】青盲目淫，膚翳丁翳，漆瘡。開寶。解一切藥毒并蠱毒，天行熱疾，催生落胎，療血運，並熱水磨服。大明。醋摩傅癰腫。熟〔二〕水磨服，解金石毒。蘇頌。

【附方】新一。喉痺腫痛。石蟹磨水飲，并塗喉外。聖濟録。

石蛇 宋圖經

【集解】【頌曰】石蛇出南海水旁山石間，其形盤屈如蛇，無首尾，內空，紅紫色，以左盤者良。又似車螺，不知何物所化。大抵與石蟹同類，功用亦相近。【宗奭曰】石蛇色如古墻上土，盤結如查梨大，空中，兩頭巨細一等。不與石蟹同類。蟹則真蟹

〔一〕掘：原作「握」。今據明一統志卷三十四鳳翔府土産石魚改。
〔二〕熟：原作「熱」。今據證類卷四石蟹改。

所化蛇非眞蛇今人用之絶少時珍曰按姚寬西溪叢語云南恩州海邊有石山觜每蟹過之則化爲石蛇過亦然此說不知果否若然則石蛇亦眞蛇所化矣

【氣味】鹹平無毒【主治】解金石毒蘇頌

石蠶宋開寶

【釋名】石僵蠶綱目

【集解】志曰石蠶生海岸石旁狀如蠶其實石也

【氣味】苦熱無毒藥訣曰苦熱有毒獨孤滔曰制丹砂【主治】金瘡止血生肌破石淋血結磨服當下碎石開寶

石鼈綱目

【集解】時珍曰石鼈生海邊形狀大小儼如䗪蟲蓋亦化成者䗪蟲俗名土鼈

【氣味】甘凉無毒

【主治】淋疾血病磨水服時珍

所化，蛇非真蛇。今人用之絶少。【時珍曰】按姚寬西溪叢話云：南恩州海邊有石山觜，每蟹過之則化爲石，蛇過亦然。此説不知果否？若然，則石蛇亦真蛇所化矣。

【氣味】鹹，平，無毒。【主治】解金石毒。蘇頌。

石蠶 宋開寶

【釋名】石僵蠶綱目。

【集解】【志曰】石蠶生海岸石旁，狀如蠶，其實石也。

【氣味】苦，熱，無毒。【藥訣曰】苦，熱，有毒。【獨孤滔曰】制丹砂。【主治】金瘡，止血生肌。破石淋血結，磨服，當下碎石。開寶。

石鼈 綱目

【集解】【時珍曰】石鼈生海邊，形狀大小儼如䗪蟲，蓋亦化成者。䗪蟲俗名土鼈。

【氣味】甘，凉，無毒。

【主治】淋疾血病，磨水服。時珍。

蛇黃唐本草

【集解】恭曰蛇黃出嶺南蛇腹中得之圓重如錫黃黑青雜色
志曰蛇黃多赤色有吐出者野人或得之頌曰今越州
信州亦有之今醫所用云是蛇冬蟄時所含土到春發蟄吐
之而去大如彈丸堅如石外黃內黑色二月采之與舊說不
同未知孰是時珍曰蛇黃生腹中正如牛黃之意世人因其
難得遂以蛇含石代之以其同出於蛇故爾廣西平南縣有
蛇黃同土人九月掘下七八尺始得蛇黃大者如雞子小者
如彈丸其色紫庚辛玉冊云蛇含自是一種石云蛇入蟄時
含土一塊起蟄時化作黃石不稽之
言也有人掘蛇窟尋之並無此說

【修治】大明曰入藥燒赤醋淬三四次研末水飛用

【氣味】冷無毒

【主治】心痛疰忤石淋小兒驚癇婦人產難以水煮研服汁唐本

鎮心大明　磨汁塗腫毒時珍

【附方】新六　暗風癇疾忽然仆地不知人事良久方醒蛇黃火煆醋淬七次為末每調酒服二錢數服愈年深者亦效危氏得效方　驚風癇疾神穴丹治急驚風癇疾天弔搐熱等證用紫色蛇黃四兩煆過猪屎一

蛇黄唐本草

【集解】【恭曰】蛇黄出嶺南，蛇腹中得之，圓重如錫，黄黑青雜色。【志曰】蛇黄多赤色，有吐出者，野人或得之。【頌曰】今越州、信州亦有之。今醫所用，云是蛇冬蟄時所含土，到春發蟄吐之而去，大如彈丸，堅如石，外黄内黑色，二月采之。與舊説不同，未知孰是。【時珍曰】蛇黄生腹中，正如牛黄之意。世人因其難得，遂以蛇含石代之，以其同出於蛇故爾。廣西平南縣有蛇黄岡，土人九〔一〕月掘下七八尺，始得蛇黄，大者如雞子，小者如彈丸，其色紫。庚辛玉册云：蛇含自是一種石，云蛇入蟄時，含土一塊，起蟄時化作黄石，不稽之言也。有人掘蛇窟尋之，並無此説。

【脩治】【大明曰】入藥，燒赤醋淬三四次，研末水飛用。

【氣味】冷，無毒。

【主治】心痛疰忤，石淋，小兒驚癇，婦人産難，以水煮研服汁。唐本。鎮心。大明。磨汁，塗腫毒。時珍。

【附方】新六。暗風癇疾。忽然仆地，不知人事，良久方醒。蛇黄，火煅醋淬七次，爲末，每調酒服二錢，數服愈。年深者亦效。危氏得效方。驚風癇疳。神穴丹：治急驚風、癇疾、天弔、疳熱等證。用紫色蛇黄四兩煅過，豬猪屎二

〔一〕九：原作「丸」。今從江西本改。

兩小者泥固煅過鐵粉一兩朱砂半兩麝香一錢為末糯粉糊丸芡子大漆盤晒乾貯之前花白一小穴依名神穴宛非一丸薄荷酒化下立效衛生寶鑑熟冷水化下衣苑方

小兒項軟 因風惡者蛇含石一塊煨七次醋淬七次研末介等分為末入麝香少許白米飯丸龍眼大每服一丸薄荷湯化服一日一服活幼全書

瘴瘧鬼瘧 食瘧蛇含石一兩信石末一兩研勻入水火罐內上以盞蓋六一泥固濟一斤至葉乾取盞剥下為末米糊丸綠豆大每凡人出黃為衣每服一粒至黑豆水五更送下普濟方

血痢不止 蛇含石二枚火煅醋淬研末每服二錢米飲下普濟方

○腸風下血 燒紅蛇黃二顆火煅醋淬七次為末每服一錢陳米飲下普濟方

霹靂碪 拾遺

〔釋名〕雷楔 時珍曰舊作碪以屑誤矣

〔集解〕藏器曰此物伺候震處掘地三尺得之其形非一有似斧刃者有似刀者有安二孔者一云出雷州并河東山澤間因雷震後得者多似斧色青黑斑文至硬如玉或言是人間石造納與天曹不知事實時珍曰按雷書云雷斧如斧銅鐵為之雷碪似碪乃石也紫黑色雷鎚重數斤雷鑽長尺餘皆如鋼鐵雷神以擊物者雷環如玉環乃雷神所佩遺落者雷珠乃神龍所含遺下者夜光滿室又博物志云人間往往見細石形如小斧名霹靂斧一名霹靂楔玄中記云玉

兩小者泥固煅過，鐵粉一兩，朱砂半兩，麝香一錢，爲末，糯粉糊丸芡子大，漆盤晒乾。看之每丸有一小穴，故名神穴丹。每服一丸，薄荷酒化下，立甦。痞熱，冷水化下。靈苑方。**小兒項軟**因風虚者。蛇含石一塊，煅七次，醋淬七次研，鬱金等分，爲末，入麝香少許，白米飯丸龍眼大。每服一丸，薄荷湯化服，一日一服。活幼全書。**瘴瘧鬼瘧**，食瘧。蛇含石末一兩，信石末一兩，研勻，入水火鼎內，上以盞蓋，六一泥固濟，煅至藥升在盞，刮下爲末，米糕糊丸緑豆大，雄黄爲衣。每服一丸，黑豆研水，五更送下。摘玄方。**血痢不止**。蛇含石二枚，火煅醋淬，研末。每服三錢，米飲下。○普濟方。**腸風下血**，脱肛。蛇黄二顆，火煅醋淬七次，爲末，每服三錢，陳米飲下。普濟方。

霹靂碪拾遺

【釋名】雷楔。【時珍曰】舊作針及屑，誤矣。

【集解】【藏器曰】此物伺候震處，掘地三尺得之。其形非一，有似斧刀者，剉刀者，有安二孔者。一云出雷州，并河〔一〕東山澤間。因雷震後得者。多似斧，色青黑斑文，至硬如玉〔二〕。或言是人間石造，納與天曹，不知事實。【時珍曰】按雷書云：雷斧如斧，銅鐵爲之。雷碪似碪，乃石也，紫黑色。雷鎚重數斤，雷鑽長尺餘，皆如鋼鐵，雷神以劈物擊物者。雷環如玉環，乃雷神所珮遺落者。雷珠乃神龍所含遺下者，夜光滿室。又博物志云：人間往往見細石形如小斧，名霹靂斧，一名霹靂楔。玄中記云：玉

〔一〕河：原作「可」。今據證類卷三霹靂鍼改。
〔二〕玉：原作「土」。今據改同上。

門之西有一國山上立廟國人年年出鐵以給雷用此謬言也雷雖陰陽二氣激薄有聲實有神物司之故亦隨萬物啓蟄斧鑽碪楔皆實物也若曰在天成象在地成形如星隕為石則雨金石雨粟麥雨毛血及諸異物者亦在地成形者乎必太虛中有神物使然也陳時蘇紹雷鍾重九斤宋時沈括于震木之下得雷楔似斧而無孔鬼神之道幽微誠不可究極

【主治】無毒主大驚失心恍惚不識人并石淋磨汁服亦煮服作枕除魔夢不祥藏器刮末服主瘵疾殺勞蟲下蠱毒止洩泄置箱篋間不生蛀虫諸雷物佩之安神定志治驚邪之疾時珍

出雷書

雷墨 綱目

【集解】時珍曰按雷書云凡雷書木石謂木札入二三分青黃色或云作黃青黛丹砂合成以雷楔書之或云蓬來小口暗所書雷州每雷雨大作飛下如沙石大者如豆小者如指堅硬如石黑色光豔至重劉恂嶺表錄云雷州雷雨後人于野中得石如黳石謂之雷公墨扣之錚然光瑩可愛又李肇國史補云雷州多雷秋則伏蟄狀如人掘取食之觀此則雷果有物矣

【主治】小兒驚癇邪魅諸病以桃符湯磨服即安時珍

終

門之西有一國，山上立廟，國人年年出鑽，以給雷用。此謬言也。雷雖陰陽二氣激薄有聲，實有神物司之，故亦隨萬物啓蟄，斧鑽碪鎚皆實物也。若曰在天成象，在地成形，如星隕爲石。則雨金石、雨粟麥、雨毛血及諸異物者，亦在地成形者乎？必太虛中有神物使然也。陳時蘇紹雷鎚重九斤。宋時沈括于震木之下得雷楔，似斧而無孔。鬼神之道幽微，誠不可究極。

【主治】無毒。主大驚失心，恍惚不識人，并石淋，磨汁服，亦煮服。作枕，除魔夢不祥。藏器。刮末服，主瘵疾，殺勞蟲，下蠱毒，止洩泄。置箱篋間，不生蛀蟲。諸雷物珮之，安神定志，治驚邪之疾。時珍，出雷書。

雷墨 綱目

【集解】【時珍曰】按雷書云：凡雷書木石，謂木札，入二三分，青黃色。或云：雄黃、青黛、丹砂合成，以雷楔書之。或云蓬萊山石脂所書。雷州每雷雨大作，飛下如沙石，大者如塊，小者如指，堅硬如石，黑色光艷至重。劉恂嶺表録云：雷州驟雨後，人于野中得石如黳石，謂之雷公墨，扣之錚然，光瑩可愛。又李肇國史補云：雷州多雷，秋則伏蟄，狀如彘[一]，人掘取食之。觀此，則雷[二]果有物矣。

【主治】小兒驚癇，邪魅諸病，以桃符湯磨服即安。時珍。

〔一〕彘：原脱。今據唐國史補卷下補。
〔二〕雷：原字缺損。今從錢本補正。

本草綱目石部目録第十一卷

石之五　鹵石類二十種附録二十七種

食鹽別録　戎鹽本經　光明鹽唐本　鹵鹹本經

凝水石本經即寒水石　玄精石開寶　緑鹽唐本　鹽藥拾遺懸石附

朴消本經　玄明粉藥性　消石本經即焰消　硇砂唐本

蓬砂日華特蓬殺　石藥附　石流黄本經　石流赤別録

石流青別録流黄香附　礬石本經　緑礬日華

黄礬綱目　湯瓶内鹼綱目

右附方舊一百零二新一百四十九

附録諸石二十七種

本草綱目石部目録第十一卷

石之五　鹵石類二十種　附録二十七種

食鹽別録　戎鹽本經　光明鹽唐本　鹵鹹本經

凝水石本經○即寒水石　玄精石開寶　緑鹽唐本　鹽藥拾遺○懸石附

朴消本經　玄明粉藥性　消石本經○即焰消　硇砂唐本

蓬砂日華○特蓬殺、石藥[一]附　石流黄本經　石流赤別録

石流青別録○流黄香附　礬石本經　緑礬日華

黄礬綱目　湯瓶内鹼綱目

右附方舊一百零二，新二[二]百四十九。

附録：諸石二十七種。

[一] 石藥：蓬砂正文下未附此藥。

[二] 二：原作「一」。今從江西本改，以符正文。

本草綱目石部第十一卷

石之五 鹵石類二十種附錄二十七種

食鹽 別錄中品 校正 志曰元在米部今移入此 時珍曰併入本經大鹽

〔釋名〕鹾 音嵯 時珍曰鹽字象器中煎鹵之形禮記鹽曰鹹鹾鹵爾雅云天生曰鹵人生曰鹽許慎說文云鹽鹹也東方謂之斥西方謂之鹹河東謂之鹹黃帝之臣宿沙氏初煑海水爲鹽本經大鹽即今解池顆鹽也別録重出食鹽今併爲一方士呼鹽爲海砂

〔集解〕別録曰大鹽出邯鄲及河東池澤恭曰大鹽即河東印鹽也人之常食者形粗于食鹽弘景曰有東海鹽北海鹽南海鹽河東鹽池梁益鹽井西羌山鹽胡中樹鹽色類不同以河東者為勝東海鹽官鹽白草粒細北海鹽黃草粒大以作魚鮓及鹹菹乃言北勝而藏繭必用鹽官者蜀中鹽小淡廣州鹽鹹苦不知其為療體復有優劣否藏器曰四海之內何處無之惟西南諸夷稍少人皆燒竹及木鹽當之頌曰并州末鹽乃刮鹹煎鍊者不甚佳所謂鹵鹹是也大鹽生河東池澤粗于末鹽即今解鹽也解州安邑兩池取鹽於池旁耕地沃以池水每得南風急則宿夕成鹽滿畦彼人謂之種鹽最為精好東海北海南海鹽者今滄密楚秀溫台明泉福廣瓊化諸州煑海水作之謂之澤鹽醫方謂之海鹽海邊掘

本草綱目石部第十一卷

石之五　鹵石類二十種　附録二十七種

食鹽別録中品

【校正】【志曰】元在米部，今移入此。【時珍曰】併入本經大鹽。

【釋名】鹺音磋。【時珍曰】鹽字象器中煎鹵之形。禮記：鹽曰鹹鹺。爾雅云：天生曰鹵，人生曰鹽。許慎説文云：鹽，鹹也。東方謂之斥，西方謂之鹵〔一〕，河東謂之鹹。黄帝之臣宿沙氏，初煮海水爲鹽。本經大鹽，即今解池顆鹽也。別録重出食鹽，今併爲一。方士呼鹽爲海砂。

【集解】【別録曰】大鹽出邯鄲及河東池澤。【恭曰】大鹽即河東印鹽也，人之常食者，形粗于食鹽。【弘景曰】有東海鹽、北海鹽、南海鹽、河東鹽池、梁益鹽井、西羌山鹽、胡中樹鹽，色類不同，以河東者爲勝。東海鹽、官鹽白，草粒細，北海鹽黄，草粒粗。以作魚鮓及鹹葅，乃言北〔二〕勝，而藏繭必用鹽官者。蜀中鹽小淡，廣州鹽鹹苦，不知其爲療體復有優劣否。【藏器曰】四海之内何處無之，惟西南諸夷稍少，人皆燒竹及木鹽當之。【頌曰】并州末鹽，乃刮碱煎鍊者，不甚佳，所謂鹵鹹是也。大鹽生河東池澤，粗于末鹽，即今解鹽也。解州、安邑兩池取鹽，於池旁耕地，沃以池水，每得南風急，則宿夕成鹽滿畦，彼人謂之種鹽，最爲精好。東海、北海、南海鹽者，今滄、密、楚、秀、温、台、明、泉、福、廣、瓊、化諸州，煮海水作之，謂之澤鹽，醫方謂之海鹽。海邊掘

〔一〕鹵：原作「鹹」。今據説文鹵部鹵改。
〔二〕北：新修本草（卷子本）卷十九米等部此下有「海」字。

穴上布竹木覆以蓬茅積沙于上每潮汐衝沙則鹵鹹淋于
坑中水退則以火炬照之鹵氣衝火皆滅因取海鹵貯盤中
煎之頃刻而就其煮鹽之器漢謂之牢盆今或鼓鐵為之南
海人編竹為之上下周以蜃灰橫丈深尺平底置于竈背謂
之鹽盤梁益鹽井者今歸州及四川諸郡皆有鹽井汲其水
以煎作鹽如煮海法又濱州有土鹽煎煉草土而成其色最
粗黑不堪入藥通泰海州並有亭戶刮鹹煎鹽輸官如并州
末鹽之類而味更優以供給江湖極為饒衍時珍曰鹽品甚
多海鹽取海鹵煎煉而成今遼冀山東兩淮閩浙廣南所出
是也井鹽取井鹵煎煉而成今四川雲南所出是也池鹽出
河東安邑西夏靈州今惟解州種之疏鹵地為畦隴而塹圍
之引清水注入久則色赤待夏秋南風大起則一夜結成謂
之鹽南風如南風不起則鹽失利亦忌濁水淤澱鹽脈也
海豐深州者亦引海水入池曬成并州河北所出皆鹻鹽也
刮取鹻土煎煉而成階成鳳川所出皆崖鹽也生于土崖之
間狀如白礬亦名生鹽此五種皆食鹽也上供國課下濟民
用海鹽井鹽鹻鹽三者出于人池鹽崖鹽二者出于天周禮
云鹽人掌鹽之政令祭祀共其苦鹽散鹽賓客共其形鹽王
之膳羞供其飴鹽苦鹽即顆鹽也出于池鹽為顆未鍊治其
味鹹苦散鹽即末鹽出于海及井并煮鹻而成者其鹽皆散
末也形鹽即印鹽或以鹽刻作虎形也或云積鹵所結其形
如虎也飴鹽以飴拌成者或云生于戎地味甜而美也此外
又有崖鹽生于山崖戎鹽生于土中伞子鹽生于井石鹽生
于石木鹽生于樹蓬鹽生于草造化生物之妙誠難殫知也

坑，上布竹木，覆以蓬茅，積沙于上。每潮汐衝沙，則鹵鹹淋于坑中。水退則以火炬照之，鹵氣衝火皆滅。因取海鹵貯盤中煎之，頃刻而就。其煮鹽之器，漢謂之牢盆，今或鼓鐵爲之。南海人編竹爲之，上下周以蜃灰，横丈深尺，平底，置于竈背，謂之鹽盤。梁益鹽井者，今歸州及四川諸郡皆有鹽井，汲其水以煎作鹽，如煮海法。又濱州有土鹽，煎錬草土而成，其色最粗黑，不堪入藥。通、泰、海州并有停户〔一〕，刮鹹煎鹽輸官，如并州末鹽之類，而味更優，以供給江湖，極爲饒衍。【時珍曰】鹽品甚多。海鹽取海鹵煎錬而成，今遼冀、山東、兩淮、閩浙、廣南所出是也。井鹽取井鹵煎錬而成，今四川、雲南所出是也。池鹽出河東安邑、西夏靈州，今惟解州種之。疏鹵地爲畦隴，而塹圍之。引清水注入，久則色赤。待夏秋南風大起，則一夜結成，謂之鹽南風。如南風不起，則鹽失利。亦忌濁水淤澱鹽脉也〔二〕。海豐、深州者，亦引海水入池晒成。并州、河北所出，皆鹻鹽也，刮取鹻土，煎錬而成。階、成、鳳州〔三〕所出，皆崖鹽也，生于土崖之間，狀如白礬，亦名生鹽。此五種皆食鹽也。上供國課，下濟民用。海鹽、井鹽、鹻鹽三者出于人，池鹽、崖鹽二者出于天。周禮云：鹽人掌鹽之政令。祭祀供其苦鹽、散鹽；賓客供其形鹽；王之膳羞，供其飴鹽。苦鹽，即顆鹽也，出于池〔四〕，其鹽爲顆，未錬治，其味鹹苦。散鹽，即末鹽，出于海及井，并煮鹻而成者，其鹽皆散末也。形鹽，即印鹽，或以鹽刻作虎形也。或云積鹵所結，其形如虎〔五〕也。飴鹽，以飴拌成者。或云生于戎地，味甜而美也。此外又有崖〔六〕鹽生于山崖，戎鹽生于土中，傘子鹽生于井，石鹽〔七〕生于石，木鹽生于樹，蓬鹽生于草。造化生物之妙，誠難殫知也。

〔一〕户：原作「夕」。今據證類卷四食鹽改。
〔二〕也：此下原有一字闕。今據文義删。
〔三〕州：原作「川」。夢溪筆談卷十一官政載崖鹽階、成、鳳等州食之，今據改。
〔四〕池：原脱。今從江西本補。
〔五〕結其形如虎：五字漫漶。今從江西本補正。
〔六〕也此外又有崖：六字漫漶。今從補正同上。
〔七〕石鹽：二字漫漶。今從補同上。

【修治】時珍曰：凡鹽人多以礬、消、灰、石之類雜之。入藥須以水化，澄去脚滓，煎鍊白色乃良。

大鹽氣味甘鹹寒無毒別錄曰食鹽鹹溫無毒多食傷肺喜甄權曰有小毒時珍曰鹹微辛寒無毒保昇曰多食令人失色膚黑損筋力之大明曰漏蘆爲之使斅曰鹹草淡卤烏賊骨亦淡鹵

【主治】腸胃結熱喘逆胸中病令人吐本經傷寒寒熱吐胸中痰癖止心腹卒痛殺鬼蠱邪疰毒氣下部䘌瘡堅肌骨別錄除風邪吐下惡物殺蟲去皮膚風毒調和臟腑消宿物令人壯健藏器助水臟及霍亂心痛金瘡明目止風淚邪氣一切蟲傷瘡腫火灼瘡長肉補皮膚通大小便療疝氣滋五味大明空心揩齒吐水洗目夜見小字甄權解毒凉血潤燥定痛止痒吐一切時氣風熱痰飲關格諸病時珍

【發明】弘景曰五味之中惟此不可缺西北方人食不耐鹹而多壽少病好顏色東南方人食絶欲鹹而少壽多病便是損人傷肺之效然以浸魚肉則能經久不敗以沾布帛則易致朽爛所施各有所宜也宗奭曰素問云鹹走血故東方

【修治】【時珍曰】凡鹽，人多以礬、消、灰、石之類雜之。入藥須以水化，澄去脚滓，煎鍊白色乃良。

大鹽。【氣味】甘、鹹，寒，無毒。【別録曰】食鹽鹹，温，無毒。多食傷肺，喜欬。【權曰】有小毒。【時珍曰】鹹、微辛，寒，無毒。【保昇曰】多食令人失色膚黑，損筋力。【之才曰】漏蘆爲之使。【斅曰】敝箄淡鹵，烏賊骨亦淡鹵。

【主治】腸胃結熱喘逆，胸中病，令人吐。本經。傷寒寒熱，吐胸中痰澼，止心腹卒痛，殺鬼蠱邪疰毒氣，下部䘌瘡，堅肌骨。別録。除風邪，吐下惡物，殺蟲，去皮膚風毒。調和臟腑，消宿物，令人壯健。藏器。助水臟，及霍亂，心痛，金瘡，明目，止風淚邪氣，一切蟲傷，瘡腫，火灼瘡，長肉補皮膚，通大小便，療疝氣，滋五味。大明。空心揩齒，吐水洗目，夜見小字。甄權。解毒，凉血潤燥，定痛止痒，吐一切時氣風熱、痰飲關格諸病。時珍。

【發明】【弘景曰】五味之中，惟此不可缺。西北方人食不耐鹹，而多壽少病好顔色；東南方人食絶欲鹹，而少壽〔一〕多病，便是損人傷肺之效。然以浸魚肉則能經久不敗，以沾布帛則易致朽爛，所施各有所宜也。【宗奭曰】素問云：鹹走血。故東方

〔一〕壽：原作「早」。今據證類卷四食鹽改。

食魚塩之人多黑色走血之驗可知病喘嗽人及水腫者宜
全禁之北狄用以淹尸取其不壞也其燒剝金銀鎔汁作藥
仍須解州大塩爲佳【時珍曰】洪範水曰潤下作鹹素問曰水
生鹹此塩之根源也夫水周流于天地之間潤下之性無所
不在其味作鹹凝結爲塩亦無所不在在人則血脉應之塩
之氣味鹹腥人之血亦鹹腥鹹走血血病無多食鹹多食則
脉凝泣而變色從其類也煎塩者用皂角收之故塩之味微
辛辛走肺鹹走腎喘嗽水腫消渴者塩爲大忌或引痰吐或
泣血脉或助水邪故也然塩爲百病之主百病無不用之故
服補腎藥用塩湯者鹹歸腎引藥氣入本臟也補心藥用炒
塩者心苦虛以鹹補之也補脾藥用炒塩者虛則補其母脾
乃心之子也治積聚結核用之者塩能耎堅也諸癰疽眼目
及血病用之者鹹走血也諸風熱病用之者寒勝熱也大小
便病用之者鹹能潤下也骨病齒病用之者腎主骨鹹入骨
也吐藥用之者鹹引水聚也能收豆腐與此同義諸蠱及蟲
傷用之者取其解毒也【頌曰】唐柳柳州纂救三死方云元和
十一年十月得霍亂上不可吐下不可利出冷汗三大斗許
氣即絶河南房偉傳此方入口即吐絶氣復通一法用塩一
大匙熬令黄童子小便一升合和温服少頃吐下即愈也

附方 舊四十二 新二十七

鍊鹽黑丸 崔中丞鍊塩黑丸方塩末一升納麄瓷瓶中實築泥頭初以塘火燒漸漸加炭火勿令瓶破候赤徹塩如水汁即去火待凝破瓶取出豉一升熬煎桃仁一兩和麩炒熟巴豆二兩去心膜紙

食魚鹽之人多黑色，走血之驗可知。病喘嗽人及水腫者，宜全禁之。北狄用以淹尸，取其不壞也。其燒剥金銀鎔汁作藥，仍須解州大鹽爲佳。

【時珍曰】洪範「水曰潤下作鹹」，素問曰「水生鹹」，此鹽之根源也。夫水周流于天地之間，潤下之性無所不在，其味作鹹，凝結爲鹽，亦無所不在。在人則血脉應之。鹽之氣味鹹腥，人之血亦鹹腥。鹹走血，血病無多食鹹，多食則脉凝泣而變色，從其類也。煎鹽者用皂角收之，故鹽之味微辛。辛走肺，鹹走腎。喘嗽水腫消渴者，鹽爲大忌。或引痰吐，或泣血脉，或助水邪故也。然鹽爲百病之主，百病無不用之。故服補腎藥用鹽湯者，鹹歸腎，引藥氣入本臟也。補心藥用炒鹽者，心苦虚，以鹹補之也。補脾藥用炒鹽者，虚則補其母，脾乃心之子也。治積聚結核用之者，鹽〔一〕能耎堅也。諸癰疽眼目及血病用之者，鹹走血也。諸風熱病用之者，寒勝熱也。大小便病用之者，鹹能潤下也。骨病齒病用之者，腎主骨，鹹入骨也。吐藥用之者，鹹引水聚也。能收豆腐，與此同義。諸蠱及蟲傷用之者，取其解毒也。

【頌曰】唐柳柳州纂救三死方云：元和十一年十月，得霍亂，上不可吐，下不可利，出冷汗三大斗許，氣即絶。河南房偉傳此方，入口即吐，絶氣復通。其〔二〕法用鹽一大匙，熬令黄，童子小便一升，合和温服，少頃吐下即愈也。

【附方】舊四十二，新二十七。

鍊鹽黑丸。崔中丞鍊鹽黑丸方：鹽末一升，納粗瓷瓶中，實築泥頭，初以塘火燒，漸漸加炭火，勿令瓶破。候赤徹，鹽如水汁，即去火，待凝，破瓶取出。豉一升熬煎，桃仁一兩和麩炒熟，巴豆二兩去心膜，紙

〔一〕鹽：上下文皆談鹹味藥理，似不當用「鹽」字，而當作「鹹」字。
〔二〕其：原作「一」。今據證類卷四食鹽改。

中炒令油出須生熟得所熱即火力生又損人四物擣勻入蜜和丸梧子大每服三丸平旦時服天行時氣豉汁及茶下心痛酒下入口便止血痢飲下初變水痢後便止鬼瘧茶飲下骨蒸蜜湯下忌久冷漿水合藥久則稍加之此服藥後吐利勿怪吐利若多服黃連汁止之或遇殺藥人藥久不動者更服一兩丸藥後忌口二三日其藥臘月合之瓷瓶密封勿令泄氣一劑可救百人或在道途或在村落無藥可求但用此藥即敵大黃朴消數兩曾用有效小兒女子不可服被攪作也劉禹錫傳信方

卒中尸遁其狀腹脹急沖心或塊起或牽腰脊者是服鹽湯取吐孫真人方

尸疰鬼疰下部蝕瘡炒鹽布裹坐熨之藥性論

鬼擊中惡鹽一盞水二盞和服以冷水噀之即甦救急方

中惡心痛或連腰臍鹽如雞子大青布裹燒赤納酒中頓服當吐惡物愈甄權藥性論

中風腹痛鹽半斤熬水乾著口中飲熱湯二斤得吐愈肘后方

脫陽虛證四肢厥冷不省人事或小腹緊痛冷汗氣喘炒鹽熨臍下氣海取暖救急方

心腹脹堅痛悶欲死鹽五合水一升煎服吐下即定不吐更服○梅師方

腹脹氣滿黑鹽酒服六銖後魏書

酒肉過多脹滿不快用鹽花擦牙溫水漱下二三次即如湯沃雪也○簡便方

乾霍亂病上不得吐下不得利方見發明

霍亂腹痛炒鹽一包熨其心腹令氣透又以一包熨其背救急方

霍亂轉筋欲死氣絕腹有暖氣者以鹽填臍中灸鹽上七壯即甦○

中炒令油出，須生熟得所，熟即少力，生又損人。四物擣勻，入蜜和丸梧子大，每服三丸，平旦時服。天行時氣，豉汁及茶下。心痛，酒下，入口便止。血痢，飲下，初變水痢，後便止。鬼瘧，茶飲下。骨蒸，蜜湯下。忌久冷漿水。合藥久則稍加之。凡服藥後吐利，勿怪。吐利若多，服黃連汁止之。或遇殺藥人，藥久不動者，更服一兩丸。藥後忌口二三日。其藥臘月合之，瓷瓶密封，勿令洩氣。一劑可救百人。或在道途，或在村落，無藥可求，但用此藥一刀圭[一]，即敵大黃、朴消數兩，曾用有效。小兒、女子不可服，被攪作也。劉禹錫傳信方。**卒中尸遁**。其狀腹脹，氣[二]急冲心，或塊起，或牽腰脊者是。服鹽湯取吐。孫真人方。**尸疰鬼疰**，下部蝕瘡。炒鹽布裹，坐熨之。藥性論。**鬼擊中惡**。鹽一盞，水二盞，和服，以冷水噀之，即甦。救急方。**中惡心痛**。或連腰臍，鹽如雞子大，青布裹，燒赤，納酒中，頓服，當吐惡物愈。甄權藥性論。**中風腹痛**。鹽半斤，熬水乾，着口中，飲熱湯二升[三]，得吐愈。肘後方。**脫陽虛證**。四肢厥冷，不省人事，或小腹緊痛，冷汗氣喘，炒鹽熨[四]臍下氣海，取煖。救急方。**心腹脹堅**。痛悶欲死，鹽五合，水一升，煎服。吐下即定，不吐更服。○梅師方。**腹脹氣滿**。黑鹽，酒服六銖。後魏書。**酒肉過多**。脹滿不快，用鹽花擦牙，温水漱下二三次，即如湯沃雪也。○簡便方。**乾霍亂病**。上不得吐，下不得利，方見「發明」。**霍亂腹痛**。炒鹽一包，熨其心腹，令氣透，又以一包熨其背。救急方。**霍亂轉筋**，欲死氣絶，腹有暖氣者，以鹽填臍中，灸鹽上七壯，即甦。○

〔一〕一刀圭：原脱。今據證類卷四食鹽補。
〔二〕氣：原脱。今據補同上。
〔三〕升：原作「斤」。今據改同上。
〔四〕熨：原作「慰」。今據急救良方卷一虚勞又方改。

救急方

肝虛轉筋 肝臟氣虛，風冷搏于筋，遍體轉筋，入腹不可忍。熱湯三斗，入鹽半斤，稍熱漬之。聖惠方

一切腳氣 鹽三升，蒸熱分裹，近壁以腳踏之，令腳心熱。又和槐白皮蒸之，尤良。夜夜用之。食療本草

腳氣疼痛 每夜用鹽擦腿膝至足甲，淹少時，以熱湯泡洗。有一人病此，曾用驗。救急方

胸中痰飲 傷寒熱病瘧疾須吐者，並以鹽湯吐之。外臺秘要

病後脇脹 天行病後，兩脇脹滿。熬鹽熨之。外臺秘要方

妊娠心痛 不可忍。鹽燒赤，酒服一撮。產寶

妊婦逆生 鹽摩產婦腹，并塗兒足底，仍急爪搔之。○千金方

婦人陰痛 青布裹鹽熨之。藥性論

小兒疝氣 并內腎氣。以葛袋盛鹽，于戶口懸之，父母用手撚料盡，即愈。日華子本草

小兒不尿 安鹽于臍中，以艾灸之。藥性論

小便不通 濕紙包白鹽，燒過，吹少許入尿孔中，立通。普濟方

氣淋臍痛 鹽和醋服之。廣利方

二便不通 鹽和苦酒傅臍中，乾即易。仍以鹽汁灌肛內，并內用紙裹鹽投水中飲之。家藏方

漏精白濁 雪白鹽一兩，并築緊固濟，煅一日，出火毒，白茯苓、山藥各一兩，為末，棗肉和蜜丸梧子大。每棗湯下三十丸。蓋甘以濟鹹，脾腎兩得也。直指方

下痢肛痛 不可忍者。熬鹽包坐熨之。肘后方

血痢不止 白鹽紙包燒研，調粥吃，三四次即止也。○救急方

中蠱吐血 或下血如肝。鹽一升，苦酒一升，煎化頓服，得吐即愈。乃支太醫方也。小品方

金瘡

救急方。**肝虛轉筋**。肝臟氣虛，風冷摶于筋，遍體轉筋入腹不可忍。熱湯三斗，入鹽半斤，稍熱漬〔一〕之。聖惠方。**一切脚氣**。鹽三升，蒸熱分裹，近壁，以脚踏之，令脚心熱。又和槐白皮蒸之，尤良，夜夜用之。食療本草。**脚氣疼痛**。每夜用鹽擦腿膝至足甲，淹少時，以熱湯泡洗。有一人病此，曾用驗。救急方。**胸中痰飲**。傷寒、熱病、瘧疾須吐者，並以鹽湯吐之。外臺秘要。**病後脇脹**。天行病後，兩脇脹滿，熬鹽熨之。外臺秘要方。**妊娠心痛**不可忍。鹽燒赤，酒服一撮。産寶。**妊婦逆生**。鹽摩産婦腹，并塗兒足底，仍急爪搔之。○千金方。**婦人陰痛**。青布裹鹽，熨之。藥性論。**小兒疝氣**，并内弔腎氣。以葛袋盛鹽，于户口懸之，父母用手撚抖〔二〕盡，即愈。○日華子本草。**小兒不尿**。安鹽于臍中，以艾灸之。藥性論。**小便不通**。濕紙包白鹽，燒過，吹少許入尿孔中，立通。普濟方。**氣淋臍痛**。鹽和醋服之。廣利方。**二便不通**。鹽和苦酒傅臍中，乾即易。仍以鹽汁灌肛内，并内用紙裹鹽，投水中飲之。家藏方。**漏精白濁**。雪白鹽一兩，并築緊固濟〔三〕，煅一日，出火毒，白茯苓、山藥各一兩，爲末，棗肉和蜜丸梧子大，每棗湯下三十丸。蓋甘以濟鹹，脾腎兩得也。直指方。**下痢肛痛**不可忍者。熬鹽包坐熨之。肘後方。**血痢不止**。白鹽紙包燒研，調粥喫，三四次即止也。○救急方。**中蠱吐血**，或下血如肝。鹽一升，苦酒一升，煎化頓服，得吐即愈，乃支太醫方也。小品方。

金瘡

〔一〕漬：原作「清」。今據證類卷四食鹽改。
〔二〕抖：原作「料」。今據改同上。
〔三〕固濟：原作「固齊」。直指方卷十漏濁證治「煉鹽法」作「以瓦蓋頂，黄泥塗封」。此即固濟法，因據改「齊」爲「濟」。

血出多者血冷則殺人宜炒鹽三撮酒調服之梅師方

金瘡中風煎鹽令熱以匙抄瀝却水熱敷瘡上冷更著一日勿住取瘥大效肘后方

小兒撮口鹽豉搗貼臍上灸之子母秘錄

病笑不休滄鹽煅赤研入河水煎沸啜之探吐熱痰數升即愈素問曰神有餘笑不休神心火也火得風則焰笑之象也一婦病此半年張子和用此方遂愈儒門事親

飲酒不醉凡飲酒先食鹽一匕則后飲必倍肘后方

明目堅齒去翳大利老眼海鹽以百沸湯泡散清汁于銀石器內熬取雪白鹽花新瓦器盛每早揩牙漱水以大指甲點水洗目閉坐良久乃洗面名洞視千里法極神妙永類鈐方

風熱牙痛槐枝煎濃湯二盌入鹽一斤煮乾炒研日用揩牙以水洗目唐瑤經驗方

齒𧐐齒動鹽半兩皂莢兩挺同燒赤研夜夜揩齒一月後並瘥其齒牢固食療本草

○齒䶦宣露每旦噙鹽熱水含百遍五日後齒即牢千金方

齒疼出血每夜鹽末厚封齦上有汁瀝盡乃臥其汁出時叩齒勿住不過十夜疼血皆止忌猪魚油菜等極驗肘后方

喉中生肉綿裹筯頭拄鹽揩之日五六度孫真人方

帝鍾喉風垂長半寸椵食鹽頻點之即消聖惠方

風病耳鳴鹽五升蒸熱以耳枕之冷復易之肘后方

耳卒疼痛方同上

目中淚出鹽點目中冷水洗數次瘥范汪方

目中浮翳遮睛白鹽生研少許頻點屢效小兒亦宜直指方

血出甚多。若血冷則殺人。宜炒鹽三撮，酒調服之。梅師方。金瘡中風。煎鹽令熱，以匙抄，瀝取〔一〕水，熱瀉瘡上，冷更着，一日勿住，取瘥，大效。肘後方。小兒撮口。鹽豉〔二〕擣貼臍上，灸之。子母秘録。病笑不休。滄鹽煆赤，研，入河水煎沸，啜之，探吐熱痰數升，即愈。素問曰：神有餘，笑不休。神，心火也，火得風則焰，笑之象也。一婦病此半年，張子和用此方，遂愈。儒門事親。飲酒不醉。凡飲酒，先食鹽一匕，則後飲必倍。肘後方。明目堅齒，去瞖，大利老眼。海鹽以百沸湯泡散，清汁于銀石器內，熬取雪白鹽花，新瓦器盛，每早揩牙漱水，以大指甲點水洗目，閉坐良久，乃洗面。名洞視千里法，極神妙。永類鈐方。風熱牙痛。槐枝煎濃湯二盌，入鹽一斤，煮乾炒研，日用揩牙，以水洗目。唐瑶經驗方。齒䘌齒動。鹽半兩，皂莢兩挺，同燒赤，研，夜夜揩齒，一月後並瘥，其齒牢固。○食療本草。齒齦宣露。每旦噙鹽，熱水含百遍，五日後齒即牢。千金方。齒疼出血。每夜鹽末厚封齗上，有汁瀝盡乃卧。其汁出時，叩齒勿住。不過十夜，疼血皆止。忌猪魚油菜等。極驗。肘後方。喉中生肉。綿裹筯頭，拄鹽揩之，日五六度。孫真人方。帝鍾喉風，垂長半寸。煆食鹽頻點之，即消。○聖惠方。風病耳鳴。鹽五升蒸熱，以耳枕之，冷復易之。肘後方。耳卒疼痛。方同上。目中淚出。鹽點目中，冷水洗數次，瘥。范汪〔三〕方。目中浮瞖遮睛。白鹽生研少許，頻點屢效，小兒亦宜。直指方。

〔一〕取：原作「却」。今據證類卷四食鹽改。
〔二〕豉：原作「頭」。今據改同上。
〔三〕汪：原作「注」。今據改同上。

小兒目翳或來或去漸大侵睛雪白鹽少許燈心蘸點日三五次不痛不礙屢用有效 活幼口議

塵物眯目以少鹽并豉置水中視之立出 孫真人方

酒皶赤鼻白鹽常擦之妙 直指方

口鼻急疳蝕爛腐臭斗子鹽白麪等分為末每以吹之 普濟方

面上惡瘡五色者鹽湯浸綿搨瘡上五六度即瘥○藥性論

體如蟲行風熱也鹽一斗水一石煎湯浴之三四次亦療一切風氣 外臺秘要

瘡癬痛痒初生者嚼鹽頻擦之妙 千金翼

手足心毒風氣毒腫鹽末椒末等分酢和傅之立瘥 肘后方

手足疣目鹽傅上以舌舐之不過三度瘥 肘后方

熱病生䘌下部有瘡熬鹽熨之不過三次○梅師方

一切漏瘡故布裹鹽燒赤為末每服一錢 外臺秘要

臁瘡經年鹽中黑泥晒研搽之 永類方

蠼螋尿瘡鹽湯浸綿搨瘡上 食療本草

蜈蚣蛟人嚼鹽塗之或鹽湯浸之妙 梅師方

蚯蚓咬毒形如大風眉鬢皆落惟濃煎鹽湯浸身數遍即愈浙西軍將張韶病此每夕蚯蚓鳴于體一僧用此方而安則長鹽由 經驗方

蜂蠆叮螫嚼鹽塗之 千金方

解黃蠅毒烏蒙山峽多小黃蠅生毒蛇鱗中嚙人初無所覺漸痒為瘡勿搔但以冷水浸之擦鹽少許即不為瘡 方輿勝覽

毒蛇傷螫嚼鹽塗之灸三壯仍嚼鹽塗之 徐伯玉方

虱出怪病臥渾身虱出約至五升隨至血肉俱壞每宿漸多痛痒不可

小兒目瞖，或來或去，漸大侵睛。雪白鹽少許，燈心蘸點，日三五次。不痛不礙，屢用有效。活幼口議。**塵物眯目**。以少鹽并豉置水中，視之立出。孫真人方。**酒皶赤鼻**。白鹽常擦之，妙。直指方。**口鼻急疳**，蝕爛腐臭，斗子鹽、白麪等分，爲末，每以吹之。普濟方。**面上惡瘡**五色者。鹽湯浸綿搨瘡上，五六度即瘥。○藥性論。**體如蟲行**，風熱也。鹽一斗，水一石，煎湯浴之，三四次。亦療一切風氣。外臺秘要。**瘡癬痛痒**初生者。嚼鹽頻擦之，妙。千金翼。**手足心毒**，風氣毒腫。鹽末、椒末等分，酢和傅之，立瘥。肘後方。**手足疣目**。鹽傅上，以舌[一]舐之，不過三度，瘥。肘後方。**熱病生䘌**，下部有瘡。熬鹽熨之，不過三次。○梅師方。**一切漏瘡**。故布裹鹽，燒赤爲末，每服一錢。外臺秘要。**臁瘡經年**。鹽中黑泥，晒研搽之。永類方。**蠼螋尿瘡**。鹽湯浸綿，搨瘡上。食療本草。**蜈蚣咬[二]人**。嚼鹽塗之，或鹽湯浸之，妙。梅師方。**蚯蚓咬[三]毒**，形如大風，眉鬢皆落。惟濃煎鹽湯，浸身數遍即愈。浙西軍將張韶病此，每夕蚯蚓鳴于體，一僧用此方而安。蚓畏鹽也。經驗方。**蜂蠆叮螫**。嚼鹽塗之。千金方。**解黃蠅毒**。烏蒙山峽多小黃蠅，生毒蛇鱗中，嚙人初無所覺，漸痒爲瘡。勿搔，但以冷水沃之，擦鹽少許，即不爲瘡。方輿勝覽。**毒蛇傷螫**。嚼鹽塗之，灸三壯，仍嚼鹽塗之。徐伯玉方。**虱出怪病**。臨卧渾身虱出，約至五升，隨至血肉俱壞，每宿漸多，痛痒不可

〔一〕以舌：證類卷四食鹽引肘後方、醫心方卷四治疣目方引葛氏方均作「令牛」。皆通，「令牛」更勝。

〔二〕咬：原作「蛟」。今據證類卷四食鹽引梅師方改。

〔三〕咬：原作「蛟」。今據證類卷四食鹽引經驗方改。

言狀惟哭水附冰晝夜啼哭舌尖出血不止身齒俱黑唇動鼻開但飲鹽醋湯十數日即安夏子益奇疾方

解狼毒 鹽汁飲之千金方

藥箭毒氣 鹽貼瘡上灸三十壯良集驗方

救溺水死 以大凳卧之後足放高用鹽擦臍中待水自流出切勿倒提出水救急方

潰癰作癢 以鹽摩其四圍即止○外科精義

戎鹽 本經下品

【釋名】胡鹽別錄　羌鹽日華　青鹽綱目　禿登鹽唐本　陰土鹽大明西番所食者故號戎鹽羌鹽恭曰戎鹽即胡鹽沙州名禿登鹽廓州名爲陰土鹽生河岸山坂之陰土石間故名

【集解】別錄曰戎鹽生胡鹽山及西羌北地酒泉福祿城東南角北海青南海赤十月采當之曰戎鹽味苦臭是海潮水澆山石經久鹽凝着石取之北海者青南海者赤弘景曰史書言虜中鹽有九種白鹽食鹽常食者黑鹽主腹脹氣滿胡鹽主耳聾目痛柔鹽主馬脊瘡又有赤鹽駁鹽臭鹽馬齒鹽四種並不入食馬齒即大鹽黑鹽疑是鹵鹹柔鹽疑是戎鹽而此戎鹽又名胡鹽二三相亂今戎鹽虜中甚有從涼州來亦從燉煌來其形作塊片或如雞鴨卵或如菱米色紫白味不甚鹹口嘗氣臭正如毈雞子臭者乃真又河南鹽池泥中自有凝鹽如石片打破皆青黑色善療馬脊瘡又疑此是戎鹽又巴東朐䏰縣北崖有鹽井鹽水自凝生繖子鹽一二寸中央突張如繖形亦有方如石膏博碁者恭曰戎鹽即鹵鹽

言狀，惟喫水，卧牀晝夜號哭，舌尖出血不止，身齒俱黑，唇動鼻開。但飲鹽醋湯十數日即安。夏子益奇疾方。**解狼毒毒**。鹽汁飲之。千金方。**藥箭毒氣**。鹽貼瘡上，灸三十壯，良。集驗方。**救溺水死**。以大凳卧之，後足放高，用鹽擦臍中，待水自流出，切勿倒提出水。救急方。**潰癰作痒**。以鹽摩其四圍，即止。○外科精義。

戎鹽本經下品

【釋名】胡鹽別録、羌鹽日華、青鹽綱目、禿登鹽唐本、陰土鹽。【大明曰】西番所食者，故號戎鹽、羌鹽。【恭曰】戎鹽，即胡鹽也。沙州名禿登鹽，廓州名爲陰土鹽，生河岸山坂之陰土石間，故名。

【集解】【別録曰】戎鹽生胡鹽山及西羌北地、酒泉福禄城東南角。北海青，南海赤。十月采。【當之曰】戎鹽味苦臭，是海潮水澆山石，經久鹽凝着石，取之北海者青，南海者赤。【弘景曰】史書言虜中鹽有九種：白鹽、食鹽，常食者；黑鹽，主腹脹氣滿；胡鹽，主耳聾目痛；柔鹽，主馬脊瘡。又有赤鹽、駁鹽、臭鹽、馬齒鹽四種，並不入食。馬齒即大鹽，黑鹽疑是鹵鹹，柔鹽疑是戎鹽，而此戎鹽又名胡鹽，二三相亂。今戎鹽虜中甚有，從凉州來，亦從燉煌來。其形作塊片，或如雞鴨卵，或如菱米，色紫白，味不甚鹹，口嘗〔一〕氣臭正如毈雞子臭者乃真。又河南鹽池泥中自有凝鹽如石片，打破皆方〔二〕，青黑色，善療馬脊瘡，又疑此是戎鹽。又巴東朐䏰縣北崖有鹽井，鹽水自凝，生繖子鹽，方〔三〕一二寸，中央突張如繖形，亦有方如石膏、博棋者。【恭曰】戎鹽即胡鹽。

〔一〕嘗：原作「常」。今據證類卷五戎鹽改。
〔二〕方：原脱。今據證類卷五戎鹽補。
〔三〕方：原脱。今據補同上。

生河岸山坂之陰土石間大小不常堅白似石燒之不鳴烢也宗奭曰戎鹽成垛裁之如枕細白味甘鹹頌曰陶氏所說九種今人不能遍識醫家治眼及補下藥多用青鹽恐即戎鹽也本草云北海青南海赤今青鹽從西羌來者形塊方稜明瑩而青黑色最奇北海來者作大塊而不光瑩又多孔竅若蜂窠狀色亦淺于西鹽彼人謂之鹽枕入藥差劣北胡又有一種鹽作片屑如碎白石彼人亦謂之青鹽緘封于匣與鹽抹并作禮贄不知是何色類可珍但本草戎鹽云北海青南海赤而諸注乃用白鹽似與本文不合按凉州異物志云姜賴之墟今稱龍城剛鹵千里蒺藜之形其下有鹽累碁而生出于胡國故名戎鹽贊云鹽山二岳三色爲質赤者如丹黑者如漆小大從意鏤之爲物作獸辟惡佩之爲吉或稱武鹽可以療疾此說與本草本文相合亦惟赤黑二色不言白者蓋白者乃光明鹽而青鹽赤鹽則戎鹽也故西凉記云青鹽池出鹽正方半寸其形如石甚甜美眞臘記云山間有石味勝于鹽可琢爲器梁杰公傳言交河之間掘磧下數尺有紫鹽如紅如紫色鮮而甘其下丈許有瑿珀北戶錄亦言張掖池中出桃花鹽色如桃花隨月盈縮今寧夏近凉州地鹽井所出青鹽四方皎潔如石山丹衛即張掖地有池產紅鹽紅色此二鹽即戎鹽之青赤二色者醫方但用青鹽而不用紅鹽不知二鹽皆名戎鹽也所謂南海北海者指西海之南北而言非炎方之南海也張果玉洞要訣云赤戎鹽出西戎稟自然水土之氣結而成質其地水土之氣黃赤故鹽亦隨土氣而生味淡于石鹽力能伏陽精但于火中燒汁紅赤凝

生河崖山坂之陰土石間，大小不常，堅白似石，燒之不鳴烢也。【宗奭曰】戎鹽成垛，裁之如枕，細白，味甘鹹。【頌曰】陶氏所説九種，今人不能遍識。醫家治眼及補下藥多用青鹽，恐即戎鹽也。本草云：北海青，南海赤。今青鹽從西羌來者，形塊方稜，明瑩而青黑色，最奇。北海來者，作大塊而不光瑩，又多孔竅，若蜂窠狀，色亦淺于西鹽，彼人謂之鹽枕，入藥差劣。北胡又有一種鹽，作片屑，如碎白石，彼人亦謂之青鹽，緘封于匣，與鹽枕并作禮贄，不知是何色類。【時珍曰】本草戎鹽云，北海青，南海赤，而諸注乃用白鹽，似與本文不合。按涼州異物志云：姜賴之墟，今稱龍城。剛鹵千里，蒺藜之形。其下有鹽，累棋而生。出于胡國，故名戎鹽。贊云：鹽山二岳，二色爲質。赤者如丹，黑者如漆。小大從意，鏤之爲物。作獸辟惡，佩之爲吉。或稱戎鹽，可以療疾。此説與本草本方相合，亦惟赤、黑二色，不言白者。蓋白者乃光明鹽，而青鹽、赤鹽則戎鹽也。故西涼記〔一〕云：青鹽池出鹽，正方半寸，其形如石，甚甜美。真臘記云：山間有石，味勝于鹽，可琢爲器。梁杰公傳言，交河之間，掘磧下數尺，有紫鹽，如紅如紫，色鮮而甘。其下丈許，有瑿珀。北户録亦言，張掖池中出桃花鹽，色如桃花，隨月盈縮。今寧夏近涼州地，鹽井所出青鹽，四方皎潔如石。山丹衛即張掖地，有池産紅鹽，紅色。此二鹽，即戎鹽之青、赤二色者。醫方但用青鹽，而不用紅鹽，不知二鹽皆名戎鹽也。所謂南海、北海者，指西海之南北而言，非炎方之南海也。張果玉洞要訣云：赤戎鹽出西戎，禀自然水土之氣，結而成質。其地水土之氣黃赤，故鹽亦隨土氣而生。味淡于石鹽，力能伏陽精。但于火中燒汁紅赤，凝

〔一〕西涼記：御覽卷八百六十五飲食部鹽作「涼州記」。

定色一種鹽名即眞也亦名絳鹽抱朴子書有作赤鹽法又當
詳紅染乃染成者皆非眞紅鹽也又丹房鑑源入藥鹽
可伏雌黃
紅鹽爲上

【氣味】鹹寒無毒宗奭曰甘鹹大明曰平獨孤滔曰戎鹽赤黑二色能累卵乾汞制丹砂

【主治】明目目痛益氣堅肌骨去毒蠱本經心腹痛溺血吐血齒舌血出別錄助水臟益精氣除五臟癥結心腹積聚痛瘡疥癬大明解芫青斑蝥毒時珍

【發明】宗奭曰戎鹽甘鹹功在却血入腎治目中瘀赤濇昏時珍曰戎鹽功同食鹽不經煎鍊而味鹹帶甘入藥似勝周禮注云飴鹽味甜即戎鹽不知果否或云以飴拌鹽也

【附方】新六小便不通戎鹽湯用戎鹽彈丸大一枚伏苓半斤白术二兩水煎服之仲景金匱方風熱牙痛青鹽一斤槐枝半斤水四碗煎汁二碗煮鹽至乾炒研日用揩牙洗目唐氏經驗方牢牙明目青鹽二兩白鹽四兩川椒四兩煎汁拌鹽炒乾日用揩牙洗目永無齒疾目疾通變要法風眼爛弦戎鹽化水點之普濟方痔瘡漏瘡白礬四兩青鹽四兩爲末猪尿脬一個盛之陰乾每服五錢空心溫水下一

定色轉益者，即真也。亦名絳鹽。抱朴子書有作赤鹽法。又嶺南一種〔一〕紅鹽，乃染成者，皆非真紅鹽也。又丹房鑑源云：鑾鹽可伏雌雄，紅鹽爲上。

【氣味】鹹，寒，無毒。【宗奭曰】甘、鹹。【大明曰】平。【獨孤滔曰】戎鹽，赤、黑二色，能累卵，乾汞，制丹砂。

【主治】明目目痛，益氣，堅肌骨，去毒蠱。本經。心腹痛，溺血吐血，齒舌血出。別録。助水臟，益精氣，除五臟癥結，心腹積聚，痛瘡疥癬。大明。解芫青、斑蝥毒。時珍。

【發明】【宗奭曰】戎鹽甘鹹，功在却血，入腎，治目中瘀赤濇昏。【時珍曰】戎鹽功同食鹽，不經煎鍊，而味鹹帶甘，入藥似勝。周禮注云，飴鹽味甜，即戎鹽，不知果否？或云以飴拌鹽也。

【附方】新六。小便不通。戎鹽湯：用戎鹽彈丸大一枚，伏苓半斤，白朮二兩，水煎，服之。仲景金匱方。風熱牙痛。青鹽一斤，槐枝半斤，水四盌，煎汁二盌，煮鹽至乾，炒研，日用揩牙洗目。唐氏經驗方。牢牙明目。青鹽二兩，白鹽四兩，川椒四兩，煎汁拌鹽炒乾，日用揩牙洗目，永無齒疾目疾。通變要法。風眼爛弦。戎鹽化水，點之。普濟方。痔瘡漏瘡。白礬四兩，青鹽四兩，爲末，豬尿脬一個盛之，陰乾，每服五錢，空心温水下。

〔一〕嶺南一種：四字漫漶。今從江西本補正。

○趙氏經驗方

光明鹽唐本草

釋名石鹽唐本 聖石蜀本 水晶鹽綱目 時珍曰雷斆炮炙論序云聖石開盲明目而如雲離日則光明者乃兼形色與功而名也

集解恭曰光明鹽生鹽州五原鹽池下鑿取之大者如升皆正方光徹頌曰今階州出一種石鹽生山石中不由煎鍊自然成鹽色甚明瑩彼人甚貴之云即光明鹽也時珍曰石鹽有山產水產二種山產者即厓鹽也一名生鹽生山厓之間狀如白礬出于階成陵鳳永康諸處水產者生池底狀如水晶石英出西域諸處吳錄云天竺有新淘水味甘美下有石鹽白如水晶又波斯出自然白鹽如細石子金幼孜北征錄云北虜有鹽海子出白鹽瑩潔如水晶又有鹽池鹽色或青或白軍士采食之此皆水產者也梁四公子傳云高昌國燒羊山出鹽大者如斗狀白如玉月望收者其文理粗明澈如冰非月望收者其文理密金樓子云胡中白鹽產于崖映月光明洞澈如水晶胡人以供國厨名君王鹽亦名玉華鹽此則山產者皆自然之鹽所謂天成者也鹽州記云汶山有鹹石以水漬而煎之成鹽此亦石鹽之類而稍不同者

氣味鹹甘平無毒

○趙氏經驗方。

光明鹽唐本草

【釋名】石鹽唐本、聖石蜀本、水晶鹽綱目。【時珍曰】雷斅炮炙論序云：聖石開盲，明目而如雲離日。則光明者，乃兼形色與功而名也。

【集解】【恭曰】光明鹽生鹽州五原，鹽池下鑿取之。大者如升，皆正方光徹。【頌曰】今階州出一種石鹽，生山石中，不由煎鍊，自然成鹽，色甚明瑩，彼人甚貴之，云即光明鹽也。【時珍曰】石鹽有山産、水産二種。山産者即厓鹽也，一名生鹽，生山厓之間，狀如白礬，出于階、成、陵、鳳、永康諸處。水産者生池底，狀如水晶、石英，出西域諸處。吴録云：天竺有新淘，水味甘美，下有石鹽，白如水晶。又波斯出自然白鹽，如細石子。金幼孜北征録云：北虜有鹽海子，出白鹽，瑩潔如水晶。又有鹽池鹽，色或青或白，軍士采食之。此皆水産者也。梁四公[一]傳云：高昌國燒羊山出鹽，大者如斗狀，白如玉。月望收者，其文理粗，明澈如冰；非月望收者，其文理密。金樓子云：胡中白鹽，産于崖，映月光明洞澈如水晶。胡人以供國厨，名君王鹽，亦名玉華鹽。此則山産者也。皆自然之鹽，所謂天成者也。益州記云：汶山有鹹石，以水漬而煎之成鹽。此亦石鹽之類，而稍不同者。

【氣味】鹹、甘，平，無毒。

〔一〕公：下原衍「子」字。今據直齋書録解題等書目删。

【主治】頭痛諸風，目赤痛，多眵淚。唐本

【發明】時珍曰：光明鹽得清明之氣，鹽之至精者也。故入頭風眼目諸藥尤良。其他功同戎鹽，而力差次之。

鹵鹹 本經下品

【釋名】鹵鹽 寒石吳普 石鹼補遺 時珍曰：鹹音有二：音咸者，潤下之味；音減者，鹽土之名。後人作鹼、作鹻是矣。許慎說文云：鹵，西方鹹地也。故字從西省文，象鹽形。東方謂之斥，西方謂之鹵，河東謂之鹹。傳云：兗州為澤，其於地也為剛鹵，亦西方之義。

【集解】別錄曰：鹵鹹生河東池澤。弘景曰：今俗不復見鹵鹹，旋是黑鹽。又云是煎鹽釜下凝滓。二說未詳。恭曰：鹵鹹生河東。河東鹽不釜煎，明非凝滓。又疑是黑鹽，皆不然。此是鹼土也。今人熟皮用之，于鹼地掘取。頌曰：并州人刮鹼煎鍊，不甚佳，即鹵鹼也。藏器曰：鹵鹹即鹵水也。時珍曰：說文既言鹵鹹皆斥地之名，則謂凝滓及鹵水之說皆非矣。鹵鹽與鹼不同。山西諸州平野及大谷、榆次高亢處，秋間皆生鹵，望之如水，近之如積雪。土人刮而熬之為鹽，微有蒼黃色者，即鹵鹽也。爾雅所謂天生曰鹵，人生曰鹽是矣。凡鹽未經滴去苦水，則不堪食，苦水即鹵水也。鹵水之下，澄鹽凝結如石者，即鹵鹼也。丹溪所謂石鹼者，乃灰鹼也，見土類。吳普本草謂鹵鹹一名鹵鹽者，指鹵水之鹽，非鹵地之鹽也，不妨同名。

【主治】頭痛諸風，目赤痛，多眵淚。唐本。

【發明】【時珍曰】光明鹽得清明之氣，鹽之至精者也，故入頭風眼目諸藥尤良。其他功同戎鹽，而力差次之。

鹵鹹本經下品

【釋名】鹵鹽、寒石吴普、石鹼補遺。【時珍曰】鹹音有二：音咸者，潤下之味；音減者，鹽土之名，後人作鹼、作鹻是矣。許慎說文云：鹵，西方鹹地也。故字從西省文，象鹽形。東方謂之斥，西方謂之鹵，河東謂之鹹。傳云「兑爲澤，其於地也爲剛鹵」，亦西方之義。

【集解】【別録曰】鹵鹹生河東池澤。【弘景曰】今俗不復見鹵鹹，疑是黑鹽。又云：是煎鹽釜下凝滓。二說未詳。【恭曰】鹵鹹生河東，河東鹽不釜煎，明非凝滓。又疑是黑鹽，皆不然。此是鹼土也，今人熟皮用之，于鹼地掘取。【頌曰】并州人刮鹹煎鍊，不甚佳，即鹵鹹也。【機曰】鹵鹹，即鹵水也。【時珍曰】說文既言鹵、鹹皆斥地之名，則謂凝滓及鹵水之說皆非矣。鹵鹽與鹵鹼不同。山西諸州平野，及太谷、榆次高亢處，秋間皆生鹵，望之如水，近之如積雪。土人刮而熬之爲鹽，微[一]有蒼黄色者，即鹵鹽也。爾雅所謂「天生曰鹵，人生曰鹽」者是矣。凡鹽未經滴去苦水，則不堪食，苦水即鹵水也。鹵水之下，澄鹽凝結如石者，即鹵鹹也。丹溪所謂石鹼者，乃灰鹼也，見土類。吴普本草謂「鹵鹹一名鹵鹽」者，指鹵水之鹽，非鹵地之鹽也，不妨同名。

〔一〕微：原字缺損。今從江西本補正。

【氣味】苦寒無毒【別錄曰】苦鹹寒【獨孤滔曰】鹵鹽制四黃，作銲藥，同硇砂罨鐵，一時即軟。

【主治】大熱消渴狂煩，除邪及下蠱毒，柔肌膚。本經 去五臟腸胃留熱結氣，心下堅，食已嘔逆喘滿，明目目痛。別錄

【附方】新二

風熱赤眼：虛腫澀痛。鹵鹼一升，青梅二十七箇，古錢二十一文，新瓶盛，密封，湯中煮一炊時，三日後取點，日三五度。○聖惠方

齒腐齦爛：不拘大人小兒，用上好鹹土，熱湯淋取汁，石器熬乾刮下，入麝香少許，研摻之。○宣明方

凝水石 本經中品

【釋名】白水石本經 寒水石 凌水石別錄 鹽精石 泥精 鹽枕綱目 鹽根【時珍曰】拆片投水中，與水同色，其水凝動；又可夏月研末，煮湯入瓶，倒懸井底，即成凌冰，故有凝水、白水、寒水、凌水諸名。生于積鹽之下，故有鹽精以下諸名。石膏亦有寒水之名，與此不同。

【集解】【別錄曰】凝水石，色如雲母，可析者，鹽之精也。生常山山谷、中水縣及邯鄲。【弘景曰】常山即恒山，屬并州。中水縣屬河間。邯鄲即趙郡。此處地皆鹹鹵，故云鹽精，而碎之亦似朴消。此石末置水中，夏月能為冰者佳。【時珍曰】別錄言凝水鹽

【氣味】苦，寒，無毒。【別録曰】苦、鹹，寒。【獨孤滔曰】鹵鹽制四黄，作銲藥。同硇砂罨鐵，一時即軟。

【主治】大熱消渴狂煩，除邪及下蠱毒，柔肌膚。本經。去五臟腸胃留熱結氣，心下堅，食已嘔逆，喘滿，明目目痛。別録。

【附方】新二。風熱赤眼，虚腫澀痛。鹵鹻一升，青梅二十七箇，古錢二十一文，新瓶盛，密封，湯中煮一炊時，三日後取點，日三五度。○聖惠方。齒腐齦爛。不拘大人小兒，用上好鹹土，熱湯淋取汁，石器熬乾刮下，入麝香少許研，摻之。○宣明方。

凝水石本經中品

【釋名】白水石本經、寒水石、凌水石別録、鹽精石、泥精、鹽枕綱目、鹽根。【時珍曰】拆〔一〕片投水中，與水同色，其水凝動。又可夏月研末，煮湯入瓶，倒懸井底，即成凌冰，故有凝水、白水、寒水、凌水諸名。生于積鹽之下，故有鹽精以下諸名。石膏亦有寒水之名，與此不同。

【集解】【別録曰】凝水石，色如雲母可析〔二〕者，鹽之精也。生常山山谷、中水縣及邯〔三〕鄲。【弘景曰】常山即恒山，屬并州。中水屬河間。邯鄲屬趙郡。此處地皆鹹鹵，故云鹽精，而碎之亦似朴消。此石末置水中，夏月能爲冰者佳。【時珍曰】別録言凝水，鹽

〔一〕拆：原作「折」。今從江西本改。

〔二〕析：原作「拆」。今據證類卷四凝水石改。

〔三〕邯：原作「卯」。今據改同上。

之精也陶氏亦云鹵地所生碎之似朴消范子計然云出河
東河東鹵地也獨孤滔丹房鑑源云鹽精出鹽池狀如水精
據此諸說則凝水即鹽精石也一名泥精昔人謂之鹽枕今
人謂之鹽根生於鹵地積鹽之下精液滲入土中年久至泉
結而成石大塊有齒棱如馬牙消清瑩如水精亦有帶青黑
色者皆至暑月回潤入水浸久亦化陶氏注戎鹽謂鹽池泥
中自有凝鹽如石片打破皆方而色青黑者即此也蘇頌注
玄精石謂解池有鹽精石味更鹹苦乃玄精之類又注食鹽
謂鹽枕作精塊有孔竅若蜂窠可綴封爲禮贄者皆此物也
唐宋諸醫不識此石而以石膏方解石爲注誤矣今正之于下

正誤

恭曰凝水石有縱理橫理兩種色清明者爲上或云縱
理爲寒水石橫理爲凝水石今出同州韓城色青黃理
如雲母爲良出澄州者斜理文色白爲劣也頌曰今河東汾
隰州及德順軍亦有之三月采又有一種冷油石全與此相
類但投沸油鐺中油即冷者是也此石性冷有毒誤服令人
腰以下不能舉宗奭曰凝水石文理通徹人或磨刻爲枕以
備暑月之用入藥須燒過或市人末入輕粉以亂真不可察
陶氏言夏月能爲冰者佳如此則舉世不能得矣閻孝忠曰
石膏潔白堅硬有牆壁寒水石軟爛可以手碎外微青黑中
有細文王隱君曰寒水石堅白晶瑩狀若明礬蓬砂之質或
有碎之粒粒大小皆四方故又名方解石今人謂之硬石膏
者是也○時珍曰寒水石有二一是軟石膏一是凝水石惟
陶弘景所注是凝水之寒水石與本文相合蘇恭蘇頌宗
奭閻孝忠四家所說皆是軟石膏之寒水石王隱君所說則

之精也。陶氏亦云鹵地所生，碎之似朴消。范子計然云出河東。河東，鹵地也。獨孤滔丹房鑑源云：鹽精出鹽池，狀如水精。據此諸説，則凝水即鹽精石也，一名泥精。昔人謂之鹽枕，今人謂之鹽根。生於鹵地積鹽之下，精液滲入土中，年久至泉。結而成石。大塊有齒稜，如馬牙消。清瑩如水精，亦有帶青黑色者，皆至暑月回潤，入水浸久亦化。陶氏注戎鹽，謂「鹽池泥中自有凝鹽如石片，打破皆方而色青黑」者，即此也。蘇頌注玄精石謂「解池有鹽精石，味更鹹苦，乃玄精之類」，又注食鹽謂「鹽枕作精塊，有孔竅，若蜂窠，可絨封爲禮贄」者，皆此物也。唐宋諸醫不識此石，而以石膏、方解石爲注，誤矣。今正之于下。

【正誤】【恭曰】凝水石有縱理、横理兩種，色清明者爲上。或云縱理爲寒水石，横理爲凝水石。今出同州韓城，色青横理如雲母爲良；出澄州者，斜理文色白爲劣也。【頌曰】今河東汾、隰州及德順軍亦有之，三月采。又有一種冷油石，全與此相類，但投沸油鐺中，油即冷者，是也。此石性冷有毒，誤服令人腰以下不能舉。【宗奭曰】凝水石文理通徹，人或磨刻爲枕，以備暑月之用。入藥須燒過。或市人末入輕粉以亂真，不可不〔一〕察。陶氏言夏月能爲冰者佳，如此則舉世不能得矣。【閻孝忠曰】石膏，潔白堅硬，有墻壁。寒水石軟爛，可以手碎，外微青黑，中有細文。【王隱君曰】寒水石，堅白晶潔，狀若明礬、蓬砂之質。或有碎之，粒粒大小皆四方，故又名方解石，今人謂之硬石膏者是也。○【時珍曰】寒水石有二：一是軟石膏，一是凝水石。惟陶弘景所注，是凝水之寒水石，與本文相合。蘇恭、蘇頌、寇宗奭、閻孝忠四家所説，皆是軟石膏之寒水石。王隱君所説，則

〔一〕不：原脱。今據證類卷四凝水石補。

是方解石諸家不詳本文鹽精之說不得其說遂以石膏方解石指爲寒水石唐宋以來相承其誤通以二石爲用而鹽精之寒水絕不知用此千載之誤也石膏之誤近千載朱震亨氏始明凝水之誤非時珍深察恐終于絕響矣

【修治】斆曰凡使須用生薑自然汁煮乾研粉用每十兩用生薑一溢也

【氣味】辛寒無毒別錄曰甘大寒普曰神農辛岐伯醫和扁鵲甘無毒李當之大寒時珍曰辛鹹之才曰解巴豆毒畏地榆獨孤滔曰制丹砂伏玄精

【主治】身熱腹中積聚邪氣皮中如火燒煩滿水飲之久服不饑本經除時氣熱盛五臟伏熱胃中熱止渴水腫小腹痺別錄壓丹石毒風解傷寒勞復甄權治小便白內痺涼血降火止牙疼堅牙明目時珍

【發明】時珍曰凝水石稟積陰之氣而成其氣大寒其味辛鹹入腎走血除熱之功同于諸鹽古方所用寒水石是凝水石唐宋諸方寒水石是石膏近方用寒水石則是長石方解石俱附各條之下用者詳之

【附方】舊二新二男女轉脬不得小便寒水石二兩滑石一兩葵子一合爲末水一斗煮五升時服一升即利

是方解石。諸家不詳本文鹽精之説，不得其説，遂以石膏、方解石指爲寒水石。唐宋以來相承其誤，通以二石爲用，而鹽精之寒水，絶不知用，此千載之誤也。石膏之誤近千載，朱震亨氏始明。凝水之誤，非時珍深察，恐終于絶響矣。

【脩治】【斅曰】凡使，須用生薑自然汁煮乾，研粉用。每十兩，用薑汁一鎰〔一〕也。

【氣味】辛，寒，無毒。【别録曰】甘，大寒。【普曰】神農：辛。岐伯、醫和、扁鵲：甘，無毒。李當之：大寒。【時珍曰】辛、鹹。【之才曰】解巴豆毒，畏地榆。【獨孤滔曰】制丹砂，伏玄精。

【主治】身熱，腹中積聚邪氣，皮中如火燒，煩滿，水飲之。久服不飢。本經。除時氣熱盛，五臟伏熱，胃中熱，止渴，水腫，小腹痺。别録。壓丹石毒風，解傷寒勞復。甄權。治小便白，内痺，凉血降火，止牙疼，堅牙明目。時珍。

【發明】【時珍曰】凝水石稟積陰之氣而成，其氣大寒，其味辛鹹，入腎走血除熱之功，同于諸鹽。古方所用寒水石是此石，唐宋諸方寒水石是石膏，近方寒水石則是長石、方解石，俱附各條之下，用者詳之。

【附方】舊二，新二。男女轉脬，不得小便。寒水石二兩，滑石一兩，葵子〔二〕一合，爲末，水一斗，煮五升，時服一升，即〔三〕

〔一〕薑汁一鎰：原作「生薑一溢」。今據證類卷四凝水石改。
〔二〕兩葵子：原字漫漶。今從江西本補正。
〔三〕一升即：原字漫漶。今從補正同上。

刊類方○末牙齦出血有竅寒水石粉三兩朱砂二錢甘草腦子一字為末乾摻普濟方湯火傷
灼寒水石燒研傅之衞生易簡方小兒丹毒皮膚熱赤寒水石半兩白土一分為末米醋調塗之○近
驗方

玄精石宋開寶

釋名太乙玄精石 陰精石綱目玄英石時珍曰此石乃鹹鹵至陰之精凝結而成
故有諸名

集解頌曰玄精石出解州解池及通泰州積鹽倉中亦有之
其色青白龜背者佳采無時又解池有鹽精石味更鹹
苦亦玄精之類也恭曰近地亦有之色亦青白片大不佳時
珍曰玄精是鹹鹵津液流滲入土年久結成石片片狀如龜
背之形蒲州解池出者其色青白通徹蜀中赤鹽之液所結者色
稍紅光洸存中筆談云太陰玄精生解州鹽澤之鹵溝渠土
內得之大者如杏葉小者如魚鱗悉皆尖角端正如龜甲狀其
裙襴小墮其前則剡其後則上剡正如穿山甲相掩之處前
是龜甲更無異也色綠而瑩徹叩之則直理而坼瑩如明鑑
折處亦六角如柳葉大燒過則悉解折薄如柳葉片片相離
白如霜雪平潔可愛此乃稟積陰之氣凝結故皆六角
今天下所用玄精乃絳州山中所出絳石非玄精也

利。○永類方。牙齦出血，有竅。寒水石粉三兩，朱砂二錢，甘草〔一〕，腦子一字，爲末，乾摻。普濟方。湯火傷灼。寒水石燒研傅之。衛生易簡方。小兒丹毒，皮膚熱赤。寒水石半兩，白土一分，爲末，米醋調塗之。○經驗方。

玄精石宋開寶

【釋名】太乙玄精石、陰精石綱目、玄英石。【時珍曰】此石乃鹹鹵至陰之精凝結而成，故有諸名。

【集解】【頌曰】玄精石出解州解池，及通、泰州積鹽倉中亦有之。其色青白、龜背者佳，采無時。又解池有鹽精石，味更鹹苦，亦玄精之類也。【恭曰】近地亦有之，色亦青白，片大不佳。【時珍曰】玄精是鹹鹵津液流滲入土，年久結成石片，片狀如龜背之形。蒲、解出者，其色青白通徹。蜀中赤鹽之液所結者，色稍紅光。沈存中筆談云：太陰玄精生解州鹽澤之鹵，溝渠土内得之。大者如杏葉，小者如魚鱗，悉皆尖角端正，如龜甲狀。其裙襴小墮，其前則下〔二〕剡，其後則上剡，正如穿山甲相掩之處，前〔三〕是龜甲，更無異也。色緑而瑩徹，叩之則直理而拆，瑩如明鑑，折〔四〕處亦六角，如柳葉大。燒過則悉解折，薄如柳葉，片片相離，白如霜雪，平潔可愛。此乃稟積陰之氣凝結，故皆六角。今天下所用玄精，乃絳州山中所出絳石，非玄精也。

〔一〕甘草：此下原缺劑量。普濟方卷六十九齒間血出「生雞桃花散」方四藥均等分。

〔二〕下：原脱。今據夢溪筆談卷二十六藥議補。

〔三〕前：夢溪筆談卷二十六藥議原作「全」。

〔四〕折：原作「拆」。今據夢溪筆談卷二十六藥議改。

【氣味】鹹，溫，無毒。時珍曰：甘、鹹，寒。獨孤滔曰：制硫黄、丹砂。

【主治】除風冷邪氣濕痹，益精氣，婦人痼冷漏下，心腹積聚，冷氣，止頭痛，解肌。開寶。主陰證傷寒，指甲面色青黑，心下脹滿結硬，煩渴，虛汗不止，或時狂言，四肢逆冷，咽喉不利，腫痛，脉沉細而疾，宜佐他藥服之。又合大藥，塗大風瘡。宗奭

【發明】宗奭曰：古方不見用，近世補藥及傷寒多用之。其著者治傷寒正陽丹出汗也。時珍曰：玄精石稟太陰之精，與鹽同性，其氣寒而不溫，其味甘鹹而降，同硫黄、消石治上盛下虛，救陰助陽，有扶危拯逆之功，故鐵甕申先生來復丹用之，正取其寒，以配消硫之熱也。開寶本草言其性溫，誤矣。

【附方】舊一，新二。

正陽丹：治傷寒三日，頭痛壯熱，四肢不利。太陰玄精石、消石、硫黄各二兩，硇砂一兩，細研，入瓷瓶固濟，以火半斤周一寸熁之，約近半日，候藥青紫色，住火，待冷取出。用臘月雪水拌勻，入罐子中，屋後北陰下陰乾，又入地埋二七日，取出細研，麪糊和丸雞頭子大。先用熱水浴後，以艾湯研下一丸，以衣蓋汗出爲瘥。圖經本草。

小兒風熱：挾風痰結熱，体熱。太陰玄精石一兩，石膏七錢半，龍腦半錢，爲末。每服半錢，新汲水下。普濟方。

肺熱

【氣味】鹹，温，無毒。【時珍曰】甘、鹹，寒。【獨孤滔曰】制硫黄、丹砂。

【主治】除風冷邪氣，濕痺，益精氣，婦人痼冷漏下，心腹積聚冷氣，止頭痛，解肌。開寶。主陰證傷寒，指甲面色青黑，心下脹滿結硬，煩渴，虚汗不止，或時狂言，四肢逆冷，咽喉不利腫痛，脉沉細而疾，宜佐他藥服之。又合他[一]藥，塗大風瘡。宗奭。

【發明】【頌曰】古方不見用，近世補藥及傷寒多用之。其著者，治傷寒正陽丹出汗也。【時珍曰】玄精石禀太陰之精，與鹽同性，其氣寒而不温，其味甘鹹而降，同硫黄、消石治上盛下虚，救陰助陽，有扶危拯逆之功。故鐵甕申先生來復丹用之，正取其寒，以配消、硫之熱也。開寶本草言其性温，誤矣。

【附方】舊一，新八。正陽丹。治傷寒三日，頭痛壯熱，四肢不利。太陰玄精石、消石、硫黄各二兩，硇砂一兩，細研，入瓷[二]瓶固濟。以火半斤，周一寸熓之，約近半日，候藥青紫色，住火。待冷取出，用臘月雪水拌勻，入罐子中，屋後北陰下陰乾。又入地埋[三]二七日，取出細研，麪糊和丸雞頭子大。先用熱水浴後，以艾湯研下一丸，以衣蓋，汗出爲瘥。圖經本草。小兒風熱。挾風藴熱，體熱。太陰玄精石一兩，石膏七錢半，龍腦半兩[四]，爲末，每服半錢，新汲水下。普濟方。肺熱

〔一〕他：原作「大」。今據衍義卷五太陰玄精改。
〔二〕瓷：原作「甕」。今據證類卷四太陰玄精改。
〔三〕埋：原作「理」。今據改同上。
〔四〕兩：普濟方卷三百八十五嬰孩諸熱疸腫門原作「錢」。

欬嗽方見不灰木下冷熱霍亂分利陰陽玄精石半夏各一兩流黃三錢為末麪糊丸梧子大每服米飲三十丸指南方○頭風腦痛玄精石末入羊膽中陰乾水調一字吹鼻中立止千金方目赤澀痛玄精石半兩黃檗炙一兩為末點之良普濟方赤目失明內外障翳大陰玄精石陰陽火煅石決明各一兩蕤仁黃連各二兩羊子肝七箇竹刀切晒為末粟米飯丸梧子大每臥時茶服二十丸服至七日烙頂心以助藥力一月見效宋丞相言黃典史病此夢神傳此方愈朱氏集驗方目生赤脈玄精石一兩甘草半兩為末每服一錢小兒半錢竹葉煎湯調下總微論重舌涎出水漿不入大陰玄精石二兩牛黃朱砂龍腦各一分為末以鈹針舌上去血鹽湯漱口摻末嚥津神效○聖惠方

綠鹽唐本草

釋名鹽綠石綠綱目

集解恭曰綠鹽出焉耆國水中石下取之狀若扁青空青為眼藥之要今人以光明鹽硇砂赤銅屑釀之為塊綠色以充之珣曰出波斯國生石上舶上將來謂之石綠裝色久而不變中國以銅醋造者不堪入藥色亦不久時珍曰方家言波斯綠鹽色青陰雨中乾而不濕者為真又造鹽綠法用熟銅器盛取漿水一升投青鹽一兩在內浸七日取出即綠

欬嗽。方見不灰木下。冷熱霍亂。分利陰陽，玄精石、半夏各一兩，流黄三錢，爲末，麪糊丸梧子大，每服飲服三十丸。○指南方。頭風腦痛。玄精石末，入羊膽中陰乾，水調一字，吹鼻中，立止。千金方。目赤澀痛。玄精石半兩，黄蘗〔一〕炙一兩，爲末，點之，良。普濟方。赤目失明，内外障瞖。太陰玄精石陰陽火煅、石决明各一兩，蕤仁、黄連各二兩，羊子肝七箇，竹刀切晒，爲末，粟米飯丸梧子大，每卧時茶服二十丸。服至七日，烙頂心以助藥力，一月見效。宋丞相言：黄典史病此，夢神傳此方，愈。朱氏集驗方。目生赤脉。玄精石一兩，甘草半兩，爲末，每服一錢，小兒半錢，竹葉煎湯調下。總微論。重舌涎出，水漿不入。太陰玄精石二兩，牛黄、朱砂、龍腦各〔二〕一分，爲末。以鈹針舌上去血，鹽湯漱口，摻末嚥津，神效。○聖惠方。

緑鹽 唐本草

【釋名】鹽緑、石緑綱目。

【集解】【恭曰】緑鹽出焉耆國，水中石中下取之，狀若扁青、空青，爲眼藥之要。今人以光明鹽、硇砂、赤銅屑，釀之爲塊，緑色，以充之。【珣曰】出波斯國，生石上，舶上將來，謂之石緑，裝色久而不變。中國以銅、醋造者，不堪入藥，色亦不久。【時珍曰】方家言波斯緑鹽色青，陰雨中乾而不濕者爲真。又造鹽緑法：用熟銅器盛取漿水一升，投青鹽一兩在内，浸七日取出，即緑

〔一〕蘗：原作「蘖」。該方原出聖濟總論卷一百零六目澀痛，今據其中「玄精石散」改。

〔二〕各：原脱。今據聖惠方卷三十六治重舌諸方補。

色以物刮末入漿水再浸一七或二七取出此非真緑鹽也

氣味鹹苦辛平無毒

主治目赤淚出膚瞖眵暗唐本點目明目消瞖療小兒無辜疳

氣李珣

附方新二眙赤眼痛鹽緑一分蜜半兩于蚌蛤內相和每夜卧時漿水洗目炙熱點之能斷根聖濟錄

目暗赤澀多淚鹽緑一錢蕤仁去皮一錢研熱入好酥一錢研勻每夜點一麻子聖惠方

鹽藥拾遺

集解藏器曰生海西南雷羅諸州山谷似芒消末細入口極冷南人少有服者恐極冷入腹傷人宜慎之

氣味鹹冷無毒

主治眼赤眥爛風赤細研水和點之又水研服去熱煩痰滿頭痛明目鎮心又主蛇虺惡蟲毒藥箭鏃毒疥癬癰腫瘰癧並摩傅之甚者水化服之又解獨自草箭毒藏器

色。以物刮末，入漿水再浸一七或二七，取出。此非真緑鹽也。

【氣味】鹹、苦、辛平，無毒。

【主治】目赤淚出，膚瞖眵暗。唐本。點目，明目消瞖。療小兒無辜疳氣。李珣。

【附方】新二。胎[一]赤眼痛。鹽緑一分，蜜半兩，于蚌蛤内相和。每夜卧時漿水洗目，炙熱點之，能斷根。聖濟録。目暗赤澀，多淚。鹽緑一錢，蕤仁去皮一錢，熟研[二]，入好酥一錢，研勻，每夜點一麻子。聖惠方。

鹽藥 拾遺

【集解】【藏器曰】生海西南雷、羅諸州山谷。似芒消，末細，入口極冷。南人少有服者，恐極冷，入腹傷人，宜慎之。

【氣味】鹹，冷，無毒。

【主治】眼赤眦爛風赤，細研水和點之。又水研服，去熱煩痰滿頭痛，明目鎮心。又主蛇虺惡蟲毒，藥箭鏃毒，疥癬癰腫瘰癧，並摩傅之，甚者水化服之。又解獨自草箭毒。藏器。

〔一〕胎：原作「眙」。今據聖濟總録卷一百二目胎赤改。

〔二〕熟研：原作「研熱」。今據聖惠方卷三十二治眼風淚諸方改。

【附錄】懸石 保昇曰人若常服鍊石者至殁冢中石生懸石名芒消其冷如雪發火毒

朴消 本經上品

【校正】併入別錄芒消 嘉祐馬牙消

【釋名】消石朴 別錄 鹽消 綱目 皮消 志曰：消是本體之名，石乃堅白之號，朴者未化之義也。以其芒消、英消皆從此出，故曰消石朴也。時珍曰：此物見水即消，又能消化諸物，故謂之消。生于鹽鹵之地，狀似末鹽，凡牛馬諸皮須此治熟，故今俗有鹽消、皮消之稱。煎鍊入盆，凝結在下，粗朴者爲朴消，在上有芒者爲芒消，有牙者爲馬牙消。神農本經止有朴消、消石，名醫別錄復出芒消，宋嘉祐本草又出馬牙消。蓋不知消石即是火消，朴消即是芒消、馬牙消，一物有精粗之異爾。諸說不識此，遂致紛紜也。今併芒消、牙消于一云。

【集解】別錄曰：朴消生益州山谷有鹹水之陽，采無時。色青白者佳，黃者傷人，赤者殺人。又曰：芒消生于朴消。志曰：以暖水淋朴消，取汁鍊之，令減半，投于盆中，經宿乃有細芒生，故謂之芒消也。又有英消者，其狀若白石英，作四五棱，瑩澈可愛，主療與芒消同，亦出于朴消，其煎鍊自別有法，亦呼爲馬牙消。宗奭曰：朴消是初采得一煎而成者，未經再鍊，故曰朴消。可以熟生牛馬皮，及治金銀有偽。芒消是朴消淋汁再鍊者。時珍曰：消有三品：生西蜀者，俗呼川消，最勝；生河東者，俗呼鹽消，次之；生河

【附録】懸石。【保昇曰】人若常服鍊石者，至歿，冢中生懸石，若芒消，其冷如雪，殺火毒。

朴消本經上品

【校正】併入別録芒消、嘉祐馬牙消。

【釋名】消石朴別録、鹽消綱目、皮消。【志曰】消是本體之名，石乃堅白之號，朴者未化之義也。以其芒消、英消皆從此出，故曰消石朴也。【時珍曰】此物見水即消，又能消化諸物，故謂之消。生于鹽鹵之地，狀似末鹽，凡牛馬諸皮須此治熟，故今俗有鹽消、皮消之稱。煎鍊入盆，凝結在下，粗朴者爲朴消，在上有芒者爲芒消，有牙者爲馬牙消。神農本經止有朴消、消石，名醫別録復出芒消，宋嘉祐本草又出馬牙消。蓋不知消石即是火消，朴消即是芒消、馬牙消，一物有精粗之異爾。諸説不識此，遂致紛紜也。今併芒消、牙消于一云。

【集解】【別録曰】朴消生益州山谷有鹹水之陽，采無時。色青白者佳，黄者傷人，赤者殺人。又曰：芒消，生于朴消。【斅曰】朴消中鍊[一]出，形似麥芒，號曰芒消。【志曰】以暖水淋朴消，取汁鍊之，令減半，投于盆中，經宿乃有細芒生，故謂之芒消也。又有英消者，其狀若白石英，作四五稜，瑩澈可愛，主療與芒消同，亦出于朴消，其煎鍊自別有法，亦呼爲馬牙消。【宗奭曰】朴消是初采得一煎而成者，未經再鍊，故曰朴消。可以熟生牛馬皮，及治金銀有僞。芒消是朴消淋汁再鍊者。【時珍曰】消有三品：生西蜀者，俗呼川消，最勝；生河東者，俗呼鹽消，次之；生河

〔一〕鍊：原作「揀」。今據證類卷三芒消改。

北青齊者俗呼土消皆生于斥鹵之地彼人刮掃煎汁經宿結成狀如末鹽猶有沙土猥雜其色黃白故別錄云朴消黃者傷人赤者殺人須再以水煎化澄去滓腳入蘿蔔數枚同煮熟去蘿蔔傾入盆中經宿則結成白消如冰如蠟故俗呼為盆消齊衛之消則底多而上面生細芒如鋒別錄所謂芒消者是也川晉之消則底少而上面生牙如圭角作六稜縱橫玲瓏洞澈可愛嘉祐本草所謂馬牙消者是也狀如白石英者又名英消二消之底則通名朴消也取芒消英消再三以蘿蔔煎煉去鹹味即為甜消以二消置之風日中吹去水氣則輕白如粉即為風化消以朴消芒消英消同甘草煎過鼎罐升煆則為玄明粉陶弘景及唐宋諸人皆不知諸消是一物但有精粗之異因名迷實謬猜亂度殊無指歸詳見消石正誤下

朴消本經【氣味】苦寒無毒 別錄曰苦辛大寒無毒鍊白如銀能寒能熱能滑能濇能辛能鹹能酸能入地千年不變 權曰苦鹹有小毒 時珍曰別錄所列神化之說乃消石之功詳見消石下 之才曰石葦為之使惡麥句薑 從正曰畏三稜

【主治】百病除寒熱邪氣逐六腑積聚結固留癖能化七十二種石煉餌服之輕身神仙本經 胃中食飲熱結破留血閉絕停

北青、齊者，俗呼土消。皆生于斥鹵之地，彼人刮掃煎汁，經宿結成，狀如末鹽，猶有沙土猥雜，其色黄白。故別録云：朴消「黄者傷人，赤者殺人」。須再以水煎化，澄去滓脚，入蘿蔔數枚同煮熟，去蘿蔔，傾入盆中，經宿則結成白消，如冰如蠟，故俗呼爲盆消。齊、衛之消則底多，而上面生細芒如鋒，別録所謂芒消者是也。川、晉之消則底少，而上面生牙如圭角，作六棱，縱横玲瓏，洞澈可愛，嘉祐本草所謂馬牙消者是也。狀如白石英，又名英消。二消之底，則通名朴消也。取芒消、英消，再三以蘿蔔煎鍊去鹹味，即爲甜消。以二消置之風日中吹去水氣，則輕白如粉，即爲風化消。以朴消、芒消、英消同甘草煎過，鼎罐升煅，則爲玄明粉。陶弘景及唐宋諸人皆不知諸消是一物，但有精粗之異，因名迷實，謬猜亂度，殊無指歸。詳見消石「正誤」下。

朴消本經。【氣味】苦，寒，無毒。【別録曰】苦、辛，大寒，無毒。鍊白如銀，能寒能熱，能滑能濇，能辛能鹹能酸，入地千年不變。【權曰】苦、鹹，有小毒。【時珍曰】別録所列神化之説，乃消石之功。詳見消石下。【之才曰】石韋爲之使，惡〔一〕麥句薑。【張從正曰】畏三棱。

【主治】百病，除寒熱邪氣，逐六腑〔二〕積聚，結固留癖。能化七十二種石。鍊餌服之，輕身神仙。本經。胃中食飲熱結，破留血閉絶，停

〔一〕惡：證類卷三朴消原作「畏」。
〔二〕腑：原作「臟」。今據證類卷三朴消改。

痰痞滿推陳致新別錄療熱脹養胃消穀皇甫謐治腹脹大小便不通女子月候不通甄權通泄五臟百病及癥結治天行熱疾頭痛消腫毒排膿潤毛髮大明

○芒消別錄

〔氣味〕辛苦大寒無毒權曰鹹有小毒

〔主治〕五臟積聚久熱胃閉除邪氣破留血腹中痰實結搏通經脉利大小便及月水破五淋推陳致新別錄下瘰癧黄疸病時疾壅熱能散惡血墮胎傅漆瘡甄權

○馬牙消嘉祐

〔氣味〕甘大寒無毒時珍曰鹹微甘即英消也

〔主治〕除五臟積熱伏氣甄權末篩點眼赤去赤腫障瞖澁淚痛亦入點眼藥中用大明功同芒消時珍

〔發明〕成無己曰內經云鹹味下泄爲陰又云鹹以耎之熱淫于內治以鹹寒氣堅者以鹹耎之熱盛者以寒消之故張仲景大陷胸湯大承氣湯調胃承氣湯皆用芒消以軟堅去實熱結不至堅者不可用也好古曰本草云朴消未辛是

痰痞滿，推陳致新。別録。療熱脹，養胃消穀。皇甫謐〔一〕。治腹脹，大小便不通。女子月候不通。甄權。通泄五臟百病及癥結，治天行熱疾，頭痛，消腫毒，排膿，潤毛髮。大明。

芒消別録。【氣味】辛、苦，大寒，無毒。【權曰】鹹，有小毒。

【主治】五臟積聚，久熱胃閉〔二〕，除邪氣，破留血，腹中痰實結搏，通經脉，利大小便及月水，破五淋，推陳致新。別録。下瘰癧黄疸病，時疾壅熱，能散惡血，墮胎。傅漆〔三〕瘡。甄權。

馬牙消宋嘉祐。【氣味】甘，大寒，無毒。【時珍曰】鹹、微甘。即英消也。

【主治】除五臟積熱伏氣。甄權。末篩，點眼赤，去赤腫障瞖澀淚痛，亦入點眼藥中用。大明。功同芒消。時珍。

【發明】【成無己曰】内經云：鹹味下泄爲陰。又云：鹹以耎之。熱淫于内，治以鹹寒。氣堅者以鹹耎之，熱盛者以寒消之。故張仲景大陷胸湯、大承氣湯、調胃承氣湯皆用芒消，以軟堅去實熱，結不至堅者不可用也。【好古曰】本草云朴消味〔四〕辛，是

〔一〕謐：原作「謚」。今據本草經集註引皇甫士安（即皇甫謐）解散消石大凡説改。
〔二〕閉：原作「閑」。今據證類卷三芒消改。
〔三〕漆：原作「膝」。今據改同上。
〔四〕味：原作「未」。今據證類卷三朴消改。

紫雪

辛以潤腎燥也今人不用辛字只用鹹字鹹能耎堅也其義皆是本草言芒消利小便而墮胎然傷寒妊娠可下者用此兼大黃引之直入大腸潤燥耎堅瀉熱而母子俱安經云有故無殞亦無殞也此之謂歟以在下言之則便溺俱閟以前後言之則前氣後血以腎言之總主大小便難溺澀閟結與爲水少火盛經云熱淫于內治以鹹寒佐之以苦故用芒消大黃相須爲使也元素曰芒消氣薄味厚沈而降陰也其用有三去實熱一也滌腸中宿垢二也破堅積熱塊三也孕婦惟三四月及七八月不可用餘皆無妨　宗奭曰朴消是初得一煎而成者其味醋濇所以力緊急而不和治食鱠不消以此蕩逐之芒消是朴消淋過鍊成故其性和緩故今多用治傷寒　【時珍曰】朴消澄下消之粗者也其質重濁芒消牙消結于上消之精者也其質清明甜消風化消則又芒消牙消之去氣味而甘緩輕爽者也故朴消止可施于鹵莽之人及傅塗之藥若湯散服餌必須芒消牙消爲佳張仲景傷寒論只用芒消不用朴消正此義也消禀太陰之精水之子也氣寒味鹹走血而潤下蕩滌三焦腸胃實熱陽強之病乃折治火邪藥也唐時臘日賜羣臣紫雪紅雪碧雪皆用此消鍊成者通治膈熱諸病有神效貴在用者中的爾

【附方】舊十七新一十九

紫雪　療傷寒溫瘧一切積熱煩熱狂易叫走瘴疫毒癘卒死腳氣五尸五疰心腹諸疾疞刺切痛解諸熱毒邪熱發黃蠱毒鬼魅野道熱毒小兒驚癇百病黃金一百兩石膏寒水石滑石慈石各三斤搗碎

辛以潤腎燥也。今人不用辛字，只用鹹字，鹹能耎堅也。其義皆是。本草言芒消利小便而墮胎，然傷寒妊娠〔一〕可下者用此，兼大黄引之，直入大腸〔二〕，潤燥耎堅瀉熱，而母子俱安。經云「有故無殞，亦無殞也」，此之謂歟。以在下言之，則便溺俱陰；以前後言之，則前氣後血；以腎言之，總主大小便難。溺濇〔三〕秘結，俱爲水少火盛。經云「熱淫于内，治以鹹寒，佐之以苦」，故用芒消、大黄相須爲使也。【元素曰】芒消氣薄味厚，沈而降，陰也。其用有三：去實熱，一也；滌腸中宿垢，二也；破堅積熱塊，三也。孕婦惟三四月及七八月不可用，餘皆無妨。【宗奭曰】朴消是初得一煎而成者，其味酷濇，所以力緊急而不和，治食鱠不消，以此蕩逐〔四〕之。芒消是朴消淋過鍊成，故其性和緩，故今多用治傷寒。【時珍曰】朴消澄下，消之粗者也，其質重濁。芒消、牙消結于上，消之精者也，其質清明。甜消、風化消，則又芒消、牙消之去氣味而甘緩輕爽者也。故朴消止可施于鹵莽之人及傅塗之藥。若湯散服餌，必須芒消、牙消爲佳。張仲景傷寒論只用芒消，不用朴消，正此義也。消禀太陰之精，水之子也。氣寒味鹹，走血而潤下，蕩滌三焦腸胃實熱陽强之病，乃折治火邪藥也。唐時臘日賜群臣紫雪、紅雪、碧雪，皆用此消鍊成者，通治積熱諸病有神效，貴在用者中的爾。

【附方】舊十七，新一十五。紫雪。療傷寒温瘧，一切積熱煩熱，狂易叫走，瘴疫毒癘，卒死脚氣，五尸五疰，心腹諸疾，㽲刺切痛，解諸熱毒，邪熱發黄，蠱毒鬼魅，野道熱毒，小兒驚癇百病。黄金一百兩，石膏、寒水石、滑石、慈石各三斤，搗碎，

〔一〕妊娠：原作「娠妊」。今據湯液本草卷下硝石乙正。
〔二〕腸：原作「腹」。今據改同上。
〔三〕濇：原作「嗇」。今據改同上。
〔四〕逐：原作「遂」。今據衍義卷四朴消改。

紅雪

水一斛煑四斗去滓入犀角屑羚羊角屑青木香沉香各五兩玄參洗焙升麻各一斤甘草炒八兩丁香一兩入前汁中煑汲一斗五升去滓入錬朴消十斤消石三十二兩於藥汁中微火煎之柳木不住攪至水氣欲盡傾木盆中待欲凝入麝香一兩二錢半朱砂末三兩攪勻收之每服一二錢涼水服臨時加減甚者一兩和劑局方

紅雪

治煩熱消宿食解酒毒開三焦利五臟除毒熱破積滯治傷寒狂躁胃爛發斑溫瘴腳氣黃疸頭痛目昏鼻塞口瘡喉痺重舌腸癰等病用川朴消十斤練去滓羚羊角屑黃芩升麻各三兩人參赤芍藥檳榔枳殼麩炒生甘草淡竹葉木香各二兩木通梔子葛根桑白皮大青藍葉各　兩半蘇枋木六兩並剉片水二斗五升煎至九升去滓濾過煎沸下消不住手攪待水氣將盡傾入器中欲凝下朱砂一兩麝香半兩經宿成雪每服一二錢新汲水調下欲行則熱湯化服一兩○和劑局方

碧雪

治一切積熱天行時疾發狂昏憒或咽喉腫塞口舌生瘡心中煩燥或大小便不通胃火諸病朴消芒消馬牙消消石石膏水飛寒水石水飛各一斤以甘草一斤煎水五升入諸藥同煎不住手攪令消鎔得所入青黛一斤和勻傾盆內經宿結成雪為末每含嚥或吹凉之弌水調服二三錢欲通利則熱水服一兩○和劑局方

膈驅積

王叟山人甘露飲治熱壅凉胃膈驅積滯蜀芒消末一大斤用蜜十二兩冬加一兩和勻入新竹筒內半筒已上即止不得令滿却入炊甑中令有藥處在飯內其虛處出其上蒸之候飯熟取出綿濾入瓷鉢中竹篦攪勿停手

水一斛，煮四斗，去滓。入犀角屑、羚羊角、青木香、沉香各五兩，玄參洗焙、升麻各一斤，甘草炒八兩，丁香一兩，入前汁中煮取一斗五升，去滓。入錬朴消十斤，消石三十二兩，於藥汁中，微火煎之，柳木不住攪，至水氣欲盡，傾木盆中，待欲凝〔一〕，入麝香一兩二錢半，朱砂末三兩，攪匀，收之。每服一二錢，涼水服，臨時加減，甚者一兩。和劑局方。

紅雪。治煩熱，消宿食，解酒毒，開三焦，利五臟，除毒熱，破積滯。治傷寒狂躁，胃爛發斑，温瘴脚氣，黄疸頭痛，目昏鼻塞，口瘡喉痺，重舌腸癰等病。用川朴消十斤錬去滓，羚羊角屑、黄芩、升麻各三兩，人參、赤芍藥、檳榔、枳殼麩炒、生甘草、淡竹葉、木香各二兩，木通、巵子、葛根、桑白皮、大青、藍葉各一〔二〕兩半，蘇枋木六兩，並剉片。水二斗五升，煎至九升，去滓，濾過，煎沸。下消，不住手攪，待水氣將盡，傾入器中。欲凝，下朱砂一兩，麝香半兩，經宿成雪。每服一二錢，新汲水調下。欲行，則熱湯化服一兩。○和劑方。碧雪。治一切積熱，天行時疾，發狂昏憒，或咽喉腫塞，口舌生瘡，心中煩燥，或大小便不通，胃火諸病。朴消、芒消、馬牙消、消石、石膏水飛、寒水石水飛各一斤，以甘草一斤，煎水五升，入諸藥同煎，不住手攪，令消鎔得所，入青黛一斤，和匀，傾盆內，經宿結成雪，爲末。每含嚥，或吹之，或水調服二三錢。欲通利，則熱水服一兩。○和劑局方。涼膈驅積。王旻山人甘露飲：治熱壅，涼胸膈，驅積滯。蜀芒消末一大斤，用蜜十二兩，冬加一兩，和匀，入新竹筒内，半筒已上即止，不得令滿。却入炊甑中，令有藥處在飯内，其虚處出其上，蒸之。候飯熟取出，綿濾入瓷鉢中，竹篦攪勿停手，

〔一〕凝：原作「疑」。今據局方卷六治積熱改。
〔二〕一：原闕二字。今據補同上。

待凝收入瓷罐每卧時含半匙漸漸嚥之如要通轉即多服之刘禹錫傳信方

乳石發動 煩悶芒消蜜水調服一錢日三服聖惠方

骨蒸熱病 芒消末水服方寸匕日二神良千金方

腹中痞塊 皮消一兩獨蒜一箇大黃末八分搗作餅帖于患處以消爲度邵氏經驗方

食物過飽 不消遂成痞膈馬牙消一兩吳茱萸半斤煎汁投消乘熱服之良久未轉更進一服立効寶鑑在常州此方得効也經驗方

關格不通 大小便閉脹欲死兩三日則殺人芒消三兩泡湯一升服取吐即通百一方

小便不通 白花散用芒消三錢茴香酒下○簡要濟衆方

時氣頭痛 朴消末二兩生油調塗頂上聖惠方

赤眼腫痛 朴消置豆腐上蒸化取汁收點簡便方

風眼赤爛 明淨皮消一盞水二碗煎化露一夜濾淨澄清朝夕洗目三日其紅即消雖半世者亦愈也楊誠經驗方

退翳明目 白龍散用馬牙消光淨者厚紙裹實安在懷內着肉養一百二十日研粉入少龍腦不計年歲深遠眼生翳膜遠視不明但瞳人不破散者並宜日點之經驗方

諸眼障翳 牙消十兩湯泡汁厚紙濾過瓦器熬乾置地上一夜入飛炒黄丹一兩麝香半分再羅過入腦子目點濟急仙方

逐月洗眼 芒消六錢水一盞六分澄清依法洗目至一年眼如童子也正月初三月初八三月初四四月初四五月初五六月初四七月初三八月初一九月十三十月十三十一月十六十二月初五日聖惠方 [illegible]

待凝，收入瓷盒〔一〕。每卧時含半匙，漸漸嚥之。如要通轉，即多服之。劉禹錫傳信方。**乳石發動**，煩悶。芒消，蜜水調服一錢，日三服。聖惠方。**骨蒸熱病**。芒消末，水服方寸匕，日二，神良。千金方。**腹中痞塊**。皮消一兩，獨蒜一箇，大黄末八分，搗作餅，帖于患處，以消爲度。邵氏經驗方。**食物過飽**不消，遂成痞膈。馬牙消一兩，吴茱萸半斤，煎汁投消，乘熱服之。良久未轉，更進一服，立效。竇群在常州，此方得效也。經驗方。**關格不通**。大小便閉，脹欲死，兩三日則殺人。芒消三兩，泡湯一升服，取吐即通。百一方。**小便不通**。白花散：用芒消三錢，茴香酒下。○簡要濟衆方。**時氣頭痛**。朴消末二兩，生油調塗頂上。聖惠方。**赤眼腫痛**。朴消置豆腐上蒸化，取汁收點。簡便方。**風眼赤爛**。明净皮消一盞，水二盌煎化，露一夜，濾净澄〔二〕清，朝夕洗目。三日其紅即消，雖半世者亦愈也。楊誠經驗方。**退瞖明目**。白龍散：用馬牙消光净者，厚紙裹實，安在懷内着肉，養一百二十日，研粉，入少龍腦。不計年歲深遠，眼生瞖膜，遠視不明，但瞳人不破散者，並宜日點之。經驗方。**諸眼障瞖**。牙消十兩，湯泡汁，厚紙濾過，瓦器熬乾，置地上一夜，入飛炒黄丹一兩，麝香半分，再羅過，入腦子，日點。濟急仙方。**逐月洗眼**。芒消六錢，水一盞六分，澄清。依法洗目，至一年，眼如童子也。正月初三，二〔三〕月初八，三月初四，四月初四，五月初五，六月初四，七月初三，八月初一，九月十三，十月十三，十一月十六，十二月初五日〔四〕。聖惠方。**牙齒疼**

〔一〕盒：原作「拿」。今據證類卷三朴消改。
〔二〕澄：原作「登」。今從江西本改。
〔三〕二：原脱。此方非出聖惠方，今據普濟方卷八十一眼目門補。
〔四〕日：原作「月」。今據改同上。

痛皂莢濃漿同朴消煎化，淋于石上，待成霜，擦之。普濟方

食蟹齦腫朴消傅之。普濟方

喉痺腫痛外用朴消一兩，細細含咽，立效。或加丹砂一錢。○氣塞不通，加生甘草末二錢半，吹之。

口舌生瘡朴消含之良。孫真人方

小兒重舌馬牙消塗于舌上下，日三。姚和衆

小兒鵝口馬牙消擦舌上，日五度。簡要濟衆

豌豆毒瘡未成膿者，豬膽汁和芒消末塗之。梅師方

代指腫痛芒消煎湯漬之。聖惠方

火焰丹毒水調芒消末塗之。梅師方

一切風疹水煮芒消湯拭之。梅師方

漆瘡作痒芒消湯塗之。千金

灸瘡飛蝶因艾灸火瘡痂退落，瘡內鮮肉片子飛如蝶狀，騰空飛去，痛不可言，是血肉俱熱，怪病也。用朴消、大黃各半兩，爲末，水調下，微利即愈。夏子益奇疾方

婦人難產芒消末二錢，童子小便溫服，無不效者。信效方

死胎不下方同上。豐城曾尉有貓孕五子，一子已生，四子死腹中，用此灌之即下。又治一牛亦下。信效方

痛。皂莢濃漿，同朴消煎化，淋于石上，待成霜，擦之。普濟方。食蟹齦腫。朴消傅之，即消。普濟方。

喉痺腫痛。外臺用朴消一兩，細細含咽，立效。或加丹砂一錢。○氣塞不通，加生甘草末二錢半，吹之。

小兒重舌。馬牙消塗于舌上下，日三。姚和衆。口舌生瘡。朴消含之良。孫真人方。

小兒鵝口。馬牙消擦舌上，日五度。簡要濟衆。

豌豆毒瘡。未成膿者。豬膽汁和芒消末塗之。梅師。

代指腫痛。芒消煎湯漬之。聖惠方。

火焰丹毒。水調芒消末塗之。梅師。

一切風疹。水煮芒消湯拭之。梅師。漆瘡作痒。芒消湯塗之。千金。

灸瘡飛蝶。因艾灸火瘡痂退落，瘡内鮮肉片子飛如蝶狀，騰空飛去，痛不可言，是血肉俱熱，怪病也。用朴消、大黄各半兩，爲末，水調下，微利即愈。夏子益奇疾方。

婦人難産。芒消末二錢，童子小便温服，無不效者。信效方。

死胎不下。方同上。豐城曾尉有猫孕五子，一子已生，四子死腹中，用此灌之即下。又治一牛亦下。信效方。

女人紫足脫骨湯用杏仁一錢桒白皮四錢水五碗新瓶煎三盞入朴消五錢乳香一錢封口煎化置尿子上先熏后洗三日一作十餘次后軟若束綿也閑閑事宜

風化消

【修治】時珍曰以芒消于風日中消盡水氣自成輕飄白粉也或以瓷瓶盛挂簷下待消滲出瓶外刮下收之別有甜瓜盛消滲出刮收者或黄牯牛膽收消刮取皆非甜消也

【主治】上焦風熱小兒驚熱膈痰清肺解暑以人乳和塗去眼瞼赤腫及頭面暴熱腫痛煎黄連點赤目時珍

【發明】時珍曰風化消甘緩輕浮故治上焦心肺痰熱而不泄利

玄明粉藥性

【釋名】白龍粉時珍曰玄水之色也明瑩澈也御藥院方謂之白龍粉

【修治】時珍曰製法用白净朴消十斤長流水一石煎化去滓星月下露一夜去水取消每一斤用蘿蔔一斤切片同煮熟濾淨再露一夜取出每消一斤用甘草一兩同煎去滓再露一夜取出以大沙罐一个築實盛之鹽泥固濟厚半寸不蓋置爐中以炭火十斤從文至武煆之待沸定以瓦一片蓋口仍前固濟再以十五斤頂火煆之放冷一伏時取出

女人紮足。脱骨湯：用杏仁一錢，桑白皮四錢，水五盌，新瓶煎三盌，入朴消五錢，乳香一錢，封口煎化。置足于〔一〕上，先熏後洗。三日一作，十餘次後，軟若束綿也。閨閣事宜。

風化消。【修治】【時珍曰】以芒消于風日中消盡水氣，自成輕飄白粉也。或以瓷瓶盛，挂簷下，待消滲出瓶外，刮下收之。别有甜瓜盛消滲出刮收者，或黄牯牛膽收消刮取，皆非甜消也。

【主治】上焦風熱，小兒驚熱膈痰，清肺解暑。以人乳和塗，去眼瞼赤腫，及頭面暴熱腫痛。煎黄連，點赤目。時珍。

【發明】【時珍曰】風化消甘緩輕浮，故治上焦心肺痰熱，而不泄利。

玄明粉 藥性

【釋名】白龍粉。【時珍曰】玄，水之色也；明，瑩澈也。御藥院方謂之白龍粉。

【修治】【時珍曰】製法：用白净朴消十斤，長流水一石，煎化去滓，星月下露一夜，去水取消。每一斗，用蘿蔔一斤切片，同煮熟，濾净，再露一夜取出。每消一斤，用甘草一兩，同煎去滓，再露一夜取出。以大沙罐一個，築實盛之，鹽泥固濟厚半寸，不蓋口，置爐中，以炭火十斤，從文至武煅之。待沸定，以瓦一片蓋口，仍前固濟，再以十五斤頂火煅之。放冷一伏時，取出，

〔一〕于：原作「子」。今從錢本改。

膈痞安地上，盆覆二日出火毒，研末，每一斤入生甘草末一兩，炙甘草末一兩，和匀，瓶收用。

【氣味】辛，甘，冷，無毒。【主治】心熱煩躁，并五臟宿滯癥結。明目，退膈上虛熱，消腫毒。大明

【發明】杲曰：玄明粉沉也，陰也。其用有二：去胃中之實熱，蕩腸中之宿垢。大抵用此以代盆消耳。〔玄明粉傳曰〕唐明皇帝問終南山道士劉玄真服食多壽，乃詔而問之。玄真曰：臣按仙經修煉朴消，號玄明粉，止服此方，遂无病長生不老矣。淨性溫，陰中有陽，能除一百二十種疾，生餌尚能救急難迴命，何況修煉久服，益精壯氣，助陽證陰，不拘丈夫婦人幼孩，機緣不問四時冷熱。一切熱毒風冷，痃癖氣脹滿，五勞七傷，骨蒸傳尸，頭痛煩熱，五內氣塞，大小腸不通，三焦熱淋，疰許，欬嗽嘔逆，口苦舌乾，咽喉閉塞，驚悸健忘，營衛不調，中酒中鱒，飲食過度，腰膝冷痛，手足酸痺，久冷久熱，四肢壅塞，背膊拘急，口昏吃運，久視无力，腸風痔病，血澼不調，婦人產後，小兒疳氣，瘡毒傷寒，表裏疫癘。此藥久服，令人悅澤，開關退邪，駐顏明目，壯身延壽，功效不可具載。但用一兩，分為十二服，臨時酌量加減。似覺埶熱，傷寒頭痛，鼻塞，四肢不舉，飲食不下，煩悶氣脹，須通瀉求安者，即看年紀高下，用藥二錢匕，或半兩，以葱茶煎湯下，為使最上；次用葱湯下；如未通，以沸湯投之，即効。或食諸魚諸菜，飲食諸毒，藥用葱白湯調服二錢，毒物立泄下。若女人身懷六甲，長服安胎，生子亦无瘡腫疾

隔紙安地上，盆覆三日出火毒，研末。每一斤，入生甘草末一兩，炙甘草末一兩，和勻，瓶收用。大明。

【氣味】辛、甘，冷，無毒。【主治】心熱煩躁，并五臟宿滯癥結。甄權。明目，退膈上虛熱，消腫毒。大明。

【發明】【杲曰】玄明粉，沉也，陰也。其用有二：去胃中之實熱，蕩腸中之宿垢。大抵用此以代盆消耳。【玄明粉傳曰】唐明皇帝聞終南山道士劉玄真服食多壽，乃詔而問之。玄真曰：臣按仙經，修鍊朴消，號玄明粉，止服此方，遂無病長生。其藥無滓性溫，陰中有陽，能除一百二十種疾。生餌尚能救急難性命，何況修鍊長服。益精壯氣，助陽證陰。不拘丈夫婦人，幼稚襁褓。不問四時冷熱。一切熱毒風冷，痃癖氣脹滿，五勞七傷，骨蒸傳〔一〕尸，頭痛煩熱，五内氣塞，大小腸不通，三焦熱淋，疰忤，欬嗽嘔逆，口苦舌乾，咽喉閉塞，驚悸健忘，營衛不調，中酒中餹，飲食過度，腰膝冷痛，手足酸痺，久冷久熱，四肢壅塞，背膊拘急，目昏眩運，久視無力，腸風痔病，血澼不調，婦人産後，小兒疳氣，陰毒傷寒，表裏疫癘。此藥久服，令人悦澤。開關建脾，駐顔明目，輕身延壽，功效不可具載。但用一兩，分爲十二服，臨時酌量加減。似覺壅熱傷寒，頭痛鼻塞，四肢不舉，飲食不下，煩悶氣脹，須通瀉求安者，即看年紀高下，用藥二錢半或半兩，以桃花煎湯下爲使，最上。次用葱湯下。如未通，以沸湯投之即效。或食諸魚藕菜飲食、諸毒藥，用葱白湯調服二錢，毒物立泄下。若女人身懷六甲，長服安胎，生子亦無瘡腫疾

〔一〕傳：原作「傅」。今據證類卷三玄明粉改。

病若要微暢不閉塞，但長服之，稍稍得力。朝服夕應，不搜亂人五臟，怡怡自泰。其藥初服時，每日空腹酒飲、茶湯任下三錢匕，良久更下三錢匕，日內常微泄利黃黑水涎沫等，此是搜淘諸疾根本出去，勿用畏之，七日自漸知腹內暖消食下氣。長服除故養新，氣血日安。用大麻子湯為使，惟忌苦參。詳載大陰經中。○〔好古曰〕玄明粉治陰毒一句，非伏陽在內不可用。若用治真陰毒，殺人甚速。〔震亨曰〕玄明粉火煆而成，其性當溫，曰長服久服，輕身固胎，駐顏益壽，大能補益，豈理也哉？予親見一二朋友不信予言而亡，故書以為戒。〔時珍曰〕神農本草言朴消煉餌服之，輕身神仙，蓋方士竄入之言。後人因此制為玄明粉，煅煉多遍，佐以甘草，去其鹹寒之毒。遇有三焦腸胃實熱積滯，少年氣壯者，量與服之，亦有速效。若脾胃虛冷及陰虛火動者服之，是速其咎矣。

附方 新三

熱厥氣痛 玄明粉三錢，熱童尿調下。集簡方

傷寒發狂 玄明粉二錢，朱砂一錢，末之，冷水服。傷寒蘊要

鼻血不止 玄明粉二錢，水服。聖濟

消石 本經上品

〔釋名〕芒消別錄 苦消甄權 焰消土宿 火消綱目 地霜蜀本 生消宋本 北帝玄珠

〔志曰〕以其消化諸石，故名消石。初煎鍊時有細芒而狀若朴消，故有芒消之號，不與朴消及別錄芒消同類。宗奭曰

病。若要微暢不閉塞，但長服之，稍稍得力，朝服夕應，不搜刮人五臟，怡怡自泰。其藥初服時，每日空腹，酒飲茶湯任下二錢匕，良久更下三錢匕。七日内常微泄利黄黑水涎沫等，此是搜淘諸疾根本出去，勿用畏之。七日後漸知腹内暖，消食下氣。長服除故養新，氣血日安。用大麻子湯下爲使，惟忌苦參。詳載太陰經中。○【好古曰】玄明粉治陰毒一句，非伏陽在内不可用。若用治真陰毒，殺人甚速。【震亨曰】玄明粉火煅而成，其性當温。曰「長服久服，輕身固胎，駐顔益壽，大能補益」，豈理也哉？予親見一二朋友，不信予言而亡，故書以爲戒。【時珍曰】神農本草言朴消鍊餌服之，輕身神仙，蓋方士竄入之言。後人因此製爲玄明粉。煅鍊多徧，佐以甘草，去其鹹寒之毒。遇有三焦腸胃實熱積滯，少年氣壯者，量與服之，亦有速效。若脾胃虚冷及陰虚火動者服之，是速其咎矣。

【附方】新三。**熱厥氣痛**。玄明粉三錢，熱童尿調下。集簡方。

傷寒發狂。玄明粉二錢，朱砂一錢，末之，冷水服。傷寒蘊要。**鼻血不止**。玄明粉二錢，水服。聖濟。

消石本經上品

【釋名】芒消別録、苦消甄權、焰消土宿、火消綱目、地霜蜀本、生消宋本、北帝玄珠。【志曰】以其消化諸石，故名消石。初煎鍊時有細芒，而狀若朴消，故有芒消之號。不與朴消及別録芒消同類。【宗奭曰】

消石是再煎煉時取去芒消凝結在下者精英既去但餘滓如石而已入藥功力亦緩惟能發烟火權曰芒消一作苦消言其味苦也時珍曰消石丹爐家用制五金八石銀工家用化金銀兵家用作烽燧火藥得火即焰起故有諸名狐剛子煉粉圖謂之北帝玄珠開寶本草重出生消芒消今并爲一並詳下文

集解

別錄曰消石生益州山谷及武都隴西西羌采無時弘景曰消石療病與朴消相似仙經用此消化諸石今無眞識此者或云與朴消同山所以朴消一名消石朴也又云一名芒消今芒消乃是煉朴消作之並未覈研其驗有人得一種物色與朴消大同小異朏朏如握鹽雪不冰燒之紫青煙起云是眞消石也今宕昌以北諸山有鹹土處皆有之志曰此即地霜也所在山澤冬月地上有霜掃取以水淋汁後乃煎鍊而成狀如釵脚好者長五分以來陶說多端蓋由不的識之故也又曰生消石茂州西山岩石閒形塊大小不定色青白采無時時珍曰一消石諸鹵地皆產之而河北慶陽諸縣及蜀中尤多秋冬間遍地生白掃取煎煉而成貨者苟且多不潔淨須再以水煎化傾盆中一夜結成澄在下者狀如朴消又名生消謂鍊過生出之消也結在上者或有鋒芒如芒消如有圭稜或馬牙消故消石亦有芒消牙消之名與朴消之芒牙同質而水火之性則異也崔昉外丹本草云消石陰石也此非石類乃鹹鹵煎成今呼焰消河北商城及懷衛界沿河人家刮鹵淋汁煉就與朴消小異南地不產也昇玄子伏汞圖云消石生烏場國其色青白用白石英炙熟點

消石是再煎鍊時取去芒消凝結在下者，精英既去，但餘滓如石而已。入藥功力亦緩，惟能發烟火。【時珍曰】消石，丹爐家用制五金八石，銀工家用化金銀，兵家用作烽燧火藥，得火即焰起，故有諸名。狐剛子粉圖〔一〕謂之北帝玄珠。開寶本草重出生消、芒消，今併爲一，並詳下文。

【集解】【別録曰】消石生益州山谷及武都、隴西、西羌，采無時。【弘景曰】消石療病與朴消相似，仙經用此消化諸石，今無真識此者。或云與朴消同山，所以朴消一名消石朴也。又云一名芒消，今芒消乃是煉朴消作之，並未覈研其驗。有人得一種物，色與朴消大同小異，朏朏如握鹽雪，不冰，燒之紫青烟起，云是真消石也。今宕昌以北諸山有鹹土處皆有之。【志曰】此即地霜也。所在山澤，冬月地上有霜，掃取以水淋汁，後乃煎鍊而成，狀如釵脚，好者長五分以來。陶説多端，蓋由不的識之故也。【又曰】生消石生〔二〕茂州西山岩石間，形塊大小不定，色青白，采無時。【時珍曰】一〔三〕消石，諸鹵地皆産之，而河北慶陽諸縣及蜀中尤多。秋冬間遍地生白，掃取煎煉而成。貨者苟且，多不潔净，須再以水煎化，傾盆中，一夜結成，澄在下者，狀如朴消，又名生消，謂鍊過生出之消也。結在上者，或有鋒芒如芒消，或〔四〕有圭稜如〔五〕馬牙消，故消石亦有芒消、牙消之名，與朴消之芒、牙同稱，而水火之性則異也。崔昉外丹本草云：消石，陰石也。此非石類，乃鹹鹵煎成，今呼焰消。河北商城及懷、衛界，沿河人家，刮鹵淋汁煉就，與朴消小異，南地不産也。昇玄子伏汞圖云：消石生烏場國，其色青白，用白石英炙熱點

〔一〕粉圖：原作「鍊粉圓」。今據西溪叢語卷下删改。
〔二〕生：原作「石」。今據證類卷三生消改。
〔三〕一：江西本作一字闕。錢本作「生」，頗牽强。疑衍。
〔四〕或：原作「如」。今從錢本改。
〔五〕如：原作「或」。今從改同上。

上便消入石中者爲真其石出處氣極穢惡飛鳥不能過其上人或單衣過之身上諸蟲悉化爲水能消金石爲水服之長生以形若鷰鶻者佳謹按昇玄子所說以與今之消石不同而姚寬西溪叢話以其說爲真正消石豈外國所產與中國異耶抑別一種耶當俟博物者訂正

正誤 弘景曰神農本經無芒消只有消石一名芒消名醫別錄乃出芒消療與消石同疑即消石也舊出寧州黃白粒大味極辛苦今醫家多用煮煉作色者全白粒細而味不甚烈皇甫士安言無朴消可用消石消石生山之陰鹽之膽也取石脾與消石以水煮之以斛得三斗正白如雪以水投中即消故名消石其味苦無毒主消渴熱中止煩滿三月采于赤山朴消者亦生山之陰有鹽鹹苦之水則朴消生于其湯其味苦無毒其色黃白主療熱腹中飽脹養胃消穀夫邪氣亦得水而消其療與消石小異按如此說是取芒消合煮更成爲真消石但不知石脾是何物也以朴消作芒消者用煖湯淋汁煮之着木盆中經宿即成矣今益州人復鍊礬石作消石絕柔白而味猶是礬又曰朴消今出益州北部汶山郡西川蠶陵二縣界生山厓上色多青白亦雜黑斑土人擇取白軟者以當消石用之當燒令汁沸出狀如礬石也藏器曰石脾芒消消石並出西戎鹵地鹹水結成羿曰朴消存縱埋緩埋二種用之無別其白軟者朴消苗出虛軟少力蘇爲消石所得不多以當消石功力大劣也又曰消石即是芒消朴消一名消石朴以今煉粗惡朴消取汁煎作芒消即是消

上，便消入石中者爲真。其石出處，氣極穢惡，飛鳥不能過其上。人或單衣過之，身上諸蟲悉化爲水。能消金石爲水，服之長生。以形若鵝管者佳。謹按昇玄子所説，似與今之消石不同。而姚寬西溪叢話以其説爲真正消石。豈外國所産與中國異耶？抑别一種耶？當俟博物者訂正。

【正誤】【弘景曰】神農本經無芒消，只有消石，一名芒消。名醫别録乃出芒消，療與消石同，疑即消石也。舊出寧州，黄白粒大，味極辛苦。今醫家多用煮煉作者，色[一]全白，粒細而味不甚烈。皇甫士安言：無朴消可用消石。消石生山之陰，鹽之膽也。取石脾與消石以水煮之，一[二]斛得三斗，正白如雪，以水投中即消，故名消石。其味苦，無毒，主消渴熱中，止煩滿，三月采于赤山。朴消者，亦生山之陰，有鹽鹹苦之水，則朴消生于其陽。其味苦，無毒，其色黄白，主療熱，腹中飽脹，養胃消穀，去邪氣，亦得水而消，其療與消石小異。按如此説，是取芒消合煮，更成爲真消石，但不知石脾是何物也？以朴消作芒消者，用煖湯淋汁煮之，着木盆中，經宿即成矣。今益州人復鍊礬石作消石，絶柔白[三]，而味猶是礬爾。【又曰】朴消今出益州北部汶山郡西川、蠶陵二縣界，生山厓上，色多青白，亦雜黑斑。土人擇取白軟者，以當消石用之，當燒令汁沸出，狀如礬石也。【藏器曰】石脾、芒消、消石，並出西戎鹵地，鹹水結成。【恭曰】朴消有縱理、縵理二種，用之無别。其白軟者，朴消苗[四]也，虚軟少力。鍊爲消石，所得不多，以當消石，功力大劣也。【又曰】消石即是芒消，朴消一名消石朴。今煉粗惡朴消，取汁煎作芒消，即是消

〔一〕者色：原作「色者」。今據證類卷三芒消乙正。
〔二〕一：原作「以」。今據改同上。
〔三〕白：原作「曰」。今據改同上。
〔四〕苗：原作「笛」。今據證類卷三朴消改。

石別錄復出芒消消誤矣晉宋古方多用消石少用芒消近代
諸醫但用芒消鮮言消石理既明白不合重出須曰舊說朴
消芒消消石三物同種初采得苗以水淋汁煎成者為朴消
一名消石朴又煉朴消或地霜而成堅白如石者為消石一
名芒消又取朴消淋汁煉煎結成有細芒者為芒消雖一體
異名而修煉之法既殊則主治之功亦別然本經所載疑是
二種今醫方所用亦不能究但以未煉成塊微青色者為朴
消煉成盆中有芒者為芒消亦謂之盆消芒消之底澄凝者
為消石朴消力緊芒消次之消石更緩未知孰是蘇恭言晉
宋古方多用消石少用芒消按張仲景傷寒論承氣陷胸皆
用芒消葛洪肘后方傷寒時氣亦多用芒消惟治食鱠不化
云無朴消用芒消代之是晉宋以前通用朴消芒消矣胡洽
方十棗湯用芒消大五飲丸用消石並云無消石用芒消是
梁隋間通用芒消消石矣以此言之朴消消石為精芒消為
芒消為粗故陶氏引皇甫士安之言為證是消石當時已難
得其真故方書通以相代矣又古方金石凌法用朴消消石
芒消馬牙消四種相參次第下之亦出唐世不知當時如何
分別也又南方醫人著消說云本草有朴消消石芒消而無
馬牙消諸家所注三種竟無斷決或言芒消消石是一物不
合重出或言煎鍊朴消經宿盆中有細芒為芒消或言馬牙
消自是一物今諸消之體各異理亦易明而惑乃如此朴消
味苦而微鹹出蜀郡者瑩白如水雪內地者小黑皆蘇脆易
碎風吹之則結霜泯泯如粉熬之烊沸亦可鎔鑄以水合甘
草猪膽煮至減半投大盆中又下凝水石屑同漬一宿則凝

石。別録復出芒消，誤矣。晋宋古方，多用消石，少用芒消，近代諸醫，但用芒消，尠〔一〕言消石。理既明白，不合重出。【頌曰】舊説朴消、芒消、消石三物同種。初采得苗，以水淋汁煎成者爲朴消，一名消石朴。又煉朴消或地霜而成堅白如石者，爲消石，一名芒消。又取朴消淋汁錬煎結成有細芒者，爲芒消。雖一體異名，而修煉之法既殊，則主治之功亦別。然本經所載，疑是二種。今醫方所用，亦不能究。但以未錬成塊，微青色者爲朴消。錬成盆中有芒者，爲芒消，亦謂之盆消。芒消之底澄凝者，爲消石朴。消力緊，芒消次之，消石更緩。未知孰是？蘇恭言：晋宋古方，多用消石，少用芒消。按張仲景傷寒論，承氣、陷胸皆用芒消。葛洪肘後方，傷寒時氣亦多用芒消，惟治食鱠不化，云無朴消，用芒消代之。是晋宋以前通用朴消、芒消矣。胡洽方十棗湯用芒消，大五飲丸用消石，並云無消石用芒消。是梁隋間通用芒消、消石矣。以此言之，朴消、消石爲精，芒消爲〔二〕粗，故陶氏引皇甫士安之言爲證，是消石當時已難得其真，故方書通以相代矣。又古方金石凌法，用朴消、消石、芒消、馬牙消四種相參，次第下之。方出唐世，不知當時如何分別也。又南方醫人著「消説」云：本草有朴消、消石、芒消，而無馬牙消。諸家所注，三種竟無斷決。或言芒消、消石是一物，不合重出。或言煎錬朴消，經宿盆中有細芒爲芒消。或言馬牙消自是一物。今諸消之體各異，理亦易明，而惑乃如此。朴消味苦而微鹹，出蜀郡者瑩白如冰雪，内地者小黑，皆蘇脆易碎，風吹之則結霜，泯泯如粉，熬之烊沸，亦可鎔鑄。以水合甘草、猪膽煮至減半，投大盆中，又下凝水石屑，同漬一宿，則凝

〔一〕尠：原作「尠」。今據證類卷三芒消改。
〔二〕爲：此下原衍「芒消爲」三字。今據證類卷三朴消删。

結如白石英者，芒消也。掃地霜煎鍊而成，試竹上如解鹽而味辛苦，燒之成焰都散者，消石也。能化金石，又性畏火而能制諸石使拒火，亦天地之神物也。牙消即是芒消也。又有生消，不因煮鍊而成，亦出蜀道，類朴消而小堅也。其論雖辨，然與古人所說殊別，亦未可全信也。好古曰：消石者，消之總名也。但不經火者謂之生消、朴消；經火者謂之芒消、盆消。時珍曰：諸消自晉唐以來，諸家皆執名而猜，都無定見。惟馬志開寶本草以消石為地霜鍊成，而芒消、馬牙消是朴消鍊出者，一言足破諸家之惑矣。諸家蓋因消石一名芒消，朴消一名消石朴之名相混，遂致費辨不決，而不知消有水火二種，形質雖同，性氣迥別也。惟神農本經朴消、消石二條為正。其別錄芒消、嘉祐馬牙消、開寶生消，俱係多出，今並歸併之。神農所列朴消，即水消也。有二種：煎鍊結出細消，結出馬牙者為牙消；其凝底成塊者通為朴消。其氣味皆鹹而寒。神農所列消石，即火消也。亦有二種：煎鍊結出細芒者亦名芒消，結出馬牙者亦名牙消，又名生消；其凝底成塊者其為消石。其氣味皆辛苦而大寒。二消皆有芒消、牙消之稱，故古方有相代之說。自唐宋以下所用芒消、牙消，皆是水消也。南醫所辨雖明，而以凝水石名消胆煎成者為芒消，則誤矣。今通正其誤。其石脾一名消行者，造成假消石也，見後石脾下。

脩治

大明曰：真消石柳枝湯煎三周時，如湯少即加熱者，伏火即止。斅曰：凡使消石，先研如粉，用雞腸菜、柏子仁共二十五个和作一處，丸如小帝珠子，以瓷瓶子于五斤火中煆赤，投消石四兩于瓶內，連投藥丸入瓶，自然伏火也。抱朴結如白石英者，芒消也。掃地霜煎鍊而成，試竹上如解鹽，而味辛苦，燒之成焰都盡〔一〕者，消石也，能化〔二〕金石，又性畏火，而能制諸石使拒火，亦天地之神物也。牙消即是芒消也。又有生消，不因煮鍊而成，亦出蜀道，類朴消而小堅也。其論雖辨，然與古人所説殊別，亦未可全信也。【好古曰】消石者，消之總名也。但不經火者，謂之生消、朴消；經火者，謂之芒消、盆消。【時珍曰】諸消，自晉唐以來，諸家皆執名而猜，都無定見。惟馬志開寶本草，以消〔三〕石爲地霜鍊成，而芒消、馬牙消是朴消鍊出者，一言足破諸家之惑矣。諸家蓋因消石一名芒消，朴消一名消石朴之名相混，遂致費辨不決。而不知消有水火二種，形質雖同，性氣迥別也。惟神農本經朴消、消石二條爲正。其別録芒消、嘉祐馬牙消、開寶生消，俱係多出，今並歸併之。神農所列朴消，即水消也，有二種。煎鍊結出細消、結出馬牙者爲牙消，其凝底成塊者通爲朴消，其氣味皆鹹而寒。神農所列消石，即火消也，亦有二種。煎鍊結出細芒者亦名芒消，結出馬牙者亦名牙消，又名生消。其凝底成塊者，其爲消石，其氣味皆辛苦而大温。二消皆有芒消、牙消之稱，故古方有相代之説。自唐宋以下，所用芒消、牙消，皆是水消也。南醫所辨雖明，而以凝水石、猪膽煎成者爲芒消，則誤矣。今通正其誤。其石脾，一名消石者，造成假消石也。見後「石脾」下。

【脩治】【大明曰】真消石，柳枝湯煎三周時，如湯少，即加熱者，伏火即止。【斆曰】凡使消石，先研如粉，用雞腸菜、柏子仁共二十五個，和作一處，丸如小帝珠子，以瓷瓶子于五斤火中煅赤，投消石四兩于瓶内，連投藥丸入瓶，自然伏火也。【抱朴

〔一〕盡：原作「書」。今據證類卷三芒消改。
〔二〕化：原作「能」。今據改同上。
〔三〕消：原作「清」。今從證類卷三消石改。

子曰能消柔五金化七十二石爲水制之須用地蓮子猪牙皂角苦參南星巴豆漢防己蘡薁秋時珍曰溶化投甘草入內即伏火

○消石氣味苦寒無毒別錄曰辛大寒無毒普曰神農苦扁鵲甘權曰鹹有小毒時珍曰辛苦微鹹有小毒陰中之陽也得陳皮性疏爽之才曰火爲之使惡苦參苦菜畏女菀杏仁竹葉

主治五臟積熱胃脹閉滌去蓄結飲食推陳致新除邪氣鍊之如膏久服輕身本經療五臟十二經脉中百二十疾暴傷寒腹中大熱止煩滿消渴利小便及瘻蝕瘡天地至神之物能化七十二種石別錄破積散堅治腹脹破血下瘰癧瀉得根出甄權含嚥治喉閉大明治伏暑傷冷霍亂吐利五種淋疾女勞黑疸心腸㽲痛赤眼頭痛牙痛時珍

○生消氣味苦大寒無毒時珍曰辛苦大溫無毒

主治風熱癲癇小兒驚邪瘛瘲風眩頭痛肺壅耳聾口瘡喉

子曰】能消柔五金，化七十二石爲水。制之須用地蓮子、猪牙皂角、苦參、南星、巴豆、漢防己、晚蠶砂。【時珍曰】溶化，投甘草入内，即伏火。

消石。【氣味】苦，寒，無毒。【別録曰】辛，大寒，無毒。【普曰】神農：苦。扁鵲：甘。【權曰】鹹，有小毒。【時珍曰】辛、苦、微鹹，有小毒，陰中之陽也。得陳皮，性疏爽。【之才曰】火爲之使。惡苦參、苦菜。畏女菀、杏仁、竹葉。

【主治】五臟積熱，胃脹閉，滌去蓄結飲食，推陳致新，除邪氣。鍊之如膏，久服輕身。本經。療五臟十二經脉中百二十疾，暴傷寒，腹中大熱，止煩滿消渴，利小便，及瘻蝕瘡。天地至神之物，能化七十二種石。別録。破積散堅，治腹脹，破血，下瘰癧，瀉得根出。甄權。含嚥，治喉閉。大明。治伏暑傷冷，霍亂吐利，五種〔一〕淋疾，女勞黑疸，心腸疞痛，赤眼，頭痛牙痛。時珍。

生消。【氣味】苦，大寒，無毒。【時珍曰】辛、苦、大温，無毒。

【主治】風熱癲癇，小兒驚邪瘛瘲，風眩頭痛，肺壅耳聾，口瘡喉

〔一〕種：原作「腫」。據下文附方有治「五種淋疾」條，當爲「種」之誤，因改。

痺咽塞牙頷腫痛目赤熱多眵淚（開寶）

【發明】宗奭曰消石感海鹵之氣所產乃天地至神之物能寒能熱能滑能濇能辛能苦能鹹能酸能入地千年其色不變七十二石化而為水制服草木柔潤五金制煉八石雖大丹亦不捨此也 時珍曰土宿所說乃消石神化之妙別録列于朴消之下誤矣朴消屬水味鹹而氣寒其性下走不能上升陰中之陰也故惟蕩滌腸胃積滯折治三焦邪火消石屬火味辛帶苦微鹹而氣大溫其性上升水中之火也故能破積散堅治諸熱病升散三焦火鬱調和臟腑虛寒與硫黃同用則配類二氣均調陰陽有升降水火之功治冷熱緩急之病煅制礞石則除積滯痰飲蓋硫黃之性暖而利其性下行礞石之性寒而下消石之性暖而上一升一降一陰一陽此制方之妙也今兵家造烽火銃機等物用消石者直入雲漢其性升可知矣雷公炮炙論序云腦痛欲死鼻投消末是亦取其上升發散乃從治之義本經言其寒別録言其大寒正與龍腦性寒之誤相同凡辛若物未有大熱者況此物得火則焰生與樟腦火酒之性同安有性寒大寒之理哉史記倉公傳云菑川王美人懷子不乳來召淳于意意往以莨菪藥一撮以酒飲之旋乳意復胗其脈躁躁者有餘病即飲以消石一劑出血豆比五六枚而安此亦自結之驗也

附方舊一新十四

頭痛欲死 消石末吹鼻內即愈（炮炙論）

諸心腹痛 焰消礬石各一錢研細末

痺咽塞，牙頷腫痛，目赤熱，多眵淚。開寶。

【發明】【土宿真君曰】消石感海鹵之氣所産，乃天地至神之物，能寒能熱，能滑能濇，能辛能苦，能酸能鹹。入地千年，其色不變。七十二石，化而爲水。制服草木，柔潤五金，制煉八石，雖大丹亦不捨〔一〕此也。【時珍曰】土宿所説，乃消石神化之妙。別録列于朴消之下，誤矣。朴消屬水，味鹹而氣寒，其性下走，不能上升，陰中之陰也。故惟蕩滌腸胃積滯，折治三焦邪火。消石屬火，味辛帶苦微鹹，而氣大温，其性上升，水中之火也。故能破積散堅，治諸熱病，升散三焦火鬱，調和臟腑虛寒。與硫黄同用，則配類二氣，均調陰陽，有升降水火之功，治冷熱緩急之病。煅制礞石，則除積滯痰飲。蓋硫黄之性煖而利，其性下行；消石之性暖而散，其性上行。礞石之性寒而下，消石之性暖而上。一升一降，一陰一陽，此制方之妙也。今兵家造烽火銃機等物，用消石者，直入雲漢，其性升可知矣。雷公炮炙論序云：腦痛欲死，鼻投消末，是亦取其上升辛散，乃從治之義。本經言其寒，別録言其大寒，正與龍腦性寒之誤相似。凡辛苦物未有大寒者，况此物得火則焰生，與樟腦、火酒之性同，安有性寒、大寒之理哉？史記倉公傳云：菑川王美人懷子不乳，來召淳于意。意往飲以〔二〕莨菪藥一撮，以酒飲之，旋乳。意復診其脉躁，躁者有餘病，即飲以消石一劑，出血豆比五六枚而安。此去自結之驗也。

【附方】新十四。頭痛欲死。消石末吹鼻内，即愈。炮炙論。諸心腹痛。焰消、雄黄各一錢，研細末，

〔一〕捨：原作「拾」。今從錢本改。
〔二〕飲以：原作「以飲」。今據史記扁鵲倉公列傳乙正。

每點少許入眥內名火龍丹　集玄方

腰腹諸痛　方同上

赤眼腫痛　消石末卧時以銅筯點黍米大入目眥至旦以鹽水洗去之　聖惠方

眼目障瞖　男女內外障瞖或三五遍月不見效者一點復明如故焰消一兩銅器鎔化入飛過黃丹二分片腦二分銅匙急抄入罐內收之每點少許其效如神兗州朱秀才忽不見物朝夕拜天因夢神傳此方點之而愈　張三丰仙方

風熱喉痺　及纏喉風病玉鑰匙用焰消一兩半白僵蠶一錢硼砂半兩腦子一字為末吹之　三因方

重舌鵝口　竹瀝同焰消點之　普濟方

伏暑瀉痢　及腸風下血或酒毒下血一服見效遠年者不過三服消石舶上硫黃各一兩白礬滑白半兩飛麪四兩為末滴水丸梧子大每新汲水下三五十丸名甘露丸　普濟方

五種淋疾　勞淋血淋熱淋氣淋石淋及小便不通至甚者透格散用消石一兩不夾泥土雪白者生研為末每服二錢各依湯使勞淋勞倦虛損小便不出小腹急痛葵子末煎湯下通後便須服補虛丸散小便不出時下血疼痛滿急熱淋小便熱赤色臍下急痛並用冷水調下氣淋小腹滿急尿後常有餘瀝木通煎湯下石淋莖內痛尿不能出內引小腹膨脹急痛尿下砂石令人悶絕將藥末先入銚內隔紙炒至紙焦為末再研用溫水調下小便不通小麥湯下卒患諸淋只以冷水下並空心調藥使消如水乃服之　沈存中靈苑方

蛟龍癥病　方見雄黃發明下

服石發瘡　疼不可忍用紙圈圍之中心填消石令滿以匙抄水淋之

每點少許入眦内。名火龍丹。集玄方。**腰腹諸痛**。方同上。**赤眼腫痛**。消石末，卧時，以銅筯點黍米大入目眦。至旦，以鹽水洗去之。聖惠方。**眼目障瞖**。男女内外障瞖，或三五箇月不見效者，一點復明。好焰消一兩，銅器鎔化，入飛過黄丹二分，片腦二分，銅匙急抄入罐内，收之。每點少許，其效如神。兖州朱秀才忽不見物，朝夕拜天，因夢神傳此方，點之而愈。張三丰仙方。**風熱喉痺及纏喉風病**。玉鑰匙：用焰消一兩半，白僵蠶一錢，硼砂半兩，腦子一字，爲末，吹之。三因方。**重舌鵝口**。竹瀝同焰消點之。普濟方。**伏暑瀉痢**。及腸風下血，或酒毒下血，一服見效，遠年者不過三服。消石、舶上硫黄各一兩，白礬半兩〔一〕，滑石半兩，飛麪四兩，爲末，滴水丸梧子大，每新汲水下三五十丸。名甘露丸。普濟方。**五種淋疾**。勞淋、血淋、熱淋、氣淋、石淋及小便不通至甚者。透格散：用消石一兩，不夾泥土雪白者，生研爲末，每服二錢，各依湯使。勞淋，勞倦虚損，小便不出，小腹急痛，葵子末煎湯下，通後便須服補虚丸散。血淋〔二〕，小便不出，時下血，疼痛滿急；熱淋，小便熱，赤色，臍下急痛，並用冷水調下。氣淋，小腹滿急，尿後常有餘瀝，木通煎湯下。石淋，莖内痛，尿不能出，内引小腹膨脹急痛，尿下砂石，令人悶絶，將藥末先入銚内，隔紙炒至紙焦爲度，再研，用温水調下。小便不通，小麥湯下，卒患諸淋，只以冷水下。並空心，調藥使消如水，乃服之。沈存中靈苑方。**蛟龍癥病**。方見雄黄「發明」下。**服石發瘡**，疼不可忍。用紙圈圍之，中心填消石令滿，以匙抄水淋之，

〔一〕半兩：原脱。今據普濟方卷二十一下赤痢白痢「甘露丸」補。

〔二〕血淋：原脱。今據證類卷三消石補。

覺不熱痛即止。兵部手集

發背初起 惡寒嗇嗇，或已生瘡腫癮疹，消石三兩，暖水一升泡化，青布搨三重，溫搨赤處，熱即換，頻易取瘥。外臺秘要

女勞黑疸 仲景曰：黃家日晡發熱，反惡寒，此為女勞得之，膀胱急，少腹滿，身盡黃，額上黑，足下熱，因作黑疸，腹脹如水，大便黑，時溏，非水也。腹滿者難治。消石、礬石燒等分，為末，以大麥粥汁和服方寸匕，日三。病隨大小便去，小便黃，大便黑，是其候也。金匱

手足不遂 大風及丹石熱風不遂，用消石一兩，生烏麻油二斤，置鐺中，以土墼蓋口，帋泥固濟，火煎。初時氣腥，熟則氣香，更以生麻油二升合煎得所，收不津器中。服時坐室中，重作小帋屋，然火于內，服一大合，發汗，力壯者日二服，三七日頭面疱瘡皆滅也。然必以火為使。〇波羅門僧方

硇砂 硇音鐃 唐本草

【釋名】𥗶砂 音硇 狄鹽 日華 北庭砂 四聲 氣砂 圖經 透骨將軍 土宿 時珍曰：硇砂性毒，服之使人硇亂，故曰硇砂。狄人以當鹽食。土宿本草云：硇性透物，五金藉之以為先鋒，故號為透骨將軍。炳曰：生北庭者為上，人呼為北庭砂。

【集解】恭曰：硇砂出西戎，形如牙消，光淨者良。頌曰：今西涼夏國及河東、陝西近邊州郡亦有之。然西戎來者顆塊光

覺不熱痛，即止。○兵部手集。**發背初起**。惡寒嗇嗇，或已生瘡腫隱疹。消石三兩，暖水一升，泡化，青布摺三重，濕〔一〕搨赤處，熱即换，頻易取瘥。外臺秘要。**女勞黑疸**。仲景曰：黄家日晡發熱，反惡寒，此爲女勞得之。膀胱急，少腹滿，身盡黄，額上黑，足下熱，因作黑疸。腹脹如水，大便黑，時溏，非水也。腹滿者難治。消石、礬石燒等分，爲末。以大麥粥汁和服方寸匕，日三。病隨大小便去，小便黄，大便黑，是其候也。金匱。**手足不遂**。大風及丹石熱風不遂，用消石一兩，生烏麻油二斤，置鐺中，以土墼口，紙泥固濟，火煎。初時氣腥，熟則氣香，更以生麻油二升，合煎得所，收不津器中。服時坐室中，重作小紙屋，然火于内，服一大合，發汗，力壯者日二服。三七日，頭面疱瘡皆減也，然必以火爲使。○波羅門僧方。

硇砂 硇音鐃○唐本草

【釋名】**䃂砂**音硇、**狄鹽**日華、**北庭砂**四聲、**氣砂**圖經、**透骨將軍**土宿。【時珍曰】硇砂性毒，服之使人硇亂，故曰硇砂。狄人以當鹽食。土宿本草云：硇性透物，五金藉之以爲先鋒，故號爲透骨將軍。【炳曰】生北庭者爲上，人呼爲北庭砂。

【集解】【恭曰】硇砂出西戎，形如牙消，光净者良。【頌曰】今西凉夏國及河東、陝西近邊州郡亦有之。然西戎來者顆塊光

〔一〕濕：原作「温」。今據證類卷三消石改。

明大者有如拳重三五兩小者如指面入藥最緊邊界出者雜碎如麻豆粒又夾沙石用之須水飛澄去土石訖亦無力彼人謂之氣砂〔時珍曰〕硇砂亦消石之類乃鹵液所結出于青海與月華相射而生附鹽而成質虜人采取淋鍊而成狀如鹽塊以白淨者爲良其性至透用黝罐盛懸火上則常乾或加乾薑同收亦良若近冷及得濕即化爲水或滲失也一統志云臨洮蘭縣有洞出硇砂張匡鄴行程記云高昌北庭山中常有煙氣涌起而無雲霧至夕光焰若炬火照見禽鼠皆赤色謂之火焰山采硇砂者乘木屐取之若皮底即焦矣北庭即今西域火州也

修治〔宗奭曰〕凡用須水飛過去塵穢入瓷器中重湯煮乾則殺其毒〔時珍曰〕今時人多用水飛淨醋煮乾如霜刮下用之

〔氣味〕鹹苦辛溫有毒〔恭曰〕不宜多服柔金銀可爲銲藥〔權曰〕酸鹹有大毒能消五金八石腐壞人腸胃生食之化人心爲血中其毒者生綠豆研汁飲一二升解之畏漿水忌羊血〔大明曰〕辛暖無毒畏一切酸凡修治用黃丹石灰作櫃煆赤使用無毒世人自疑爛肉而人被刀刃所傷以之罨傅當時生痂〔藏器曰〕其性大熱服之有暴熱損髮云溫者誤也〇〔抱朴子曰〕伏硇藥甚多牡蠣海螵蛸晚蠶砂羊骨河豚魚膠魚腥草蘿蔔獨帚卷柏羊蹄商陸冬瓜羊躑躅蒼耳烏梅〔發明〕硇遇赤鬚汞留金鼎

明，大者有如拳，重三五兩，小者如指面，入藥最緊。邊界出者，雜碎如麻豆粒，又夾沙石，用之須水飛澄去土石訖，亦無力，彼人謂之氣砂。【時珍曰】硇砂亦消石之類，乃鹵液所結，出于青海，與月華相射而生，附鹽而成質，虜人采取淋鍊而成。狀如鹽塊，以白净者爲良。其性至透，用黝罐盛懸火上則常乾，或加乾薑同收亦良。若近冷及得濕，即化爲水或滲失也。一統志云：臨洮、蘭縣有洞出硇砂。張匡鄴行程記云：高昌北庭山中，常有烟氣涌起而無雲霧，至夕光焰若炬火，照見禽鼠皆赤色，謂之火焰山。采硇砂者，乘木屐取之，若皮底即焦矣。北庭即今西域〔一〕火州也。

【修治】【宗奭曰】凡用須水飛過，去塵穢，入瓷器中，重湯煮乾，則殺其毒。【時珍曰】今時人多用水飛净，醋煮乾如霜，刮下用之。

【氣味】鹹、苦、辛，温，有毒。【恭曰】不宜多服。柔金銀，可爲銲藥。【權曰】酸、鹹，有大毒。能消五金八石，腐壞人腸胃。生食之，化人心爲血。中其毒者，生緑豆研汁，飲一二升解之。畏漿水，忌羊血。【大明曰】辛、酸，暖，無毒。畏一切酸。凡修治，用黄丹、石灰作櫃，煅赤使用，並無毒。世人自疑爛肉，而人被刀刃所傷，以之罨傅，當時生痂。【藏器曰】其性大熱，服之有暴熱，損髮，云温者誤也。○【抱朴子曰】伏硇藥甚多：牡〔二〕蠣、海螵蛸、晚蠶砂、羊䏰骨、河豚魚膠、魚腥草、蘿蔔、獨帚、卷柏、羊蹄、商陸、冬瓜、羊躑躅、蒼耳、烏梅。【斅曰】硇遇赤鬚，汞〔三〕留金鼎。

〔一〕域：原作「城」。今從錢本改。

〔二〕牡：原作「牲」。今從江西本改。

〔三〕汞：證類卷一雷公炮炙論序作「水」。本書卷一亦引作「水」。存疑。

【主治】積聚，破結血，止痛下氣，療欬嗽宿冷，去惡肉，生好肌，爛胎，亦入驢馬藥用。唐本 主婦人丈夫羸瘦積病，血氣不調，腸鳴，食飲不消，腰脚痛冷，痃癖痰飲，喉中結氣，反胃吐水，令人能食肥健。藏器 除冷病，大益陽事。甄權 補水臟，煖子宮，消瘀血，宿食不消，食肉飽脹，夜多小便，丈夫腰胯酸重，四肢不任，婦人血氣疢疼，氣塊痃癖，及血崩帶下，惡瘡息肉，傅金瘡生肉。大明 去目瞖弩肉。宗奭 消肉積。好古 治噎膈癥瘕，積痢骨哽，除痣黶疣贅。時珍

【發明】藏器曰：一飛爲酸砂，二飛爲伏翼，三飛爲定精，色如鵞兒黃，入諸補藥爲丸，服之有暴熱。頌曰：此藥近出唐世，而方書著古人單服一味，伏火作丸子，亦有兼硫黃、馬牙消輩合餌者，不知方出罷，殊非古去。此物本攻積聚，熱而有毒，多服腐壞人腸胃，生用又能化人心爲血，固非平居可餌者。而西戎人用淹肉炙以當鹽，食之無害，蓋積習之久，自不毒也。宗奭曰：金銀有僞，投硇砂鍋中，僞物盡消化，況人腹中有以然，豈不腐爛？元素曰：硇砂破堅癖，不可獨用，須入羣隊藥。

【主治】積聚，破結血，止痛下氣，療欬嗽宿冷，去惡肉，生好肌，爛胎。亦入驢馬藥用。唐本。主婦人丈夫羸瘦積病，血氣不調，腸鳴，食飲不消，腰脚痛冷，痃癖痰飲，喉中結氣，反胃吐水，令人能食肥健。藏器。除冷病。大益陽事。甄權。補水臟，煖子宫，消瘀血，宿食不消，食肉飽脹，夜多小便，丈夫腰胯酸重，四肢不任，婦人血氣心〔一〕疼，氣塊痃癖及血崩帶下，惡瘡息肉。傅金瘡生肉。大明。去目瞖弩肉。宗奭。消肉積。好古。治噎膈癥瘕，積痢骨哽，除痣黶疣贅。時珍。

【發明】【藏器曰】一飛爲酸砂，二飛爲伏翼，三飛爲定精，色如鵝兒黄。入諸補藥爲丸，服之有暴熱。【頌曰】此藥近出唐世，而方書著古人單服一味伏火作丸子，亦有兼硫黄、馬牙消輩合餌者，不知方出何時，殊非古法〔二〕。此物本攻積聚，熱而有毒，多服腐壞人腸胃，生用又能化人心爲血，固非平居可餌〔三〕者。而西土人用淹肉炙以當鹽，食之無害，蓋積習之久，自不毒也。【宗奭曰】金銀有僞，投硇砂鍋中，僞物盡消化，况人腹中有久積，豈不腐潰？【元素曰】硇砂破堅癖，不可獨用，須入群隊藥

〔一〕心：原作「疼」。今據證類卷五硇砂改。
〔二〕法：原作「去」。今據改同上。
〔三〕餌：原作「鉺」。今據改同上。

中用之時珍曰硇砂大熱有毒之物噎膈反胃積塊內癥之病用之則有神功蓋此疾皆起于七情飲食所致痰氣鬱結遂成有形妨礙道路吐食痛脹非此物化消豈能去之其性善爛金銀銅錫庖人煮硬肉入硇少許即爛可以類推矣所謂化人心爲血者亦甚言其不可多服爾張果玉洞要訣云北庭砂秉陰石之氣含陽毒之精能化五金八石去穢益陽其功甚著力並硫黃獨孤滔丹房鏡源云硇砂性有大毒爲五金之賊有沉冷之疾則可服之疾減便止多服則成擁塞癰腫二說甚明而唐宋醫方乃有單服之法蓋欲其助陽以縱慾而不虞其損陰以發禍也其方皆頌已收附本草後今亦有之以備考者知警

附方舊四新二十四

服食法硇砂丸硇砂不計多少入罐子內上面更坐罐子一箇紙筋白土上下通泥了候乾上面罐子內盛水以蒼耳乾葉爲末鋪頭蓋底以火燒之火盡旋添火水盡旋添水從辰初起至戌一伏時住火勿動次日取出研米醋麪糊和丸梧子大每服四五丸溫酒或米飲下並無忌久服進食無痰　經驗方

元臟虛冷氣攻臍腹疼痛用硇砂一兩以纖霞草末二兩和勻用小砂罐不固濟慢火燒赤乃入硇在罐內不蓋口加頂火一研待火盡爐寒取出用川烏頭去皮臍生研末二兩和勻湯浸蒸餅丸梧子大每服三丸木香湯醋湯任下日一服○陳巽方

腎臟積冷氣攻心腹疼痛面青足冷硇砂二兩桃仁一兩去皮酒一小盞煎硇十餘沸去砂石入桃仁泥

中用之。【時珍曰】硇砂大熱有毒之物，噎〔一〕膈反胃積塊内癥之病，用之則有神功。蓋此疾皆起于七情飲食所致，痰氣鬱結，遂成有形，妨礙〔二〕道路，吐食痛脹，非此物化消，豈能去之？其性善爛金銀銅錫，庖人煮硬肉，入硇砂少許即爛，可以類推矣。所謂化人心爲血者，亦甚言其不可多服爾。張果玉洞要訣云：北庭砂秉陰石之氣，含陽毒之精，能化五金八石，去穢益陽，其功甚著，力並硫黄。獨孤滔丹房鑑源云：硇砂性有大毒，爲五金之賊，有沉冷之疾，則可服之，疾減便止，多服則成擁塞癰腫。二説甚明，而唐宋醫方乃有單服之法，蓋欲得〔三〕其助〔四〕陽以縱欲，而不虞其損陰以發禍也。其方唐慎微已收附本草後，今亦存之。以備考者知警。

【附方】舊四，新二十四。服食法。硇砂丸：硇砂不計多少，入罐子内，上面更坐罐子一箇，紙筋白土上下通泥了，晒乾。上面罐子内盛水，以蒼耳乾葉爲末，鋪頭蓋底，以火燒之。火盡旋添火，水盡旋添水。從辰初起至戌一伏時，住火勿動，次日取出，研，米醋麪糊和丸梧子大。每服四五丸，温酒或米飲下，並無忌。久服進食無痰。經驗方。元臟虚冷。氣攻臍腹疼痛。用硇砂一兩，以纖霞草末二兩和匀，用小砂罐不固濟，慢火燒赤，乃入硇在罐内，不蓋口，加頂〔五〕火一秤，待火盡爐寒取出。用川烏頭去皮臍，生研末二兩，和匀，湯浸蒸餅丸梧子大，每服三丸，木香湯、醋湯任下，日一服。○陳巽方。腎臟積冷。氣攻心腹疼痛，面青足冷。硇砂二兩，桃仁一兩去皮，酒一小盞，煎硇十餘沸，去砂石，入桃仁泥，

〔一〕噎：原作「壹」。今從江西本改。
〔二〕礙：原作「凝」。今從改同上。
〔三〕得：原闕一字。今從補同上。
〔四〕助：原字類「昉」。今從改同上。
〔五〕頂：原字缺損。今據證類卷五硇砂補正。

旋七煎成膏蒸餅和丸梧子大每熟酒下二十丸聖惠方

積年氣塊臍腹疼痛硇砂醋煮二兩木瓜三枚切頂去瓤入硇在內盌盛于日中晒至瓜爛研勻以米醋五升煎如稀餳密收用時旋以附子末和丸梧子大熱酒化下一丸公聖惠方

痃癖癥塊硇砂丸治痃癖癥塊煖水臟殺三蟲婦人血氣子宮冷臘月收桑條灰淋去苦汁日乾每硇砂一兩用水二兩以水化硇拌灰乾濕得所以瓶盛灰半寸入硇于內以灰塡蓋固濟文武火煅赤冷定取出研以箕鋪紙三重安藥于上以熱水淋之直待硇味盡即止以鉢盛汁于熱灰火中養之常令魚眼沸待汁乾入瓶再煅一食頃取出重研以粟飯和丸綠豆大每空心酒下五丸病去即止聖惠方

噎膈反胃鄧才雜興方用北庭砂二錢水和蕎麥麪包之煅焦待冷取中間濕者焙乾一錢入檳榔二錢丁香二箇研勻每服七釐燒酒送下日三服愈即止後喫白粥半月仍服助胃丸藥○孫天仁集效方用北庭砂二兩一兩用人言末一兩同入罐內文武火升三炷香取出燈盞上末一兩以黃丹末一兩同入罐內如上法升過取末用桑灰霜一兩研勻每服三分燒酒下愈即止○又方平胃散各一錢入硇砂生薑各五分為末沸湯點服二錢當吐出黑物如石屢驗

一切積痢靈砂丹用硇砂朱砂各二錢半為末用黃蠟半兩巴豆仁三七粒去膜同入石器內重湯煮一伏時候豆紫色為度去二七粒止將一七粒同二砂研勻溶蠟和收每旋丸綠豆大服三丸五丸淡薑湯下本事方

月水不通臍腹積[illegible]疼痛[illegible][illegible]

旋旋煎成膏，蒸餅和丸梧子大，每熱酒下二十丸。聖惠方。**積年氣塊**，臍腹痛疼。硇砂醋煮二兩，木瓜三枚切，須去瓤，入硇在內，盌盛，于日中晒至瓜爛，研勻，以米醋五升，煎如稀餳，密收。用時旋以附子末和丸梧子大，熱〔一〕酒化下一丸。○聖惠方。**痃癖癥塊**。硇砂丸：治痃癖癥塊，煖水臟，殺三蟲，婦人血氣，子宮冷。臘月收桑條灰，淋去苦汁，日乾。每硇砂一兩，用水〔二〕三兩，以水化硇，拌灰，乾濕得所。以瓶盛灰半寸，入硇于內，以灰填蓋固濟，文武火煅赤，冷定取出，研。以箕鋪紙三重，安藥于上，以熱水淋之，直待硇味盡即止。以鉢盛汁，于熱灰火中養之，常令魚眼沸，待汁乾入瓶，再煅一食頃，取出重研，以粟飯和丸綠豆大。每空心，酒下五丸，病去即止。聖惠方。**噎膈反胃**。鄧才雜〔三〕興方用北庭砂二錢，水和蕎麥麪包之，煅焦，待冷，取中間濕者，焙乾一錢，入檳榔二錢，丁香二箇，研勻。每服七厘，燒酒送下，日三服，愈即止。後喫白粥半月，仍服助胃丸藥。○孫天仁集效方用北庭砂二兩：一兩，用人言末一兩，同入罐內，文武火升三炷香，取出，燈盞上末；一兩，以黃丹末一兩，同入罐內，如上法升過，取末。用桑灰霜一兩，研勻。每服三分，燒酒下，愈即止。○又方：平胃散各一錢，入硇砂、生薑各五分，爲末。沸湯點服二錢，當吐出黑物如石，屢驗。**一切積痢**。靈砂丹：用硇砂、朱砂各二錢半，爲末，用黃蠟半兩，巴豆仁三七粒去膜，同入石器內，重湯煮一伏時，候豆紫色爲度。去二七粒，止將一〔四〕七粒同二砂研勻，溶蠟和收。每旋丸綠豆大，或三丸、五丸，淡薑湯下。本事方。**月水不通**。臍腹積聚疼痛，硇砂〔五〕

〔一〕熱：原作「熟」。今據聖惠方卷九十八木瓜圓改。
〔二〕用水：聖惠方卷四十九治痃癖諸方作「管灰」，義長。
〔三〕雜：原作「清」。卷一引據古今醫家書目載「鄧筆峰衛生雜興」，「筆峰」乃「鄧才」之字，今據改。
〔四〕一：底本此字闕。今據餘各金陵本補。
〔五〕積聚疼痛硇砂：原字漫漶。今從江西本補。

一兩皂莢五挺去皮子剉為末以頭醋一大盞熬膏入陳橘皮末三兩搗三百杵丸梧子大每溫酒下五丸　聖惠方

死胎不下硇砂當歸各半兩為末分作二服溫酒調下如人行五里再一服　瑞竹堂方喉痺口噤硇砂馬牙消等分研勻點之　聖濟方懸癰卒腫硇砂半兩綿裹含之嚥津即安　聖惠方牙齒腫痛老鼠一箇去皮以硇砂淹擦三日肉爛化盡取骨瓦上焙乾為末入樟腦一錢蟾酥二分每以少許點牙根上立止　孫氏集效方偏頭風痛硇砂末一分水潤豉心一分搗丸皂子大綿包露出一頭隨左右內鼻中立效〇聖惠方損目生瘀赤肉弩出不退杏仁百箇蒸熟去皮尖研濾取淨汁入硇砂末一錢水煮化日點一二次自落〇普濟方鼻中息肉硇砂點之即落　白飛霞方鼻中毛出晝夜可長一二尺漸漸粗圓如繩痛不可忍摘去復生此因食猪羊血過多致用生乳香硇砂各一兩為末飯丸梧子大每空心臨卧各服十丸水下自然退落〇夏子益奇疾方魚骨哽咽硇砂少許嚼嚥立下　外臺秘要蚰蜒入耳硇砂膽礬等分為末每吹一字蟲化為水　聖濟錄割甲侵肉久不瘥硇砂礬石為末裹之以瘥為度　外臺秘要蠍蠆叮螫水調硇砂塗之立愈　千金方代指腫痛唾和白硇砂以麪作盌子套指入內一日瘥　千金方面上疣目硇砂硼砂鐵鏽麝香等分研搽三次自落　集効方疔瘡腫毒好硇砂雄黃等分研以銀

一兩，皂莢〔一〕五挺，去皮子，剉爲末，以頭醋一大盞，熬膏，入陳橘皮末三兩，擣三百杵，丸梧子大，每温酒下五丸。聖惠方。**死胎不下**。硇砂、當歸各半兩，爲末，分作二服，温酒調下。如人行五里，再一服。瑞竹堂方。**喉痺口噤**。硇砂、馬牙消等分，研勾，點之。聖濟方。**懸癰卒腫**。硇砂半兩，綿裹含之，嚥津即安。聖惠方。**牙齒腫痛**。老鼠一箇去皮，以硇砂淹擦，三日肉爛化盡，取骨，瓦上焙乾，爲末，入樟腦一錢，蟾酥二分，每以少許點牙根上，立止。孫氏集效方。**偏頭風痛**。硇砂末一分，水潤豉心一分，擣丸皂子大，綿包露出一頭，隨左右内鼻中，立效。○聖惠方。**損目生瘀**，赤肉弩出不退。杏仁百箇，蒸熟去皮尖研，濾取净汁，入硇砂末一錢，水煮化，日點一二次，自落。○普濟方。**鼻中息肉**。硇砂點之，即落。白飛霞方。**鼻中毛出**。晝夜可長一二尺，漸漸粗圓如繩，痛不可忍，摘去復生，此因食猪羊血過多致生。用〔二〕乳香〔三〕、硇砂各一兩爲末，飯丸梧子大，每空心臨卧各服十丸，水下，自然退落。○夏子益奇疾方。**魚骨哽〔四〕咽**。硇砂少許，嚼嚥立下。外臺秘要。**蛐蜒〔五〕入耳**。硇砂、膽礬等分爲末，每吹一字，蟲化爲水。聖濟録。**割甲侵肉**久不瘥。硇砂、礬石爲末裹之，以瘥爲度。外臺秘要。**蠍蠆叮螫**。水調硇砂塗之，立愈。千金方。**代指腫痛**。唾和白硇砂，以麪作盌子，套指入内，一日瘥。千金方。**面上疣目**。硇砂、硼砂、鐵鏽、麝香等分，研，搽三次自落。集效方。**疔瘡腫毒**。好硇砂、雄黄等分研，以銀

〔一〕莢：原爲墨丁。今據聖惠方卷七十二治婦人月水不通臍腹積聚諸方補。
〔二〕生用：原作「用生」。今據傳信適用方卷下夏子益治奇疾方乙正。
〔三〕香：得效方卷十怪疾所引同。傳信適用方卷下夏子益治奇疾方作「石」。
〔四〕哽：原作「硬」。今據證類卷五硇砂改。
〔五〕蜒：原作「蜓」。今據聖濟總録卷一百十五百蟲入耳改。

鈚破瘡口擠去惡血安藥一豆入內紙花貼住即効 毒氣入腹嘔吐者服護心散〇端竹堂方

疝氣卵腫脹痛不可忍念珠丸用硇砂乳香各二錢黃蠟一兩研溶和丸分作一百單八丸以綿縫露一夜次日取出蛤粉為衣每用一丸乳香湯吞下日二服取効本事方

諸勞久嗽方見獸部下

蓬砂日華

【釋名】鵬砂日華 盆砂時珍曰名義未詳一作硼砂或云鍊出盆中結成謂之盆砂如盆消之義也

【集解】頌曰硼砂出南海其狀甚光瑩亦有極大塊者諸方稀用可銲金銀宗奭曰南番者色重褐其味和入藥其効速西戎者其色白其味焦入藥其功緩時珍曰硼砂生西南番有黃白二種西者白如明礬南者黃如桃膠皆是鍊結成如硇砂之類西者柔物去垢殺五金與消石同功與砒石相得也

【氣味】苦辛暖無毒頌曰溫平時珍曰甘微鹹涼無毒獨孤滔曰制汞啞銅結砂子土宿真君曰知母鵝不食草芸薹紫蘇甑帶何首烏皆能伏硼砂同砒石煅過有變化

【主治】消痰止嗽破癥結喉痺大明 上焦痰熱生津液去口氣消障翳除噎膈反胃積塊結瘀肉陰㿉骨哽惡瘡 口齒諸病

篦挑〔一〕破瘡口，擠去惡血，安藥一豆入内，紙花貼住即效。毒氣入腹嘔吐者，服護心散。○瑞竹堂方。**疝氣卵腫**，脹痛不可忍。念珠丸：用硇砂、乳香各二錢，黄蠟一兩，研溶和丸，分作一百單八丸。以綿縫，露一夜，次日取出，蛤粉爲衣。每用一丸，乳香湯吞下，日二服，取效。本事方。**諸勞久嗽**。方見獸部下。

蓬砂 日華

【釋名】**鵬砂**日華、**盆砂**。【時珍曰】名義未解。一作硼砂。或云：鍊出盆中結成，爲之盆砂，如盆消之義也。

【集解】【頌曰】硼砂出南海，其狀甚光瑩，亦有極大塊者。諸方稀用，可銲金銀。【宗奭曰】南番者，色重褐，其味和，入藥其效速。西戎者，其色白，其味焦，入藥其功緩。【時珍曰】硼砂生西南番，有黄白二種。西者白如明礬，南者黄如桃膠，皆是鍊結成，如硇砂之類。西者柔物去垢，殺五金，與消石同功，與砒石相得也。

【氣味】**苦、辛、暖，無毒**。【頌曰】温、平。【時珍曰】甘、微鹹，凉，無毒。【獨孤滔曰】制汞，啞銅，結砂子。【土宿真君曰】知母、鵝不食草、芸薹、紫蘇、甑帶、何首烏皆能伏硼砂。同砒石煅過，有變化。

【主治】**消痰止嗽，破瘕結喉痺**。大明。**上焦痰熱，生津液，去口氣，消障瞖，除噎膈反胃，積塊結瘀肉，陰瘄，骨哽，惡瘡及〔二〕口齒諸病**。

〔一〕挑：原闕一字。今據瑞竹堂方卷十三瘡腫門補。
〔二〕及：原闕一字。今從江西本補。

時珍

發明【頌曰】今醫家用硼砂治咽喉最為要切。【宗奭曰】含化嚥津，治喉中腫痛，膈上痰熱。初覺便治，不能成喉痺，亦緩別效可也。【時珍曰】硼砂味甘微鹹而氣凉，色白而質輕，故能去胸膈上焦之熱。素問云：熱淫于內，治以鹹寒，以甘緩之，是也。其性能柔五金而去垢膩，故治噎膈積聚、骨哽結核、惡肉陰𤸷用之者，取其柔物也；治痰熱、眼目障翳用之者，取其去垢也。洪邁夷堅志云：鄱陽汪友良因食誤吞一骨，哽于咽中，百計不下。恍惚夢一朱衣人曰：惟南蓬砂最妙。遂取一塊含化嚥汁，脫然而失。此軟堅之微也。日華言其苦辛暖，誤矣。

附方新十四

鼻血不止　硼砂一錢，水服立止。集簡方

勞瘵有蟲　硼砂、砒砂、兎屎等分，為末，蜜丸梧子大。每服七丸，生甘草一分，新水一鍾，揉汁送下。自朔至望，五更時令病人勿言服之。乾坤秘韞

木舌腫強　蓬砂末，生薑片蘸揩，少時即消。普濟方

咽喉穀賊　腫痛。蓬砂、牙消等分，為末，蜜和半錢，含嚥。○直指方

咽喉腫痛　破棺丹：用蓬砂、白梅等分，搗丸芡子大。每噙化一丸。經驗方

喉痺牙疳　盆砂末吹，並擦之。○集簡方

骨哽在咽　方見發明。

小兒陰𤸷　腫大不消。硼砂一分，水研塗之，大有効。集玄方

飲酒不醉　先服盆砂二錢，妙。相感志

飲食毒物　硼砂四兩，甘草四兩，真香油一斤，瓶內浸

時珍。

【發明】【頌曰】今醫家用硼砂治咽喉，最爲要切。【宗奭曰】含化嚥津，治喉中腫痛，膈上痰熱。初覺便治，不能成喉痺，亦緩取〔一〕效可也。【時珍曰】硼砂，味甘微鹹而氣凉，色白而質輕，故能去胸膈上焦之熱。素問云「熱淫于内，治以鹹寒，以甘緩之」是也。其性能柔五金而去垢膩，故治噎膈積聚、骨哽結核、惡肉陰㿉用之者，取其柔物也；治痰熱、眼目障瞖〔二〕用之者，取其去垢也。洪邁夷堅志云：鄱陽汪友良，因食誤吞一骨，哽于咽中，百計不下。恍惚夢一朱衣人曰：惟南蓬砂最妙。遂取一塊含化嚥汁，脱然而失。此軟堅之徵〔三〕也。日華言其苦辛暖，誤矣。

【附方】新十四。**鼻血不止**。硼砂一錢，水服立止。集簡方。**勞瘵有蟲**。硼砂、硇砂、兔屎等分爲末，蜜丸梧子大，每服七丸，生甘草一分，新水一鍾，揉汁送下。自朔至望，五更時，令病人勿言，服之。乾坤秘韞。**木舌腫强**。硼砂末，生薑片蘸揩，少時即消。普濟方。**咽喉穀賊**腫痛。蓬砂、牙消等分爲末，蜜和半錢，含嚥。○直指方。**咽喉腫痛**。破棺丹：用蓬砂、白梅等分，搗丸芡〔四〕子大，每噙化一丸。經驗方。**喉痺牙疳**。盆砂末吹，並擦之。集簡方。**骨哽在咽**。方見「發明」。**小兒陰㿉**，腫大不消。硼砂一分，水研塗之，大有效。集玄方。**飲酒不醉**。先服盆砂二錢，妙。相感志。**飲食毒物**。鵬砂四兩，甘草四兩，真香油一斤，瓶内浸

〔一〕取：原作「別」。今據證類卷五蓬砂改。
〔二〕瞖：原作「醫」。今從江西本改。
〔三〕徵：原作「微」。今從改同上。
〔四〕芡：原作「茨」。今從錢本改。

之渴有毒者服油一小盞乆一切惡瘡方同上　弩肉瘀突南鵬砂散
浸尤佳瑞竹堂經驗方
色者一錢片腦少許研末
登草蘸點之直指方

附録特蓬殺拾遺藏曰味苦寒無毒主折傷內損瘀血煩悶欲死者瀝消脹之南人毒箭中人及深山大
蝮人速將病者頂上十字務之出血水藥末傅之并傅傷處以
當上下出黃水數升則悶解俾人重之以竹筒盛帶于腰以
防毒箭亦主惡瘡熱毒癰腫赤白遊風瘻蝕等瘡
並水和傅之出賀州山內石上似碎石碙砂之類

石硫黃本經中品

釋名硫黃吳普　黃硇砂藥性　黃牙　陽侯綱目　將軍時珍曰硫黃秉純陽火石之精
氣而結成性質通流色賦中黃故名流黃含其猛毒為七十
二石之將故藥品中號為將軍外家謂之陽侯亦曰黃牙又
曰黃硇砂

集解別録曰石流黃生東海牧羊山谷中及大行河西山礬
石液也普曰或生易陽或生河西或五色黃是潘水石
液也燒令有紫焰八月九月采頌曰東海郡屬北徐州而
箕山亦有今第一出南海林邑色如鵝子初出殼者名崑崙
黃次出外國從蜀中來色深而煌煌然此云礬石液今南方則
無甚色惡不必珣曰廣州記云生崑崙國及波斯國西方

之。遇有毒者，服油一小盞。久浸尤佳。瑞竹堂經驗方。一切惡瘡。方同上。弩肉瘀突。南鵬砂黄色者一錢，片腦少許，研末，燈草蘸點之。直指方。

【附録】特蓬殺〔一〕拾遺。石藥拾遺〔二〕。【藏器〔三〕曰】味苦，寒，無毒。主折傷内損瘀血煩悶欲死者，酒消服之。南人毒箭中人及深山大蝮中〔四〕人，速將病者頂上十字剺之，出血水，藥末傅之，並傅傷處，當上下出黄水數升，則悶解。俚人重之，以竹筒盛帶于腰，以防毒箭。亦主惡瘡、熱毒、癰腫、赤白游風、瘻蝕等瘡，並水和傅之。出賀州山内石上，似碎石，硇砂之類。

石硫黄本經中品

【釋名】硫黄吳普、黄硇砂藥性、黄牙、陽侯綱目、將軍。【時珍曰】硫黄秉純陽火石之精氣而結成，性質通流，色賦中黄，故名流黄。含其猛毒，爲七十二石之將，故藥品中號爲將軍。外家謂之陽侯，亦曰黄牙，又曰黄硇砂。

【集解】【别録曰】石流黄生東海牧羊山谷中，及太山〔五〕、河西山，礬石液也。【普曰】或生易陽，或生河西，或五色。黄是潘水石液也。燒令〔六〕有紫焰，八月、九月采。【弘景曰】東海郡屬北徐州，而箕山亦有。今第一出扶〔七〕南林邑，色如鵝子初出殼者，名崑崙黄。次出外國，從蜀中來，色深而煌煌。此云礬石液，今南方則無礬石〔八〕，恐不必爾。【珣曰】廣州記云：生崑崙國及波斯國西方

〔一〕特蓬殺：據本卷目録，蓬砂後附特蓬殺及石藥。然此後脱「特蓬殺」正文及「石藥」之名。今據證類卷三特蓬殺補其文于此，曰：「味辛、苦，温，小毒。主飛金石用之，鍊丹亦須用。生西國。似石脂、蠣粉之類。能透金石鐵無礙，下通出。」

〔二〕石藥拾遺：原脱。今據本卷「目録」及「附録」體例，補其藥名與出處。

〔三〕器：原闕一字。今據證類卷三三十五種陳藏器餘補。

〔四〕中：原脱。今據證類卷三石藥補。

〔五〕山：原作「行」。今據證類卷四石硫黄改。

〔六〕令：原作「金」。今據改同上。

〔七〕扶：原作「湖」。今據改同上。

〔八〕石：原作「色」。今據改同上。

明之境顆塊瑩淨不夾石者良蜀中雅州亦出之光膩甚好
功力不及舶上來者頌曰今惟出南海諸番嶺外州郡或有
而不甚佳鵞黃者名崑崙黃赤色者名石亭脂青色者名冬
結石半白半黑者名神驚石並不堪入藥又有一種水流黃
出廣南及資州溪澗水中流出以茅收取熬出號真珠黃氣
腥臭止入瘡藥亦可煎鍊成汁以模寫作器亦如鵞子黃色
時珍曰凡產石流黃之處必有溫泉作流黃氣魏書云悅般
國有火山山旁皆焦溶流數十里乃凝堅即石流黃也張華
博物志云西域硫黃出且彌山去高昌八百里有山高數十
丈晝則孔中狀如煙夜則如燈光庚辛玉冊云流黃有二種
石流黃生南海琉球山中土流黃生于廣南以嚼之無聲者
為佳舶上倭流黃亦佳今人用配消石作烽燧烟火為軍中
要物
修治斅曰凡使勿用青赤色及半白半青半赤半黑者自有
黃色內瑩淨似物命者貴也凡用四兩先以龍尾蒿自
然汁一鎰東流水三鎰紫背天葵汁一鎰粟遂子莖汁四件
合之攪令勻入坩鍋內用六乙泥固濟底下將流黃碎之入
鍋中以前汁旋旋添入火煮汁盡為度再以百部末十兩柳
蚛末二斤一簇草二斤細剉以東流水同流黃煮二伏時取
出去諸藥用熟甘草湯洗了入鉢研二萬匝用時珍曰凡用
流黃入丸散用須以蘿蔔剜空入流在內合定稻糠火煨熟
去其臭氣以紫背浮萍同煮過消其火毒以皂莢湯淘之去
其黑漿一法打碎以絹袋盛用無灰酒煮三伏時用又消石

明之境，顆塊瑩浄，不夾石者良。蜀中雅州亦出之，光膩甚好〔一〕，功力不及舶上來者。【頌曰】今惟出南海諸番。嶺外州郡或有而不甚佳。鵝黄者名崑崙黄，赤色者名石亭脂，青色者名冬結石，半白半黑者名神驚石，並不堪入藥。又有一種水流黄，出廣南及資〔二〕州，溪澗水中流出，以茅收取熬出，號真珠黄，氣腥臭。止入瘡藥，亦可煎錬成汁，以模寫作器，亦如鵝子黄色。【時珍曰】凡産石流黄之處，必有温泉，作流黄氣。魏書云：悅盤〔三〕國有火山，山旁皆焦溶，流數十里乃凝堅，即石流黄也。張華博物志云：西域硫黄出且彌山。去高昌八百里，有山高數十丈，晝則孔中狀如煙，夜則如燈光。庚辛玉册云：流黄有二種。石流黄，生南海琉球山中；土流黄，生于廣南。以嚼之無聲者爲佳，舶上倭流黄亦佳。今人用配消石作烽燧烟火，爲軍中要物。

【修治】【斅曰】凡使勿用青赤色及半白半青、半赤半黑者。自有黄色，内瑩淨似物命者，貴也。凡用四兩，先以龍尾蒿自然汁一鎰，東流水三鎰，紫背天葵汁一鎰，粟遂〔四〕子莖汁一鎰〔五〕，四件合之，攪令匀。入坩鍋内，用六乙泥固濟底下，將流黄碎之，入鍋中，以前汁旋旋添入，火煮汁盡爲度。再以百部末十兩，柳蚛末二斤，一簇草二斤，細剉，以東流水同流黄煮二伏時。取出，去諸藥，用熟甘草湯洗了，入鉢研二萬匝用。【時珍曰】凡用流黄，入丸散用，須以蘿蔔剜空，入流在内，合定，稻糠火煨〔六〕熟，去其臭氣。以紫背浮萍同煮過，消其火毒。以皂莢湯淘之，去其黑漿。一法：打碎，以絹袋盛，用無灰酒煮三伏時用。又消石

〔一〕好：原字漫漶。今據證類卷四石硫黄補正。
〔二〕資：證類卷四石硫黄作「榮」。
〔三〕悅盤：原作「盤盤」。今據魏書卷一百二西域列傳改。
〔四〕遂：原作「逐」。今據證類卷四石硫黄改。
〔五〕一鎰：原脱。今據補同上。
〔六〕煨：原作「畏」。今從江西本改。

能化流爲水以竹筒盛流埋馬糞中一月亦成水名流黃液

氣味酸溫有毒別錄曰大熱普曰神農黃帝雷公鹹有毒醫和扁鵲苦無毒權曰有大毒以黑錫煎湯解之又食冷猪血珣曰人能制伏歸本色服之能除百病如有發動宜猪肉鴨羹餘甘子湯並解之葛洪曰四黃惟陽侯爲尊金石畏黃者不可用惟草木制伏者堪入藥用桑灰益母紫荷波稜天鹽桑白皮地骨皮車前馬鞭草黃蘗烏首烏石萹蕎麥獨帚地榆蛇牀菟絲蓖麻蕪砂戎灰各汁皆可伏之之才曰曾青爲之使畏細辛飛廉朴消鐵醋玄壽先生曰硫是礬之液礬是鐵之精慈石是鐵之母故鐵砂慈石制入流黃立成紫粉獨孤滔曰流能乾汞見五金而黑得水銀則色赤也

主治婦人陰蝕疽痔惡血堅筋骨除頭禿能化金銀銅鐵奇物本經療心腹積聚邪氣冷癖在脅欬逆上氣脚冷疼弱無力及鼻衄惡瘡下部䘌瘡止血殺疥虫別錄治婦人血結吳普下氣治腰腎久冷除冷風頑痺寒熱生用治疥癬鍊服主虛損泄精大明壯陽道補筋骨勞損風勞氣上嗽殺臟蟲邪魅[illegible]

能化流爲水，以竹筒盛流埋馬糞中一月亦成水，名流黄液。

【氣味】酸，温，有毒。【別録曰】大熱。【普曰】神農、黄帝、雷公：鹹，有毒。醫和、扁鵲：苦，無毒。【權曰】有大毒，以黑錫煎湯解之，及食冷猪血。【珣曰】人能制伏歸本色，服之能除百病。如有發動，宜猪肉、鴨羹、餘甘子湯並解之。【葛洪曰】四黄惟陽侯爲尊，金石煅煉者不可用，惟草木制伏者堪入藥用。桑灰、益母、紫荷、波稜、天鹽、桑白皮、地骨皮、車前、馬鞭草、黄蘗、烏〔一〕首烏、石葦、蕎麥、獨帚、地榆、蛇牀、兔絲、蓖麻、蠶砂，或灰或汁，皆可伏之。【之才曰】曾青爲之使，畏細辛、飛廉、朴消、鐵、醋。【玄壽先生曰】硫是礬之液，礬是鐵之精，慈石是鐵之母。故鐵砂、慈石制伏流黄，立成紫粉。【獨孤滔曰】流能乾汞，見五金而黑，得水銀則色赤也。

【主治】婦人陰蝕，疽痔惡血，堅筋骨，除頭秃。能化金銀銅鐵奇物。本經。療心腹積聚，邪氣冷癖〔二〕在脇，欬逆上氣，脚冷，疼弱無力，及鼻衄，惡瘡，下部䘌瘡，止血，殺疥蟲。別録。治婦人血結。吴普。下氣，治腰腎久冷，除冷風頑痺，寒熱。生用治疥癬，鍊服主虚損泄精。甄權〔三〕。壯陽道，補筋骨勞損，風勞氣，止嗽，殺臟蟲邪魅。大明。長

〔一〕烏：江西本作「何」。此條云出葛洪，然何首烏初見唐李翺何首烏傳，不當爲葛洪所引。故江西本雖改，不知所據，不從。

〔二〕癖：原作「痛」。今據證類卷四石硫黄改。

〔三〕權：原字殘缺。今從江西本補正。

肌膚益氣力老人風秘並宜鍊服李珣主虛寒久痢滑泄霍亂
補命門不足陽氣暴絶陰毒傷寒小兒慢驚時珍

發明弘景曰俗方用治脚弱及痼冷甚效仙經頗用之所化奇物並是黄白術及合丹法頌曰古方未有服餌流黄者本經所用止于治瘡蝕攻積聚冷氣脚弱等而近世遂火鍊治爲常服丸散觀其制鍊服食之法殊無本源非若乳石之有論議節度故服之其效雖緊而其患更速可不戒之上流黄辛熱腥臭止可治疥殺蟲不可服宗奭曰今人治下元虛冷元氣將絶久患寒泄脾胃虛弱垂命欲盡服之無不效中病當便已不可盡劑世人蓋知用而爲福而不知其爲禍此物損益兼行故也如病勢危急可加丸數服少則不效仍加附子乾薑桂好古曰如太白丹來復丹皆用流黄佐以消石至陽佐以至陰與仲景白通湯佐以人尿猪膽汁大意相同所以治內傷生冷外冒暑熱霍亂諸病能去格拒之寒兼有伏陽不得不爾如無伏陽只是陰虛更不必以陰藥佐之何也流黄亦號將軍功能破邪歸正返滯還清挺出陽精消陰化魄時珍曰流黄秉純陽之精賦大熱之性能補命門真火不足且其性雖熱而踈利大腸又與燥濇者不同蓋亦救危妙藥也但鍊製久服則有偏勝之害況服食者又皆假此縱欲自速其咎于藥何責焉按孫升談圃云流黄神仙藥也每歲三伏日餌百粒去臟腑積滯有驗但流黄伏生于石下陽氣溶液凝結而就其性大熱火鍊服之多發背疽方勺泊

肌膚，益氣力，老人風秘，並宜鍊服。李珣。主虛寒久痢，滑泄霍亂，補命門不足，陽氣暴絶，陰毒傷寒，小兒慢驚。時珍。

【發明】【弘景曰】俗方用治脚弱及痼冷甚效。仙經頗用之，所化奇物，並是黄白術及合丹法。【頌曰】古方未有服餌流黄者。本經所用，止于治瘡蝕，攻積聚、冷氣脚弱等，而近世遂火鍊治〔一〕爲常服丸散。觀其治鍊服食之法，殊無本源，非若乳石之有論議節度。故服之其效雖緊，而其患更速，可不戒之？土流黄辛熱腥臭，止可治疥殺蟲，不可服。【宗奭曰】今人治下元虛冷，元氣將絶，久患寒泄，脾胃虛弱，垂命欲盡，服之無不效。中病當便已，不可盡劑。世人蓋知用而爲福，而不知其爲禍，此物損益兼行故也。如病勢〔二〕危急，可加丸數服，少則不效，仍加附子、乾薑、桂。【好古曰】如太白丹、來復丹，皆用流黄佐以消石，至陽佐以至陰，與仲景白通湯佐以人尿、猪膽汁大意相同。所以治内傷生冷、外冒暑熱、霍亂諸病，能去格拒之寒，兼有伏陽，不得不爾。如無伏陽，只是陰證〔三〕，更不必以陰藥佐之，何也？流黄亦號將軍，功能破邪歸正，返滯還清，挺出陽精，消陰化魄。【時珍曰】流黄秉純陽之精，賦大熱之性，能補命門真火不足，且其性雖熱而疏利大腸，又與躁濇者不同，蓋亦救危妙藥也。但鍊制久服，則有偏勝之害。况服食者，又皆假此縱欲，自速其咎，于藥何責焉？按孫升談圃云：流黄，神仙藥也。每歲三伏日餌百粒，去臟腑積滯有驗。但流黄伏生于石下，陽氣溶液凝結而就，其性大熱，火鍊服之，多發背疽。方勺〔四〕泊

〔一〕治：原作「冶」。今據證類卷四石硫黄改。
〔二〕勢：原作「熱」。今據改同上。
〔三〕證：原作「虛」。今據湯液本草卷下硫黄改。
〔四〕勺：原作「匀」。今據卷一引據古今醫家書目改。

寶編六金液丹少流黄鍊成純陽之物有痼冷者所宜今夏至人多服之反為大患韓退之作文戒服食而晚年服流黄而死可不戒乎夏英公有冷病服流黄鍾乳莫之紀極竟以壽終此其稟受與人異也洪邁夷堅志云唐與正亦知醫能以意治疾吳巡檢病不得溲卧則微通立則不能涓滴遍用通利藥不效唐問其平日自制黑錫丹常服因悟曰此必結砂時硫飛去鉛不死鉛砂入膀胱卧則偏重猶可溲立則正塞水道故不通取金液丹三百粒分為十服煎瞿麥湯下鉛得流氣則化累累水道下病遂愈硫之化鉛載在經方苟無通變豈能臻妙類編云仁和縣一吏早衰齒落不已一道人令以生硫黄入豬臟中煮熟搗丸或入蒸餅丸梧子大隨意服之飲啖倍常步履輕捷年逾九十猶康健後醉牛血遂洞泄如金水尪悴而死內醫官管範云豬肪能制硫黄此用豬臟尤妙王樞使亦常服之

附方舊八新十一

硫黄盃 此盃配合造化調理陰陽奪天地沖之氣乃水火既濟之方不冷不熱不緩不急有延年却老之功脫胎換骨之妙大能清上實下升降陰陽通九竅殺九蟲除夢泄悅容顏解頭風開胸膈化痰涎明耳目潤肌膚添精髓蠲疝墜又治婦人血海枯寒赤白帶下其法用瓷盌以試搗過用無砂石流黄溶成汁入明礬少許則壓諸毒浮以杖掠去濾過可入盞溶化傾入盃內盪成盃取出埋土中一夜木賊打光用之欲紅入朱砂欲青則入葡萄研勻同煮成每用熱酒二盃清早空心溫服則百病皆除無出此方也

紫霞盃 葉石林水雲錄

宅編云：金液丹乃流黄鍊成，純陽之物，有痼冷者所宜。今夏至人多服之，反爲大患。韓退之作文戒服食，而晚年服硫黄而死，可不戒乎？夏英公有冷病，服流黄、鍾乳，莫之紀極，竟以壽終，此其禀受與人異也。洪邁夷堅志云：唐與正亦知醫，能以意治疾。吴巡檢病不得溲，卧則微通，立則不能涓滴，遍用通利藥不效。唐問其平日自制黑錫丹常服，因悟曰：此必結砂時，硫飛去，鉛不死。鉛砂入膀胱，卧則偏重，猶可溲，立則正塞水道，故不通。取金液丹三百粒，分爲十服，煎瞿麥湯下。鉛得流氣則化，累累水道下，病遂愈。流之化鉛，載在經方，苟無通變，豈能臻妙？類編云：仁和縣一吏，早衰，齒落不已。一道人令以生硫黄入猪臟中煮熟擣丸，或入蒸餅丸梧子大，隨意服之。飲啖倍常，步履輕捷，年踰九十，尤康健。後醉食[一]牛血，遂洞泄如金水，尫悴而死。内醫官管範云：猪肪能制硫黄，此用猪臟尤妙。王樞使亦常服之。

【附方】舊八，新四十一。**硫黄盃**。此盃配合造化，調理陰陽，奪天地冲和之氣，乃水火既濟之方。不冷不熱，不緩不急，有延年却老之功，脱胎換骨之妙。大能清上實下，升降陰陽。通九竅，殺九蟲，除夢泄，悦容顔，解頭風，開胸膈，化痰涎，明耳目，潤肌[二]膚，添精髓，蠲疝墜。又治婦人血海枯寒，赤白帶下。其法用瓷盌以胡桃擦過，用無砂石流黄生溶成汁，入明礬少許，則塵垢悉浮，以杖掠去，綿濾過，再入盌溶化，傾入盃内，盪成盃，取出，埋土中一夜，木賊打光用之。欲紅入朱砂，欲青則入葡萄，研匀同煮成。每用熱酒二盃，清早空心温服，則百病皆除，無出此方也。**紫霞盃**。葉石林水雲録[三]

[一] 食：原脱。今據醫説卷四劳瘵補。
[二] 肌：原作「明」。今從江西本改。
[三] 録：原字漫漶。今從補正同上。

六用流黄袋盛懸觀內以柴背浮萍研末煅之數十澌服澌
候乾研末十兩用診珠琥珀乳香雄黄朱砂羊起石赤石脂
片腦紫粉白芷茸松三柰木香血竭沒藥韶腦安息香各一
錢麝香七分金薄二十片為末入絹佝中慢火濟伏以好甚
酒盃一箇周圍以粉帶包裹中間一乳頃硫入內旋轉令匀
投冷水甲取出每旦盛酒飲二三不功間上方肯中書剣昜
輝囫溝勞療下大自山中遇一老益說接是為固真
服之果愈人能清心寡欲而吸此而緣可判北氣暖

金液丹

丹田堅筋骨壯陽道降久寒剤冷荀勞傷虛損治男子嘍賢
久冷心腹積聚瀉下冷痛腹中諸求失精貴尿形羸力旁腰
膝濡弱冷風頭痺上氣絢血欲逆寒熱霍乱轉爺虛消下利
又治痔瘻濕暈生蔣十血不止夌婦人血結寒熱陰蝕疽痔
等明石流黄十兩研水用疮盒盛以水和赤石脂封日盬泥
罔清日乾埋內先埋一小維盛水令滿安盒在內用泥固濟
慢火養七月七夜候足加項火一斤假候冷取出研末每一
兩用蒸餅一兩水湯為丸如悟子大每服三十丸三百丸空
心朮飲服又治傷焦身冷麻徵或吐或利或自汗不止或小
便不禁餅宜服之得身熱脈出為度方患民和劑局方

煖益腰膝

王方平涌炙王粉散治腰膝煖水臟盖須色其功
不可具載流黄半斤桑柴灰五斗滸取汁糞三伏
時以鐵匙扱手火上試之伏火即止候乾以大火煅之如未
伏更煮以伏為度假了研末穿地坑一尺二寸投水子中待
水清取和疏末埤鍋內煎如骨鐵錢抄出細研飯九麻子大
每空心鹽湯下十丸極有效驗鄉人手昭蓬服之年九十頓

云：用流黄袋盛，懸罐〔一〕内，以紫背浮萍同水煮之數十沸取出，候乾研末。十兩，用珍珠、琥珀、乳香、雄黄、朱砂、羊起石、赤石脂、片腦、紫粉、白芷、甘松、三柰、木香、血竭、没藥、韶腦、安息香各一錢，麝香七分，金薄二十片，爲末，入銅杓中，慢火溶化。以好樣酒盃一箇，周圍以粉紙包裹，中開一孔，傾硫入内，旋轉令勻，投冷水中取出。每旦盛酒飲二三盃，功同上方。昔中書劉景輝因遘勞瘵，于太白山中遇一老仙，親授是方，服之果愈。人能清心寡欲而服此，仙緣可到也。**金液丹**。固真氣，暖丹田，堅筋骨，壯陽道。除久寒痼冷，補勞傷虚損。治男子腰腎久冷，心腹積聚，脇下冷痛，腹中諸蟲，失精遺尿，形羸力劣，腰膝痛弱，冷風頑痺，上氣衄血，欬逆寒熱，霍亂轉筋，虚滑下利。又治痔瘻濕䘌生瘡，下血不止，及婦人血結寒熱，陰蝕疽痔等。用石流黄十兩研细〔二〕，用瓷盒盛，以水和赤石脂封口，鹽泥固濟，日乾。地内先埋一小罐，盛水令滿，安盒在内，用泥固濟。慢火養七日七夜，候足，加頂火一斤煅，俟冷取出研末。每一兩，用蒸餅一兩，水浸爲丸如梧子大。每服三十丸至〔三〕百丸，空心米飲服。又治傷寒身冷脉微，或吐或利，或自汗不止，或小便不禁，併宜服之，得身熱脉出爲度〔四〕。惠民和劑局方。**煖益腰膝**。王方平通靈玉粉散：治腰膝，煖水臟，益顔色，其功不可具載。流黄半斤，桑柴灰五斗，淋取汁，煮三伏時。以鐵匙抄于火上試之，伏火即止。候乾，以大火煅之。如未伏更煮，以伏爲度。煅了研末。穿地坑一尺二寸，投水于中，待水清，取和硫末，坩鍋内煎如膏。鐵錢抄出，細研，飯丸麻子大。每空心鹽湯下十丸，極有效驗。鄉人王昭遂服之，年九十，顔

〔一〕罐：原作「观」。今從錢本改。
〔二〕细：原作「水」。今據局方卷一治痼冷「金液丹」改。
〔三〕至：原作「三」。今據改同上。
〔四〕度：此下原衍「方」字。今據删同上。

親如童子力倍常人〇甘光庭王函方

風毒脚氣 痹弱流黃末三兩鍾乳五升煮沸入水煎至三升每服三合〇又法牛乳三升煎一升半以五合調硫黃末一兩服厚蓋取汗勿見風未汗再服將息調理數日更服北人服此多效亦可煎為丸服〇肘后方

陰證傷寒 極冷厥逆煩躁腹痛無脉危甚者舶上流黃為末艾湯服三錢就得睡汗出而愈〇本事方

陰陽二毒 黑龍丹用舶上流黃一兩柳木槌研二三日巴豆一兩和殼計箇數用二升鐺子一口將硫鋪底安豆于上以釅米醋半斤澆之盞子緊合定醋紙周縫頻以醋潤之文武火熬候豆作聲可一半為度急將鐺子離火便入臼中搗細再以醋兩茶脚洗鐺中藥入臼旋下蒸餅搗丸鷄頭子大若是陰毒用椒四十九粒葱白二莖水一盞煎六分熱吞下一丸陽毒用豆豉四十九粒葱白一莖水一盞煎同前吞下不得嚼破經五六日方可服之若未傳入或未及日數不可有孕婦人吐瀉亦可服〇博濟方

一切冷氣 積塊作痛流黃焰消各四兩結砂青皮陳皮各四兩為末糊丸梧子大每空心米飲下三十丸〇鮑氏方

元臟久冷 腹痛虛泄裏急玉粉丹用生硫黃五兩青鹽一兩細研以蒸餅丸綠豆大每服五丸空心熱酒下以食壓之〇經驗方

元臟冷泄 腹痛虛極硫黃一兩黃蠟化丸梧子大每服五丸新汲水下一加青鹽二錢蒸餅和丸酒下〇普濟方

氣虛暴泄 日夜三二十行腹痛不止夏月路行備急最妙朝真丹用硫黃二兩枯礬半兩研細水浸蒸餅丸梧子大朱砂為衣

貌如童子，力倍常人。○杜光庭玉函方。**風毒脚氣**痺弱。流黄末三兩，牛〔一〕乳五升，煮沸入水，煎至三升，每服三合。○又法：牛乳三升，煎一升半，以五合調硫黄末一兩服，厚蓋取汗〔二〕，勿見風。未汗再服，將息調理數日，更服。北人用此多效。亦可煎爲丸服。肘後方。**陰證傷寒**，極冷厥逆，煩躁腹痛，無脉危甚者。舶上流黄爲末，艾湯服三錢，就得睡，汗出而愈。○本事方。**陰陽二毒**。黑龍丹：用舶上流黄一兩，柳木搥研二三日，巴豆一兩，和殼，計箇數，用二升鐺子一口，將硫鋪底，安豆于上，以釅米醋半斤澆之，盞子緊合定，醋紙固縫，頻以醋潤之。文武火熬，候豆作聲，可一半爲度，急將鐺子離火，便入臼中搗細。再以醋兩茶脚洗鐺中藥入臼，旋下蒸餅搗丸鷄頭子大。若是陰毒，用椒四十九粒，葱白二莖，水一盞，煎六分。熱〔三〕吞下一丸。陽毒，用豆豉四十九粒，葱白一莖，水一盞，煎同前，吞下不得嚼破。經五六日方可服之。若未傳入，或未及日數，不可拘制〔四〕。有孕婦人吐瀉，亦可服。博濟方。**一切冷氣**，積塊作痛。流黄、焰消各四兩結砂，青皮、陳皮各四兩，爲末，糊丸梧子大，每空心米飲下三十丸。鮑氏方。**元臟久冷**，腹痛虚泄，裏急。玉粉丹：用生流黄五兩，青鹽一兩，細研，以蒸餅丸緑豆大，每服五丸，空心熱酒下，以食壓之。經驗方。**元臟冷泄**，腹痛虚極。硫黄一兩，黄蠟化丸梧子大，每服五丸，新汲水下。一加青鹽二錢，蒸餅和丸，酒下。普濟方。**氣虚暴泄**，日夜三二十行，腹痛不止。夏月路行，備急最妙。朝真丹：用流黄二兩，枯礬半兩，研細。水浸蒸餅丸梧子大，朱砂爲衣，

〔一〕牛：原作「鍾」。今據肘後方卷三治風毒脚弱痺滿上氣方改。
〔二〕汗：原作「汁」。今據改同上。
〔三〕熱：原作「熟」。今據政和證類（成化本）卷四石硫黄改。
〔四〕拘制：原闕一字。今據大觀證類及政和證類（成化本）卷四石硫黄補。

每服十五丸至二十丸溫水下嘗湯任下○孫尚藥秘寶方

伏暑傷冷 二氣交錯中脘痞結或泄或嘔或霍亂厥逆二氣丹流黃消石等分研末石器炒成沙再研糯米糊丸梧子大每服四十丸新井水下濟生方

傷暑吐瀉 流黃滑石等分為末每服一錢米飲下即止救急良方

霍亂吐瀉 流黃一兩胡椒五錢為末消蠟一兩化丸皂子大每涼水下一丸聖濟錄

小兒吐瀉 不拘冷熱驚吐反胃一切吐利諸治不效者二氣散用流黃半兩水銀二錢半研不見星每服一字至半錢生薑水調下其吐立止或同炒結砂為丸方見靈砂下錢氏小兒方

反胃嘔吐 方見水銀

脾虛下白 脾胃虛冷停水滯氣凝成白涕下出舶上流黃一兩研末炒麪一分同研滴冷熱水丸梧子大每米湯下五十丸楊子建護命方

下痢虛寒 流黃半兩蓖麻仁七箇為末填臍中以衣隔熱湯熨之止乃已仁存方

協熱下痢 赤白用流黃蛤粉等分為末糊丸梧子大每服十五丸米飲下○指南方

腸風下血 方見鯽魚

老人冷秘 風秘或泄瀉暖元臟除積冷溫脾胃進飲食治心腹一切痃癖冷氣流黃柳木搥研細半夏湯泡七次焙研等分生薑自然汁調蒸餅和杵百下丸梧子大每服十五丸至二十丸空心溫酒或薑湯下婦人醋湯下○和劑局方

久瘧不止 鮑氏方用流黃朱砂等分為末每服二錢臘茶清發日五更服當日或大作或不作皆其效也寒多倍流熱多倍砂○朱氏方用流黃臘茶等分為末發日早冷水服二錢二

每服十五丸至二十丸，温水下，鹽湯任下。○孫尚藥秘寶方。伏暑傷冷，二氣交錯，中脘痞結，或泄或嘔，或霍亂厥逆。二氣丹：流黄、消石等分研末，石器炒成沙〔一〕，再研，糯米糊丸梧子大，每服四十丸，新井水下。濟生方。傷暑吐瀉。流黄、滑石等分，爲末，每服一錢，米飲下，即止。救急良方。霍亂吐瀉。流黄一兩，胡椒五錢，爲末，黄蠟一兩化，丸皂子大，每凉水下一丸。聖濟録。小兒吐瀉。不拘冷熱，驚吐反胃，一切吐利，諸治不效者。二氣散：用流黄半兩，水銀二錢半，研不見星。每服一字至半錢，生薑水調下，其吐立止。或同炒結砂爲丸，方見靈砂下。錢氏小兒方。反胃嘔吐。方見水銀。脾虚下白。脾胃虚冷，停水滯氣，凝成白涕下出。舶上流黄一兩研末，炒麪一分同研，滴冷熱水丸梧子大，每米湯下五十丸。楊子建護命方。下痢虚寒。流黄半兩，蓖麻仁七箇，爲末，填臍中，以衣隔，熱湯熨之，止乃已。仁存方。協熱下痢赤白。用流黄、蛤粉，等分，爲末，糊丸梧子大，每服十五丸，米飲下。○指南方。腸風下血。方見鯽魚。老人冷秘，風秘或泄瀉。煖元臟，除積冷，温脾胃，進飲食，治心腹一切痃癖冷氣。流黄柳木槌研細，半夏湯泡七次焙研，等分，生薑自然汁調蒸餅和，杵百下，丸梧子大，每服十五丸至二十丸，空心温酒或薑湯下，婦人醋湯下。○和劑局方。久瘧不止。鮑氏方：用硫黄、朱砂等分，爲末，每服二錢，臘茶清，發日五更服。當日或大作或不作，皆其效也。寒多倍硫，熱多倍砂。○朱氏方用硫黄、臘茶，等分爲末。發日早冷水服二錢，二

〔一〕石器炒成沙：濟生方諸暑門原作「於銀石器内文武火上炒令鵝黄色」。

服效寒多加流熱多加茶

酒鼈氣鼈嗜酒任氣血凝于氣則為氣鼈嗜酒痼冷敗血入酒則為血鼈搖頭掉尾大者如鼈小者如錢上侵人喉下蝕人肛或附脇背或隱腸腹用生流黃末老酒調下常服之　直指方

欬逆打呃流黃燒烟嗅之立止　醫方摘要

頭痛頭風如神丹光明流黃消石各一兩細研水丸芡子大空心嚼一丸茶下○普濟方

腎虛頭痛聖惠方用流黃一兩胡粉為末飯丸梧子大痛時冷水服五丸即止○本事方用硫黃末食鹽等分水調生麪糊丸梧子大每薄荷茶下五丸○普濟方用生流黃六錢烏藥四錢為末蒸餅丸梧子大每服三五丸食後茶清下

鼻上作痛上品流黃末冷水調搽　普濟方

酒皶赤鼻生流黃半兩杏仁二錢輕粉一錢夜夜搽之○瑞竹堂方用舶上流黃雞心檳榔等分片腦少許為末絹包日日擦之加蓖麻油更妙

鼻面紫風乃風熱上攻陽明經絡亦治風刺癮疹舶上流黃白礬枯等分為末每以黃丹少許以津液和塗之一月見效○宣明方

身面疣目蠟紙卷硫黃末少許點之焠之有聲目去　普濟方

癧瘍風病[illegible]成片以布拭醋摩流黃附子塗之或流黃白礬搽之○集驗方

小兒聤耳流黃末和蠟作挺插之日二易○千金方

小兒口瘡糜爛生流黃水調塗手心足心效即洗去　危氏得效方

耳卒聾閉流黃雄黃等分研末綿裹塞耳數日即聞人語也　千金方

諸瘡弩肉如蛇出數寸流黃末一兩肉上薄之即縮[illegible]

服效。寒多加硫，熱多加茶。**酒鼈氣鼈**。嗜酒任氣，血凝于氣，則爲氣鼈。嗜酒痼冷，敗血入酒，則爲血鼈。搖頭掉尾，大者如鼈，小者如錢。上侵人喉，下蝕人肛，或附脇背，或隱腸腹。用生流黄末，老酒調下，常服之。直指方。**欬逆打呃**。流黄燒烟，嗅之立止。醫方摘要。**頭痛頭風**。如神丹：光明流黄、消石各一兩，細研，水丸芡〔一〕子大。空心嚼一丸，茶下。○普濟方。**腎虛頭痛**。聖惠方用流黄一兩，胡粉半兩〔二〕，爲末，飯丸梧子大。痛時冷水服五丸，即止。○本事方用硫黄末、食鹽等分，水調生麪糊丸梧子大，每薄荷茶下五丸。○普濟方用生流黄六錢，烏藥四錢，爲末，蒸餅丸梧子大，每服三五丸，食後茶清下。**鼻上作痛**。上品流黄末，冷水調搽。澹寮方。**酒皶赤鼻**。生流黄半兩，杏仁二錢，輕粉一錢，夜夜擦之。○瑞〔三〕竹堂方用舶上流黄、雞心檳榔等分，片腦少許，爲末，絹包，日日擦之。加蓖麻油更妙。**鼻面紫風**，乃風熱上攻陽明經絡。亦治風刺癮疹。舶上流黄、白礬枯，等分爲末，每以黄丹少許，以津液和塗之，一月見效。○宣明方。**身面疣目**。蠟紙卷硫黄末少許，點之〔四〕，焠之有聲，目去〔五〕。普濟方。**癧瘍風病**，白色成片。以布拭，醋摩流黄、附子塗之，或流黄、白礬擦之。○集驗方。**小兒聤耳**。流黄末和蠟作挺插之，日二易。○千金方。**小兒口瘡**糜爛。生流黄水調，塗手心足心，效即洗去。危氏得效方。**耳卒聾閉**。流黄、雄黄等分研末，綿裹塞耳，數日即聞人語也。千金方。**諸瘡弩肉**，如蛇出數寸。流黄末一兩，肉上薄之，即縮。○聖

〔一〕芡：原作「茨」。今從江西本改。
〔二〕半兩：原脱。今據聖惠方卷四十治頭痛諸方補。
〔三〕瑞：原作「端」。今據卷一引據古今醫家書目改。
〔四〕點之：普濟方卷五十一面體疣目作「以火燒點疣目上」。
〔五〕目去：同上作「便撥却已去根也」。

惠方。癰疽不合石流黃粉，以筯蘸插入孔中，以瘥為度。外臺秘要。一切惡瘡真君妙神散：[illegible]
黃三兩，蕎麥粉二兩，為末，井水和捏作小餅，日乾收之。臨用細研，新汲水調傅之。痛者即不痛，不痛則即痛而愈。[illegible]皆効方。疥瘡有蟲流黃末，以雞子煎香油調搽，極效。救急良方。頑癬不愈傾過銀有蓋罐子[illegible]流黃一兩，[illegible]化，取起，冷定打開，取流同盞研末搽之。孫氏集効方。癘風有蟲流黃末[illegible]酒調少許，飲汁。或加大風子油更好。直指方。女子陰瘡流黃末傅之，瘥乃止。肘後方。玉門寬冷流黃[illegible]煎水[illegible]。心傳方。小兒夜啼流黃二錢半，鉛丹二兩，研勻，瓶固煆過，埋[illegible]中七日取出，飯丸黍米大，每服二丸，冷水[illegible]。普濟方。陰濕瘡疱流黃傅之，日三。梅師方。

石流赤別錄有名未用

釋名石亭脂圖經 石流丹弘景 石流芝

集解別錄曰：埋如石者，生山石間。普曰：生羌道山谷。時珍曰：此即流黃之多赤者，名石亭脂。而近世通呼流黃為石亭脂，亦未考此也。按抱朴子云：石流丹，石之赤精，石流黃之類也。浸溢于涯岸之間，其濡濕者可丸服，堅結者可散服。五岳皆有，而箕山為多。許由、巢父服之，即石流芝是矣。

惠方。癰疽不合。石流黃粉，以箚蘸插入孔中，以瘥爲度。外臺秘要。一切惡瘡。真君妙神[一]散：用好硫黃三兩，蕎麥粉二兩，爲末，井水和，捏作小餅，日乾收之。臨用細研，新汲水調傅之。痛者即不痛，不痛則即痛而愈。○坦仙皆效方。疥瘡有蟲。流黃末，以雞子煎香油調搽，極效。救急良方。頑癬不愈。傾過銀有蓋罐子，入流黃一兩溶化，取起冷定打開，取流同蓋研末，搽之。孫氏集效方。癘風有蟲。流黃末酒調少許，飲汁。或加大風子油更好。直指方。女子陰瘡。流黃末傅之，瘥乃止。肘後方。玉門寬冷。流黃煎水[二]頻洗。○心傳方。小兒夜啼。流黃二錢半，鉛丹二兩，研勻，瓶固煅過，埋土中七日取出，飯丸黍米大，每服二丸，冷水下。○普濟方。陰濕瘡疱。流黃傅之，日三。梅師方。

石流赤 別録有名未用

【釋名】石亭脂圖經、石流丹弘景、石流芝。

【集解】【別録曰】理[三]如石者，生山石間。【普曰】生羌道山谷。【時珍曰】此即流黃之多赤者，名石亭脂。而近世通呼流黃爲石亭脂，亦未考此也。按抱朴子云：石流丹，石之赤精，石流黃之類也。浸溢于涯岸之間，其濡濕者可丸服，堅結者可散服。五岳皆有，而箕山爲多。許由、巢父服之，即石流芝是矣。

〔一〕神：金陵本此字及其後凡十二行最後一字均漫漶不清，今從江西本補正。
〔二〕水：原作「朮」。今從江西本改。
〔三〕理：原作「埋」。今據證類卷三十石流赤改。

【氣味】苦，溫，無毒。

【主治】婦人帶下，止血，輕身長年。別錄。壯陽除冷，治瘡殺蟲，功同流黃。時珍。

【附方】新三。赤鼻作痛：紫色石亭脂，紅色次之，黃色勿用，研末，冷水調搽，半月絕根。聖濟錄。風濕脚氣：石亭脂生用一兩，川烏頭生一兩，無名異二兩，為末，葱白自然汁和丸梧子大。每服一錢，空心淡茶生葱吞下，日一服。○總錄竹堂方。

石流青別錄有名未用

【釋名】冬結石。別錄曰：生武都山石間，青白色，故名。時珍曰：此流黃之多青色者。鄭樵通志言石亭脂冬結者[illegible]否，並不堪入藥，未[illegible]者此也。

【氣味】酸，溫，無毒。

【主治】療泄，益肝氣，明目，輕身長年。別錄。治瘡殺蟲，功同流黃。時珍。

【附錄】流黃香拾遺。藏器曰：味辛，溫，無毒。去惡氣，殺蟲。[illegible]云出昆侖，在扶南[illegible]二十里。

【氣味】苦，温，無毒。

【主治】婦人帶下，止血。輕身長年。別録。壯陽除冷，治瘡殺蟲，功同流黄。時珍。

【附方】新二。赤鼻作痛。紫色石亭脂，紅色次之，黄色勿用，研末，冷水調搽，半月絶根。聖濟録。風濕脚氣。石亭脂生用一兩，川烏頭生一兩，無名異二兩，爲末，葱白自然汁和丸梧子大，每服一錢，空心淡茶、生葱吞下，日一服。○瑞竹堂方。

石流青 別録有名未用

【釋名】冬結石。【別録曰】生武都山石間，青白色，故名。【時珍曰】此流黄之多青色者。蘇頌圖經言石亭脂、冬結石並不堪入藥，未深考此也。

【氣味】酸，温，無毒。【主治】療洩，益肝氣，明目。輕身長年。別録。治瘡殺蟲，功同流黄。時珍。

【附録】流黄香。拾遺。【藏器曰】味辛，温，無毒。去惡氣，殺蟲。似流黄而香。云出都〔一〕昆國，在扶南南三千〔二〕里。

〔一〕都：原闕一字。今據證類卷三流黄香補。
〔二〕千：原作「十」。今據改同上。

礬石（本經上品）

校正　併入海藥波斯礬、嘉祐絳礬

釋名　涅石（綱目）羽涅（本經）羽澤（別錄）煆枯者名巴石，輕白者名柳絮礬。

時珍曰：礬者燔也，燔石而成也。山海經云：女牀之山，其陰多涅石。郭璞注云：礬石也。楚人名涅石，秦人名為羽涅。

集解　別錄曰：礬石生河西山谷，及隴西武都、石門，采無時。能使鐵為銅。弘景曰：今出益州北部西川，從河西來。色青白，生者名馬齒礬。鍊成純白，名白礬，蜀人以當消石。其黃黑者名雞屎礬，不入藥用，惟堪鍍作，以合熟銅，投苦酒中，塗鐵皆作銅色。外雖銅色，內質不變。恭曰：礬石有五種：白礬多入藥用；青、黑二礬療疳及瘡；黃礬亦療瘡生肉，兼染皮；絳礬本來綠色，燒之乃赤，故名絳礬。頌曰：礬石初生皆石也，采得燒碎煎鍊，乃成礬也。凡有五種，其色各異，白礬、黃礬、綠礬、黑礬、絳礬也。今白礬出晉州、慈州、無為州，入藥及染人所用甚多。黃礬丹竈家所須，亦入藥。黑礬惟出西戎，亦謂之皂礬，染鬚鬢藥用之，亦染皮用。綠礬入咽喉口齒藥及染色。絳礬燒之則赤，今亦稀見。又有礬精、礬蝴蝶，皆鍊白礬時，候其極沸，盤心有濺溢，如物飛出，以鐵匕接之，作蝶形者，礬蝴蝶也。但成塊光瑩如水精者，礬精也。二者入藥，力緊于常礬。其煎鍊而成，輕虛如綿絮者，柳絮礬。其燒汁至盡，色白如雪者，謂之巴石。珣曰：波斯、大秦所出白礬，色白而瑩淨，內有束針文，入丹竈家，功力逾于河西、石門者。近日文州諸番往往有之。波斯又出金線，打破內有金線文者為上

礬石本經上品　【校正】併入海藥波斯礬、嘉祐柳絮礬。

【釋名】涅石綱目、羽涅本經、羽澤本經。煅枯者名巴石，輕白者名柳絮礬。【時珍曰】礬者，燔也。燔石而成也。山海經云：女牀之山，其陰多涅石。郭璞注云：礬石也。楚人名涅石，秦人名爲羽涅。

【集解】【别録曰】礬石生河西山谷，及隴西武都、石門，采無時。能使鐵爲銅。【弘景曰】今出益州北部西川，從河西來。色青白，生者，名馬齒礬。鍊成純白，名白礬，蜀人以當消石。其黄黑者名雞屎礬，不入藥用，惟堪鍍作以合熟銅，投苦酒中，塗鐵皆作銅色。外雖銅色，内質不變。【恭曰】礬石有五種：白礬多入藥用；青、黑二礬，療疳及瘡；黄礬亦療瘡生肉，兼染皮；絳礬本來緑色，燒之乃赤，故名絳礬。【頌曰】礬石初生皆石也，采得燒碎煎鍊，乃成礬也。凡有五種，其色各異，白礬、黄礬、緑礬、黑礬、絳礬也。今白礬出晉州、慈州、無爲軍〔一〕，入藥及染人所用甚多。黄礬丹竈家所須，亦入藥。黑礬惟出西戎，亦謂之皂礬，染髭鬚藥用之，亦染皮用。緑礬入咽喉口齒藥及染色。絳礬燒之則赤，今亦稀見。又有礬精、礬胡蝶、巴石、柳絮礬，皆是白礬也。鍊白礬時，候其極沸，盤心有濺溢，如物飛出，以鐵匕接之，作蟲形者，礬胡蝶也。但成塊光瑩如水精者，礬精也。二者入藥，力緊于常礬。其煎鍊而成，輕虚如綿絮者，柳絮礬。其燒汁至盡，色白如雪者，謂之巴石。【珣曰】波斯、大秦所出白礬，色白而瑩净，内有束針文，入丹竈家，功力逾于河西、石門者。近日文州諸番往往有之。波斯又出金線礬〔二〕，打破内有金線文者爲上，

〔一〕軍：原作「州」。今據證類卷三礬石改。
〔二〕礬：原脱。今據證類卷三金綫礬補。

多入燒煉家用。時珍曰：礬石析而辨之，不止于五種也。白礬，方士謂之白君，出晉地者上，青州、吳中者次之。潔白者爲雪礬；光明者爲明礬，亦名雲母礬；文如束針，狀如粉撲者，爲波斯白礬，並入藥爲良。黑礬，鉛礬也，出晉地，其狀如黑泥者，爲崑崙礬；其狀如赤石脂有金星者，爲鐵礬；其狀如紫石英，火引之成金線，畫刀上即紫赤色者，爲波斯紫礬，並不入服餌，惟丹灶家及鍛家用之。綠礬、絳礬、黃礬，俱見本條。其雜色者，則有雞屎礬、鴨屎礬、雞毛礬、粥礬，皆下品，亦入外丹家用。

修治 斅曰：凡使白礬石，以瓷瓶盛，于火中煅，令內外通赤，用鉗揭起蓋，旋安石蜂巢入內燒之。每十兩用巢六兩，燒盡爲度。取出放冷，研粉，以紙裹，安五寸深土坑中一宿，取用。又法：取光明如水晶，酸、鹹、澀味全者，研粉，以瓷瓶用六一泥泥之，待乾，入粉三升在內，旋旋入五方草、紫背天葵各自然汁一鎰，待汁乾，蓋了瓶口，更泥上下，用火一百斤煅之。從巳至未，去火，取出其色如銀，研如輕粉用之。時珍曰：今人但煅乾汁用，謂之枯礬；不煅者爲生礬。若入服餌，須遵法度。按九鼎神丹秘訣鍊礬石入服食法：用新桑合槃一具，于密室淨掃，以火燒地令熱，灑水于上，或灑苦酒于上，乃布白礬于地上，以槃覆之，四面以灰擁定，一日夜，其石精皆飛于槃上，掃取，上未盡者，更如前法，數遍乃止。此爲礬精。若欲作水，掃下礬精一斤，納三年苦酒一斗中，清之。號曰礬華，百日彌佳。若急用之，七日亦可。

氣味 酸，寒，無毒。普曰：神農、岐伯：酸，久服傷人骨。[illegible]

多入燒鍊家用。【時珍曰】礬石析而辨之，不止于五種也。白礬，方士謂之白君，出晉地者上，青州、吴中者次之。潔白者爲雪礬。光明者爲明礬，亦名雲母礬。文如束針，狀如粉撲者，爲波斯白礬。並入藥爲良。黑礬，鉛礬也，出晉地。其狀如黑泥者，爲崑崙礬。其狀如赤石脂有金星者，爲鐵礬。其狀如紫石英，火引之成金線，畫刀上即紫赤色者，爲波斯紫礬。並不入服餌藥，惟丹竈及瘡家用之。緑礬、絳礬、黄礬俱見本條。其雜色者，則有鷄屎礬、鴨屎礬、鷄毛礬、粥礬，皆下品，亦入外丹家用。

【修治】【斅曰】凡使白礬石，以瓷瓶盛，于火中煅，令内外通赤。用鉗揭起蓋，旋安石蜂巢入内燒之。每十兩用巢六兩，燒盡爲度。取出放冷，研粉，以紙裹，安五寸深土坑中一宿，取用。又法：取光明如水晶，酸、鹹、濇味全者，研粉，以瓷瓶用六一泥泥之，待乾，入粉三升在内，旋旋入五方草、紫背〔一〕天葵各自然汁〔二〕一鎰，待汁乾，蓋了瓶口，更泥上下，用火一百斤煅之。從巳至未，去火取出，其色如銀，研如輕粉用之。【時珍曰】今人但煅乾汁用，謂之枯礬，不煅者爲生礬。若入服食，須循法度。按九鼎神丹秘訣鍊礬石入服食法：用新桑合槃一具。于密室净掃，以火燒地令熱，洒水于上，或洒苦酒于上，乃布白礬于地上，以槃覆之，四面以灰擁定。一日夜，其石精皆飛于槃上，掃取〔三〕收上〔四〕。未盡者，更如前法，數遍乃止，此爲礬精。若欲作水，即以〔五〕掃下礬精一〔六〕斤，納三年苦酒一斗中清之，號曰礬華，百日彌佳。若急用之，七日亦可。

【氣味】酸，寒，無毒。【普曰】神農、岐伯：酸。久服傷人骨。扁鵲：鹹。雷公：酸，無毒。【權曰】濇。凉，有小毒。【之才曰】甘草爲之

〔一〕背：原作「皆」。今據證類卷三礬石改。
〔二〕自然汁：原闕一字，又一字漫漶。今據補同上。
〔三〕取：原字漫漶。今從江西本補。
〔四〕上：江西本、錢本均同。疑爲「之」字誤。
〔五〕即以：原字漫漶。今從江西本補正。
〔六〕一：原脱一字。今從補同上。

虔熱注驪畏麻黄獨活
滑石杏仁反龍別礬

主治寒熱洩痢白沃，陰蝕惡瘡，目痛，堅骨齒。鍊餌服之，輕身不老增年。本經

除固熱在骨髓，去鼻中息肉。別錄

除風去熱，消痰止渴，煖水臟，治中風失音。和桃仁、葱湯浴，可出汗。大明

生含嚥津，治急喉痺。療鼻衄齆鼻，鼠漏瘰癧，疥癬。甄權

枯礬貼嵌甲，牙縫中血出如衄。宗奭

吐下痰涎飲澼，燥濕解毒追涎，止血定痛，食惡肉，生好肉，治癰疽疔腫惡瘡，癲癇，疸疾，通大小便，口齒眼目諸病，虎犬蛇蠍百蟲傷。時珍

波斯白礬藥性

氣味酸濇溫無毒

主治赤白漏下，陰蝕洩痢，瘡疥，解一切毒蛇蟲等，去目赤暴腫齒痛，火鍊之良。李珣

柳絮礬拾遺

氣味同礬

主治

使，惡牡〔一〕蠣，畏麻黃。【獨孤滔曰】紅心灰藋制礬。

【主治】寒熱，洩痢白沃，陰蝕惡瘡，目痛，堅骨齒。鍊餌服之，輕身不老增年〔二〕。本經。除固熱在骨髓，去鼻中息肉。別録。除風去熱，消痰止渴，煖水臟，治中風失音。和桃仁、葱湯浴，可出汗。大明。生含嚥津，治急喉痺。療鼻衄齆鼻，鼠漏瘰癧疥癬。甄權。枯礬貼嵌甲，牙縫中血出如衄。宗奭。吐下痰涎飲澼，燥濕解毒追涎，止血定痛，食惡肉，生好肉，治癰疽疔腫惡瘡，癲癇，疸疾，通大小便，口齒眼目諸病，虎犬蛇蠍百蟲傷。時珍。

波斯白礬海藥。【氣味】酸、濇，温，無毒。

【主治】赤白漏下，陰蝕，洩痢，瘡疥，解一切毒蛇蟲等，去目赤暴腫，齒痛，火鍊之良。李珣。

柳絮礬嘉祐。【氣味】同礬石。

〔一〕牡：原字缺損似「汪」。今據證類卷三礬石補正。
〔二〕年：原爲墨丁。今據補同上。

【主治】消痰止渴，潤心肝。大明

【發明】宗奭曰：俗中合藥火煅令燥，以痛齒痛，多則壞齒，即傷骨之證也。而經云堅骨齒，誠為可疑。宗奭曰：不可多服，損心肺，卻水故也。水化書紙上，乾則水不能濡，故知其性卻水也。治涎藥多用者，此意爾。時珍曰：礬石之用有四：吐利風熱之痰涎，取其酸苦涌泄也；治諸血痛、脫肛、陰挺、瘡瘍，取其酸澀而收也；治痰飲、泄痢、崩帶、風眼，取其收而燥濕也；治喉痺、癰疽、中蠱、蛇蟲傷螫，取其解毒也。按李迅《癰疽方》云：凡人病癰疽發背，不問老少，皆宜服黃礬丸。服至一兩以上，無不作效。緩止疼痛，不動臟腑，活人不可勝數。用明亮白礬一兩生研，以好黃蠟七錢溶化，和丸梧子大。每服十丸，漸加至二十丸，熟水送下。如未破則內消，已破即使合。如服金石發瘡者，引以白礬末一二匙，溫酒調下，亦三五服見效。有人遍身生瘡，狀如蛇頭，服此亦效。諸方俱稱奇效，但一日中服近百粒則有力。此藥不惟止痛生肌，能防毒氣內攻，護膜止瀉，托裏化膿之功甚大，服至半斤尤佳。不可欺其淺近，要知白礬大能解毒也。今人名為蠟礬丸，用之委有效驗。

【附方】舊二十，新十六。

中風痰厥：四肢不收，氣閉膈塞者。白礬一兩，牙皂角五錢，為末。每服一錢，溫水調下，吐痰為度。陳師古方

胸中痰澼：頭痛不欲食。礬石一兩，水二升，煮一升，納蜜半合，頻服，須臾大吐。未吐，飲少熱湯引之。外臺祕要

風痰癇病：化痰丸：生白礬一兩，細茶五錢，為末，煉蜜丸如梧子大。一歲十丸，茶湯下。

【主治】消痰止渴，潤心肺〔一〕。大明。

【發明】【弘景曰】俗中合藥，火熬令燥，以療〔二〕齒痛，多則壞齒，即傷骨之證也。而經云堅骨齒，誠爲可疑。【宗奭曰】不可多服，損心肺，却水故也。水化書紙上，乾則水不能濡，故知其性却水也。治膈下涎藥多用者，此意爾。【時珍曰】礬石之用有四。吐利風熱之痰涎，取其酸苦涌泄也。治諸血痛、脱肛、陰挺、瘡瘍，取其酸濇而收也。治痰飲、泄痢、崩帶、風眼，取其收而燥濕也。治喉痺、癰疽、中蠱、蛇蟲傷螫，取其解毒也。按李迅癰疽方云：凡人病癰疽發背，不問老少，皆宜服黄礬丸。服至一兩以上，無不作效。最止疼痛，不動臟腑，活人不可勝數。用明亮白礬一兩生研，以好黄蠟七錢溶化，和丸梧子大。每服十丸，漸加至二十丸，熟水送下。如未破則内消，已破即便合。如服金石發瘡者，引以白礬末一二匙，温酒調下，亦三五服見效。有人遍身生瘡，狀如蛇頭，服此亦效。諸方俱稱奇效，但一日中服近百粒，則有力。此藥不惟止痛生肌，能防毒氣内攻，護膜止瀉，托裏化膿之功甚大，服至半斤尤佳。不可欺其淺近，要知白礬大能解毒也。今人名爲蠟礬丸，用之委有效驗。

【附方】舊二十六，新六十。**中風痰厥**，四肢不收，氣閉膈塞者。白礬一兩，牙皂角五錢，爲末，每服一錢，温水調下，吐痰爲度。陳師古方。**胸中痰澼**，頭痛不欲食。礬石一兩，水二升，煮一升，納蜜半合，頓〔三〕服。須臾大吐。未吐，飲少熱湯引之。○外臺秘要。

風痰癇病。化痰丸：生白礬一兩，細茶五錢，爲末，煉蜜丸如梧子大。一歲十丸，茶湯下。

〔一〕肺：原作「肝」。今據證類卷三礬石改。

〔二〕療：原作「痛」。今據改同上。

〔三〕頓：原作「頻」。今據外臺卷八胸中淡澼方改。

大人五十丸久服痰自大便中出斷病根鄧筆峯雜興

小兒胎寒躽啼發癇白礬煅半日棗肉丸黍米大每乳下一丸愈乃止去痰良保幼大全

產後不語胡氏孤鳳散用生白礬末錢熟水調下婦人良方

牙關緊急不開者白礬鹽花等分搽之涎出自開集簡方

走馬喉痹用生白礬末塗于綿針上按于喉中立破綿[illegible]首用[illegible]代上以[illegible]丁作[illegible]大也儒門事親方

喉癰乳蛾濟生帳帶散用礬三錢鍋內熔化入劈開巴豆三粒煎乾去豆研礬用之入喉立愈甚者以醋調灌之亦名通關散○法制烏龍膽用白礬末盛入猪膽中風乾研末每吹一錢入喉取涎出妙

咽喉穀賊腫痛生礬石末少少點腫處吐涎以癢為度○聖惠方

風熱喉痛白礬半斤研末化水新磚一片浸透取曬又浸又曬至水乾入糞廁中浸一月取洗安陰處待霜出掃收每服半錢水下普濟方

懸癰垂長咽中妨悶白礬燒灰鹽花等分為末箸頭頻點在上去涎○孫用和秘寶方

小兒舌膜初生小兒有白膜皮裹舌或遍舌根可以指甲刺破令血出以燒礬末半綠豆許傅之若不摘去其兒必啞姚和衆至寶方

牙齒腫痛白礬一兩燒灰大露蜂房一兩微炙每用二錢水煎含漱去涎簡要濟衆方

患齒碎壞欲盡者常以綿裹礬石含嚼吐去汁肘後方

齒齗血出不止礬石一兩燒水三升煮一升含之千金方

木舌腫強白礬桂心等分為末安舌下聖惠方

大陰口

大人五十丸。久服，痰自大便中出，斷病根。鄧筆峰雜興〔一〕。小兒胎寒，躽啼發癎。白礬煅半日，棗肉〔二〕丸黍米大，每乳下一丸，愈乃止，去〔三〕痰良。保幼大全。産後不語。胡〔四〕氏孤鳳散：用生白礬末一〔五〕錢，熟水〔六〕調下〔七〕。婦人良方。牙關緊急不開者。白礬、鹽化〔八〕等分，搽之〔九〕，涎出自開。集簡方。走馬喉痺。用生白〔一〇〕礬末塗于綿針上，按于喉中，立破。綿針者，用榆條〔一一〕上以綿纏〔一二〕作棗大也。儒門事親方。喉癰乳蛾。濟生帳帶散：用礬三錢，針〔一三〕銚内溶化，入劈開巴豆三粒，煎乾去豆，研礬用之，入喉立愈。甚者，以醋調灌之。亦名通關散。○法制烏龍膽：用白礬末盛入猪膽中，風乾研末。每吹一錢入喉，取涎出妙。咽喉穀賊，腫痛。生礬石末少少點腫處，吐涎，以痒爲度。○聖惠方。風熱喉痛。白礬半斤，研末化水，新磚一片，浸透取晒，又浸又晒，至水乾，入糞厠中浸一月，取洗，安陰處，待霜出掃收，每服半錢，水下。普濟方。懸癰垂長，咽中煩悶。白礬燒灰、鹽花等分，爲末，筯頭頻點藥〔一四〕在上，去涎。○孫用和秘寶方。小兒舌膜。初生小兒有白膜皮裹舌，或遍舌根，可以指甲刮破令血出，以燒礬末半緑豆許傅之。若不摘去，其兒必啞。姚和衆至寶方。牙齒腫痛。白礬一兩燒灰，大露蜂房一兩微炙，爲散〔一五〕，每用二錢，水煎含漱去涎。○簡要濟衆方。患齒碎壞欲盡者。常以綿裹礬石含嚼，吐去汁。肘後方。齒斷血出不止。礬石一兩燒，水三升，煮一升，含漱〔一六〕。千金方。木舌腫强。白礬、桂心等分，爲末，安舌下。聖惠方。太陰口

〔一〕鄧筆峰雜興：「筆」原作「事」，「雜」原似「惟」。今據卷一引據古今醫家書目改。
〔二〕肉：原作「内」。今據總微論卷一胎中病論改。
〔三〕去：原作「日」。今據改同上。
〔四〕胡：原作「明」。今據婦人良方卷十八産後不語方論改。
〔五〕一：原闕一字。今據補同上。
〔六〕水：原作「之」。今據改同上。
〔七〕下：此下原衍「日」。今據删同上。
〔八〕化：張本作「花」。下文「懸癰垂長」附方亦有「鹽花」。故「花」字義長。
〔九〕之：此下原有一字闕。今從錢本删。
〔一〇〕生白：原作「之口」。今據儒門事親卷十五口齒咽喉改。
〔一一〕榆條：原字漫漶。今據補同上。
〔一二〕纏：原作「立」。今據改同上。
〔一三〕針：濟生續方卷三咽喉評治無此字。
〔一四〕藥：原字似「大」。今據證類卷三礬石改。
〔一五〕爲散：原脱。今據補同上。
〔一六〕漱：原作「秋」，今從江西本改作「漱」。千金方卷六齒病原作「之」。

瘡生甘草二寸白礬一粟大含之嚥津活法機要口舌生瘡下虛上壅定齋方用白礬泡湯濯足○張
子和方用白礬末黃丹水飛炒等分研擦之小兒鵝口滿口白爛枯礬一錢朱砂二分為末每以少許傅之
日三次神驗○普濟方小兒舌瘡飲乳不得白礬和雞子置醋中塗兒足底二七愈千金方
氣臭明礬入麝香為末擦牙上生生編衄血不止枯礬末吹之聖濟錄鼻中息肉千金
用礬燒末豬脂和綿裹塞之數日息肉隨藥出○一方用明礬一兩蓖麻仁七箇鹽梅肉五箇麝香一字杵丸綿裹塞之
化水自下也眉毛脫落白礬十兩燒研蒸餅丸梧子大每空心溫水下七丸日加一丸至四十九日減一丸
周而復始以愈為度聖濟錄髮斑怪證有人眼赤鼻張大喘渾身出斑毛髮如銅鐵乃熱毒氣結于下焦也
白礬滑石各一兩為末作一服水三盞煎減半不住服盡即安夏子益奇疾方目翳努肉白礬石納黍米
大入目令淚出日日用之惡汁去盡其疾日減外臺秘要目生白膜礬石一升水四合銅器中煎半合入
少蜜調之以綿濾過每日點三四度姚和眾延齡至寶方赤目風腫甘草水磨明礬傅眼胞上效或用枯
礬頻擦眉心集簡方爛弦風眼白礬煆銅青三錢研末湯泡澄清點洗永類方聤耳出
汁枯礬一兩鉛丹炒一錢為末日吹之聖濟錄卒死壯熱礬石半斤水一斗半煮湯浸腳及踝即得甦也

瘡。生甘草二寸，白礬一粟〔一〕大，噙之，嚥津。活法機要。**口舌生瘡**，下虛上壅。定齋方：用白礬泡湯濯足。○張子和方：用白礬末、黃丹水飛炒，等分，研，擦之。**小兒鵝口**，滿口白爛。枯礬一錢，朱砂二分，爲末，每以少許傅之，日三次，神驗。○普濟方。**小兒舌瘡**，飲乳不得。白礬如雞子大〔二〕，置醋中，塗兒足底，二七遍〔三〕愈。千金方。**口中氣臭**。明礬入麝香，爲末，擦牙上。生生編。**衄血不止**。枯礬末吹之，妙。聖濟録。**鼻中息肉**。千金用礬燒末，猪脂和，綿裹塞之，數日息肉隨藥出。○一方用明礬一兩，蓖麻仁七箇，鹽梅肉五箇，麝香一字，杵丸，綿裹塞之，化水自下也。聖濟録。**眉毛脱落**。白礬十兩燒研，蒸餅丸梧子大，每空心温水下七丸，日加一丸，至四十丸〔四〕，日減一丸，周而復始，以愈爲度。聖濟録。**發斑怪證**。有人眼赤鼻張，大喘，渾身出斑，毛髮如銅鐵，乃熱毒氣結于下焦也。白礬、滑石各一兩爲末，作一服。水三盌，煎減半，不住服，盡即安。夏子益奇疾方。**目瞖弩肉**。白礬石納黍米大入目，令淚出，日日用之，惡汁去盡，其疾日減。外臺秘要。**目生白膜**。礬石一升，水四合，銅器中煎半合，入少蜜調之，以綿濾過，每日點三四度。姚和衆延齡至寶方。**赤目風腫**。甘草水磨明礬傅眼胞上效，或用枯礬頻擦眉心。○集簡方。**爛弦風眼**。白礬煅一兩，銅青三錢，研末，湯泡澄清，點洗。永類方。**聤耳出汁**。枯礬一兩，鉛丹炒一錢，爲末，日吹之。聖濟録。**卒死壯熱**。礬石半斤，水一斗半，煮湯浸脚及踝，即得甦也。

〔一〕粟：保命集卷下瘡瘍論作「粟子」，義長。
〔二〕如雞子大：原作「和雞子」。今據千金方卷五下小兒雜病改。
〔三〕遍：原闕一字。今據補同上。
〔四〕丸：原作「九」。今據聖惠方卷四十一令生眉毛諸方改。

○后方脚氣衝心白礬三兩，水一斗五升，煎沸浸洗。千金方風濕膝痛脚氣風濕，虛汗少力，

多痛及陰汗。燒礬末一匙頭，投沸湯淋洗痛處。御藥院方黄腫水腫推車丸：用明礬二兩，青礬一兩，白麪

半斤，同炒令赤，以醋煮米粉糊為丸，棗湯下三十丸。濟急方女勞黄疸黄家日晡發熱，而反惡寒，膀胱急，少

腹滿，目盡黄，額上黑，足下熱，因作黑疸，其腹脹如水狀，大便必黑，時溏，此女勞之病，非水也。自大勞大熱交接后入水所

致。腹滿者難治。用礬石燒、消石熬黄等分，為散。以大麥粥汁和服方寸匕，日三服。病從大小便去，正黄，大便正黑，是其候

也○張仲景金匱方婦人黄疸經水不調，房事觸犯所致。白礬、黄蠟各半兩，陳橘皮三錢，為末，化蠟丸梧子大。

每服五十丸，以滋血湯或調經湯下。濟陰方婦人白沃經水不利，子臟堅僻，中有乾血，下白物。用礬石燒、杏

仁一分，研勻，煉蜜丸棗核大，納入陰中，日一易之。張仲景金匱方婦人陰脫作痒。礬石燒研，空心酒服方寸

匕，日三○千金翼○男婦遺尿枯白礬、牡蠣粉等分，為末。每服方寸匕，溫酒下，日三服。余居士選奇方二

便不通白礬末填滿臍中，以新汲水滴之，覺冷透腹內，即自然通。臍平者，以紙圍環之。經驗方霍亂吐

瀉枯白礬末一錢，百沸湯調下。華佗危病方伏暑泄瀉玉華丹：白礬煅為末，醋糊為丸，量大小，用木瓜

湯下○經驗方老人泄瀉不止枯白礬一兩，訶黎勒煨七錢半，為末。米飲服二錢，取愈。太平聖惠方赤

○肘後方。脚氣衝心。白礬三兩，水一斗五升，煎沸浸洗。千金方。風濕膝痛。脚氣風濕，虚汗少力，多痛及陰汗，燒礬末一匙頭，投沸湯，淋洗痛處。御藥院方。黄腫水腫。推車丸：用明礬二兩，青礬一兩，白麪半斤，同炒令赤，以醋煮米粉糊爲丸，棗湯下三十丸。濟急方。女勞黄疸。黄家日晡發熱而反惡寒，膀胱急，少腹滿，目盡黄，額上黑，足下熱，因作黑疸。其腹脹如水狀，大便必黑，時溏，此女勞之病，非水也。自大勞大熱，交接後入水所致，腹滿者難治。用礬石燒、消石熬黄等分，爲散，以大麥粥汁和服方寸匕，日三服。病從大小便去，小便〔一〕正黄，大便正黑，是其候也。○張仲景金匱方。婦人黄疸。經水不調，房事觸犯所致。白礬、黄蠟各半兩，陳橘皮三錢，爲末，化蠟丸梧子大，每服五十丸，以滋血湯或調經湯下。濟陰方。婦人白沃。經水不利，子臟堅僻，中有乾血，下白物。用礬石二分〔二〕燒，杏仁一分，研匀，煉蜜丸棗核大，納入腸中，日一易之。張仲景金匱方。婦人陰脱作痒。礬石燒研，空心酒服方寸匕，日三。○千金翼。男婦遺尿。枯白礬、牡〔三〕蠣粉等分，爲末，每服方寸匕，温酒下，日三服。余居士選奇方。二便不通。白礬末填滿臍中，以新汲水滴之，覺冷透腹内，即自然通。臍平者，以紙圍環之。經驗方。霍亂吐瀉。枯白礬末一錢，百沸湯調下。華佗危病方。伏暑泄瀉。玉華丹：白礬煅，爲末，醋糊爲丸，量大小，用木瓜湯下。○經驗方。老人泄瀉不止。枯白礬一兩，訶黎勒煨七錢半，爲末，米飲服二錢，取愈。太平聖惠方。赤

〔一〕小便：原脱。今據金匱卷中黄膽病脉證並治補。
〔二〕二分：原脱。今據金匱卷下婦人雜病脉證並治補。
〔三〕牡：原作「牲」。今從錢本改。

白痢下白礬飛過為末好醋飛羅麪為丸梧子大赤痢甘草湯白痢乾薑湯下生上方

氣痢不止巴石丸取白礬一大斤以炭火淨地燒令汁盡其色如雪謂之巴石取一兩研末熟猪肝作丸梧子大空腹量人加減水牛肝更佳如素食人以蒸餅為丸或云白礬中青黑者名巴石劉禹錫傳信方

冷勞泄痢食少諸藥不效白礬三兩燒羊肝一具去脂釅醋三升煮爛擂泥和丸梧子大每服二十丸米飲下早夜各一服○普濟方

泄瀉下痢白龍丹用明礬枯過為末飛羅麪醋打糊丸梧子大每服二三十丸白痢薑湯下赤痢甘草湯泄瀉米湯下○經驗方

瘧疾寒熱即上方用東南桃心七箇煎湯下

反胃嘔吐白礬硫黃各二兩銚內燒過入朱砂一分為末麪糊丸小豆大每薑湯下十五丸○又方白礬枯三兩蒸餅丸梧子大每空心米飲服十五丸普濟方

化痰治嗽明礬二兩生參末一兩苦醋二升熬為膏子以油紙包收旋丸豌豆大每用丸放舌下其嗽立止痰即消○定西侯方只用明礬末醋糊丸梧子大每睡時茶下二三十丸○摘要用明礬半生半燒山卮子炒黑等分為末薑汁糊為丸如上服○雜興方呼汁明礬建茶等分為末糊丸服

諸心氣痛儒門事親方用生礬一皂子大醋一盞煎七分服立止○邵真人方用明礬一兩燒朱砂一錢金薄三个為末每服一錢半空心白湯下

中諸蠱毒晉礬建茶等分為末新汲水調下二錢瀉吐即效未吐再服濟生方

蛇蟲諸毒毒蛇射工沙

白痢下。白礬飛過爲末，好醋、飛羅麪爲丸梧子大，赤痢甘草湯，白痢乾薑湯下。生生方。**氣痢不止**。巴石丸：取白礬一大斤，以炭火净地燒令汁盡，其色如雪，謂之巴石。取一兩研末，熟猪肝作丸梧子大。空腹，量人加減。水牛肝更佳。如素食人，以蒸餅爲丸。或云白礬中青黑者，名巴石。劉禹錫傳信方。**冷勞泄痢**，食少，諸藥不效。白礬三兩燒，羊肝一具去脂，釅醋三升煮爛，擂泥和丸梧子大，每服二十丸，米飲下，早夜各一服。○普濟方。**泄瀉下痢**。白龍丹：用明礬枯過爲末，飛羅麪醋打糊丸梧子大，每服二三十丸，白痢薑湯下，赤痢甘草湯，泄瀉米湯下。經驗方。**瘧疾寒熱**。即上方，用東南桃心七箇，煎湯下。**反胃嘔吐**。白礬、流黄各二兩，銚内燒過，入朱砂一分，爲末，麪糊丸小豆大，每薑湯下十五丸。○又方：白礬枯三兩，蒸餅丸梧子大。每空心米飲服十五丸。普濟方。**化痰治嗽**。明礬二兩，生參末一兩，苦醋二升，熬爲膏子，以油紙包收，旋丸豌豆大，每用一〔一〕丸，放舌下，其嗽立止，痰即消。○定西侯方：只用明礬末，醋糊丸梧子大，每睡時茶下二三十丸。○摘要用明礬半生半燒，山巵子炒黑，等分，爲末，薑汁糊爲丸，如上服。○雜興方用白明礬、建茶等分，爲末，糊丸服。**諸心氣痛**。儒門事親方用生礬一皂子大，醋一盞，煎七分服，立止。○邵真人方用明礬一兩燒，朱砂一錢，金薄三個，爲末，每服一錢半，空心白湯下。**中諸蠱毒**。晉礬、建茶等分，爲末，新汲水調下二錢，瀉吐即效。未吐再服。濟生方。**蛇蟲諸毒**。毒蛇、射工、沙虱

〔一〕一：原闕一字。今從江西本補。

等傷人口噤目黑手足直毒氣入腹白礬甘草等分為末冷水服二錢瑞竹堂方
驢馬汗毒所傷瘡痛白礬飛過黃丹炒紫等分貼之王氏博濟方
虎犬傷人礬末納入裹之止痛尤妙肘后方
蛇虺螫人燒刀矛頭令赤置白礬于上汁出熱滴之立瘥此神驗之方也貞元十三年有兩僧流南方到鄧州俱為蛇嚙令用此法便瘥更無他苦劉禹錫傳信方
壁鏡毒人必死白礬塗之大平廣記
刀斧金瘡白礬黃丹等分為末傅之最妙救急方
折傷止痛白礬末一匙泡湯一盌帕蘸乘熱熨傷處少時痛止然後排整筋骨點藥靈苑方
漆瘡作痒白礬湯拭之千金方
牛皮癬瘡石榴皮蘸明礬末抹之切勿用醋即虫沉下直指方
小兒風瘮作痒白礬燒投熱酒中馬尾揾酒塗之子母秘錄
小兒臍腫出汁不止白礬燒灰傅之聖惠方
乾濕頭瘡白礬半生半煅酒調塗上生生編
身面瘊子白礬地膚子等分煎水頻洗之多能鄙事
腋下胡臭礬石絹袋盛之常粉腋下甚妙許堯臣方
魚口瘡毒白礬枯研寒食麪糊調傅上即消救急良方
陰瘡作臼取高昌白礬麻仁等分研末豬脂和膏先以槐白皮煎湯洗過塗之外以楸葉貼上不過三度愈葛洪肘后方
足瘡生蟲南方地卑濕人多患足瘡歲久生虫如蛭乃風毒攻注而然用牛或羊或豬肚去糞不洗研如泥看瘡大小入煅過泥礬半兩已上研勻塗帛上貼之須

等傷人，口噤目黑，手足直，毒氣入腹。白礬、甘草等分，爲末。冷水服二錢。瑞竹堂方。驢馬汗毒所傷瘡痛。白礬飛過，黃丹炒紫，等分，貼之。王氏博濟方。虎犬傷人。礬末納入裹之，止痛尤妙。肘後方。蛇咬〔一〕蠍螫。燒刀矛頭令赤，置白礬于上，汁出熱滴之，立瘥，此神驗之方也。貞〔二〕元十三年，有兩僧流南方，到鄧州，俱爲蛇囓，令用此法便瘥，更無他苦。○劉禹錫傳信方。壁鏡毒人必死。白礬塗之。太平廣記。刀斧金瘡。白礬、黃丹等分，爲末，傅之最妙。救急方。折傷止痛。白礬末一匙，泡湯一盌，帕蘸乘熱熨〔三〕傷處。少時痛止，然後排整筋骨，點藥。靈苑方。漆瘡作痒。白礬湯拭之。千金方。牛皮癬瘡。石榴皮蘸明礬末抹之。切勿用醋，即蟲沉下。○直指方。小兒風瘮作痒。白礬燒投熱酒中，馬尾揾酒塗之。子母秘録。小兒臍腫，出汁不止。白礬燒灰傅之。聖惠方。乾濕頭瘡。白礬半生半煅，酒調塗上。生生編。身面瘊子。白礬、地膚子等分，煎水，頻洗之。多能鄙事。腋下胡臭。礬石絹袋盛之，常粉腋下，甚妙。許堯臣方。魚口瘡毒。白礬枯研，寒食麪糊調，傅上即消。救急良方。陰瘡作臼。取高昌白礬、麻仁等分，研末，猪脂和膏，先以槐白皮煎湯洗過，塗之，外以楸葉貼上，不過三度愈。葛洪肘後方。足瘡生蟲。南方地卑濕，人多患足瘡，歲久生蟲如蛭，乃風毒攻注而然。用牛或羊或豬肚，去糞不洗，研如泥，看瘡大小，入煅過泥礬半兩。已上研勻，塗帛上貼之。須

〔一〕咬：原作「蛟」。今據證類卷三礬石改。
〔二〕貞：原作「真」。史無「真元」年號，今據卷十六地黃及卷四十蜘蛛引傳信方所載年代改。
〔三〕熨：原作「慰」。今據證類卷三礬石引靈苑方改。

臾痒入心徐徐連帛取下火上炙之虫出絲髮馬尾千万或青白赤黑以湯洗之三日一作不過數次虫盡瘡愈○南宮從岣嶁神書

嵌甲作瘡足趾甲入肉作瘡不可履靴礬石燒灰傅之蝕惡肉生好肉細細割去甲角旬日取愈此方神効○肘后方

雞眼肉刺枯礬黄丹朴消等分為末搽之次日浴二三次即愈多能鄙事

冷瘡成漏明礬半生半飛飛者生肉生者追膿五灵芝水飛各半錢為末以皮紙裁條唾和末作小撚子香油捏湿于末拖過剪作大小撚安入漏早安午換候膿出盡后有此小血出方得乾水住藥门然生肉痊好普濟方

魚睛丁瘡枯礬末寒食麫糊調貼消腫無膿崔氏方

丁瘡腫毒雪白礬末五錢葱白煨熟搗和丸梧子大每服二錢五分以酒送下未効再服久病孕婦不可服衛生宝鑑

癰疽腫毒方見前發明下

陰汗濕痒枯礬撲之又泡湯沃洗御藥院方

交接勞復卵腫或縮入腹痛欲絕礬石一分消三分大麥粥清服方寸匕日三服熱毒從二便出也肘后方

女人陰痛礬石三分炒甘草末半方綿裹導之取瘥肘后百一方

丁腫惡瘡二仙散用生礬黄丹臨時等分以三稜針刺血待盡傅之不過三上決愈乃太醫李管勾方○衛生宝鑑

蟲蛇獸毒及蠱毒生明礬明雄黄等分端午日研末黄蠟和丸梧子大每服七丸念藥王菩薩七遍熟水送下○蘇沈良方

臾痒入心，徐徐連帛取下，火上炙之。蟲出，絲髮馬尾千萬，或青白赤黑，以湯洗之。三日一作，不過數次，蟲盡瘡愈。○南宮從岣嶁神書。

嵌甲作瘡。足趾甲入肉作瘡，不可覆靴。礬石燒灰傅之，蝕惡肉，生好肉。細細割去甲角，旬日取愈，此方神效。肘後方。

雞眼肉刺。枯礬、黄丹、朴消等分，爲末，搽之。次日浴二三次，即愈。多能鄙事。

冷瘡成漏。明礬半生半飛，飛者生肉，生者追膿，五靈脂〔一〕水飛，各半錢，爲末。以皮紙裁條，唾和末作小撚子，香油捏濕，于末拖過，剪作大小撚，安入漏，早安午换。候膿出盡後，有些小血出，方得乾水。住藥，自然生肉痊好。普濟方。

魚睛丁瘡。枯礬末，寒食麪糊調貼，消腫無膿。崔氏方。

丁瘡腫毒。雪白礬末五錢，葱白煨熟，搗和丸梧子大，每服二錢五分，以酒送下，未效再服。久病、孕婦不可服。衛生寶鑑。

癰疽腫毒。方見前「發明」下。

陰汗濕痒。枯礬撲之。○又泡湯沃洗。御藥院方。

交接勞復，卵腫，或縮入，腹痛欲絶。礬石一分，消三分，大麥粥清服方寸匕，日三服，熱毒從二便出也。肘後方。

女人陰痛。礬石三分炒，甘草末半分〔二〕，綿裹導之，取瘥。○肘後百一方。

丁腫惡瘡。二仙散：用生礬、黄丹，臨時等分，以三稜針刺血，待盡傅之。不過三上，决愈。乃太醫李管勾方。○衛生寶鑑。

蟲蛇獸毒及蠱毒。生明礬、明雄黄等分，于端午日研末，黄蠟和丸梧子大，每服七丸，念「藥王菩薩」七遍，熟水送下。○東坡良方。

〔一〕脂：原作「芝」。今據普濟方卷二百七十二諸瘡改。

〔二〕分：原作「方」。今據肘後方卷五治卒陰腫痛頹卵方改。

○綠礬唐本

〔釋名〕皂礬綱目　青礬　煅赤者名絳礬唐本　礬紅時珍曰綠礬可以染皂色故謂之皂礬又黑礬亦名皂礬不堪服食惟瘡家用之煅赤者俗名礬紅以別朱紅也

〔集解〕頌曰綠礬出隰州溫泉縣池州銅陵縣並煎礬處生焉初生皆石也煎煉乃成其形以朴消而綠色取置鐵板上聚炭燒之礬沸流出色赤如金汁者是真也沸定時汁盡則色如黃丹又有皂莢礬或云即綠礬也恭曰綠礬新出窟未見風者止如琉璃色人以為石膽燒之赤色故名絳礬出瓜州者良時珍曰綠礬晉地河內西安沙州皆出之狀如焰消其中揀出深青瑩淨者即為青礬煅過變赤則為絳礬入圬墁及漆匠家多用之然貨者亦雜以沙土為塊昔人往往以青礬為石膽誤矣

〔氣味〕酸涼無毒

〔主治〕疳及諸瘡蘇恭　喉痺虫牙口瘡惡瘡疥癬釀鯽魚燒灰服療腸風瀉血大明　消積滯燥脾濕化痰涎除脹滿黃腫瘧利風眼口齒諸病時珍

緑礬日華

【釋名】皂礬綱目、青礬煅赤者名絳礬唐本、礬紅。【時珍曰】緑礬可以染皂色，故謂之皂礬。又黑礬亦名皂礬，不堪服食，惟瘡家用之。煅赤者俗名礬紅，以别朱紅也。

【集解】【頌曰】緑礬出隰州温泉縣、池州銅陵縣，並煎礬處生焉。初生皆石也，煎煉乃成。其形似朴消而緑色，取置鐵板上，聚炭燒之，礬沸流出，色赤如金汁者，是真也。沸定時，汁盡，則色如黄丹。又有皂莢礬，或云即緑礬也。【恭曰】緑礬新出窟未見風者，正如琉璃色，人以爲石膽。燒之赤色，故名絳礬。出瓜州者良。【時珍曰】緑礬晉地、河内、西安、沙州皆出之，狀如焰消。其中揀出深青瑩凈者，即爲青礬。煅過變赤，則爲絳礬。入圬墁及漆匠家多用之。然貨者亦雜以沙土爲塊。昔人往往以青礬爲石膽，誤矣。

【氣味】酸，凉，無毒。

【主治】疳及諸瘡。蘇恭。喉痺，蟲牙，口瘡，惡瘡，疥癬。釀鯽魚燒灰服，療腸風瀉血。大明。消積滯，燥脾濕，化痰涎，除脹滿黄腫瘧利，風眼口齒諸病。時珍。

【發明】時珍曰：綠礬酸涌濇收，燥濕解毒化涎之功，與白礬同而力差緩。按張三丰仙傳方，載伐木丸云：此方乃上清金蓬頭祖師所傳，治脾土衰弱，肝木氣盛，木來剋土，病心腹中滿，或黃腫如土色。服此能助土益元。用蒼朮二斤，米泔水浸二宿，同黃酒麪麴四兩炒赤色，皂礬一斤，醋拌晒乾，入瓶火煅。為末，醋糊丸梧子大。每服三四十丸，好酒米湯任下，日二三服。時珍常以此方加平胃散，治一賤役中滿腹脹，果有效驗。蓋此礬色綠味酸，燒之則赤，既能入血分伐木，又能燥濕化涎，利小便，消食積，故脹滿黃腫瘧痢疳疾方往往用之。其源則自張仲景用礬石消石治女勞黃疸方中變化而來。【頌曰】劉禹錫傳信方治喉痺，用皂莢礬入好米醋同研含之，嚥汁立瘥。此方出于李暮，甚奇妙。皂莢礬即綠礬也。

【附方】舊一，新十九。

重舌木舌：皂礬二錢，鐵上燒紅，研，摻之。陸氏積德堂方

喉風腫閉：皂礬一斤，米醋三斤拌，晒乾，末，吹之，痰涎出盡，用良薑末少許入茶內漱口嚥之，即愈。孫氏集效方

眼暴赤爛：紅棗五斤，入綠礬在內，火煨熟，以河水、井水各一盌，桃柳心各七個，煎稠，每点少許入眥上。摘玄方

爛弦風眼：青礬火煅出毒，細研，泡湯澄清，点洗。永類方

倒睫拳毛：同上方。

瘧疾寒熱：礬紅煅，蒜頭煨，等分，搗丸芡子大。每白湯嚼下一丸，端午日合之。普濟方

少陰瘧疾：嘔吐。綠礬一錢，乾薑泡，半夏炮制，半兩，為末。每服半錢，發日早以醋湯下。圣濟錄

翻胃吐食：白麪二斤半，蒸作大饅頭一箇，頭上開口，剜空，將皂

【發明】【時珍曰】緑礬酸涌澀收，燥濕解毒化涎之功與白礬同，而力差緩。按張三丰〔一〕仙傳方載「伐木丸」云：此方乃上清金蓬頭祖師所傳。治脾土衰弱，肝木氣盛，木來剋土，病心腹中滿，或黄腫如土色，服此能助土益元。用蒼术二斤，米泔水浸二宿，同黄酒麪麴四兩炒赤色，皂礬一斤，醋拌晒乾，入瓶火煅，爲末，醋糊丸梧子大。每服三四十丸，好酒、米湯任下，日二三服。時珍常〔二〕以此方加平胃散，治一賤役中滿腹脹，果有效驗。蓋此礬色緑味酸，燒之則赤，既能入血分伐木，又能燥濕化涎，利小便，消食積，故脹滿黄腫瘧痢疳疾方往往用之，其源則自張仲景用礬石、消石治女勞黄疸方中變化而來。【頌曰】劉禹錫傳信方治喉痺，用皂莢礬，入好米醋同研含之，嚥汁立瘥。此方出于李謨，甚奇妙。皂莢礬，即緑礬也。

【附方】舊一，新一十九。**重舌木舌**。皂礬二錢，鐵上燒紅，研，摻之。陸氏積德堂方。**喉風腫閉**。皂礬一斤，米醋三斤拌，晒乾，末，吹之。痰涎出盡，用良薑末少許，入茶内漱口，嚥之即愈。孫氏集效方。**眼暴赤爛**。紅棗五斤，入緑礬在内，火煨熟，以河水、井水各一盌，桃、柳心各七個，煎稠，每點少許入眦上。摘玄方。**爛弦風眼**。青礬火煅出毒，細研，泡湯澄清，點洗。永類方。**倒睫拳毛**。方同上。**瘧疾寒熱**。礬紅、獨蒜頭煨，等分，搗丸芡子大，每白湯嚼下一丸，端午日合之。普濟方。**少陰瘧疾，嘔吐**。緑礬一錢，乾薑炮〔三〕，半夏薑制各〔四〕半兩，爲末，每服半錢，發日早以醋湯下。聖濟録。**翻胃吐食**。白麪二斤半，蒸作大饅頭一箇，頭上開口，剜空，將皂

〔一〕丰：原作「伴」。今據卷一引據古今醫家書目改。
〔二〕常：據文義，今當作「嘗」。然古代「常」「嘗」互通，故不改。
〔三〕炮：原作「泡」。今據聖濟總録卷三十六足少陰腎瘧改。
〔四〕各：原脱。今據補同上。

礬填滿以新瓦圍法鹽泥封固空土窨安放文武火燒一日夜取出研末棗肉為丸梧子大每服二十丸空心酒湯任下日三忌酒色○醫方摘要

大便不通皂礬一錢巴霜二箇同研入雞子內攪勻封頭濕紙裹煨熟食之酒下即通○集玄方

腸風下血積年不止虛弱甚者一服取效綠礬四兩入砂鍋內新瓦蓋定鹽泥固濟煅赤取出入青鹽生硫黃各一兩研勻再入鍋內固濟煅赤取出去火毒研入熟附子末一兩粟米粥糊丸梧子大每空心米飲溫酒任下三十丸○永類方

婦人血崩青礬二兩輕粉一錢為末水丸梧子大每服二三十丸新汲水下摘玄方

血證黃腫綠礬四兩百草霜一升炒麪半升為末沙糖和丸梧子大每服三四十丸食後薑湯下鄭時奉所傳○又方小麥淘淨一斤皂礬半斤同炒黃為末黑棗肉半斤搗勻米醋打糊丸梧子大每薑湯下八九十丸日三服○簡便方

脾病黃腫青礬四兩煅成赤珠子當歸四兩酒醉浸七日焙百草霜三兩為末以浸藥酒打糊丸梧子大每服五丸至七丸溫水下一月後黃去立效此方祖傳七世○又方綠礬四兩百草霜五倍子各一兩木香一錢為末酒煎飛麪丸梧子大每空心酒下五丸○又方平胃散青礬二兩為末醋糊丸米飲下或加烏沉湯四兩酒糊丸亦可○潔古活法機要

酒黃水腫黃腫積痛青礬半斤醋一大盞和勻瓦盆內煅乾為末平胃散烏藥順氣散各半兩為末醋煮糊丸梧子大每酒或薑湯下二三十丸不忌口加鍋灰趙原陽真人濟急方

食勞黃病身目

礬填滿，以新瓦圍注〔一〕，鹽泥封固，乞土窑安放。文武火燒一日夜，取出研末，棗肉爲丸梧子大，每服二十丸，空心酒、湯任下。忌酒色。○醫方摘要。大便不通。皂礬一錢，巴霜二箇，同研，入雞子内攪勻，封頭，濕紙裹，煨熟食之，酒下，即通。○集玄方。腸風下血。積年不止，虚弱甚者，一服取效。緑礬四兩，入砂鍋内，新瓦蓋定，鹽泥固濟，煅赤取出，入青鹽、生流黄各一兩，研勻。再入鍋中固濟，煅赤取出，去火毒，研。入熟附子末一兩，粟米粥糊丸梧子大，每空心米飲、温酒任下三十丸。○永類方。婦人血崩。青礬二兩，輕粉一錢，爲末，水丸梧子大，每服二三十丸，新汲水下。摘玄方。血證黄腫。緑礬四兩，百草霜一升，炒麪半升，爲末，沙糖和丸梧子大，每服三四十丸，食後薑湯下。鄭時舉所傳。○又方：小麥淘净一斤，皂礬半斤，同炒黄爲末，黑棗肉半斤搗勻，米醋打糊丸梧子大，每薑湯下八九十丸，一日三服。○簡便方。脾病黄腫。青礬四兩，煅成赤珠子，當歸四兩，酒醅浸七日焙〔二〕，百草霜三兩，爲末，以浸藥酒打糊丸梧子大，每服五丸至七丸，温水下。一月後黄去立效，此方祖傳七世。○又方：緑礬四兩，百草霜、五倍子各一兩，木香二錢，爲末，酒煎飛麪丸梧子大，每空心酒下五丸。○又方：平胃散四兩〔三〕，青礬二兩，爲末，醋糊丸，米飲下。或加烏沉湯四兩，酒糊丸亦可。○潔古活法〔四〕機要。酒黄水腫，黄腫積病。青礬半斤，醋一大盞，和勻，瓦盆内煅乾爲度；平胃散、烏藥順氣散各半兩，爲末，醋煮糊丸梧子大，每酒或薑湯下二三十丸。不忌口，加鍋灰。趙原陽〔五〕真人濟急方。食勞黄病，身目

〔一〕圍注：醫方摘要卷五翻胃原作「四圍遮護」。
〔二〕焙：原作「倍」。今從錢本改。
〔三〕四兩：原脱。今據保命集卷下治黄腫方補。
〔四〕法：原作「江」。今從錢本改。
〔五〕陽：原作「楊」。今據仙传外科序改。

俱黄青礬銅内安炭煨赤米醋拌為末棗肉和丸梧子大每服二三十丸食后薑湯下 救急方 **腹中食積** 綠礬二兩研末醋一大盞瓷器煎之柳條攪成膏入赤脚烏一兩研丸綠豆大每空心溫酒下五丸 聖惠方 **疳蟲食土** 及生物研綠礬末豬胆汁丸綠豆大每米飲下五七丸 保幼大全 **小兒疳氣** 不可療者綠礬煅赤醋淬三次為末棗肉和丸綠豆大每服十丸溫水下日三 集驗方 **走馬疳瘡** 綠礬入鍋内炭火煅紅以醋拌勻如此三次為末入麝香少許溫漿水漱淨摻之 談野翁試效方 **白禿頭瘡** 皂礬楝樹子燒研搽之○普濟方 **小兒頭瘡** 絳礬一兩淡豉一兩炒黑膩粉二錢研勻以桑灰湯洗淨摻之良 **小兒甜瘡** 大棗去核填入綠礬燒存性研貼之 拔萃方 **耳生爛瘡** 棗子去核包青礬煆研香油調傅之 摘玄方 **蚰蜒入耳** 水調綠礬灌之 普濟方 **蛆入耳中** 綠礬摻之即化為水 摘玄方 **瘡中生蛆** 綠礬末摻貼即化為水 摘玄方 **湯火傷灼** 皂礬和涼水澆之其疼即止腫亦消 楊誠經驗方 **癬瘡作癢** 螺螄十四箇槿樹皮末一兩入盌内蒸熟入礬紅三錢搗勻搽之 孫氏集效方 **甲疽延爛** 崔氏方治甲疽或因割甲傷肌或因甲長侵肉遂成瘡腫黃水浸淫相染五指俱爛漸上脚趺泡漿四邊起如火燒瘡日夜倍增醫不能療綠礬石五兩燒至汁盡研末色如黃丹收之每以鹽湯洗拭用末厚傅之以軟帛緩裹當日即汁斷瘡乾每日一

俱黄。青礬鍋内安炭煅赤，米醋拌爲末，棗肉和丸梧子大，每服二三十丸，食後薑湯下。救急方。**腹中食積**。緑礬二兩研，米醋一大盌，瓷器煎之，柳條攪成膏，入赤脚烏[一]一兩研，丸緑豆大，每空心温酒下五丸。聖惠方。**疳蟲食土**及生物。研緑礬末，猪膽汁丸緑豆大。每米飲下五七丸。保幼大全。**小兒疳氣**不可療者。緑礬煅赤，醋淬三次，爲末，棗肉和丸緑豆大，每服十丸，温水下，日三。集驗方。**走馬疳瘡**。緑礬入鍋内，炭火煅紅，以醋拌勻，如此三次，爲末，入麝香少許，温漿水漱净，摻之。談野翁試效方。**白禿頭瘡**。皂礬、楝樹子，燒研，搽之。○普濟方。**小兒頭瘡**。絳礬一兩，淡豉一兩，炒黑，膩粉二錢，研勻，以桑灰湯洗净，摻之良。**小兒甜瘡**。大棗去核，填入緑礬，燒存性，研，貼之。拔萃方。**耳生爛瘡**。棗子去核，包青礬煅，研，香油調傅之。摘玄方。**蚰蜒入耳**。水調緑礬，灌之。普濟方。**蛆入耳中**。緑礬摻之，即化爲水。摘玄方。**瘡中生蛆**。緑礬末摻貼，即化爲水。摘玄方。**湯火傷灼**。皂礬和凉水澆之，其疼即止，腫亦消。楊誠經驗方。**癬瘡作痒**。螺螄十四箇，槿樹皮末一兩，入盌内蒸熟，入礬紅三錢搗勻，搽之。孫氏集效方。**甲疽延爛**。崔氏方治甲疽，或因割甲傷肌，或因甲長侵肉，遂成瘡腫，黄水浸淫相染，五指俱爛，漸上脚趺[二]，泡漿四邊起，如火燒瘡，日夜倍增[三]，醫不能療。緑礬石五兩，燒至汁盡，研末，色如黄丹，收之。每以鹽湯洗拭，用末厚傅之，以軟帛纏[四]裹，當日即汁斷瘡乾。每日一

〔一〕赤脚烏：聖惠方卷四十九治食癥諸方作「赤烏脚」。
〔二〕趺：原作「趺」。今據外臺卷二十九甲疽方改。
〔三〕倍增：原作「怪憎」。今據改同上。
〔四〕纏：原作「緩」。今據改同上。

遍擡湯洗灌行膿處使淨傅其瘡乾處不須近口有急痛之塗部少許令濕五日即覺上細起依前洗傅十日瘡漸剝盡軟湯或更生白膿泡即擦破傅之自然痊也張侍郎病此卧經六十日京師醫者處方無效得此法如神王燾外臺秘要

婦人甲疽 婦人趾甲內生瘡惡肉突出久不愈名臭田螺一用皂礬日晒夜露每以一兩煎湯浸洗仍以礬末一兩加雄黃二錢硫黃一錢乳香沒藥各一錢研勻搽之醫方摘要

塗染白髮 綠礬薄荷烏頭等分為末以鐵漿水浸日染之相感志

腋下胡氣 綠礬半生半煅為末入少輕粉以半錢浴後薑汁調搽候十分熱痛乃止之○仁齋直指方

黃礬 綱目

集解 恭曰黃礬丹竈家所須亦入染皮用時珍曰黃礬出陝西瓜州沙州及舶上來者為上黃色狀如胡桐淚人于綠礬中揀出黃色者充之非真也波斯出者打破中有金絲文謂之金線礬磨刀劍顯花文丹房鑑源云五色山脂吳黃礬也

氣味 酸澀鹹有毒

主治 療瘡生肉蘇恭 野雞瘻痔惡瘡疥癬時珍 治陽明風熱牙疼

遍，鹽湯洗濯有膿處使净，傅，其痂乾處不須近。但有急痛，即〔一〕塗酥少許令潤。五日即覺上痂起，依前洗傅。十日痂漸剥盡，軟處或更生白膿泡，即擦破傅之，自然瘥也。張侍郎病此，卧經六十日，京醫並處方無效，得此法如神。王燾外臺秘要。婦人甲疽。婦人趾甲内生瘡，惡肉〔二〕突出，久不愈，名臭田螺。用皂礬日晒夜露，每以一兩，煎湯浸洗。仍以礬末一兩，加雄黄二錢，硫黄一錢，乳香、没藥各一錢，研匀，搽之。醫方摘要。塗染白髮。緑礬、薄荷、烏頭等分爲末，以鐵漿水浸，日染之。相感志。腋下胡氣。緑礬半生半煅，爲末，入少輕粉，以半錢，浴後薑汁調搽，候十分熱痛乃止。○仁齋直指方。

黄礬 綱目

【集解】【恭曰】黄礬，丹竈家所須，亦入染皮用。【時珍曰】黄礬出陝西瓜州、沙州及舶上來者爲上，黄色，狀如胡桐淚。人于緑礬中揀出黄色者充之，非真也。波斯出者，打破中有金絲文，謂之金線礬，磨刀劍顯花文。丹房鑑源云：五色山脂，吴黄礬也。

【氣味】酸、濇，鹹，有毒。

【主治】療瘡生肉。蘇恭。野雞瘻痔，惡瘡疥癬。李珣。治陽明風熱牙疼。

〔一〕即：原字缺損。今據外臺卷二十九甲疽方補正。
〔二〕肉：原作「内」。今據醫方摘要卷九臭田螺改。

李杲

附方新五 聤耳出汁 黃礬二兩，燒枯，綿裹二錢，塞之。聖惠方 婦人頰瘡 每年頻發。水銀一兩半，以猪脂揉擦令消盡，入黃礬石末二兩，胡粉一兩，再加猪脂和令如泥，洗瘡淨塗之，別以胡粉塗膏上。此甲家秘方也。○陳日華方 身上瘢痕 以黃礬石燒令汁盡，胡粉炒令黃，各八分，細研，以臘月猪脂和研如泥，以生布揩令痛，乃塗藥五度。取鷹糞白、燕窠中草燒灰等分，和人乳塗之。其瘢自滅，肉平如故。崔元亮海上集驗方 急疳蝕齒 黃礬、青礬各半錢，白礬燒一錢，麝香一分，爲末傅之。吐涎。聖惠方 妬精陰瘡 黃礬、青礬、麝香等分，爲末傅之。不過三度。○千金方

湯瓶內鹼 綱目

集解 時珍曰：此煎湯瓶內澄結成水鹼，如細砂者也。

主治 止消渴，以一兩爲末，粟米燒飯丸梧子大，每人參湯下二十丸。又小兒口瘡，臥時以醋調末，書十字兩足心，驗。時珍

附方新二 消渴引飲 湯瓶內鹼、葛根、水萍焙等分，每服五錢，水煎服。○又方：湯瓶內鹼、菝葜根炒各一兩

李杲。

【附方】新五。聤耳出汁。黄礬二兩燒枯，綿裹二錢塞之。聖惠方。婦人頰瘡，每年頻發。水銀一兩半，以猪脂揉擦，令消盡，入黄礬石末二兩，胡粉一兩，再加猪脂和令如泥。洗瘡净，塗之，别以胡粉塗膏上。此甘家秘方也。○肘後方。身上瘢痕。黄礬石燒令汁盡，胡粉炒令黄，各八分，細研，以臘月猪脂和研如泥。以生布揩令痛，乃塗藥五度。取鷹糞、白燕窠中草燒灰，等分，和人乳塗之。其瘢自滅，肉平如〔一〕故。崔元亮海上集驗方。急疳蝕齒。黄礬、青礬各〔二〕半錢，白礬燒一錢，麝香一分，爲末，傅之，吐涎。聖惠方。妬精陰瘡。黄礬、青礬、麝香等分，爲末，傅之，不過三度。○千金方。

湯瓶内鹼 綱目

【集解】【時珍曰】此煎湯瓶内澄結成水鹼，如細砂者也。

【主治】止消渴，以一兩爲末，粟米燒飯丸梧子大，每人參湯下二十丸。又小兒口瘡，臥時以醋調末書十字兩足心，驗。時珍。

【附方】新二。消渴引飲。湯瓶内鹼、葛根、水萍焙等分。每服五錢，水煎服。○又方：湯瓶内鹼、菝葜根炒各一兩，

〔一〕如：原作「故」。今據證類卷三礬石引圖經改。
〔二〕各：原脱。今據聖惠方卷三十四治牙齒急疳諸方補。

烏梅連核二兩爲散每服二錢水一盞石器煎七分温呷日一服　聖濟錄

附錄諸石　二十七種

時珍曰別錄有名未用諸石及諸家所列而不詳難以類附者通附于此云

石脾 別錄有名未用曰石脾味甘無毒主胃中寒熱益氣令人有子一名胃石一名膏石一名消石生隱蕃山谷石間黑如大豆有赤文色微黄而輕薄如棋子采無時弘景曰皇甫士安言消石一名石脾與消石同以水煑之一斛得三斗正白如雪以水投中即消故名消石按此說是取消石合煑成爲真消石不知石脾是何物本草有石脾石肺人無識者藏器曰石脾生西戎鹵地鹹水結成者時珍曰石脾乃生成者陶氏所說是造成者按九鼎神丹經云石脾乃陰陽結氣五鹽之精因礬而成峨嵋山多有之俗無識者故古人作成代用其法用白礬戎鹽各一斤爲末取苦參水二升鐺中煑五沸下二物煎減半去滓熬乾色白如雪此爲石脾也用石脾芒消各一斤爲末苦參水二斗調鐺煎十沸入二物煑減半去滓煎著器中參水漬一夜即成消石可化諸石爲水此與特消之消石不同皆非真也

石肺 別錄曰味辛無毒主癘欬寒久痿益氣明目生水中狀如覆肺黑澤有赤文出水即乾弘景曰今浮石亦療欬似肺而不黑澤非此也

烏梅連核二兩焙，爲散。每服二錢，水一盞，石器煎七分，温呷，日一服。聖濟録。

附録諸石　二十七種

【時珍曰】别録有名未用諸石及諸家所列而不詳，難以類附者，通附于此云。

石脾。【别録有名未用曰】味甘，無毒。主胃中寒熱，益氣，令人有子。一名胃石，一名膏石，一名消石。生隐蕃山谷石間，黑如大豆，有赤文，色微黄，而輕薄如棊子，采無時。【弘景曰】皇甫士安言消石，取石脾與消石以水煮之，一斛得三斗，正白如雪，以水投中即消，故名消石。按此説，是取消石合煮成爲真消石，不知石脾是何物？本草有石脾、石肺，人無識者。【藏器曰】石脾生西戎鹵地，鹹水結成者。【時珍曰】石脾乃生成者，陶氏所説是造成者。按九鼎神丹經云：石脾乃陰陽結氣，五鹽之精，因礬而成，峨嵋山多有之。俗無識者，故古人作成代用。其法用白礬、戎鹽各一斤爲末，取苦參水二升，鐺中煮五沸，下二物煎减半，去滓熬〔一〕乾，色白如雪，此爲石脾也。用石脾、朴消、芒消各一斤爲末，苦參水二斗，銅鐺煎十沸，入三物煮减半，去滓煎，着器中，冷水漬一夜，即成消石。可化諸石爲水，此與焰消之消石不同，皆非真也。

石肺。【别録曰】味辛，無毒。主癘欬寒久痿，益氣明目。生水中，狀如覆肺，黑澤有赤文，出水即乾。【弘景曰】今浮石亦療欬，似肺而不黑澤，非此也。

〔一〕熬：原作「蒸」。江西本作「熬」，義長，今從改。

石肝別録曰味酸無毒主身痒令人色美生常山色如肝

石腎別録曰味酸主洩痢色白如珠

紫石華別録曰味甘平無毒主渴去小腸熱一名茈石華生中牟山陰采無時

白石華別録曰味辛無毒主癉消渴膀胱熱生腋北鄉北邑山采無時

黄石華別録曰味甘無毒主陰痿消渴膈中熱去百毒生腋北山黄色采無時

黑石華別録曰味甘無毒主陰痿消渴去熱療月水不利生弗其勞山陰石間采無時

陵石別録曰味甘無毒主益氣耐寒輕身長年生華山其形薄澤時珍曰按聖濟録云治卒耳聾用陵石有竅如銀眼者爲末每服一錢冷水下

終石別録曰味辛無毒主陰痿痺小便難益精氣生陵陰采無時

封石別録曰味甘無毒主消渴熱中女子疽蝕生常山及少室采無時時珍曰虎丘之山浮戲之山嬰侯之山豐山服山多封石即此也

遂石別録曰味甘無毒主消渴傷中益氣生太山陰采無時

石肝。【别録曰】味酸，無毒。主身痒，令人色美。生常山，色如肝。

石腎。【别録曰】味鹹，無毒〔一〕，色白如珠。

紫石華。【别録曰】味甘，平，無毒。主渴，去小腸熱。一名茈〔二〕石華。生中牛〔三〕山陰。采無時。

白石華。【别録曰】味辛，無毒。主癉〔四〕消渴，膀胱熱。生液〔五〕北鄉北邑山，采無時。

黄石華。【别録曰】味甘，無毒。主陰痿，消渴，膈中熱。去百毒。生液北山，黄色，采無時。

黑石華。【别録曰】味甘、無毒。主陰痿，消渴，去熱，療月水不利。生弗其勞山陰石間，采無時。

陵石。【别録曰】味甘，無毒。主益氣耐寒，輕身長年。生華山，其形薄澤。【時珍曰】按聖濟録云：汗後耳聾，用陵石，有竅如銀眼者，爲末，每服一錢，冷水下。

終石。【别録曰】味辛，無毒。主陰痿痺，小便難，益精氣。生陵陰，采無時。

封石。【别録曰】味甘、無毒。主消渴熱中，女子疽蝕。生常山及少室，采無時。【時珍曰】虎尾之山、游戲之山、嬰侯之山、豐山、服山，多封石，即此。

遂石。【别録曰】味甘，無毒。主消渴傷中，益氣。生太山陰，采無時。

〔一〕鹹無毒：原僅作「酸」。今據證類卷三十有名未用補正。
〔二〕茈：原作「芷」。今據改同上。
〔三〕牛：原作「牟」。今據改同上。
〔四〕癉：原作「脾」。今據改同上。
〔五〕液：原作「腋」。今據改同上。下黄石華「液」字同，不另注。或考此字當作「掖」。

五羽石別錄曰主輕身長年一名金黃生海水中蓬葭山中黃如金

紫佳別錄曰味酸無毒主痺血氣一名赤英一名石血生邯鄲山如爵茈二月采弘景曰三十六水方呼為紫賁石

火藥綱目時珍曰味辛酸有小毒主瘡癬殺蟲辟濕氣溫疫乃焰消流黃杉木炭所合以為烽燧銃機諸藥者

石耆別錄曰味甘無毒主欲逆氣生石間色赤如鐵脂四月采

馬肝石綱目時珍曰按郭憲洞冥記云郅支國進馬肝石百片青黑如馬肝以金函盛水銀養之用拭白髮應手青黑云和九轉丹吞一粒通年不飢亦可作硯

豬牙石綱目時珍曰明目去翳出西番文理如象牙帶紅色

碧霞石綱目時珍曰明目去翳障

龍涎石綱目時珍曰主大風癘瘡出齊州一名龍仙石

鉛光石綱目時珍曰主哽骨

太陽石綱目時珍曰劉守真宣明方治遠年近日一切目疾方用太陽石太陰石碧霞石豬牙石河洛石寒水石紫石英代赭石菩薩石金精石銀精石禹餘白礬石雲母石防汁石井泉石陽起石滑石烏賊骨青鹽銅青各一兩麝

本草綱目石部卷之十

五羽石。【別録曰】主輕身長年。一名金黄，生海水中蓬葭山中，黄如金。

紫佳[一]石。【別録曰】味酸，無毒。主痺，血氣。一名赤英，一名石血。生邯鄲，石如爵茈，二月采。【弘景曰】三十六水方呼爲紫賀石。

火藥綱目。【時珍曰】味辛、酸，有小毒。主瘡癬，殺蟲，辟濕氣温疫。乃焰消、硫黄、杉木炭所合，以爲烽燧銃機諸藥者。

石耆。【別録曰】味甘，無毒。主欬逆氣。生石間，色赤如鐵脂，四月采。

馬肝石綱目。【時珍曰】按郭憲洞冥記云：郅支國進馬肝石百片，青黑如馬肝，以金函盛水銀養之。用拭白髮，應手皆黑。云和九轉丹吞一粒，彌年不飢。亦可作硯。

猪牙石綱目。【時珍曰】明目去瞖。出西番，文理如象牙，棗紅色。

碧霞石綱目。【時珍曰】明目，去瞖障。

龍涎石綱目。【時珍曰】主大風癘瘡。出齊州。一名龍仙石。

鉛光石綱目。【時珍曰】主哽骨。

太陽石綱目。【時珍曰】劉守真宣明方治遠年近日一切目疾方，用太陽石、太陰石、碧霞石、豬牙石、河洛石、寒水石、紫石英、代赭石、菩薩石、金精石、銀精石、禹餘石、礬礦石、雲母石、爐甘石、井泉石、陽起石、滑石、烏賊骨、青鹽、銅青各一兩，硇

〔一〕佳：證類卷三紫加石作「加」。

砂半兩密陀僧一兩硼砂三錢乳香三錢麝香𦋐子一錢輕
粉一錢半黄丹一兩各為末熊膽一斤白砂蜜二斤井華水
九盌同熬至四盌點水内不散為度濾淨收點甚
方所用人陽石大陰等石多無考證姑附以此

朶梯牙 綱目時珍曰周憲王普濟方眼科去翳用水飛朶梯牙火煆大海螺殼糖霜為末日點又方用可識刺
一錢阿飛勇一錢李子樹膠四錢白雪粉八錢為末雞子白
調作錠以乳女兒汁磨點之又方安咱蔗出回回地面黑
丁香即鑞糞海螵蛸各一為末日點所謂朶梯牙盖糖霜
李肖蘆可識判阿飛勇背不知何物也附録于此以俟

白獅子石 拾遺藏器曰主白虎病江東人呼為歷節風是也置此于病者前自愈亦厭伏之意也白虎壷神名
狀如貓得糞置門下令人病此禳法以雞子揩
病病人痛處呪願送于糞堆之頭上勿反顧

鎮宅大石 拾遺藏器曰主災異不起荊楚歲時記十二月暮日掘宅四角各埋一大石為鎮宅又鴻寶萬畢術
云埋丸石于宅四隅搥桃
核七枚則鬼無能殃也

神丹 拾遺藏器曰味辛温有小毒主萬病有寒温飛金石及諸藥合成服之長生神仙

烟藥 拾遺藏器曰味辛温有毒主療瘰癧五痔瘻癭瘤瘡根惡刺乃石黄空青桂心並四兩乾薑一兩為末置鐵片上
燒之以猪脂淨盞覆之荷葉雅人如此五六遍瘡人小
家人物孔中熱氣三度取出無孔針破納之
卷終

砂半兩，蜜陀僧一兩，鵬砂三錢，乳香二錢，麝香、腦子各〔一〕一錢，輕粉一錢半，黄丹四兩，各爲末，熊膽一斤，白砂蜜二斤，井華水九盌，同熬至四盌，點水内不散爲度，濾净收點。此方所用太陽石、太陰等石，多無考證，姑附以此。

朶梯牙

綱目。【時珍曰】周憲〔二〕王普濟方眼科去瞖，用水飛朶梯牙，火煅大海螺，碗糖霜，爲末，日點。又方：用可鐵刺一錢，阿飛勇一錢，李子樹膠四錢，白雪粉八錢，爲末，雞子白調作錠，每以乳女兒汁磨點之。又方：安咱蘆，出回回地面，黑丁香即蠟糞，海螵蛸，各爲末，日點。所謂朶梯牙、盌糖霜、安咱蘆、可鐵刺、阿飛勇，皆不知何物也。附録于此以俟。

白獅子石〔三〕

拾遺。【藏器曰】主白虎病，江東人呼爲歷節風是也。置此于病者前自愈，亦厭伏之意也。白虎〔四〕，糞神名，狀如猫。掃糞置門下，令人病此。療法：以雞子揩病〔五〕人痛處，咒願，送于糞堆之頭上〔六〕，勿反顧。

鎮宅大石〔七〕

拾遺。【藏器曰】主災異不起。荆楚歲時記：十二月暮日，掘宅四角，各埋一大石爲鎮宅。又鴻寶萬畢術云：埋丸石于宅四隅，槌桃核七枚，則鬼無能殃也。

神丹

拾遺。【藏器曰】味辛，温，有小毒。主萬病有寒温。飛金石及諸藥合成，服之長生神仙。

烟藥

拾遺。【藏器曰】味辛，温，有毒。主瘰癧，五痔瘻，瘻瘤，瘡根惡腫。乃石黄、空青、桂心並四兩，乾薑一兩，爲末，置鐵片上燒之。以猪脂塗盌覆之，待藥飛上，如此五度。隨瘡大小，以鼠屎大納孔中，麪封之，三度根出也。無孔，針破納之。

〔一〕各：原脱。今據宣明方卷十四眼目門補。
〔二〕憲：據明史周定王橚傳當作「定」。
〔三〕白獅子石：證類卷三三十五種陳藏器餘作「白師子」。
〔四〕虎：原作「虚」。今年據證類卷三白師子改。
〔五〕病：此下原衍一「病」字。今據删同上。
〔六〕之頭上：證類卷三白師子原僅一「頭」字。
〔七〕鎮宅大石：證類卷三三十五種陳藏器餘作「大石鎮宅」。

科学出版社中医药出版分社
联系电话:010-64019031　010-64037449
E-mail:med-prof@mail.sciencep.com

(R-0004.01)
ISBN 978-7-5088-5216-4
9 787508 852164 >
定　價：498.00圓